Promoción de la salud y apoyo psicológico al paciente

M.ª Pilar Benito Lahuerta
M.ª José Simón Saiz
Antonio Sánchez Moreno
Mar Matachana Falagán

Revisión técnica
M.ª Belén Blasco Colmenarejo

Mc Graw Hill Education

MADRID · BOGOTÁ · BUENOS AIRES · CARACAS · GUATEMALA · MÉXICO
NUEVA YORK · PANAMÁ · SAN JUAN · SANTIAGO · SÃO PAULO · AUCKLAND
HAMBURGO · LONDRES · MILÁN · MONTREAL · NUEVA DELHI · PARÍS
SAN FRANCISCO · SIDNEY · SINGAPUR · ST. LOUIS · TOKIO · TORONTO

Promoción de la salud y apoyo psicológico al paciente • Ciclo Formativo Grado Medio

Todas las actividades propuestas en este libro de texto deben realizarse en un cuaderno aparte. Los espacios incluidos en las actividades son meramente indicativos y su finalidad, didáctica.

McGraw-Hill/Interamericana de España, S. L.

Edificio Valrealty, 1.ª planta

Basauri, 17

28023 Aravaca (Madrid)

ISBN: 978-84-486-1204-7

Depósito legal: M-10850-2017

Revisora técnica: M.ª Belén Blasco Colmenarejo

Equipo editorial: Montserrat Bosque, Esfera S. L.

Ilustraciones: Autogiro (Laura Súa y José Manuel Córdoba), María Simavilla, Sergio Guinot y Ernesto Olivares

Fotografías: 123RF, Age Fotostock, archivo de imágenes de McGraw-Hill

Agradecimientos por cesión de imágenes: Fundación Aladina, Consejería de Sanidad, Comunidad de Madrid, www.heraldaria.com

Diseño de cubierta: Javier Aguilera

Diseño interior: Marta Girabal Montaner

Composición: gama, sl

Impresión: Grafo, S.A.

0912345678 - 2625242322

IMPRESO EN ESPAÑA - PRINTED IN SPAIN

Presentación

El módulo de Promoción de la salud y apoyo psicológico al paciente corresponde al Ciclo Formativo de Grado Medio de Cuidados Auxiliares de Enfermería, en la familia profesional de sanidad. Los contenidos recogidos en este libro atienden al diseño curricular propuesto por el Ministerio de Educación y las distintas comunidades autónomas.

El objetivo fundamental de nuestro libro es contribuir a que, tras la finalización de este módulo, el alumnado sea capaz de colaborar en la prestación de cuidados psíquicos a las personas, realizando, a su nivel, la aplicación de técnicas de apoyo psicológico y de educación sanitaria.

En el diseño de las unidades hemos ido planteando la secuenciación de los contenidos y de las actividades contando con que el alumnado no posee formación alguna en el campo de la sanidad ni en la materia específica del módulo. Asimismo hemos tenido muy presente la edad y el nivel al que nos dirigimos, adaptándonos a ello, pero sin renunciar a las competencias profesionales que es necesario obtener para su posterior inserción en el sistema sanitario como miembros de un equipo de enfermería.

En las primeras unidades, de las catorce de las que consta el libro, se atiende a la psicología general y evolutiva del ser humano, al estudio de la personalidad y a los mecanismos de defensa, así como al estrés y a la ansiedad.

A partir de estos fundamentos se abordan la enfermedad y la hospitalización, y la comunicación entre el paciente y el sanitario para, más tarde, plantearse las relaciones en el entorno laboral y la relación de ayuda en enfermería.

Es entonces cuando nos ocupamos de las necesidades psicológicas básicas y de las conductas anómalas en los distintos tipos de pacientes con el apoyo psicológico al niño y al adolescente enfermos, al paciente anciano, al enfermo crónico, al paciente oncológico y al paciente terminal.

Terminamos el libro con el concepto de promoción de la salud, sus ámbitos y métodos, y la programación de la misma, mostrando sus necesidades y desafíos, así como la contribución notable que puede realizar al respecto el auxiliar de enfermería.

Se trata de un libro orientado hacia una adecuada actitud y capacidad profesional, y propone para ello contenidos, conceptos básicos, ejercicios, actividades y casos prácticos que trascienden la realidad del aula, con un enfoque basado en los procedimientos y en la interacción con el mundo exterior.

El profesorado y el alumnado encontrarán en este libro bases sólidas y suficientes para el desarrollo de la materia de promoción de la salud y apoyo psicológico al paciente en la enseñanza a los auxiliares de enfermería.

Los autores

Índice

Cómo se utiliza este libro

Presentación de la unidad

Aquí encontrarás los **criterios de evaluación** de la unidad.

Te avanzamos los contenidos que se van a desarrollar.

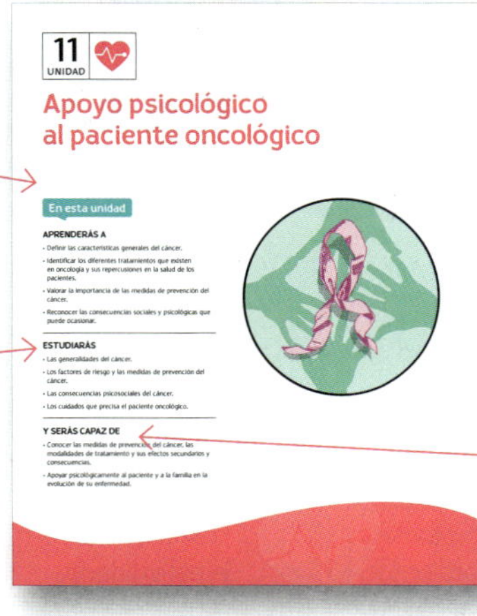
11 UNIDAD
Apoyo psicológico al paciente oncológico
En esta unidad

Además, verás los resultados de aprendizaje de cada unidad.

Desarrollo de los contenidos

PONTE A PRUEBA

Aplican los conocimientos aprendidos a problemas y situaciones reales del entorno profesional.

ACTIVIDADES

Permiten trabajar los contenidos a medida que se van explicando y aseguran un aprendizaje progresivo.

Una exposición clara y concisa de la teoría, acompañada de recuadros que ayudan a la comprensión de los aspectos más importantes:

- VOCABULARIO
- TRATO CON EL PACIENTE
- IMPORTANTE
- WEB
- CASOS PRÁCTICOS
- CLAVES Y CONSEJOS

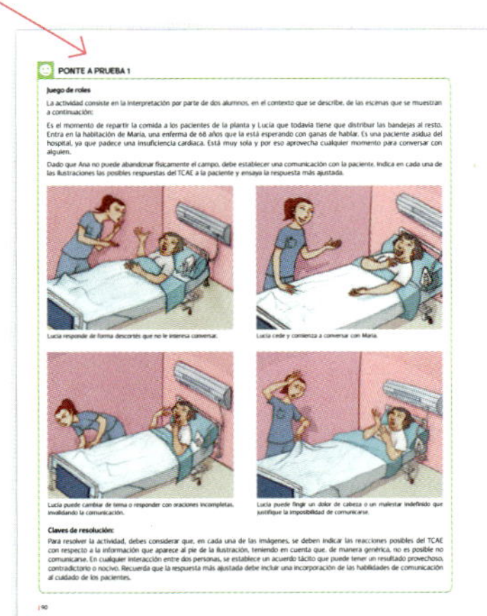

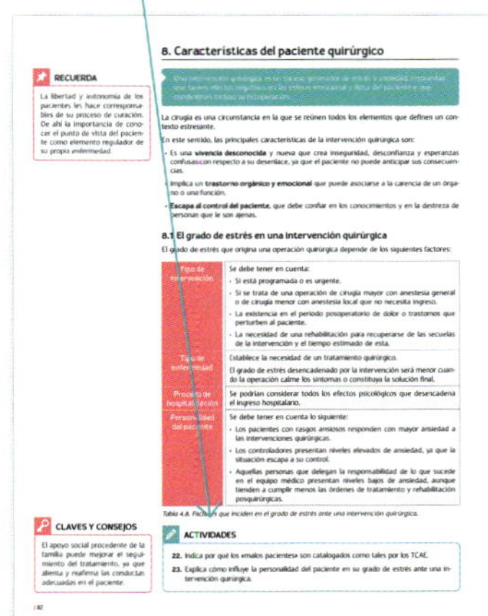

Cierre de la unidad

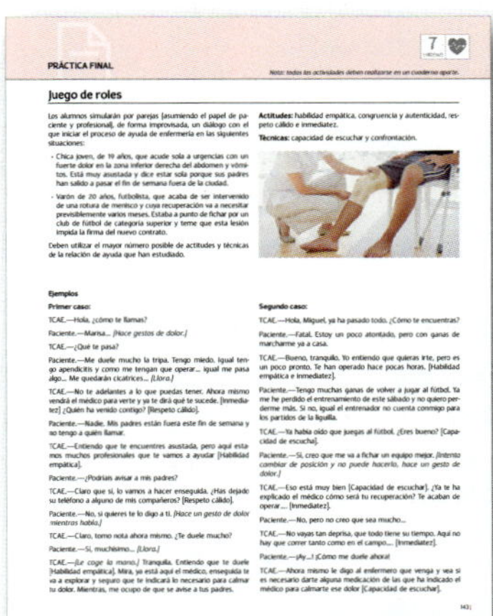

SÍNTESIS

Esquema-resumen de los contenidos estudiados en la unidad.

TEST DE REPASO

Ayuda a detectar cualquier laguna de conocimientos.

COMPRUEBA TU APRENDIZAJE

Actividades finales agrupadas por criterios de evaluación.

PRÁCTICA FINAL

Ejercita de forma integrada las competencias adquiridas.

Evolución histórica de la enfermería

Prehistoria

- Las enfermedades se trataban con hierbas.
- La mujer cuidaba y alimentaba a los enfermos.

Edad Antigua

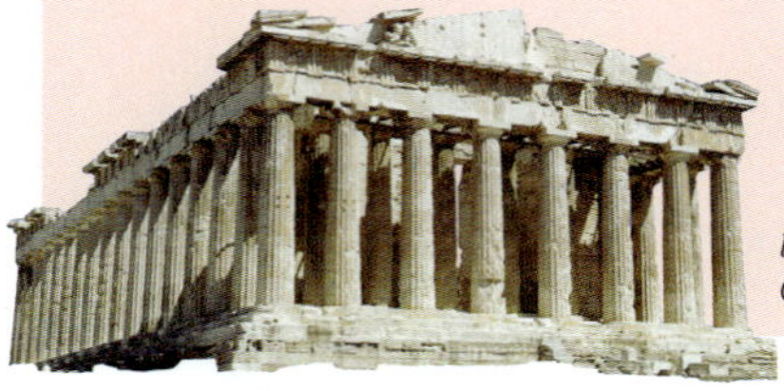

Partenon, Grecia

- **Grecia** La enfermedad se trata como un desequilibrio.
- **Roma** La profesión médica es legislada, se crean hospitales militares y escuelas médicas.

Edad Media

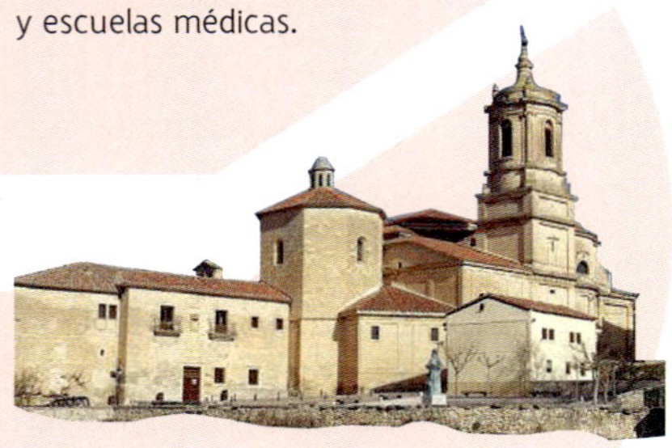

Monasterio de Santo Domingo de Silos, Burgos

- **Cristianismo** Creación de hospitales en monasterios.
- **Primera mitad de la Edad Media** Los monasterios se consolidan como centros asistenciales y los monjes sustituyen a las mujeres en el cuidado.
- **Aportación árabe** Nuevo impulso en el conocimiento de las enfermedades y tratamientos.

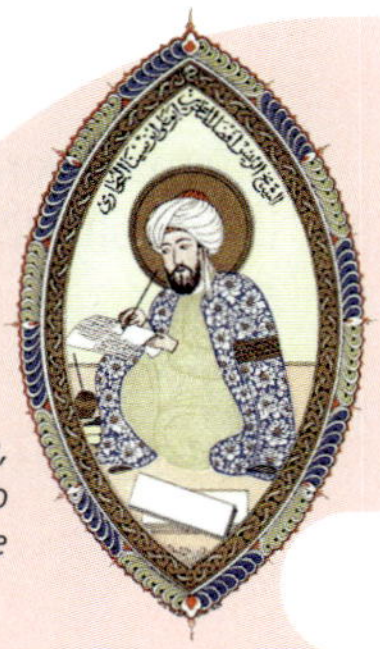

Avicena, médico árabe

- **Segunda mitad de la Edad Media** La enseñanza de la medicina se traslada a la Universidad; para la enfermería solo es necesaria la vocación.

Renacimiento

- El conocimiento anatómico y de la circulación genera grandes avances. La enfermería como profesión decae.

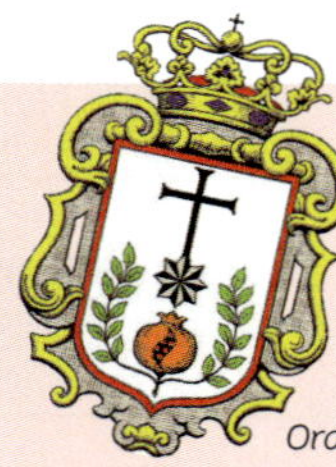

Orden Hospitalaria S. Juan de Dios

- Las órdenes religiosas surgidas del Concilio de Trento exigen conocimientos para cuidar de los enfermos.

Siglos XVII a XX

- Grandes descubrimientos científicos impulsan la Medicina.

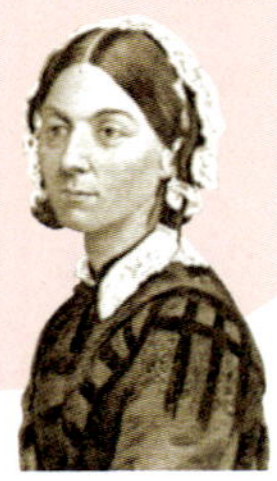

Florence Nightingale

- **1836** Theodor y Friederike Fliedner fundan la primera escuela con programas para el cuidado de enfermos.
- **1857** En España, las profesiones sanitarias son reguladas por la Ley de Bases para la Instrucción Pública.
- **1860** Florence Nightingale funda la primera escuela de enfermeras, con formación de 2 a 4 años.
- **1861** En España se publica el *Reglamento para la enseñanza de practicante y matrona.*
- **1880** Aparece la primera escuela de enfermería en España.

Evolución de la enfermería en España...

1915
- Institución del título de enfermera y clasificación de la profesión.

1952
- Nacen los ATS.

Años 60
- Surge la figura del auxiliar de enfermería sin formación académica.

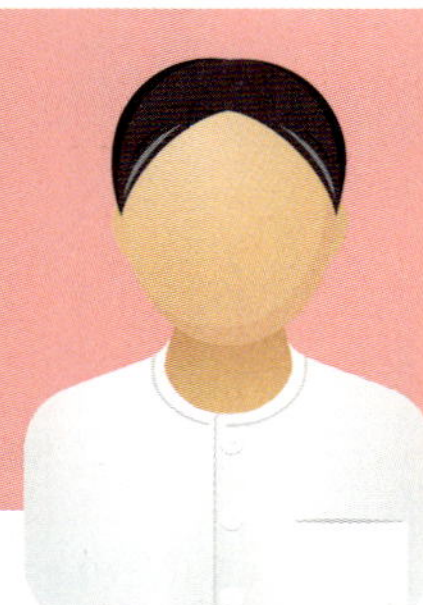

TCAE

1975
- Inicio de la Formación Profesional de la rama sanitaria.

1977
- Se unifica bajo el nombre de *enfermería* a todos los profesionales. Se cursan 3 años en las escuelas de enfermería para obtener el DUE.

...y de la figura del auxiliar

1984
- Comienza a exigirse titulación a los trabajadores que quieran ejercer de auxiliares de clínica.

1986
- Se crea la categoría profesional de auxiliar de enfermería, que sustituye a la de auxiliar de clínica.

1995
- Se crea la figura de técnico en Cuidados Auxiliares de Enfermería (TCAE). El R.D. 546/95 establece el título y las enseñanzas mínimas y el R.D. 558/95 establece el currículo.

2005
- Se establece el título de Graduado de Enfermería, regulado por estudios universitarios.

2010
- Comienzan a cursarse los estudios universitarios con 4 años de formación.

Proceso de atención de enfermería (PAE) y rol del auxiliar

PAE

Objetivos

- Crear base de datos del paciente
  - Identificar necesidades
  - Determinar prioridades, objetivos y resultados
  - Establecer plan de cuidado
  - Determinar eficiencia de cuidados

Ventajas

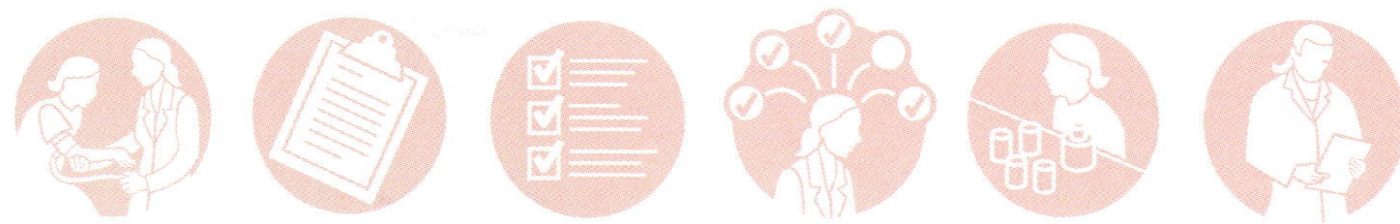

- Atención individualizada a las necesidades del paciente
- Soluciones a los problemas específicos
- Organización de tiempo y recursos
- Coordinación de las funciones del equipo de enfermería
- Evitar emisiones o duplicaciones de procedimientos
- Evaluación de las actuaciones de enfermería y su eficacia

Etapas

1. Valoración → 2. Diagnóstico → 3. Planificación → 4. Ejecución → 5. Evaluación

Rol del auxiliar de enfermería

Funciones

- **Realización de tareas administrativas** y de organización de una consulta
- **Visión de conjunto** sobre las condiciones sanitarias de los pacientes y material utilizado en la consulta
- **Promoción** de la asistencia sanitaria al paciente utilizando técnicas de educación sanitaria
- **Ayuda e instrumentación** en equipos de salud bucodental
- **Aplicación de técnicas hidrotermales** manejando los equipos e instalaciones correspondientes
- **Refuerzo del conocimiento** y hábitos preventivos e higiénico-sanitarios en la población
- **Adaptación a las nuevas situaciones laborales** generadas como consecuencia de las innovaciones tecnológicas

- Técnicas básicas de enfermería
- Higiene en el medio hospitalario
- Promoción de la salud y apoyo psicológico al paciente
- Técnicas de ayuda odontológica y estomatológica
- Operaciones administrativas y documentación sanitaria

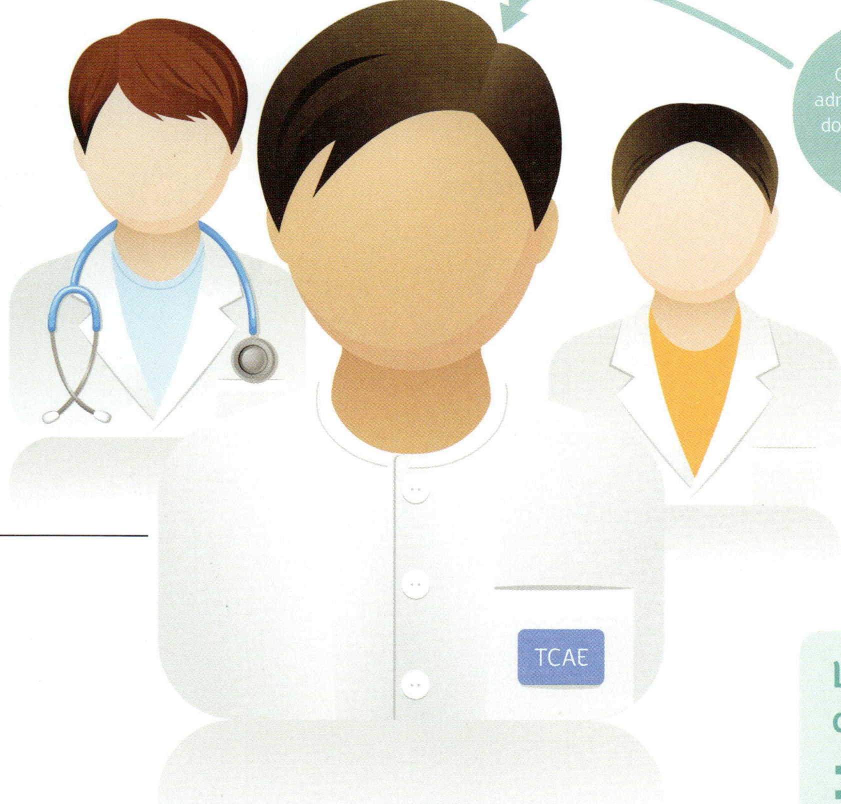

Depende de ti

- Conservación y limpieza del material sanitario
- Mantenimiento del orden, limpieza y condiciones higiénicas del paciente
- Registro de los datos del paciente
- Aplicación de cuidados auxiliares de enfermería
- Aplicación de técnicas de primeros auxilios
- Administración de medicación por vías oral, rectal y tópica
- Preparación de la medicación supervisado por el diplomado
- Manejo y mantenimiento del equipo y material a su cargo

Lugares de trabajo

- Hospitales
- Clínicas
- Centros de atención primaria
- Residencias y centros de día

1 UNIDAD

Psicología general y evolutiva del ser humano

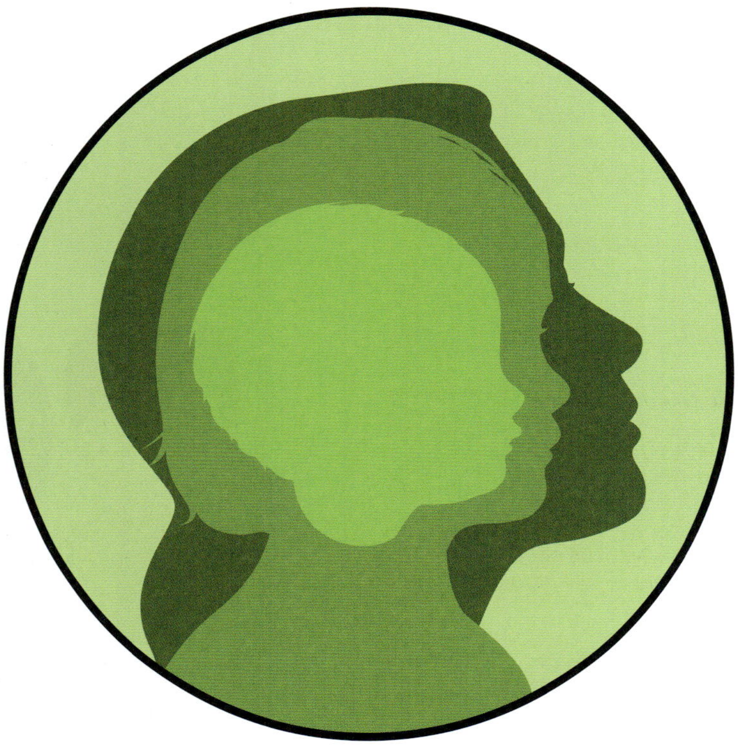

En esta unidad

APRENDERÁS A

- Comprender el concepto de psicología como ciencia y distinguir los distintos modelos psicológicos.
- Conocer las bases biológicas en psicología y analizar y clasificar los distintos procesos psicológicos.
- Diferenciar los conceptos de evolución, desarrollo y maduración.
- Distinguir las etapas evolutivas del ser humano.
- Comprender los aspectos psicológicos que caracterizan las diferentes etapas de la infancia.
- Entender los cambios fisiológicos y psicológicos que caracterizan al adolescente.

ESTUDIARÁS

- El concepto de psicología como ciencia y los distintos modelos psicológicos.
- Las bases biológicas en el estudio de la psicología.
- Los procesos psicológicos.
- El proceso evolutivo y sus características.
- La infancia y sus etapas.
- La adolescencia.

Y SERÁS CAPAZ DE

- Entender los diferentes modelos psicológicos y diferenciar los procesos que forman parte de ellos.
- Reconocer las distintas etapas evolutivas del ser humano desde la infancia hasta la adolescencia.

1. Aspectos generales de la psicología

El **técnico en cuidados auxiliares de enfermería** (TCAE) tiene que brindar una atención personal y de máxima calidad al paciente.

El conocimiento de las bases de la **psicología,** la familiarización con los procesos psíquicos que forman parte del individuo y de su vida (sensaciones, aprendizaje, memoria, etc.), así como el descubrimiento de los cambios psicológicos que experimentamos los seres humanos desde el nacimiento hasta la edad adulta, nos permitirán lograrlo.

> La psicología es el estudio científico del comportamiento y los procesos mentales.

Desglosando el concepto, lo entenderemos mejor:

- El **estudio científico** se refiere al análisis que necesita utilizar herramientas, como la observación, la entrevista, la investigación experimental, etc., para reunir toda la información posible, estudiarla y analizarla.
- El **comportamiento** son las acciones observadas.
- Los **procesos mentales** son la parte interna de los seres humanos, cómo sienten, recuerdan y piensan a través de las emociones, la percepción, la memoria. También pueden ser observados, aunque esta observación es indirecta, ya que no son perceptibles de un modo empírico.

Psicología → Estudio científico → Comportamiento / Procesos mentales

RECUERDA

La preocupación de la **psicología** es el bienestar del ser humano. Los psicólogos tratan de entender cómo y por qué las personas actúan como lo hacen.

VOCABULARIO

El término ***empírico*** hace alusión a la experiencia directa que se tiene de algo. En ciencia, se habla de **conocimiento empírico** para referirse al que se obtiene a través de la observación directa y de la experimentación, diferente del que se obtiene a través de la intuición o la reflexión.

1.1. La psicología como ciencia

La psicología tiene su origen en la Antigüedad, cuando los filósofos reflexionaban sobre el alma y la naturaleza para estudiar el comportamiento.

Pero la psicología como ciencia apareció aproximadamente hace cien años: los filósofos y pensadores anteriores basaban sus teorías en la intuición y no en la práctica empírica, de manera que aún no podía ser considerada como ciencia.

Por tanto, la psicología tiene su origen, por un lado, en la filosofía (la búsqueda de la sabiduría por medio de fundamentos lógicos) y, por otro, en la fisiología (el estudio de los procesos vitales del organismo).

Entre finales del siglo XIX y principios del XX, nacen las primeras escuelas psicológicas: el **estructuralismo** y el **funcionalismo.**

Estructuralismo
- Estudia las sensaciones de forma individualizada desde la introspección del individuo, es decir, desde el interior.
- Cada conducta será producto del análisis de conocimientos y recuerdos previos, de la asociación de diferentes sensaciones.

Funcionalismo
- Es más práctico, más científico y menos individual.
- Estudia el comportamiento del individuo según sus necesidades.

IMPORTANTE

El iniciador del **estructuralismo** fue el alemán Wilhelm Wundt.

Los precursores del **funcionalismo** fueron William James y John Dewey.

1.2. Las escuelas psicológicas actuales

Las escuelas psicológicas son sistemas de ideas que tienen unas características comunes y que se utilizan para explicar una serie de fenómenos.

Cada modelo de escuela utiliza diferentes estrategias:

- **Escuela de la forma (Gestalt).** Estudia al individuo como una **personalidad global y única** sin darle importancia a los elementos aislados que la componen. Lo más importante es la totalidad de la personalidad y la integridad de esta, y solo se puede conseguir si el individuo es consciente de sí mismo y del mundo que le rodea.
- **Escuela psicodinámica o psicoanalítica.** También llamada freudiana. Sigmund Freud defendía que el comportamiento de las personas está dominado por **actitudes inconscientes,** que estudiaba mediante el **psicoanálisis.** Consideraba el pasado del individuo no solo como el contenido de la memoria, sino como una parte viviente de experiencias, las cuales, aunque la mayoría inconscientes, intervienen en situaciones, ideas y sentimientos actuales.
- **Escuela conductista.** Watson y Skinner fueron sus precursores. Se basaban en la observación de la **conducta** y la importancia del **ambiente.** Tenían poco en cuenta al individuo como tal, solo les interesaban las actividades del organismo en cuanto a respuestas externas y estímulos que se pueden observar. Lo importante para esta escuela es el **aprendizaje,** y considera que el individuo es el producto final de su sistema de hábitos.
- **Escuela humanista.** Se fundamenta en el estudio del **ser humano,** al que considera distinto de los animales. Para la escuela humanista, el individuo tiene una naturaleza específica, común a otros hombres, pero que es única e irrepetible. Critican a los conductistas, porque consideran que solo estudian la conducta y poco a la persona como tal (sentimientos de amor, odio, temor, alegría), y también a los psicoanalistas, debido a que estos basan sus estudios en enfermos mentales y no en personas sanas.
- **Escuela cognitivista.** Es el modelo más reciente. Amplía el estudio de los conductistas, no solo dando importancia a la **conducta** y el **medioambiente,** sino también a los **factores personales,** es decir, le interesa cómo aprende el individuo, cómo recuerda y asimila la información, por qué actúa de una manera y no de otra, etc. Para el cognitivismo, el ser humano responde con base en experiencias y no en simples estímulos.

A pesar de que la terapia gestáltica tiene muchos seguidores, los modelos conductista y cognitivista se utilizan mucho en la actualidad, aunque presentan diferencias marcadas en su aplicación práctica.

Conductista	Cognitivista
Los sujetos son seres pasivos, que responden a la influencia del medioambiente.	Los sujetos son seres activos, que inician experiencias, buscan información, organizan, deciden, etc.
Tiene por objeto de estudio la búsqueda de leyes generales que describan la manera en que aprenden todos los tipos de organismos.	Tiene por objeto de estudio el conocimiento de cómo aprenden las personas, cómo asimilan y recuerdan información y por qué hacen ciertas cosas mejor que otras (diferencias individuales). Son sujetos que tienen experiencia y hacen algo más que responder a un simple estímulo.
Se tiene poco en cuenta al sujeto.	Se tiene más en cuenta al sujeto.

Tabla 1.1. Comparación entre los modelos conductista y cognitivista.

! IMPORTANTE

Sigmund Freud (1856-1939). Médico y neurólogo austríaco, fundador del **psicoanálisis.** Utilizaba la hipnosis como procedimiento terapéutico.

@ WEB

En la página web de la Sociedad Española de Historia de la Psicología y en la del Colegio Oficial de Psicólogos, podrás encontrar abundante información adicional sobre la historia y la práctica de la psicología.

ACTIVIDADES

1. ¿Quién es considerado el padre del psicoanálisis?

2. ¿En qué se basa el conocimiento empírico?

2. Las bases biológicas de la psicología

Todos nuestros procesos mentales y nuestra conducta tienen una base biológica. Indudablemente, es la **inteligencia humana** la que ha permitido al hombre crear y transformar su mundo de tantas y tan diversas formas, valiéndose de la tecnología, la ciencia, la música y otras bellas artes. Es el resultado de la evolución del cerebro.

El conocimiento y la comprensión del sistema nervioso como una organización estructural y jerárquica nos enseña que las funciones psicológicas no están concentradas en una sola zona, sino que están organizadas de diversas maneras en diferentes partes de este y participan constantemente en su coordinación.

> **IMPORTANTE**
>
> Howard Gardner, profesor de Ciencias de la Educación en la Universidad de Harvard, define la **inteligencia** como:
>
> 1. La capacidad para resolver problemas cotidianos.
> 2. La capacidad de generar nuevos problemas que resolver.
> 3. La capacidad de crear productos u ofrecer servicios valiosos dentro del propio ámbito cultural.

2.1. El sistema nervioso

Todas las **funciones del organismo** están coordinadas por el sistema nervioso, que a su vez rige las relaciones con el mundo exterior. Está constituido por células llamadas **neuronas,** que unidas unas con otras constituyen la base estructural del tejido nervioso. El sistema nervioso está constituido por:

El sistema nervioso rige las funciones corporales y coordina las actividades en el ámbito de células, órganos y tejidos.

SISTEMA NERVIOSO CENTRAL
- ENCÉFALO
  - CEREBRO
  - CEREBELO
  - TRONCO DEL ENCÉFALO
- MÉDULA ESPINAL

Todas las estructuras del sistema nervioso central se encuentran protegidas por unas membranas, llamadas *meninges,* en el interior de las cuales se encuentra el líquido cefalorraquídeo.

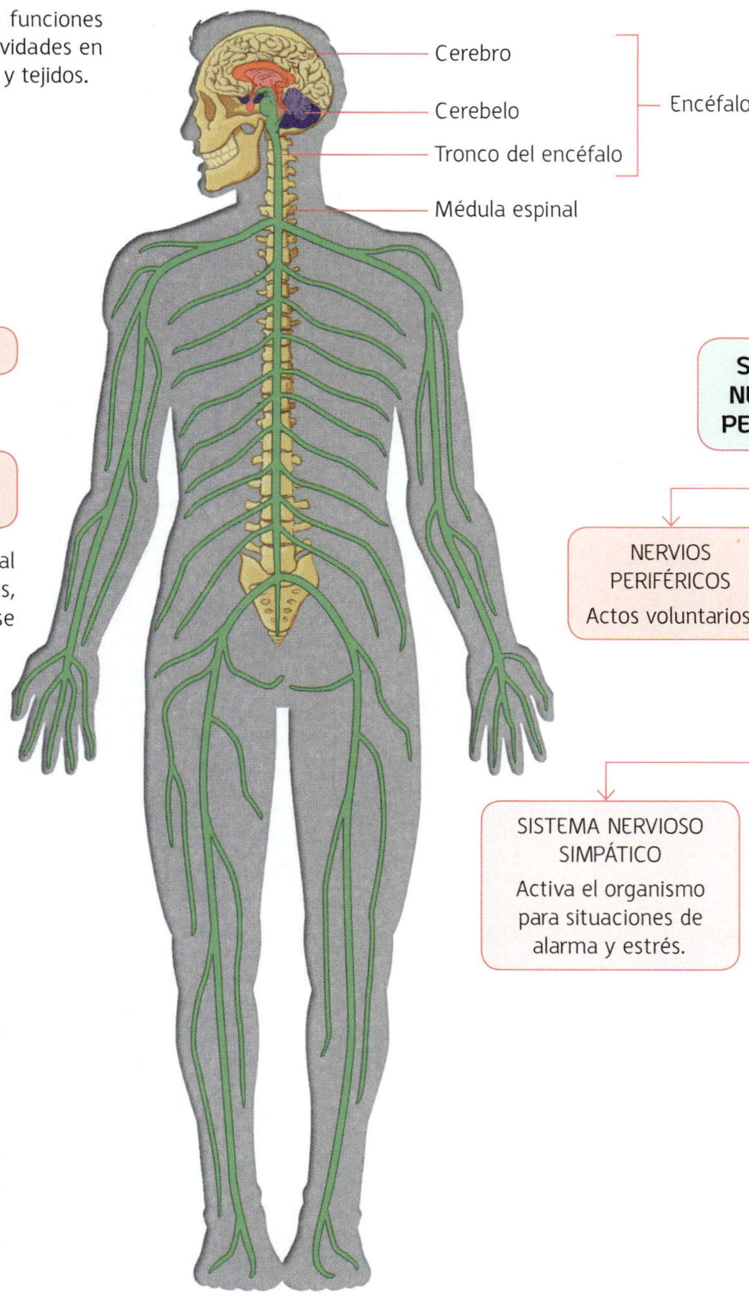

SISTEMA NERVIOSO PERIFÉRICO
- NERVIOS PERIFÉRICOS. Actos voluntarios.
- SISTEMA NERVIOSO VEGETATIVO. No sometido a la voluntad; actos involuntarios.
  - SISTEMA NERVIOSO SIMPÁTICO. Activa el organismo para situaciones de alarma y estrés.
  - SISTEMA NERVIOSO PARASIMPÁTICO.
    - Mantiene el organismo en un estado de descanso.
    - Ahorra energía y domina durante la noche.

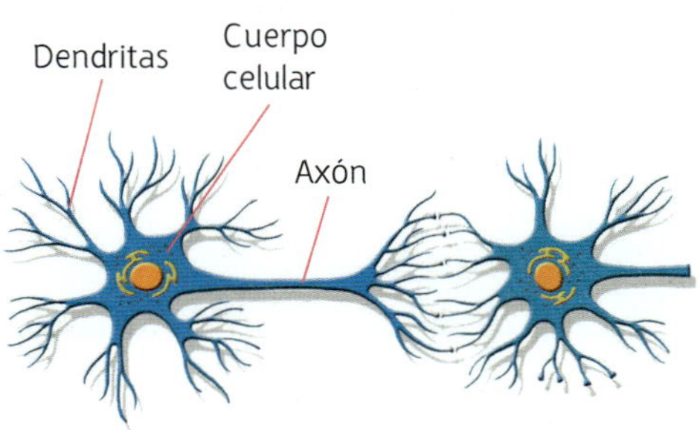

El axón está recubierto de una vaina aislante llamada *mielina,* sustancia que favorece la transmisión de los impulsos nerviosos. La transmisión nerviosa de neurona a neurona se realiza mediante uniones entre ellas llamadas *sinapsis.*

Fig. 1.1. El sistema nervioso.

2.2. El sistema endocrino

Está formado por las **glándulas endocrinas,** que son glándulas de secreción interna, las cuales actúan mediante las hormonas, que son sustancias transportadas por la sangre y que actúan de manera específica sobre los órganos manteniendo el equilibrio entre medio interno y externo.

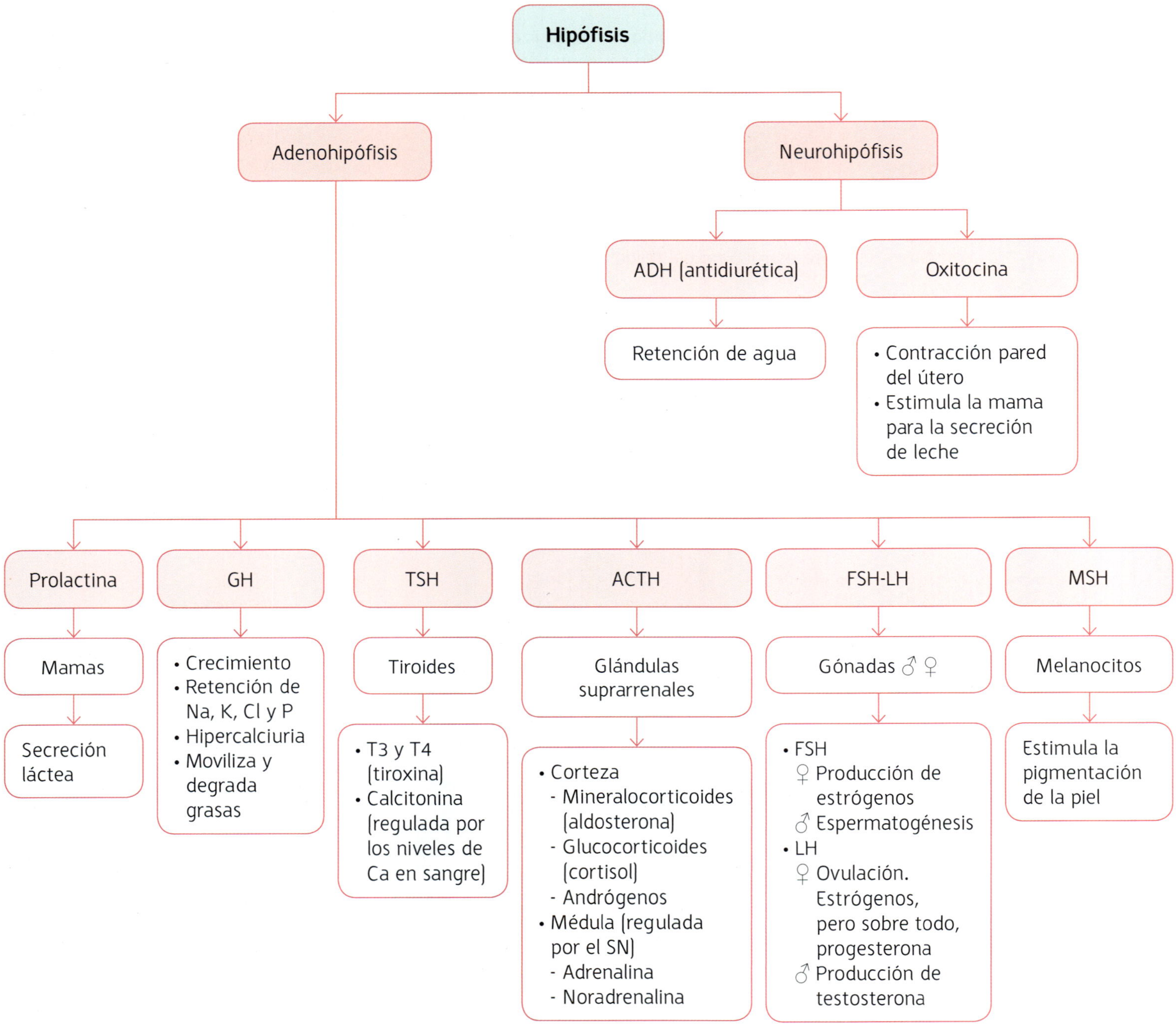

Fig. 1.2. Esquema de las hormonas reguladas por el sistema hipotálamo-hipófisis.

ACTIVIDADES

3. ¿Cómo definirías la inteligencia?

4. ¿Qué glándula se encarga de regular la secreción de hormonas de la hipófisis?

5. Nombra tres hormonas que influyan en el comportamiento humano.

6. ¿Qué glándula se encarga de regular la secreción de la mayor parte de hormonas del organismo? ¿Dónde se encuentra situada?

3. Los procesos psicológicos

Los procesos psicológicos son las funciones psíquicas que se producen en nuestro cerebro y que se encargan de elaborar la información, procesar los conocimientos, organizarlos, etc.

Por ejemplo, la manera en que los humanos somos capaces de escribir y leer un libro o de comunicarnos por Internet, de tener emociones y motivaciones que satisfagan las necesidades más básicas para que surjan otras nuevas, etc.

Entre los procesos psicológicos más importantes, se pueden destacar los siguientes.

3.1. Los procesos cognitivos

Los procesos cognitivos son los procesos mentales superiores: la sensación, la percepción, la atención, el pensamiento, el lenguaje y la memoria:

Lenguaje

Es un sistema organizado de símbolos por medio del cual nos manifestamos individualmente. Gracias al lenguaje, nos expresamos, comprendemos y pensamos. El lenguaje se basa en un conjunto de reglas que constituyen la gramática.

- **Fonología.** Estudia las mínimas unidades de sonido, llamadas *fonemas.*
- **Morfología.** Estudia la estructura de las palabras, que son las unidades más pequeñas dotadas de significado.
- **Sintaxis.** Constituye las reglas de combinación de las palabras para formar una oración.
- **Semántica.** Estudia el empleo de las reglas que gobiernan el significado de las palabras.

Sensación

Es el proceso por el cual un organismo responde a un estímulo físico mediante el órgano sensorial correspondiente, transformando el estímulo en una vivencia.

En la sensación, hay que considerar tres elementos:

- Un **elemento externo,** que sería el estímulo.
- Un **órgano fisiológico,** que transforma el estímulo en energía nerviosa.
- La **sensación** propiamente dicha, que transforma esta energía nerviosa en conocimiento: tomar conciencia de la presencia exterior de un estímulo.

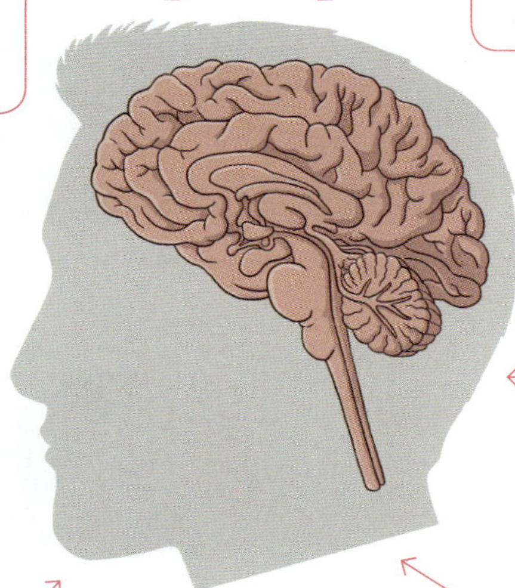

Memoria

Es el proceso mediante el cual registramos, almacenamos y recuperamos información. Presenta aspectos muy variados:

- **Memoria espontánea.** Reconocemos cosas o situaciones que hemos visto o vivido.
- **Memoria voluntaria.** Queremos recordar algo que sabemos que tenemos almacenado.
- **Memoria a corto plazo.** Capacidad de recordar algo reciente.
- **Memoria a largo plazo.** Capacidad de recordar información lejana en el tiempo.

Percepción

Se basa en el análisis y la interpretación de los estímulos que captamos en el sistema nervioso central, al archivar esa información como algo nuevo o asociarla con algo conocido.

Se puede diferenciar entre:

- **Sensaciones.** Las rigen los órganos sensoriales que pertenecen al mundo exterior del individuo (ruido, luz, calor, etc.).
- **Percepciones.** Las rige el sistema nervioso central; forman parte del mundo interior del individuo.

Atención

Es la capacidad de seleccionar la información sensorial y dirigir los procesos mentales sobre un objeto o problema que nos interesa conocer o resolver. Tenemos tres formas principales de atención:

- **Atención espontánea.** El sujeto es atraído por el objeto que le solicita la atención. Es primitiva y deriva del miedo, el deseo y la curiosidad. En el adulto, es la forma de atención que ponemos en las actividades creadoras; en los animales y los niños, es la única forma de atención.
- **Atención voluntaria.** Se da cuando atendemos a un objeto solo porque así es nuestro deseo. Únicamente sucede en el ser humano. Es el tipo de atención que podemos ver en el estudio de las materias que no tienen un interés directo para nosotros.
- **Atención habitual.** Es la forma intermedia entre las otras dos, cuando atendemos por hábito. Es la forma de atención más frecuente en la vida cotidiana.

Pensamiento

Se basa en la utilización de los datos que tenemos en nuestra mente para darles un significado o, en situaciones más complejas, para solucionar un problema.

Hay dos tipos de pensamiento:

- **Pensamiento concreto.** Relacionado con las características físicas que podemos ver.
- **Pensamiento abstracto.** Se relaciona con lo que no podemos ver, con las ideas abstractas de amor, odio, amistad, etc.

Como evolución de la complejidad, en el pensamiento aparecen otros dos conceptos:

- **Razonamiento.** Consiste en relacionar conceptos para la toma de decisiones complejas y así poder solucionar problemas.
- **Creatividad.** Es la combinación de respuestas originales que nos permiten encontrar nuevos enfoques y soluciones.

Fig. 1.3. Los procesos cognitivos.

IMPORTANTE

Las enfermedades más comunes que afectan a la memoria son la **amnesia de fijación o anterógrada,** en la que el individuo no puede recordar cosas recientes, y la **amnesia de evocación o retrógrada,** en la que el individuo no es capaz de recordar sucesos ocurridos hace más tiempo.

CASO PRÁCTICO 1

Ana está cocinando y le saltan unas gotitas de aceite hirviendo en la mano; la retira a la vez que da un grito de dolor. ¿Qué sensación ha percibido Ana? ¿Cuál sería la percepción de esa situación?

Solución:

Ana ha percibido una sensación elevada de calor en su mano (estímulo físico externo) a través de los receptores de la piel (órgano del sentido del tacto) y, por tanto, la ha retirado al sentir dolor.

La percepción está muy próxima a la sensación, pero es más compleja, ya que añade a ese estímulo físico un entorno que se basa en sensaciones ya conocidas anteriormente, archivadas por su cerebro, y que en el momento actual hacen saber a Ana el contexto o ámbito en el que está.

Por tanto, la percepción sería que Ana se ha quemado en la cocina haciendo la comida. A esto le ha ayudado el olor de la comida, los utensilios y cazuelas para elaborarla, los muebles de la cocina... todo ello previamente conocido y ya archivado en su cerebro.

EJEMPLO 1

¿Qué tipo de atención se está utilizando en cada una de estas situaciones?

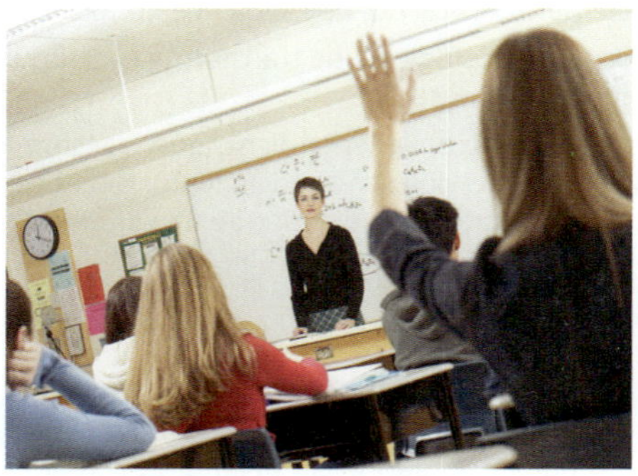

Sonia está en una de sus clases diarias de secundaria.

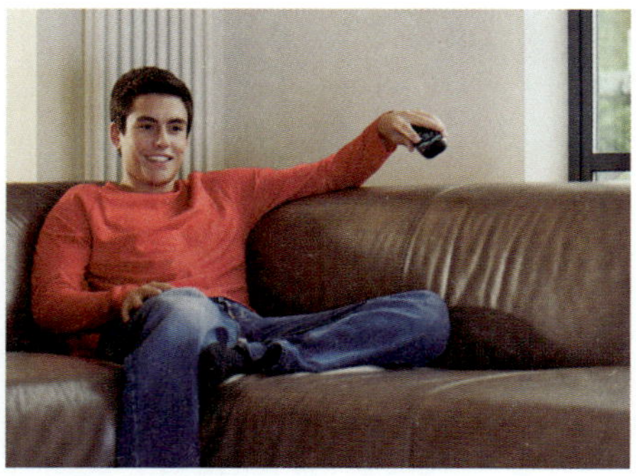

Luis está viendo una película en la televisión.

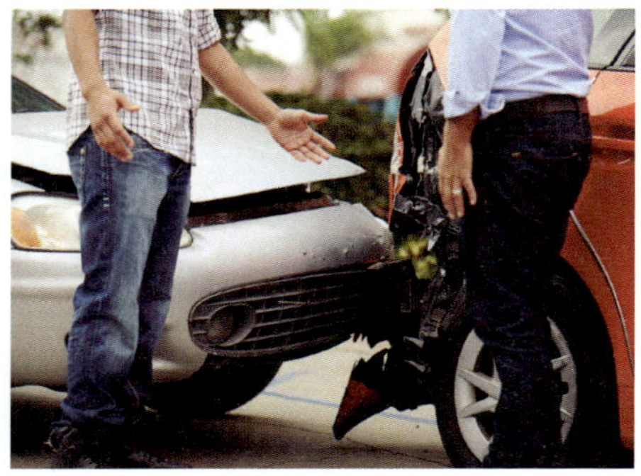

Antonio pasea y, de repente, oye un frenazo y ve el choque entre dos coches.

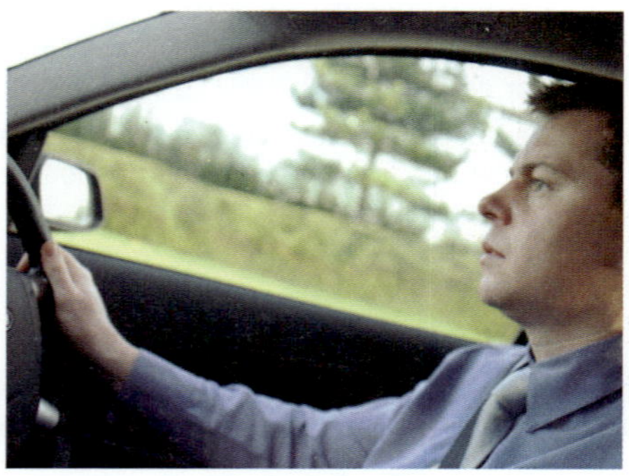

Juan va al trabajo en su coche todos los días.

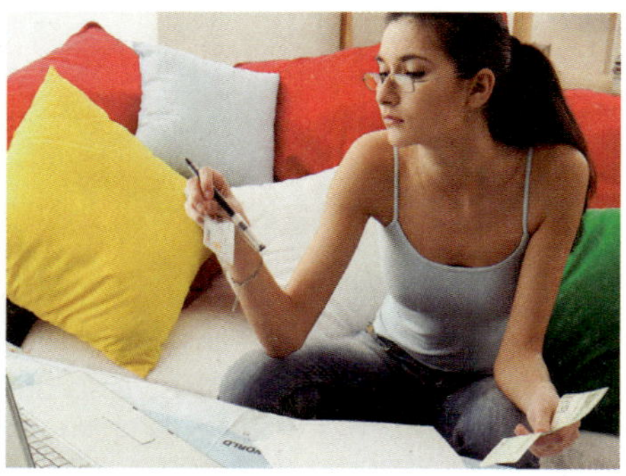

Rosa está haciendo la contabilidad de los gastos domésticos.

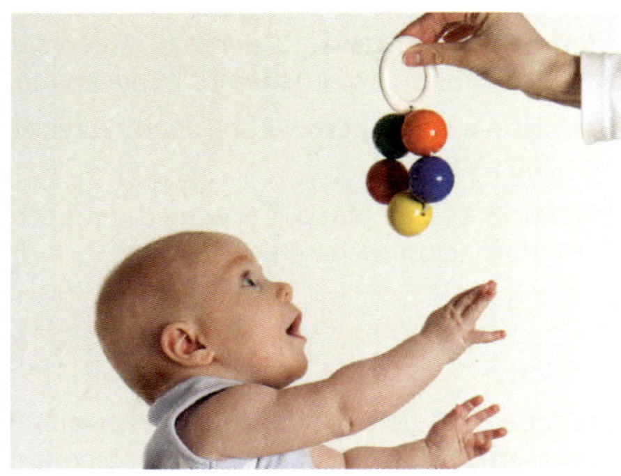

Óscar es un bebé de nueve meses que agita sus brazos y mira con curiosidad cuando su mamá mueve el sonajero.

ACTIVIDADES

7. Busca tres ejemplos de sensaciones.
8. Nombra algunos factores que pueden estimular la creatividad y otros que la pueden anular.

EJEMPLO 2

La percepción visual

Vamos a limitar el estudio de las percepciones al campo visual, que es la sensación interior de conocimiento aparente que resulta de un estímulo o impresión luminosa registrada en nuestros ojos.

El mundo real no es lo que percibimos mediante la visión y, por ello, se precisa de una interpretación constante y convincente de las señales recibidas.

En la percepción visual de las formas, hay un acto óptico-físico que funciona mecánicamente de modo parecido en todos los seres humanos. Las diferencias fisiológicas de los órganos visuales apenas afectan al resultado de la percepción.

Las diferencias empiezan con la interpretación de la información recibida; las desigualdades de cultura, educación, edad, memoria, inteligencia y hasta el estado emocional pueden alterar enormemente el resultado, ya que se trata de una lectura, de una interpretación inteligente de señales, cuyo código no está en los ojos, sino en el cerebro.

La Gestalt, escuela alemana de principios del siglo xx, rompe con todas las tradiciones científicas anteriores de los elementos individuales y defiende la idea de totalidad: las personas captamos las cosas de una manera global, porque las cosas forman siempre parte de un conjunto. Para explicarlo, estableció una serie de leyes o principios básicos, partiendo de los cuales actualmente se puede llegar al más complejo espacio perceptual del mundo tridimensional.

1. Ley de proximidad

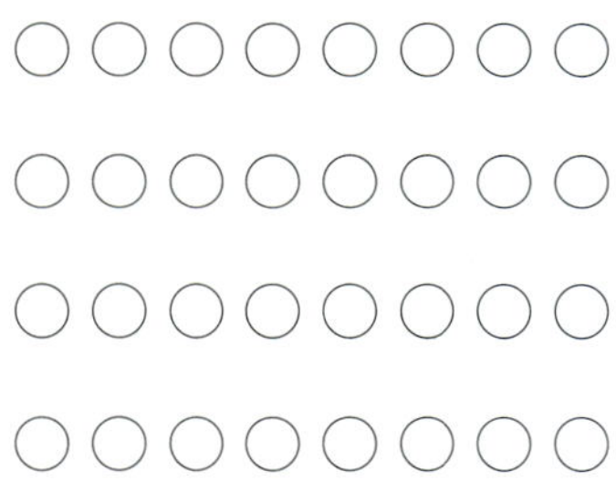

Los puntos están más próximos horizontalmente, por lo que se organiza el conjunto como grupo de líneas horizontales.

2. Ley de igualdad o equivalencia

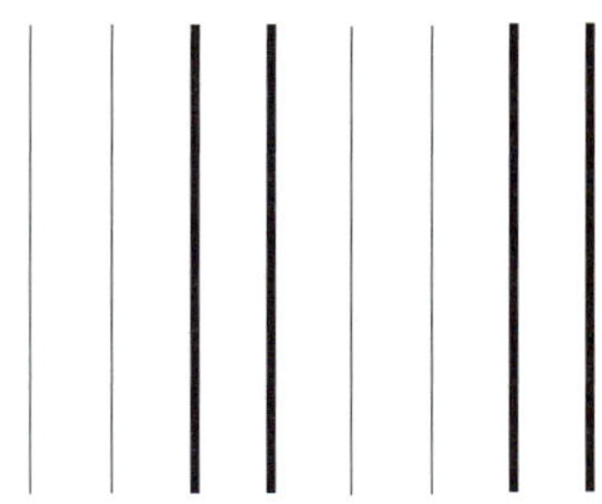

Todas las líneas verticales están a igual distancia, pero su diferente grosor induce a establecer grupos independientes, relacionando las gruesas y las finas entre sí.

3. Ley de la simetría

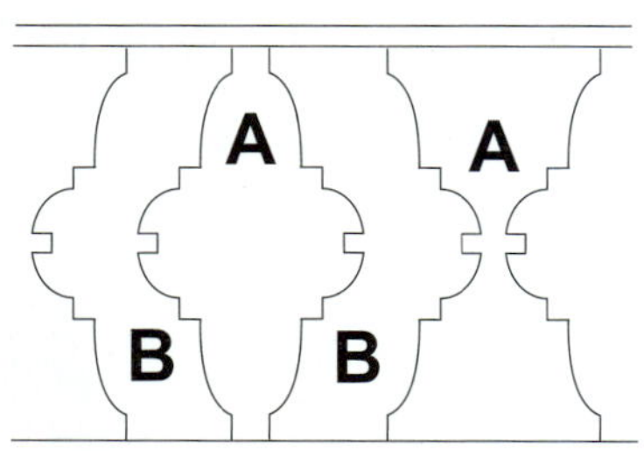

Se pueden ver dos dibujos distintos, uno que produce formas robustas y otro que queda estrangulado en el centro (A A), y ello gracias a la ley integradora de la simetría. Estas formas A A son pregnantes, en contraste con las otras, B B, que no destacan como forma porque no se configuran por su asimetría.

4. Ley de la figura-fondo

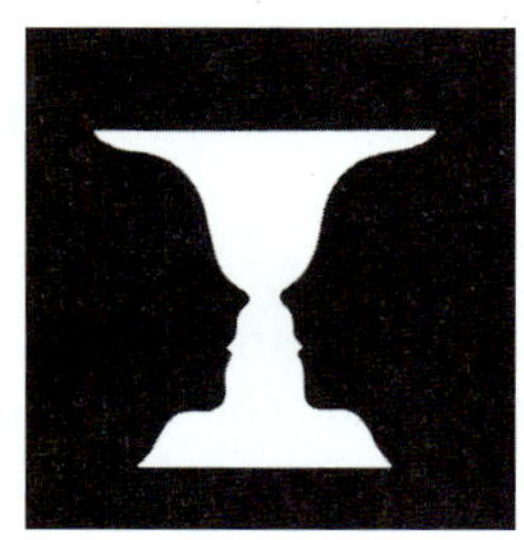

Las figuras de Rubin suelen ser reversibles y ofrecer alternativamente el fondo como figura y a la inversa. En el vaso de Rubin, puedes ver una copa o dos perfiles enfrentados, según la voluntad del espectador.

ACTIVIDADES

9. Busca en Internet otro ejemplo de la ley de la figura-fondo.

10. ¿Es igual la percepción visual en todas las personas? Explica tu respuesta.

3.2. Los procesos de aprendizaje

> El aprendizaje es el proceso de adquirir conocimientos o habilidades a través de la experiencia.

Los cambios que se producen en nuestro comportamiento como consecuencia del **aprendizaje** suelen ser objetivos; por tanto, son observables y medibles. Todo lo que no es innato, se adquiere por el aprendizaje.

Existen diferentes tipos de aprendizaje:

Condicionamiento clásico	Es el tipo de aprendizaje en el que un estímulo que no provoca ninguna respuesta (estímulo neutro) se asocia con otro estímulo que provoca una respuesta natural (estímulo incondicionado), para que, después del aprendizaje de esta **asociación**, el primer estímulo (estímulo neutro) genere por sí solo la respuesta natural que anteriormente era provocada únicamente por el estímulo incondicionado. Una vez conseguido el aprendizaje, el estímulo neutro se convierte en estímulo condicionado y la respuesta natural en respuesta condicionada.
Condicionamiento operante	Es un tipo de aprendizaje asociativo que tiene que ver con el desarrollo de nuevas conductas en función de sus **consecuencias.** Las conductas se emiten espontáneamente, de forma voluntaria, y sus consecuencias determinan el aprendizaje. Las consecuencias agradables tienden a fortalecer una conducta. En cambio, las consecuencias desagradables tienden a debilitarla.
Condicionamiento observacional	Es el aprendizaje que se adquiere a través de la observación y la imitación de **modelos,** que pueden ser los padres, educadores, amigos e incluso «héroes de televisión».

Tabla 1.2. Diferentes tipos de aprendizaje por condicionamiento.

ABC VOCABULARIO

Reflejo: movimiento corporal, secreción, sentimiento, etc., que se produce involuntariamente como respuesta a un estímulo.

CASO PRÁCTICO 2

Según Pavlov, cuando la conducta no puede explicarse en virtud de un reflejo natural, se explica en términos de un reflejo condicionado, y esto es lo que demostró con sus perros.

El experimento consistía en lo siguiente. Acercaba comida a un perro y este salivaba. Hacía sonar una campana y el perro, naturalmente, se mantenía indiferente.

Pavlov comenzó a acompañar la comida con el sonido de una campana. Con el tiempo, los perros asociaban la comida al sonido de la campana y salivaban con solo oírla, sin necesidad de acercarles la comida.

¿Cuáles serían los elementos del condicionamiento clásico en este experimento de Pavlov?

Solución:

- Estímulo neutro: el sonido de la campana (el perro no saliva con solo oírla).
- Estímulo incondicionado: la comida (la salivación es la respuesta incondicionada).
- Estímulo condicionado: el sonido de la campana tras el proceso de aprendizaje relacionado con la asociación de sonido y comida. El estímulo que en principio era neutro acaba por provocar igual respuesta que el estímulo incondicionado.

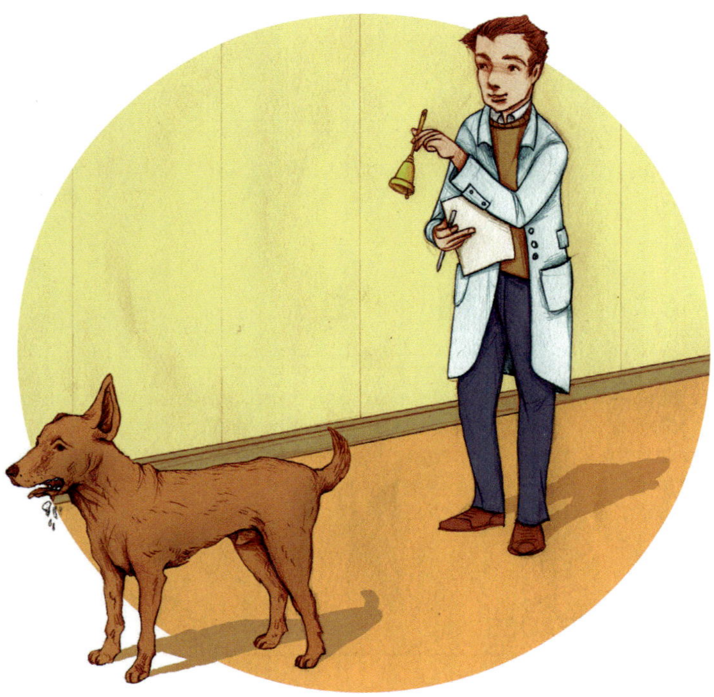

Fig. 1.4. Experimento de Pavlov.

EJEMPLO 3

Skinner estudió el condicionamiento operante. Trabajaba con palomas: metía una paloma en una jaula; por azar esta apretaba una palanca (conducta operante) y salía comida (refuerzo). Al repetirlo varias veces, lo fue aprendiendo, de tal manera que la paloma, de forma voluntaria, y no por azar, apretaba la palanca para que saliera comida. Conseguir el alimento era la consecuencia agradable que determinó su aprendizaje.

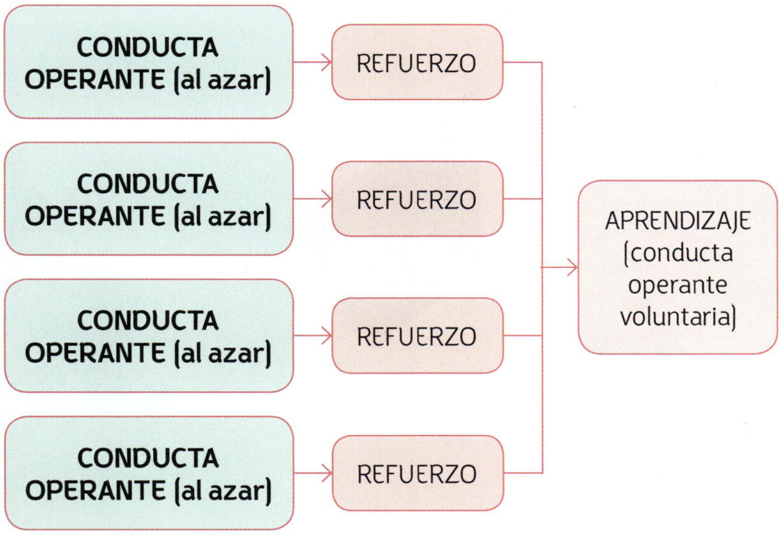

Fig. 1.5. El condicionamiento operante.

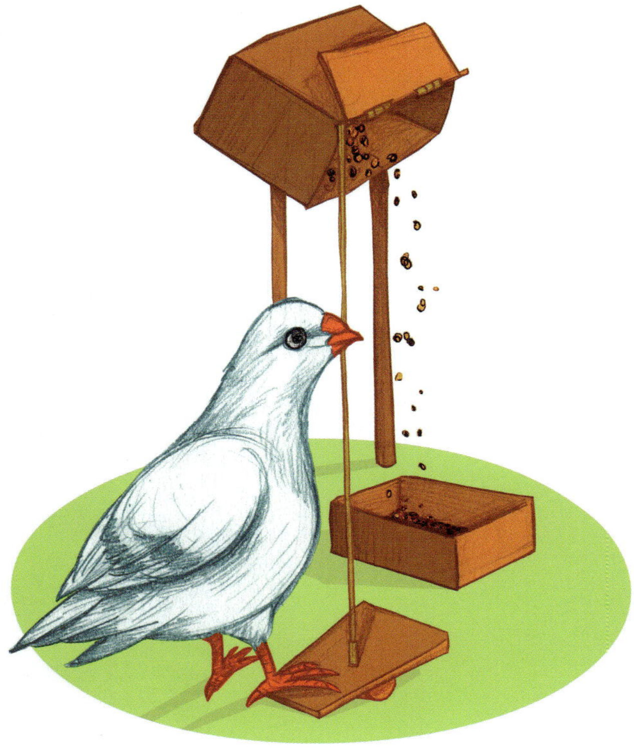

Fig. 1.6. Experimento de Skinner.

EJEMPLO 4

Bandura realizó experimentos sobre el condicionamiento observacional. Consideraba que la clave de la conducta era la imitación de modelos. Uno de sus experimentos más conocidos consistía en hacer que un grupo de niños visionaran una película en la que una joven aporreaba a un muñeco tentetieso. Luego se dejaba jugar a los niños y, entre los juguetes, siempre había un muñeco como el de la película. Los niños no tardaban en imitar la conducta que habían observado y, sin más, aporreaban al muñeco.

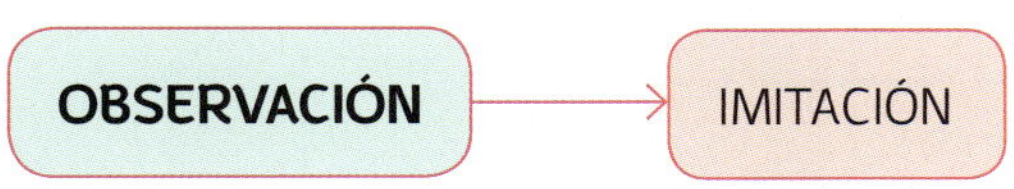

Fig. 1.7. El condicionamiento observacional.

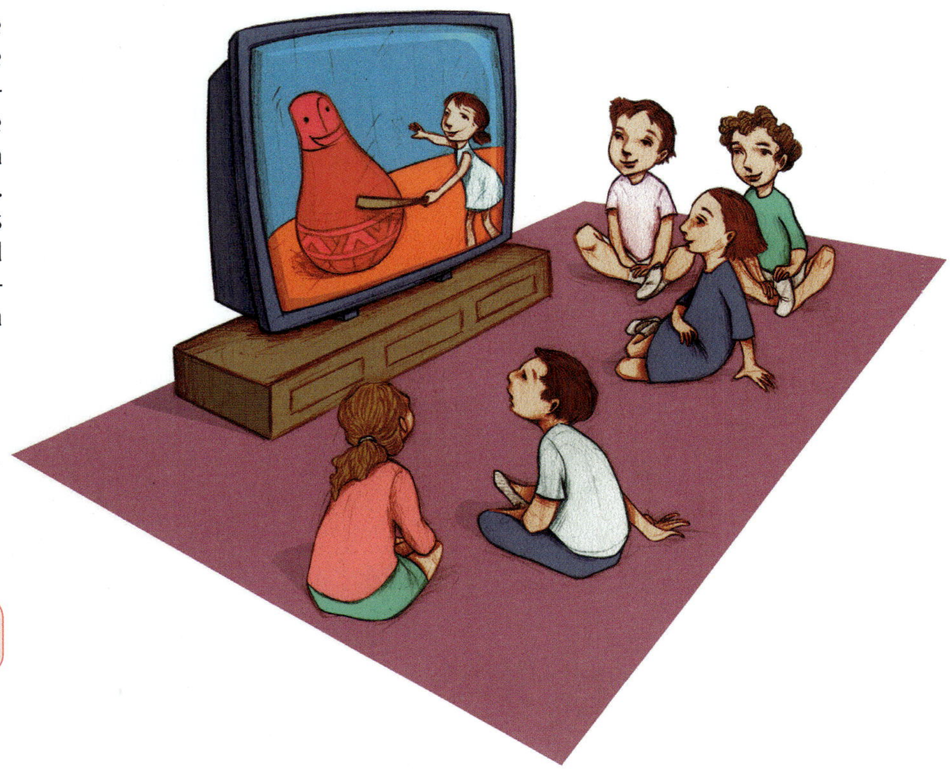

Fig. 1.8. Experimento de Bandura.

3.3. La motivación

Toda conducta humana tiene como fin lograr ciertos objetivos y planes, y se centra en el deseo de satisfacer necesidades.

> La motivación es el impulso y el esfuerzo para satisfacer un deseo o alcanzar una meta.

Engloba tanto los impulsos conscientes como los inconscientes.

Las teorías de la motivación en psicología establecen dos niveles de motivación:

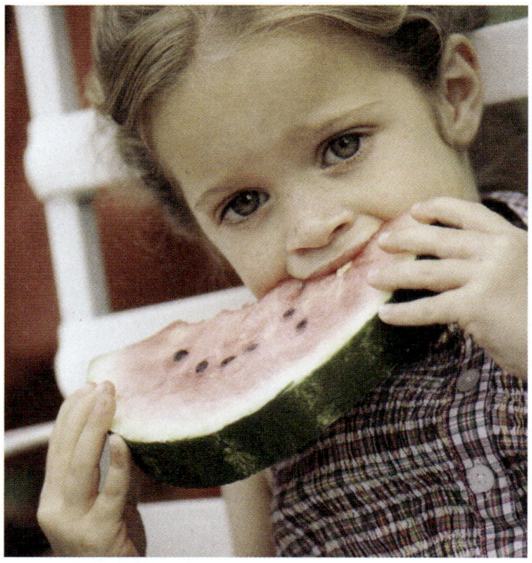

Motivación primaria: se refiere a la satisfacción de las necesidades elementales, como respirar, comer o beber.

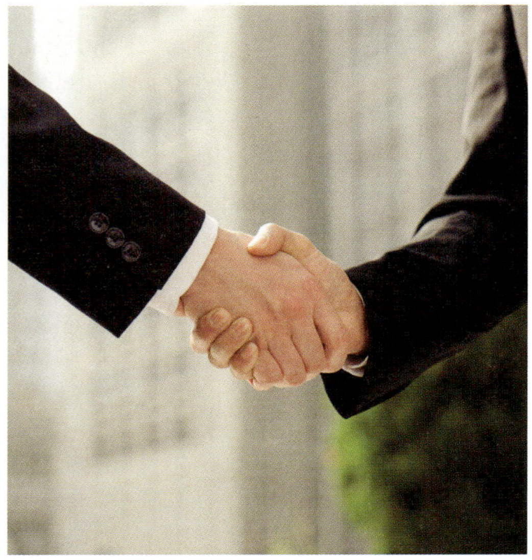

Motivación secundaria: se refiere a las necesidades sociales, como el logro de un objetivo o el afecto.

Fig. 1.9. Las motivaciones primaria y secundaria.

Se supone que el primer nivel debe estar satisfecho antes de plantearse el segundo.

El psicólogo estadounidense Abraham Maslow diseñó una jerarquía motivacional que explicaba la determinación del comportamiento humano.

El orden de estas necesidades es el siguiente:

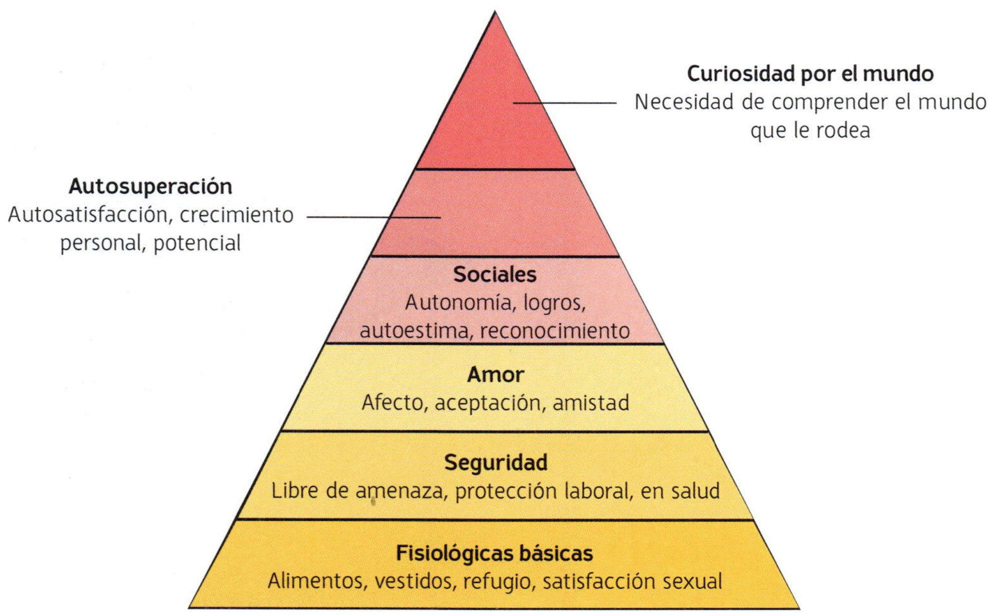

Fig. 1.10. Las motivaciones, según Maslow.

RECUERDA

Las **teorías de la motivación** resultan eficaces para explicar la tendencia humana hacia el comportamiento exploratorio, la necesidad o el gusto por la variedad, las reacciones estéticas y la curiosidad.

IMPORTANTE

La **autorrealización** consiste en desarrollar todo nuestro potencial para convertirnos en todo lo que somos. Es llegar a ser uno mismo en plenitud.

3.4. La emoción

> La emoción es la respuesta inmediata, de carácter positivo o negativo, del organismo ante determinados estímulos o situaciones.

Las emociones, que expresamos mediante gestos y actitudes, afectan a nuestra vida diaria e influyen en nuestras decisiones.

En los últimos años, se ha descubierto que algunas emociones pueden ser perjudiciales para la salud, al influir en la aparición de ciertas enfermedades, y perder, en este sentido, su valor adaptativo.

Este **vínculo entre las emociones y la salud** va mucho más allá de que ciertas emociones, las negativas, hagan más propensas a las personas a contraer una enfermedad o de que otras emociones, las positivas, favorezcan la recuperación de una dolencia. Con esto se establece la **relación entre la mente y el cuerpo,** lo que implica todo un cambio en el tratamiento de enfermedades, ya que ahora se deberán tomar en cuenta como relevantes los factores psicológicos de las personas enfermas e intervenir en sus emociones con el objetivo de mejorar la salud.

Emociones negativas → Ira, ansiedad, depresión, estrés →
- Limitan la eficacia de ciertas células inmunológicas.
- Nocivas para la salud.

Emociones positivas → Risa, buen humor, optimismo, esperanza →
- Herramientas efectivas para enfrentarse a la enfermedad.
- Favorecen el proceso de recuperación.

Fig. 1.11. Vínculo entre las emociones y la salud.

PONTE A PRUEBA 1

Educar las emociones es una prioridad que debemos incorporar a nuestro sistema de enseñanza.

¿Pero qué significa *inteligencia emocional* (IE)?

Desde siempre, hemos sido conscientes de que la razón y las emociones de las personas no son dos dimensiones separadas e independientes. La investigación en neurociencia que se ha realizado en los últimos 20 años ha corroborado esa intuición y ha demostrado que educar la razón pasa por educar las emociones y que una relación inteligente entre ambas es decisiva para afrontar la vida profesional y personal.

La gestión adecuada de nuestras emociones nos permite ser más creativos e innovadores, y capaces de superar el miedo a la crítica o al fracaso; o en nuestra capacidad de crear confianza, o de ponernos en el lugar del otro para entenderle mejor y descubrir qué nos une a él más allá de las diferencias; o para solucionar los conflictos sin violencia y de forma constructiva; o para aprovechar la fuerza que tienen emociones como la frustración.

Este tipo de inteligencia se puede cultivar, desarrollar y medir, y sabemos cómo hacerlo. Se cultiva cuando se favorece una apropiada percepción, expresión y comprensión de las emociones propias y de los demás. Cuando se desarrolla la capacidad de regularlas y utilizarlas para pensar mejor, para relacionarnos con sabiduría con el entorno.

Claves de resolución:

¿Qué conclusión extraes sobre la inteligencia emocional según lo expuesto en el artículo «La inteligencia que necesitamos» del catedrático en Psicología Pablo Fernández-Berrocal?

RECUERDA

Controlar las emociones es positivo si este control se adecua al contexto (situación y personas implicadas), pero si controlar significa *reprimir* continuamente el sentimiento y/o una o varias emociones que «no nos gustan», esto puede conducir a desarreglos de la personalidad que no pueden considerarse positivos.

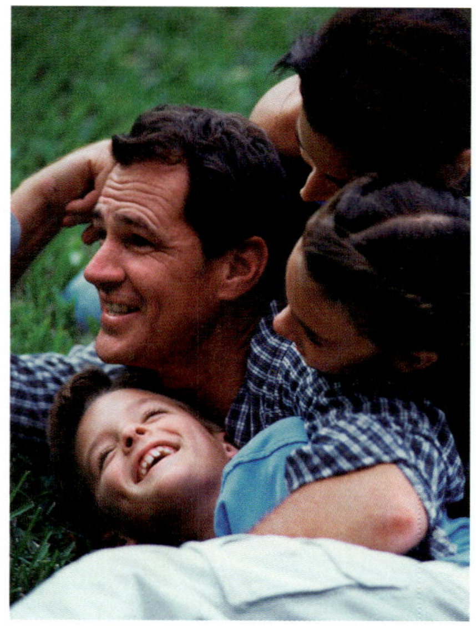

Fig. 1.12. La alegría y el buen humor son emociones positivas que influyen en la salud.

ACTIVIDADES

11. ¿Quién fue Paulov y por qué ha destacado en la historia de la psicología?

12. ¿Qué significa *reprimir las emociones*?

13. ¿Qué relación existe entre las emociones y la salud?

4. La psicología evolutiva

La psicología evolutiva estudia las diferentes fases del desarrollo psíquico en el ser humano a lo largo de su vida.

Considera los **cambios de conducta** que experimentan los individuos durante las fases de su evolución e investiga en el ser humano las características de estos cambios, así como sus diferencias. Su objetivo es conocer el proceso de formación del individuo física y psíquicamente, y poder aplicar estos conocimientos en áreas como la medicina, la pedagogía y otras muchas ciencias.

IMPORTANTE

Charles Darwin explicó el fenómeno de la **evolución** en 1859 con su libro *El origen de las especies* mediante un mecanismo de mutaciones aleatorias sucesivas, de tal manera que los seres vivos mejor adaptados sobreviven y se reproducen y los otros desaparecen.

4.1. El proceso de evolución

La evolución está compuesta por los cambios en forma, tamaño o función que un ser experimenta como respuesta al medio, tanto interno como externo, en el que vive. Esto se puede aplicar tanto a los cambios físicos como a los psíquicos.

Cuando la evolución es positiva, supone un proceso en la adaptación del individuo al medio y se llama **maduración.** A veces, la evolución del sujeto supone un retroceso, un alejamiento de su adaptación al medio, una evolución negativa; entonces hablamos de **involución.** Así, podríamos decir que la adolescencia sería un proceso de maduración y la vejez un proceso de involución.

VOCABULARIO

Herencia del individuo: conjunto de instrucciones codificadas en el ADN que recibe a través de sus progenitores.

En el proceso de maduración, aparece **el desarrollo del individuo,** que depende de factores internos, independientes del medioambiente. Si este desarrollo es cuantitativo, hablamos de **crecimiento** (en peso, talla, memoria).

Si el proceso de maduración se logra por efecto de factores ambientales, independientes de la herencia, hablamos de **aprendizaje.**

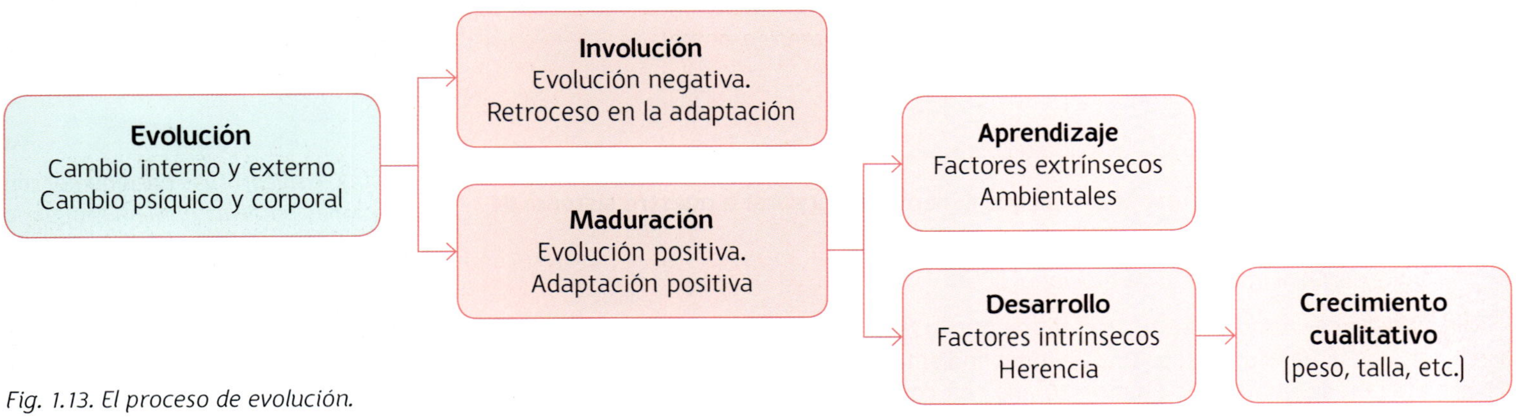

Fig. 1.13. El proceso de evolución.

ACTIVIDADES

14. ¿Qué diferencia hay entre los factores ambientales y los hereditarios?

15. Piensa en dos ejemplos de maduración y otros dos de involución.

16. Explica la diferencia entre crecimiento y aprendizaje.

PONTE A PRUEBA 2

En el niño, hay un proceso de evolución en los movimientos que le permite con el tiempo andar. Lo mismo sucede con la adquisición del lenguaje, que le permite hablar y comunicarse.

¿Qué tipo de evolución está experimentando el niño? Dentro de esta, señala qué factores corresponden a los procesos de andar y de hablar. Razona tu respuesta.

Claves de resolución:

Para elaborar tu respuesta, repasa el esquema anterior:

- Si la evolución del niño es positiva o negativa.
- Si su proceso de desarrollo, en el habla o el andar, va a depender de factores hereditarios o ambientales.

4.2. Las características en la evolución del individuo

La evolución humana es específica de cada individuo; depende de la herencia y el medioambiente que hayan influido en él.

Aun así, existen unas características comunes en la evolución de todos los seres humanos, que son:

Extensa etapa de inmadurez	Todos los animales tienen una etapa de inmadurez posnatal, semejante a la infancia del hombre, pero lo que caracteriza a la especie humana es la larga duración de este periodo. Esto se puede deber a la gran complejidad de la conducta del individuo adulto en comparación con la del animal adulto y, sobre todo, a la falta de instintos y a que casi toda la conducta del ser humano debe ser adquirida por aprendizaje. Por ejemplo, el niño recién nacido es incapaz de coordinar movimientos; en cambio, un gorrión que acaba de picar la cáscara del huevo es capaz de volar, andar y alimentarse solo.
Gran capacidad de adaptación al medio ambiente	El niño necesita de manera inevitable un ambiente humano y social para llegar a ser adulto. Andar erguido y usar un lenguaje articulado son características típicamente humanas que solo se adquieren por imitación de los demás y únicamente se logran en el ambiente social. El ser humano es extraordinariamente plástico, adaptable y capaz de integrarse en el ambiente, de manera que las diferencias de adaptación vienen determinadas por la cultura en que se desarrolle.
Ritmo especial de crecimiento, con características propias	El desarrollo humano tiene, tanto en lo físico como en lo psíquico, una serie de características especiales: • Los periodos de evolución se suceden de manera paulatina: cuando empieza una etapa, aún no ha desaparecido completamente la anterior. Por ejemplo, cuando el niño empieza a andar, todavía no ha dejado de gatear, es decir, hay fases en las que las etapas se solapan. • Hay un desarrollo cuantitativo y cualitativo: aumentan su peso y su talla, y, a la vez, se van perfeccionando sus capacidades. • No hay uniformidad en el ritmo de crecimiento del individuo. Hay momentos de crecimiento rápido, de crecimiento lento y de detención del crecimiento. • El desarrollo físico y el psíquico evolucionan de forma paralela, es decir, hay una total dependencia entre la evolución somática del sistema nervioso y el desarrollo mental.

Tabla 1.3. Características del desarrollo humano.

EJEMPLO 5

Los animales domesticados, al vivir en un ambiente humano, pierden su fiereza y adquieren por aprendizaje algunas destrezas, pero no llegan a humanizarse, es decir, a adquirir cualidades humanas.

En cambio, los niños abandonados en la selva y que sobreviven entre animales se animalizan, adquieren cualidades de los animales con los que conviven: andan como ellos, gritan, comen lo mismo.

Ha habido algunos casos, por ejemplo en la India, de lo que se ha dado en llamar «niños lobo». Un ejemplo de ficción de esta adaptabilidad por parte del ser humano sería el que nos narra la historia de Tarzán.

IMPORTANTE

¿Por qué necesitamos una infancia tan prolongada? Según la revista científica *Proceedings*, un meticuloso estudio con escáneres cerebrales muestra cómo el metabolismo humano se ralentiza para concentrar toda su energía en alimentar el cerebro durante su desarrollo. A los cinco años de edad, el cerebro de un niño absorbe el doble de glucosa (la gasolina del cerebro) que un adulto.

RECUERDA

El niño crece mucho más rápido en los meses de vida intrauterina que después, en los primeros años de vida. A partir del cuarto año, el crecimiento es más lento, hasta que en la pubertad se empieza a acelerar; una vez que se pasa el «estirón» de la pubertad, apenas hay ya crecimiento.

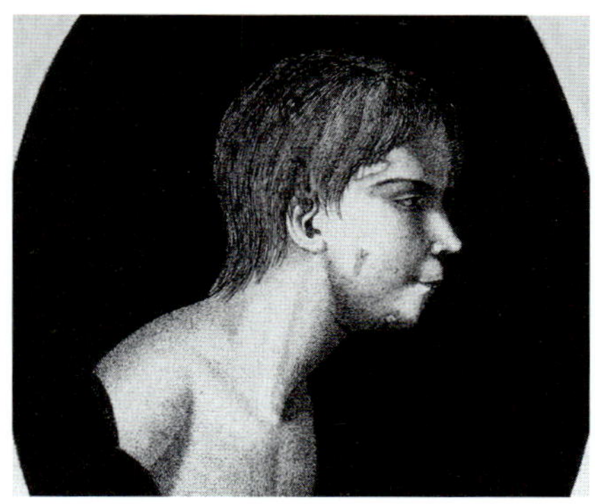

Fig. 1.14. El caso de Victor, el «niño salvaje» de Aveyron, causó gran conmoción en la Francia de principios del siglo XIX.

ACTIVIDADES

17. Busca en Internet un caso concreto de «niño salvaje» y resume su historia.

4.3. La infancia y sus etapas

> **IMPORTANTE**
>
> Hay muchas maneras de clasificar las **etapas de la infancia,** según los diferentes psicólogos:
>
> - **Vermeylen** divide la infancia en tres etapas, primera, segunda y tercera infancia.
> - **Kerchensteiner** hace su división en primera infancia, segunda infancia y edad juvenil.
> - **Piaget** clasifica la infancia según el proceso general del desarrollo: periodo sensomotor, periodo de operaciones concretas y periodo de operaciones formales.

La infancia es el periodo de vida que se extiende desde el nacimiento hasta la aparición de la función reproductora.

Es una fase larga y de grandes transformaciones, por lo que hay que dividirla en varias etapas. Esta división variará según los puntos de vista de los diferentes psicólogos. Aquí seguiremos la clasificación de Vermeylen.

En cada una de las etapas, destacan la **evolución social,** muy importante para la relación del niño con el mundo que le rodea, y la **evolución psíquica,** que determina el desarrollo de los procesos mentales cruciales para su madurez como persona.

En el desarrollo psicológico de la **primera infancia,** destaca:

Necesidad de independencia → Miedo a todo lo desconocido → Control de esfínteres → Imitación de todas las actitudes que le rodean

Primera infancia 0-3 años	
Evolución social	**Evolución psíquica**
En esta etapa, hay muchos cambios en el comportamiento del niño. Destaca el **egocentrismo** del recién nacido, ya que el cuerpo es el punto de referencia para asimilar el mundo que le rodea hasta establecer, al final de la etapa, más relaciones, primero con los padres y después de tipo social, y ser capaz, por ejemplo, de esperar turno para jugar o realizar cualquier otra actividad de su interés. El niño empieza a desarrollar su **inteligencia social.**	**Desarrollo sensorial.** El sistema nervioso va madurando y comienza a conocer el mundo que le rodea; mejoran la acomodación visual y la agudeza auditiva. **Desarrollo motor.** El niño empieza a dominar sus movimientos; logra la habilidad manual y la marcha. **Desarrollo del lenguaje.** Aprende por imitación sílabas que se convertirán en palabras y frases, y que le ayudarán a expresar lo que siente.

Tabla 1.4. Las características de la primera infancia.

En el desarrollo psicológico de la **segunda infancia,** destaca:

Desarrollo de la memoria y la imaginación → Afectividad → La moralidad y la sociabilidad → La espontaneidad

Segunda infancia 3-7 años	
Evolución social	**Evolución psíquica**
Pasa de un mundo donde todas las peticiones se le satisfacen a una situación distinta en la que tiene que hacer lo necesario para conseguir su objetivo. **Empieza a someterse y cumplir las normas** para conservar el cariño de sus padres y obtener su protección. **Se relaciona con otros niños** y comenzarán las rivalidades que resolverán ellos solos. En este proceso de socialización, es importante la **disciplina de los padres** para lograr una buena adaptación social.	Comienza el **interés por lo concreto.** Desarrolla interés por cosas determinadas que quiere saber o conocer; le interesa el mundo que le rodea. Etapa de coleccionar todo lo que puede: cromos, coches, fotos, etc. **Preferencias lúdicas.** El juego se va a convertir en su actividad habitual; con ello exteriorizará su personalidad, ya que logrará cosas que solo puede conseguir en su mundo de fantasía, y no en el mundo real.

Tabla 1.5. Las características de la segunda infancia.

> **RECUERDA**
>
> El **juego** desempeña un papel muy importante en el desarrollo del niño. A través de este, el niño preescolar adquiere un mayor desarrollo de las áreas psicomotriz, cognitiva y afectivo-social, así como en sus capacidades creativas.

En el desarrollo psicológico de la **tercera infancia,** destaca:

Aparición de los pensamientos abstractos → Capacidad de aprendizaje de la lectura, escritura y cálculo → Cumplimiento de las normas escolares, además de las familiares → Curiosidad por todo lo que le rodea y por lo que no conoce

RECUERDA

Es importante favorecer y estimular la autonomía en el niño en la tercera infancia para que comprenda y asuma las normas de convivencia.

Se procurará que adquiera conocimiento de sí mismo y acepte y valore su propio trabajo.

De esa manera, aumentará su autoestima, que, si es positiva, hará que el niño actúe con seguridad. Si esta es baja, por el contrario, el niño suele actuar con el propósito de encontrar una aprobación social que mejore su nivel de relación.

Tercera infancia 7-12 años	
Evolución social	**Evolución psíquica**
Se relaciona con niños de su edad y hay **relaciones en grupo** que le llevarán al juego y la competencia; comienza a realizar deportes de cooperación con los del mismo sexo. Aparece **«la pandilla»** con características propias. Se agrupan de manera espontánea por afinidades, suelen ser de la misma edad y sexo y suelen tener un líder del grupo; los de edad inferior no suelen ser admitidos y rechazan también a los tímidos, los llorones, los que acusan, etc. Además, el grupo tiene su propio sistema de selección, creado por ellos mismos. **Se aleja todavía más de los padres,** manteniendo el cariño.	**Hasta los nueve años.** Destaca el desarrollo intelectual; emplea el sentido común y razona las cosas. En esta etapa, se va a enfrentar de manera sistemática a los problemas escolares, su nuevo entorno, distinto del familiar. **Hasta el comienzo de la pubertad.** Es una etapa tranquila, le gusta la lectura, memoriza con agilidad y desarrolla su conocimiento con la utilización de términos abstractos. Empieza a defender sus ideas y a destacar valores morales como la responsabilidad, la lealtad y la honradez. Es muy sensible e intenta cumplir las normas que en esta etapa ha aceptado.

Tabla 1.6. Las características de la tercera infancia.

CASO PRÁCTICO 3

Es el cumpleaños de Alberto, de 13 años; sus padres le han regalado una cámara de vídeo, ya que era la ilusión de su vida. Además, es un muchacho responsable y buen estudiante. Todo lo que ve lo filma. Quiere ser director de cine.

Para que el regalo no fuera tan impersonal, junto a la cámara su padre le regaló una composición, elaborada por él mismo, en forma de película, con los momentos más entrañables de Alberto desde que nació hasta hoy. Algunos de ellos son:

- Alberto recién nacido. Dormido en su cunita todo el tiempo.
- Alberto al año y medio. Da sus primeros pasos y empieza a decir algunas sílabas: tata, mamá, papá.
- Alberto a los dos años. Mamá detrás de él para reñirle porque no quiere recoger sus juguetes; él grita: «¡no, no y no!». Otra toma son aplausos familiares porque ya ha aprendido a hacer pis solo.
- Alberto a los tres años. Su papá le está grabando dormido por la noche y con la luz del baño encendida. Tiene miedo a la oscuridad. Otra toma: está soplando las velas en la guardería el día de su cumple y cantando con sus amigos.
- Alberto a los cinco años. Toda la familia va de viaje y Alberto se empeña en llevar alguna maleta. En otra toma, habla por el móvil de juguete. También se le ve discutiendo con su amigo Juan porque los dos quieren el mismo coche para jugar a las carreras. En otra, se le ve poniéndose el uniforme solo, porque es el primer día de colegio después de las vacaciones.
- Alberto a los siete años. En la piscina, tirándose de cabeza con su amigo Jaime. En otra toma, se le ve enseñando orgulloso su colección de chapas con los jugadores del Real Madrid.
- Alberto a los nueve años. Haciendo los deberes del colegio. En otra toma, jugando la final de fútbol contra los niños de otro colegio.
- Alberto a los doce años. Enseñando las notas de final de curso. Todas ellas, entre sobresaliente y notable. En otra toma, con el grupo de amigos del colegio con los que fue a un campamento en el verano para pasar 20 días.

Relaciona cada una de las situaciones anteriores con la evolución social y psíquica que le corresponde según su edad.

(Continúa)

CASO PRÁCTICO 3 (continuación)

Solución:

- Recién nacido. Comienzo de la primera infancia. Dormido todo el día, a modo de defensa ante el medio hostil al que acaba de incorporarse.
- Al año y medio. Alberto sigue estando en la primera infancia, pero progresa rápidamente en su adaptación. Destaca la función motora (empieza a andar) y la del lenguaje (sus primeras sílabas).
- A los dos años. Es un periodo en que se opone a todo; por tanto, se niega a recoger sus juguetes. Y en esta etapa controla los esfínteres (ya no necesita pañal).
- A los tres años. Final de esta primera etapa de la infancia. Su emoción predominante es el miedo ante lo desconocido, en este caso a la oscuridad; por eso hay que dejarle todas las noches una luz de referencia encendida, la del baño, que está al lado de su habitación. Por otro lado, tenemos la gran evolución del lenguaje; Alberto lo demuestra cantando el cumpleaños feliz cuando está en la guardería celebrándolo.
- A los cinco años. Está en la segunda infancia; Alberto se siente mayor y quiere demostrarlo llevando las maletas como los adultos e imitando sus acciones, como leer el periódico o hablar por el móvil. Como va al colegio y se relaciona con otros niños, tiene amigos; destaca la rivalidad entre ellos cuando juegan (pelea por el mismo coche). En la secuencia en que se viste para ir al colegio, vemos a Alberto resuelto, independiente.
- A los siete años. Es el final de la segunda infancia; aquí Alberto demuestra que lo que realmente prima en esta etapa son los juegos y estar con los amigos (bañándose en la piscina). También es característica su obsesión por coleccionar cosas; en el caso de Alberto, se nos describe que enseña orgulloso su colección de chapas con jugadores de fútbol.
- A los nueve años. Estamos en la primera etapa de la tercera infancia; Alberto es responsable, está haciendo los deberes, acepta las normas, en este caso las del colegio. Sale con sus amigos y se divierte con ellos; ya no se considera el centro del mundo, pues tiene que adaptarse a las exigencias de lo que le rodea, en este caso sus compañeros.
- A los doce. Estamos en la segunda etapa de la tercera infancia. Le da importancia al estudio, la lectura, las matemáticas, las ciencias, etc., y lo demuestra sacando buenas notas. Aquí, Alberto tiene su «panda» de amigos y, como es verano, se han ido a un campamento organizado, donde se observa que se lo están pasando muy bien. Se comprueba con esta secuencia la importancia de la pandilla a esta edad y las normas definidas que establecen para formarla.

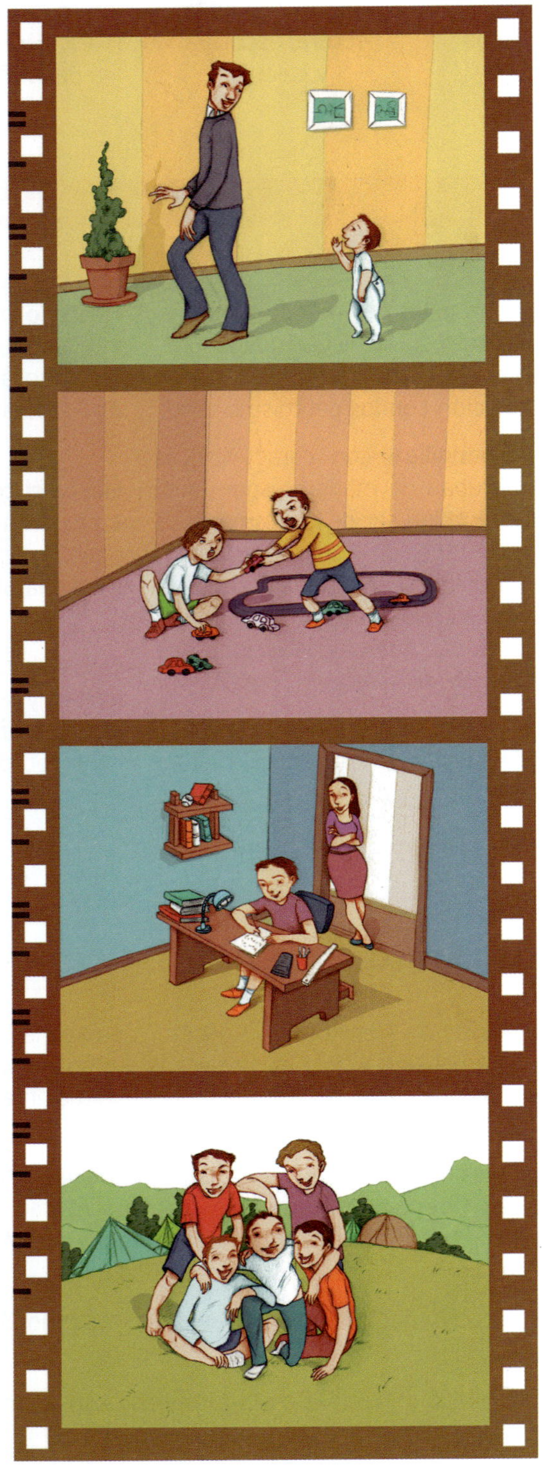

Fig. 1.15.

ACTIVIDADES

18. ¿Por qué es importante el juego en la segunda infancia?

19. Explica qué significa para ti el término *socializar*.

20. ¿Cómo debemos favorecer la autoestima del niño en la tercera infancia?

4.4. La adolescencia

Es la etapa que comienza con la aparición de la pubertad y termina con el inicio de la edad adulta.

Es un proceso puente entre la infancia y la edad adulta; sus límites aproximados son: de 12 a 18 años en las mujeres y de 14 a 19 años en los varones.

> En esta etapa, no solo tienen lugar los cambios sexuales, sino también los cambios emocionales y mentales, que dependerán de factores culturales, sociales y físicos.

La adolescencia comienza con los cambios físicos que corresponden a la pubertad y continúa con grandes cambios de orden social y psicológico.

- **La pubertad** se caracteriza por una serie de transformaciones del cuerpo que finalizan con la maduración de los órganos sexuales. En las niñas, su comienzo se relaciona con la primera menstruación, mientras que en los niños no suele estar tan definido, si bien tiende a darse más tarde que en las niñas.
- **La adolescencia** se caracteriza no solo por la maduración sexual, sino también por el desarrollo intelectual y las transformaciones emocionales y personales.

Evolución física	• Se produce el desarrollo de los caracteres sexuales primarios, pene y testículos en el hombre y ovarios y útero en la mujer, y de los caracteres sexuales secundarios, vello púbico, axilar, facial, en piernas, tórax y cambio de voz en el hombre, y aumento de las mamas, vello púbico y axilar en las mujeres. • Es el periodo de crecimiento. En las chicas, comienza con un «estirón» rápido y luego el ritmo de crecimiento es más lento; en cambio, en los chicos es rápido, sin detención brusca de este. • También hay un cambio respecto al peso; se suele iniciar después del crecimiento en estatura y está muy relacionado con la madurez sexual. • Pueden aparecer problemas físicos, como acné, escoliosis o cifosis, miopía, etc.
Evolución social	• Búsqueda de la independencia. Necesita descubrir su «yo interno» y se producen cambios en sus valores, creencias y actitudes. • Necesidad de ser comprendido por los adultos. • Se agrupa con los amigos, ya que comparte con ellos formas de pensar y sentir. • Puede que aparezcan problemas de relación con los padres y que disminuya la afectividad hacia ellos.
Evolución psicológica	• Valores éticos y morales. Surge el interés por los grandes interrogantes de la vida. • Surge la atracción por el sexo. Forma parte de su desarrollo físico y psíquico. • Idealiza el amor y la pareja. Es la etapa del enamoramiento y lo vive como una especie de ensueño y fantasía.

Tabla 1.7. Cambios propios de la adolescencia.

EJEMPLO 6

La orientación sexual del adolescente puede dirigirse hacia personas del mismo sexo, del otro sexo y/o hacia actividades sexuales peculiares. La homosexualidad no es una enfermedad ni un vicio, sino una particular orientación del deseo ante la que hay que dejar de lado todo prejuicio moralizante y toda idea preconcebida.

La relación sexual, en el ser humano, no se limita a la reproducción, sino que pone en juego un profundo intercambio de deseos y peculiaridades individuales, que en el adolescente tienen lugar exactamente igual que en el adulto.

Al analizar la sexualidad de los jóvenes, nos tenemos que referir más a prácticas que a tendencias, pues determinadas conductas sexuales ocasionales no van a definir necesariamente su sexualidad: en esta etapa, nada es definitivo ni nada está consolidado.

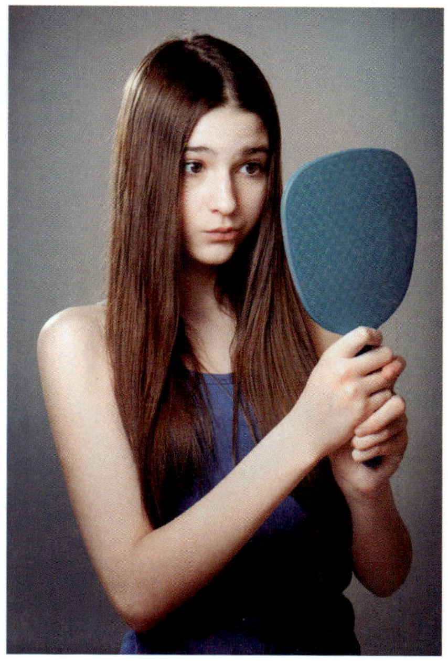

Fig. 1.16. Entre la pubertad y la adolescencia, se dan algunos cambios reconocibles física y psicológicamente.

RECUERDA

Respecto a la **socialización del adolescente,** el grupo de amigos cambia de significado, siendo esto de vital importancia. A partir de la posición que ocupa en el grupo de amigos y de cómo lo valoran los integrantes de dicho grupo, se va a formar la autovaloración del adolescente, es decir, este se va a percibir a sí mismo en función de la percepción que tiene su grupo de él. Si en el grupo es reconocido y lo aceptan, esto influirá en la manera de comportarse. De lo contrario, puede tender a la búsqueda constante de aceptación por parte del grupo.

ACTIVIDADES

21. Menciona las dos patologías que creas que son más frecuentes en el adolescente.

SÍNTESIS Psicología general y evolutiva del ser humano

- **Aspectos generales de la psicología**
  - Escuelas de principios del siglo xx
    - Estructuralismo → Estudia las sensaciones de modo introspectivo.
    - Funcionalismo → Menos individual. Estudia el comportamiento según las necesidades del individuo.
  - Escuelas actuales
    - Escuela de la forma → El individuo como personalidad global.
    - Escuela psicoanalítica → Estudia el inconsciente del individuo mediante el psicoanálisis.
    - Escuela conductista → Observa la conducta y su relación con el medioambiente.
    - Escuela humanista → Estudia al ser humano como tal con sus sentimientos de odio, amor, temor, alegría...
    - Escuela cognitivista → Da importancia a la conducta y el medioambiente en el estudio del ser humano y a sus factores personales.
  - Bases biológicas
    - Sistema nervioso
      - SNC-encéfalo y médula espinal.
      - SNP-nervios periféricos y SN-vegetativo.
    - Sistema endocrino → Formado por glándulas endocrinas que secretan hormonas.
  - Procesos psicológicos
    - Cognitivos →
      - Sensación.
      - Percepción.
      - Atención.
      - Pensamiento.
      - Lenguaje.
      - Memoria.
    - Aprendizaje →
      - Condicionamiento clásico.
      - Condicionamiento operante.
      - Aprendizaje observacional.
    - Motivación
    - Emoción

- **Psicología evolutiva**
  - Proceso de evolución
    - Involución
    - Maduración
      - Aprendizaje.
      - Desarrollo, crecimiento.
  - Características en la evolución del individuo
  - Infancia
    - Primera infancia → 0-3 años. Desarrollo sensorial, motor y lenguaje.
    - Segunda infancia → 3-7 años. Interés por lo concreto y preferencias lúdicas.
    - Tercera infancia → 7-12 años. Desarrollo intelectual y valores morales.
  - Adolescencia

TEST DE REPASO

Nota: todas las actividades deben realizarse en un cuaderno aparte.

1. **Las dos escuelas psicológicas que destacaron entre finales del siglo XIX y principios del XX fueron:**
   - a) El estructuralismo y el conductismo.
   - b) El estructuralismo y el cognitivismo.
   - c) El estructuralismo y el funcionalismo.
   - d) Ninguna de las anteriores es correcta.

2. **La escuela cognitivista estudia:**
   - a) La conducta del individuo y el medioambiente.
   - b) Los factores personales del individuo.
   - c) Las respuestas del ser humano con base en experiencias.
   - d) Todas son ciertas.

3. **Nuestros actos voluntarios están regidos por:**
   - a) Los nervios periféricos.
   - b) El sistema nervioso periférico.
   - c) El sistema nervioso vegetativo o autónomo.
   - d) El sistema nervioso central.

4. **¿Qué sistema nervioso activa el organismo en situaciones de alarma?**
   - a) El sistema nervioso central.
   - b) El sistema nervioso parasimpático.
   - c) El sistema nervioso simpático.
   - d) Los nervios periféricos.

5. **La amnesia es una enfermedad de:**
   - a) La atención.
   - b) El lenguaje.
   - c) La memoria.
   - d) La percepción.

6. **De las siguientes afirmaciones, señala la verdadera:**
   - a) Las sensaciones son procesos psicológicos regidos por el sistema nervioso central.
   - b) El crecimiento en talla forma parte del desarrollo hereditario.
   - c) Aprender a andar es un proceso de aprendizaje.
   - d) La pirámide de las emociones fue diseñada por Bandura.

7. **Skinner estudió el condicionamiento operante trabajando con:**
   - a) Perros.
   - b) Palomas.
   - c) Ratones.
   - d) Niños.

8. **De los siguientes niveles de necesidades, indica cuál es el más primario según Maslow:**
   - a) Seguridad.
   - b) Realización.
   - c) Hambre.
   - d) Prestigio.

9. **¿En qué etapa evolutiva del ser humano es importante la disciplina de los padres para lograr una buena adaptación social?**
   - a) En la primera infancia.
   - b) En la segunda infancia.
   - c) En la tercera infancia.
   - d) En la adolescencia.

10. **Las percepciones:**
    - a) Las rige el sistema nervioso central.
    - b) Forman parte del medioambiente.
    - c) Son procesos regidos por los órganos de los sentidos.
    - d) Todas son iguales en el ser humano.

11. **El desarrollo sensorial forma parte de la evolución psíquica:**
    - a) Del niño en la primera infancia.
    - b) Del niño en la segunda infancia.
    - c) Del niño en la tercera infancia.
    - d) Del adolescente.

12. **En el condicionamiento clásico, ¿con qué tipo de estímulo no hay respuesta?**
    - a) Con el estímulo incondicionado.
    - b) Con el estímulo neutro.
    - c) Con el estímulo condicionado.
    - d) Con el estímulo-respuesta.

COMPRUEBA TU APRENDIZAJE

Nota: todas las actividades deben realizarse en un cuaderno aparte.

Comprender el concepto de psicología como ciencia y distinguir los distintos modelos psicológicos.

1. Explica las diferencias principales sobre el concepto que tienen del individuo la escuela conductista y la escuela cognitivista.

Conocer las bases biológicas en psicología y analizar y clasificar los distintos procesos psicológicos.

2. Haz un esquema en tu cuaderno del sistema nervioso periférico.
3. ¿Dónde se origina el estímulo que reciben las gónadas para la secreción de hormonas sexuales? Señala además cuáles son estas hormonas.
4. Enumera los elementos que intervienen en el proceso cognitivo de las sensaciones.
5. Menciona los diferentes tipos de atención y pon un ejemplo de cada uno.
6. Enumera las enfermedades de la memoria.
7. ¿A qué tipo, según la pirámide de Maslow, pertenecen las siguientes motivaciones? Colócalas por orden jerárquico motivacional:
   - Hambre.
   - Amistad.
   - Autoestima.
   - Sexo.
   - Trabajo.
8. Pedro está durmiendo la siesta. Lleva dos horas dormido y su madre, que considera que es mucho tiempo, entra en su habitación, le llama y enciende la luz, ya que el cuarto está totalmente oscuro. Pedro, adormilado, se tapa los ojos para protegerse de la claridad y se levanta murmurando contra su madre.

   ¿Qué sensación ha tenido Pedro cuando le ha despertado su madre?

   Enumera los elementos que intervienen para que Pedro sea consciente de esta.
9. Señala qué modelo de aprendizaje corresponde a las siguientes situaciones:

   a) Pablo se muerde las uñas y se las untan con un líquido de sabor desagradable; así acabará asociando morder las uñas con la sensación del sabor desagradable, de tal forma que acabará por no mordérselas aunque no estén untadas.

   b) Es importante señalar a nuestro hijo aquellas conductas que nos parezcan apropiadas de sus personajes favoritos cuando los vea en el cine o la televisión.

   c) Queremos que Ana, nuestra hija de seis años, colabore en casa poniendo la mesa; al principio, le pediremos que coloque el mantel y la felicitaremos por hacerlo. Después de varios días, cuando haya aprendido a poner el mantel, le pediremos también que lleve los platos y la felicitaremos por hacerlo. Así sucesivamente hasta conseguir el objetivo.
10. ¿A qué parte de nuestro organismo afectan sobre todo las emociones negativas?

Diferenciar los conceptos de evolución, desarrollo y maduración.

11. ¿Qué quiere decir que el aprendizaje es un proceso de maduración que se logra por factores ambientales independientes de la herencia?

Distinguir las etapas evolutivas del ser humano.

12. **En la evolución del individuo, ¿cuáles de las siguientes afirmaciones son verdaderas y cuáles son falsas?**

    a) El ser humano tiene una etapa de inmadurez muy corta.

    b) Tenemos los mismos instintos que los animales para poder sobrevivir.

    c) Al igual que el ser humano, un pollo recién nacido no comienza a andar ni se alimenta solo hasta que pasan nueve meses aproximadamente.

    d) El niño necesita vivir en un ambiente humano para hacerse adulto.

    e) El ser humano se adapta fácilmente al medioambiente en que vive.

    f) Una característica del ser humano es la uniformidad en su crecimiento.

    g) El desarrollo físico y el psíquico evolucionan paralelamente.

    h) En el ser humano, la conducta tiene que ser adquirida por aprendizaje, debido a que no posee instintos como los animales o los tiene muy menguados.

Comprender los aspectos psicológicos que caracterizan las diferentes etapas de la infancia.

13. En la evolución psíquica de la segunda infancia, ¿qué significa que la persona comienza a interesarse por lo concreto?

Entender los cambios fisiológicos que caracterizan al adolescente.

14. ¿Cuáles son los principales cambios físicos durante la pubertad?

Nota: todas las actividades deben realizarse en un cuaderno aparte.

Lectura

Cuanta más tele en la niñez, más problemas de socialización

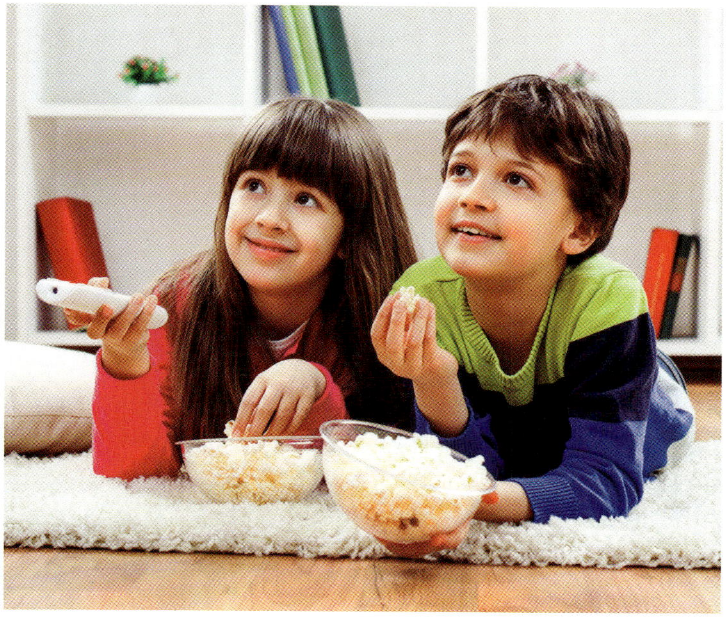

Ver la televisión en exceso en la primera infancia se relaciona de forma directa con el aumento de dificultades sociales de diversa índole, como la victimización o la agresividad, cuando los niños cumplen 13 años.

La Asociación Española de Pediatría aconseja que los niños de entre 2 y 4 años no pasen más de una hora al día frente a la pantalla de la televisión. Esta recomendación está avalada por una investigación dirigida por la profesora Linda Pagani, de la Universidad de Montreal, publicada en 2010, que concluía que cada hora que un niño de 2 años dedicaba a ver la televisión incrementaba de forma exponencial los riesgos para la salud y la probabilidad de experimentar fracaso escolar cuando este cumplía 10 años.

Cada hora dedicada a la televisión a los dos años incrementa en un 10 % el riesgo de aislamiento social por decisión propia a los 13 años.

Ahora, la profesora de la universidad canadiense ha relacionado también, a través de un nuevo estudio publicado en la revista *Psychological Medicine* esa exposición a la pantalla durante la niñez con un descenso considerable de las habilidades sociales de los niños objeto de estudio cuando estos llegaban a la edad de 13 años. Para llevar a cabo la investigación, Pagani analizó a 991 niñas y 1.006 niños nacidos en Quebec entre 1997 y 1998. A los dos años, el equipo de investigadores tomó nota del número de horas que los niños pasaban ante la televisión, un dato facilitado por los progenitores. A los 13, por su parte, los adolescentes reportaron sus experiencias sociales para ser examinadas.

Poniendo en relación ambas variables, los autores del estudio constataron una clara relación entre la exposición a la televisión y el desarrollo de dificultades sociales de diversa índole, un vínculo que además estaba por encima de factores individuales y familiares preexistentes. Así, por ejemplo, cada hora adicional pasada ante la pantalla cuando los niños tenían dos años incrementaba en un 11 % la percepción subjetiva de victimización cuando cumplían 13 años; en un 10 %, el aislamiento social por decisión propia; en un 9 %, la actitud agresiva hacia otros; y, en un 6 %, los comportamientos considerados antisociales.

Según los investigadores, en una relación que se observó una década más tarde, los adolescentes que mostraban dificultades para socializar con 13 años presentaban a largo plazo más problemas de salud, como depresión o enfermedades cardiometabólicas, y de tipo socioeconómico, como desempleo o bajo rendimiento laboral.

Todas estas relaciones, que se inician a los dos años con una exposición demasiado elevada a la televisión, sugieren, según los autores del estudio, la necesidad de que los padres tengan un mejor conocimiento y presten más atención al modo en que sus hijos invierten sus horas libres, limitando en todo caso el tiempo que estos dedican a la pantalla y fomentando otro tipo de juegos más creativos y beneficiosos para el desarrollo de habilidades sociales en el futuro.

Webconsultas.com. 30 de septiembre de 2016

Preguntas

1. ¿Qué consecuencias provoca el exceso de televisión a partir de los dos años en la «socialización» de esos niños y adolescentes a los 13 años?
2. ¿Puede repercutir a largo plazo en la salud?
3. ¿Que solución aportan los autores de este estudio?

2
UNIDAD

Estudio de la personalidad y mecanismos de defensa

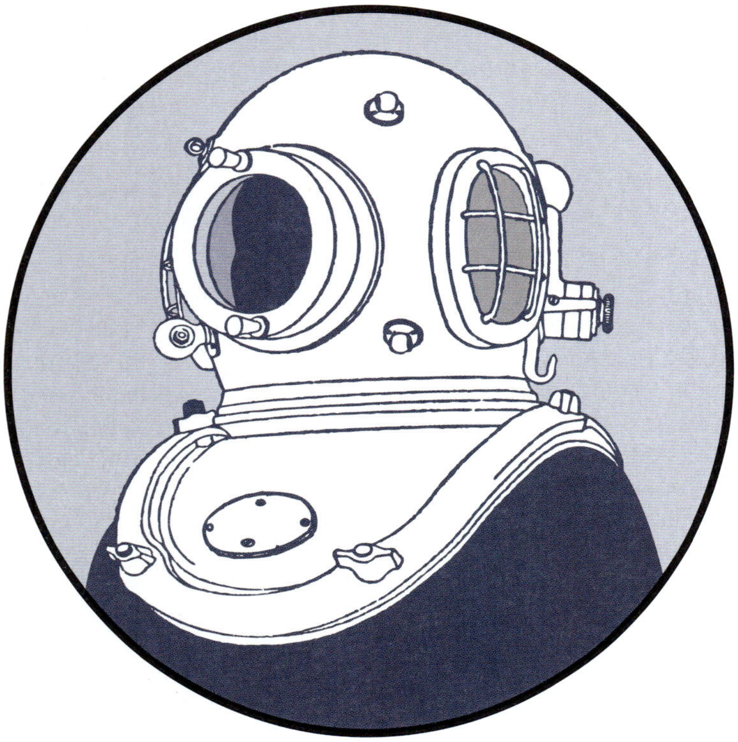

En esta unidad

APRENDERÁS A

- Distinguir entre temperamento y carácter, y entender el concepto de personalidad.
- Diferenciar las corrientes de pensamiento de la psicología de la personalidad.
- Resumir las teorías tipológicas.
- Describir las teorías de la personalidad humanistas, de los rasgos y situacionistas.
- Identificar los diversos mecanismos de defensa.

ESTUDIARÁS

- La personalidad y sus componentes.
- Las teorías psicoanalíticas.
- Las teorías tipológicas.
- Las teorías humanistas.
- Las teorías de los rasgos.
- Las teorías situacionistas.
- Los medios de evaluación de la personalidad.
- Los mecanismos de defensa.

Y SERÁS CAPAZ DE

- Definir los conceptos básicos relacionados con la personalidad.
- Identificar las principales teorías psicológicas de la personalidad y los mecanismos de defensa.

1. La personalidad y sus componentes

La personalidad es una idea abstracta difícil de definir, que puede ser observada en los individuos a través de su conducta y su forma de ser. Ha sido estudiada por diversos autores, cada uno de los cuales ha propuesto diferentes teorías sobre su significado y los procedimientos para ser observada.

Existen múltiples teorías que tratan de explicar el concepto de personalidad. En este tema, vamos a desarrollar las más importantes (psicoanalíticas, tipológicas, humanistas, de los rasgos y situacionistas).

La personalidad es el conjunto de particularidades de los pensamientos, sentimientos y comportamientos de las personas que perduran en el tiempo de forma más o menos estable, que las hacen ser como son y que las distinguen de las demás.

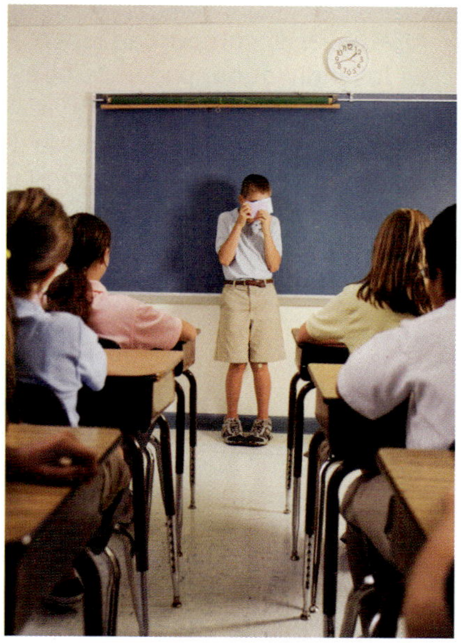

Fig. 2.1. Las experiencias vividas en la infancia pueden determinar algunos elementos de la personalidad.

Si analizamos las distintas definiciones que han sido propuestas a lo largo de la historia de la psicología, podemos observar que todas ellas tienen **elementos en común** que pueden ayudarnos a comprender qué es la personalidad.

Así, podemos afirmar que:

- Cada individuo posee una personalidad que lo hace **original**, distinto de los demás e inconfundible.
- La personalidad engloba una serie de **características estables** y perdurables en el tiempo, que determinan un modo específico y predecible de comportamiento frente a situaciones concretas.

La personalidad está determinada por los siguientes componentes:

El temperamento

Es responsable de las características de las respuestas emocionales frente a estímulos ambientales. Es una habilidad innata e invariable que depende de la herencia genética, la biología y la fisiología de la persona.

\+

El carácter

Es modificable, ya que se desarrolla mediante las experiencias vividas a lo largo de la existencia en relación con el entorno ambiental en el que se desarrolla el individuo. Las vivencias que dejan más huella son aquellas que se producen en la infancia.

=

La personalidad

Fig. 2.2. Los componentes de la personalidad.

Cuando un individuo conoce su personalidad, puede tener un mayor control sobre sus respuestas frente a determinadas situaciones y, por tanto, puede disfrutar de una vida más satisfactoria.

Una persona que presenta una personalidad madura y ajustada responde de manera flexible a los conflictos a los que se enfrenta durante su vida y es capaz de adaptarse a las diferentes circunstancias en las que debe desenvolverse.

La **evaluación de la personalidad** se realiza a través de los test psicológicos. Uno de los más completos es el test de Rorschach. En él, el paciente debe interpretar una serie de manchas de tinta imprecisas y desorganizadas. Tras el estudio de las respuestas, el psicoterapeuta obtiene la estructura de la personalidad del paciente.

! IMPORTANTE

Teofrasto, filósofo griego discípulo de Aristóteles, escribió la obra *Los caracteres*, primera en la que se realiza una descripción sistemática y humorística de treinta tipos morales diferentes, además de una magnífica descripción de las costumbres de los atenienses de su tiempo.

RECUERDA

Al estudiar el **comportamiento de los individuos**, podemos observar dos tipos de sucesos: hay personas que se conducen de manera distinta ante situaciones similares, y otras que actúan de forma parecida en circunstancias y momentos diferentes.

PONTE A PRUEBA 1

Juanita es una joven de 23 años optimista, expresiva y muy sociable. Suele afrontar los problemas con ánimo y energía, excepto cuando se habla de enfermedades. Cuando lee o se entera de alguna información relacionada con alguna enfermedad, enseguida piensa que presenta los síntomas y que tal vez puede padecerla.

Desde que nació, sus padres observaron que era un niña extrovertida, vivaz y algo inquieta. En su infancia, vivió rodeado de su gran familia, pues es la mayor de cinco hermanos. También sus abuelos vivían en la casa familiar y recuerda con cariño cómo su abuelo la iba a buscar al colegio.

Su vida en esta etapa fue muy agradable, salvo aquel año en el que su abuela se puso enferma y pasó mucho tiempo en el hospital. Ella era muy pequeña y no podía ir a visitarla. Juanita lo pasó mal, porque veía que toda la familia estaba muy preocupada. Su madre pasaba muchas horas en el hospital y un día descubrió a su abuelo llorando solo en su dormitorio. Esto la impactó sobremanera, pero finalmente su abuela se recuperó y pudo regresar a casa, donde, gracias al apoyo de la familia, pudo superar el problema.

Extrae de esta situación los elementos que corresponden al temperamento de Juanita y aquellos hechos que han influido en su carácter y que han conformado, en conjunto, su personalidad actual.

Claves de resolución:

Para resolver este *Ponte a prueba* debes recordar que el temperamento es el aspecto emotivo de la personalidad y que determina las respuestas frente a estímulos externos. Depende de la constitución física y de los factores hereditarios.

Sin embargo, el carácter está relacionado con el entorno y depende de las experiencias vividas, sobre todo durante la niñez, en el hogar y en la escuela.

Encuentra en el texto las características de Juanita que se ajustan a lo anteriormente expuesto.

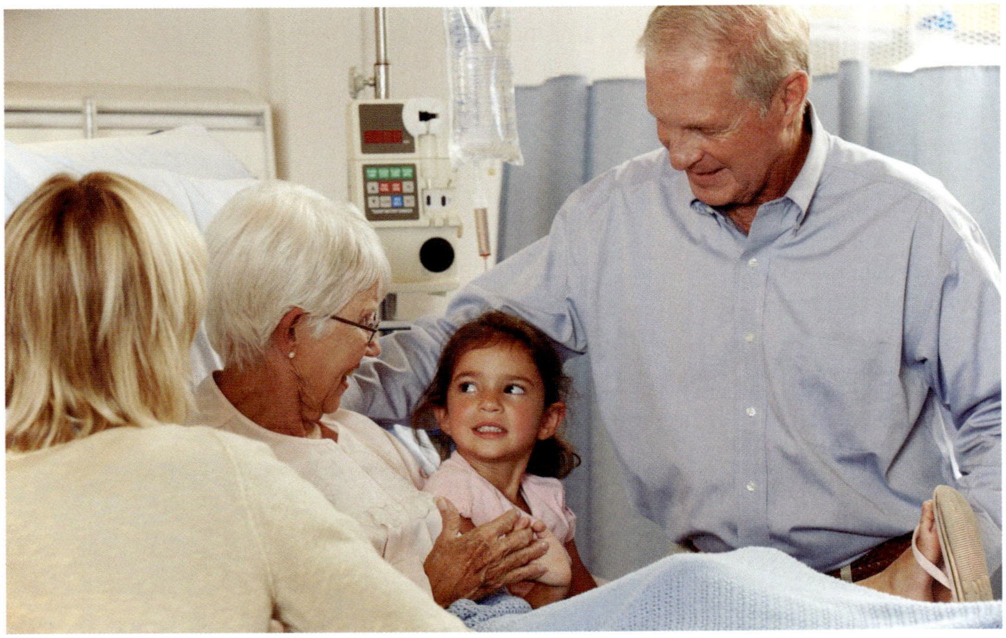

Fig. 2.3. Un episodio vivido en la niñez puede fraguar el carácter en la edad adulta.

ACTIVIDADES

1. De todo lo expuesto en el *Ponte a prueba 1*, resume las características de la personalidad de Juanita y explica cuáles forman parte del temperamento y cuáles del carácter.

2. Teorías psicoanalíticas

Las teorías psicoanalíticas están representadas por un grupo de científicos que sostienen que la personalidad se estructura según una interacción compleja de fuerzas que dan lugar a las diferencias en el comportamiento de los individuos y que, al mismo tiempo, condicionan la estabilidad en la conducta de una determinada persona.

Todos ellos se basan en un método de investigación denominado **psicoanálisis**, en el que se estudia el inconsciente como el elemento determinante en la vida psíquica.

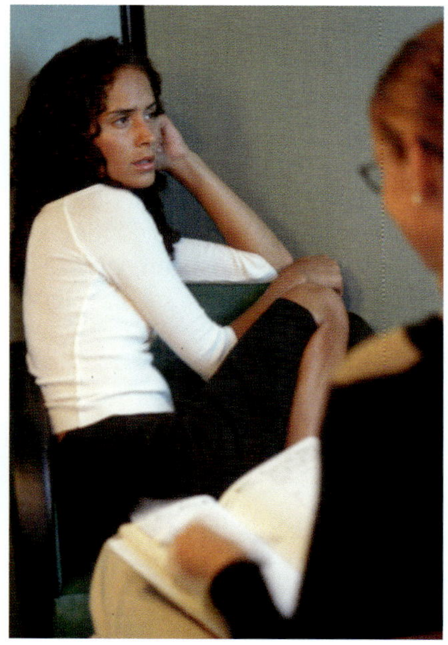

Fig. 2.4. El psicoanálisis estudia el inconsciente como elemento determinante en la vida psíquica.

2.1. Sigmund Freud (1856-1939)

Para Freud, la personalidad es el resultado de la interacción de tres fuerzas: el ello, el yo y el superyo.

- El **ello.** Son procesos psíquicos inconscientes, reprimidos o no. Aquí encontramos la libido o energía psicosexual, que se manifiesta como instintos de vida que nos permiten la supervivencia (el hambre, la sed, el apetito sexual), o como instintos de muerte que constituyen la necesidad inconsciente de morir (impulsos agresivos y destructivos). Ambos son impulsos primitivos e irracionales que necesitan una satisfacción inmediata y que se rigen por el principio del placer.
- El **superyo.** Se desarrolla con la experiencia social y la educación e intenta ajustar la conducta a las normas éticas y sociales. Son fuerzas que inhiben o reprimen los instintos sexuales, de agresividad, etc.
- El **yo.** Representa el sistema consciente del individuo, que negocia la situación entre el placer (representado por el ello) y la represión (representada por el superyo). Controla de manera consciente los impulsos del ello, inhibiendo tendencias extremas o asociales, por lo que tiene un papel protector. Se rige por el principio de la realidad objetiva.

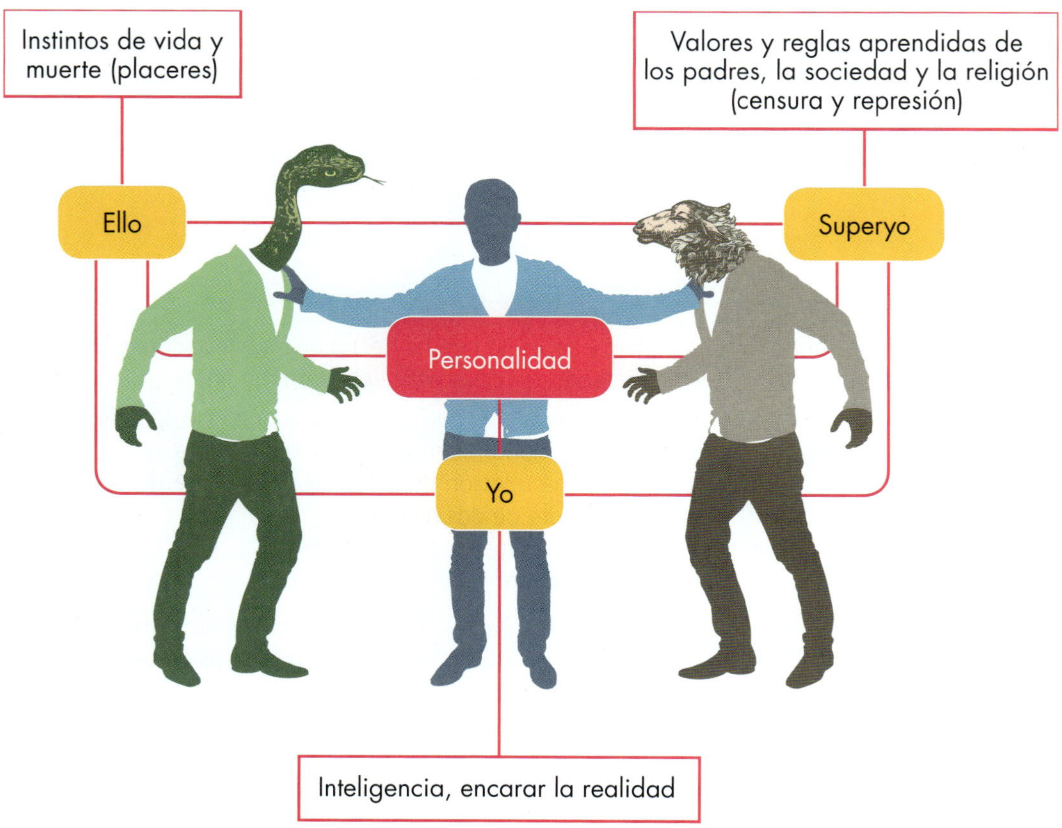

Fig. 2.5. Estructura de la personalidad, según Freud.

IMPORTANTE

Existen dos **leyes** que rigen los **impulsos del ello:**

- **El principio del placer.** Tendencia humana a evitar el sufrimiento, la tensión y el dolor.
- **El principio de la realidad objetiva.** Sacrifica el placer inmediato en busca de uno en el futuro, adaptándose a las normas del mundo exterior y la cultura.

ABC VOCABULARIO

Fijación: consiste en dejar una parte de la libido atrapada permanentemente en alguna etapa del desarrollo psicosexual anterior a la actual. En ella, el niño utiliza rasgos o actitudes características del periodo donde se produjo la fijación como mecanismo para obtener satisfacción o reducir la tensión.

A. Estadios de desarrollo psicosexual de la personalidad

Freud consideraba que los niños pasan por cuatro **etapas** de desarrollo psicosexual de la personalidad: oral, anal, fálica y genital, y además experimentan un periodo de latencia. En cada etapa, la **libido** o energía sexual se centra en diferentes regiones corporales (boca, ano y genitales), a las que Freud llamó zonas erógenas, que responden intensamente ante la estimulación placentera.

Si a los niños se les complace demasiado o si se les priva o frustra de manera exagerada en cualquier fase, surgen conflictos que no pueden resolver. En consecuencia, se retarda su desarrollo y su libido queda estancada en esa etapa, dando lugar a lo que se conoce como fijación.

En cada una de estas etapas, el órgano corporal imprime carácter a la fase y, a partir de él, se organizan el resto de actividades psicológicas de cada edad, como podemos observar en la siguiente tabla:

Etapa	Duración	Región corporal dominante	Obtención de placer	Conflicto	Rasgos asociados a la fijación
Oral	0-1 año	Boca	Comer, succionar, morder, balbucear	Sobregratificación o privación por parte de la madre.	Niños: chuparse el dedo, comer excesivamente o morderse las uñas. Adultos: dependencia pasiva o ambición excesiva. Disfrutan fumando, comiendo, bebiendo o hablando en exceso.
Anal	2-3 años	Ano	Orinar y defecar	El entrenamiento de esfínteres.	Horror ante los malos olores, pulcritud, egoísmo, autocontrol rígido, agresividad e incluso diferentes modalidades de sadomasoquismo.
Fálica	3-5 años	Genitales	Masturbación	Complejos de Electra y de Edipo: atracción por el progenitor de sexo opuesto y celos del de su mismo sexo. Se supera mediante el proceso de identificación.	Deterioro del desempeño de los roles que la sociedad adjudica a cada sexo. Apego exagerado al progenitor de sexo opuesto, o atracción por personas mucho mayores, a las que utiliza como sustitutos paternos.
Latencia	Entre los 5 y los 11 años. Las necesidades sexuales están latentes y el niño se interesa por descubrir el mundo exterior, creciendo en los aspectos intelectuales, sociales y morales de la personalidad.				
Genital	Comprende la adolescencia y la vida adulta. Los intereses sexuales resurgen al inicio de la pubertad y las personas establecen relaciones sexuales satisfactorias, dentro de las pautas de normalidad que impone la sociedad.				

Tabla 2.1. Etapas del desarrollo psicosexual, según Freud.

PONTE A PRUEBA 2

Lee la descripción del carácter de cada una de estas personas e indica en qué etapa del desarrollo psicosexual quedó fijada su libido:

a) David es un fumador compulsivo. Ha intentado dejarlo en varias ocasiones pero no ha sido capaz. Es consciente de su excesiva dependencia del tabaco pero reconoce que no tiene suficiente fuerza de voluntad para dejarlo.

b) Antonio es una persona pulcra y perfeccionista, tanto en su vida privada como en el trabajo. Además, es extremadamente dictatorial con las personas con las que se relaciona, e intenta siempre imponer su voluntad.

c) Helena presenta una obesidad mórbida. Depende mucho de su familia y sus amigos y es incapaz de tomar una decisión por sí misma. Siente un placer extremo en todas aquellas actividades en las que se utilice la boca, como comer y beber, lo que ha hecho que su peso corporal haya aumentado excesivamente en el último año.

d) Leticia es una joven de 24 años que solo es capaz de enamorarse de hombres mucho mayores que ella. Actualmente tiene una relación estable con un hombre de 42 años, viudo y padre de dos hijos.

Claves de resolución:

Las pautas para resolver el *Ponte a prueba* las encontrarás revisando el cuadro de los estadios de desarrollo psicosexual de la personalidad según Freud. En él puedes observar los rasgos de la personalidad asociados a la fijación de la energía psicosexual o libido en una zona corporal o zona erógena característica de una etapa anterior a la actual apareciendo actitudes propias de esa etapa.

2.2. Carl Jung (1875-1961)

Este psiquiatra suizo, colega de Freud, pensaba que la psique está dividida entre el yo, el inconsciente personal y el inconsciente colectivo.

- El **yo** corresponde a la mente consciente.
- El **inconsciente personal** está constituido por los recuerdos que han sido prohibidos y las experiencias que pueden pasar a nuestra consciencia.
- El **inconsciente colectivo** son las experiencias con las que nacemos y que todos compartimos como especie. Es nuestra herencia psíquica.

El inconsciente colectivo contiene los arquetipos o tendencias innatas o congénitas que nos permiten vivenciar los hechos de una manera preestablecida. Se trata de normas o reglas que organizan las cosas que hacemos o vemos, y tienen un funcionamiento similar a los instintos de Freud.

Jung sostiene que la **psique** se rige por tres principios:

- El **principio de los opuestos.** Cada deseo tiene su opuesto.
- El **principio de la equivalencia.** La energía que resulta de la oposición se reparte a partes iguales entre los deseos opuestos.
- El **principio de la entropía.** Los polos opuestos experimentan una atracción que disminuye la energía vital.

PONTE A PRUEBA 3

Considerando las teorías de Jung, indica a qué parte de la psique hacen referencia los siguientes elementos:

- Los mitos por los que el ser humano intenta explicar los acontecimientos ordinarios de su vida.
- Los cuentos de hadas.
- El amor a primera vista.
- Los sentimientos de haber pasado con anterioridad una determinada vivencia o de haber visto previamente una escena específica (*déjà vecu* o *déjà vu*).
- Los estados de ánimo, reacciones, impulsos y todo lo espontáneo en la vida psíquica.

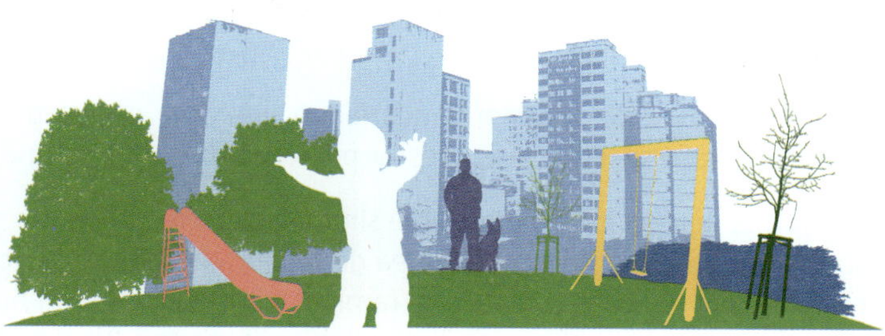

Fig. 2.6.

Claves de resolución:

Para resolver este *Ponte a prueba,* revisa la teoría de Carl Jung y establece las diferencias entre los componentes de la personalidad que postula este autor. Observa que uno de esos componentes contiene las claves para responder la pregunta.

ACTIVIDADES

2. Describe el carácter de alguna persona de tu entorno y trata de relacionarlo con rasgos asociados a una fijación de la libido en alguna de las etapas del desarrollo psicosexual.

IMPORTANTE

Para Jung, existen distintos arquetipos:

- El **arquetipo materno.** Permite establecer la relación materno-filial. Así, cuando nacemos, estamos preparados psicológicamente para anhelar una madre, buscarla y reconocerla.
- La **sombra.** Contiene aquellas partes más negativas de nosotros mismos, que no podemos aceptar. Procede de la parte animal que hay en nuestro pasado como especie, en el que no éramos conscientes de ser humanos, e incluye el sexo y los instintos.

RECUERDA

Carl Jung analizó miles de sueños y realizó un estudio comparativo de diferentes culturas para concluir que existen una serie de contenidos mentales inconscientes que son comunes a toda la humanidad.

ABC VOCABULARIO

Holístico: todo aquello relativo al holismo, la teoría que propugna la concepción de cada realidad como un todo distinto de la suma de las partes que lo componen.

2.3. Alfred Adler (1870-1937)

Las teorías de la personalidad de Adler se centran en el individuo como un ser indivisible, constituido como un todo holístico, dirigido por la necesidad de conseguir unos fines o metas que le permitan dar un significado trascendente a su vida.

Para Adler, la fuerza psíquica que motiva nuestros comportamientos es el deseo de conseguir nuestras aspiraciones en la vida, a través del desarrollo máximo de nuestras capacidades.

Esta fuerza o pulsión tiene varios aspectos de interés:

- **Afán de perfeccionismo.** Empuja al individuo a conseguir la perfección y el ideal. Sin embargo, todos sabemos que la perfección es prácticamente inalcanzable y, por tanto, esta fuerza puede generar conflictos o problemas.
- **Afán de superación.** El individuo trata de superar o compensar los conflictos o inferioridades.
- **Afán de superioridad.** También llamado *voluntad de poder,* lleva a la persona a intentar ser mejor que los demás, a pretender alcanzar la perfección, al deseo de sobresalir y a las ansias de dominio.

La búsqueda de la perfección nos hace ser conscientes de nuestras propias debilidades e inferioridades. Cualquier persona tiene algún defecto anatómico o puede creer injustificadamente que es anormal en algún sentido, lo que le llevará a una inferioridad psicológica. Esto crea en el individuo un sentimiento de inferioridad, que dará lugar a su vez a:

- **La compensación.** Se desarrollarán ciertas destrezas o ciertos tipos de personalidad que intentarán vencer esta inferioridad.
- **El complejo de inferioridad.** Surge como consecuencia de la incapacidad de sobreponerse a la sensación de minusvalía con respecto a los demás. De este modo, el individuo se vuelve apocado, dócil, cobarde, retraído e indeciso y tiene problemas para formarse una imagen ajustada de sí mismo y conseguir una autoestima adecuada.
- **El complejo de superioridad.** Es otra forma de respuesta ante los sentimientos de inferioridad, en la que el individuo esconde sus debilidades, aparentando ser superior y haciendo sentir menos capaces a los demás.

Al relacionarse con otras personas pondrán de manifiesto actitudes prepotentes y arrogantes. Es cierto que, a pesar de lo anterior, la arrogancia no siempre indica la existencia de un complejo de superioridad; para que sea considerado como tal, es necesario que exista previamente una percepción de ser inferior en algo.

Los complejos de inferioridad y de superioridad pueden aparecer en los mismos individuos manifestándose de formas diferentes, o puede estar presente únicamente uno de ellos.

Por otro lado, conseguir la perfección es imposible sin considerar el ambiente social en el que se desenvuelven los individuos. De aquí parte la idea de Adler del interés o **sentimiento social,** que consiste en preocuparse y cuidar al otro, a la familia, a la sociedad, a la humanidad y a la vida misma. Se trata de una habilidad innata para relacionarnos con los demás que debe ser enseñada y fomentada en la familia y en la cultura.

El estilo de vida o **personalidad** de un individuo es un modelo de organización de las experiencias, es decir, unas pautas de comportamiento que determinan cómo enfoca su vida y la manera en que maneja sus problemas y sus relaciones con los demás. Queda fijado hacia los cinco años de edad.

! IMPORTANTE

A diferencia de **Freud,** que consideraba que los traumas infantiles y los sucesos que ocurrieron en el pasado determinan la personalidad presente, **Adler** pensaba que las personas están determinadas por sus ideales y metas, que los impulsan hacia el futuro y que les permiten decidir y elegir cómo actuar ante una situación concreta y crear su propia personalidad o estilo de vida.

ACTIVIDADES

3. Realiza una búsqueda en Internet sobre Freud, Jung y Adler, y describe a grandes rasgos las diferencias entre sus teorías.

3. Teorías tipológicas

Un punto de vista clásico en el estudio de la personalidad consiste en clasificar a las personas según sus características somatopsíquicas, es decir, según sus peculiaridades físicas y mentales, combinando de manera dinámica la estructura corporal y la psíquica. Este enfoque se conoce con el nombre de *tipología*.

El enfoque tipológico se basa en el estudio de los tipos o condiciones propias de complexión y organización mental de un individuo que lo diferencian especialmente de los demás.

Las clasificaciones tipológicas de la personalidad más conocidas son la de Kretschmer y la de Sheldon. Ambas presentan características similares, aunque usando terminologías diferentes. A continuación, pasamos a describir las de Ernst Kretschmer:

Tipología de Kretschmer

Tipos somáticos	Tipos psicológicos
Pícnico. Son individuos con predominio del peso sobre la talla. Tienen el cuello corto y ancho, el tórax en tonel, el abdomen prominente y sus extremidades son finas y cortas.	**Ciclotímico.** Son seres sociales, comunicativos y cordiales, con buen talante, pero muy cambiante, y que pasan de la alegría a la tristeza sin causas externas aparentes. Son realistas y prácticos.
Atlético. Presentan hombros anchos, tronco trapezoidal y caderas estrechas. Sus brazos y piernas son fuertes y musculosos, y sus manos y pies son grandes.	**Viscoso o epileptoide.** Se caracterizan por ser poco imaginativos, persistentes y con conversación monotemática. Son comedidos y formales; reaccionan poco, pero de manera explosiva. Tienen gran tendencia a la actividad física y a los deportes pesados.
Leptosómico. En ellos domina la talla sobre el peso. Tienen el cuello largo y delgado, el tórax es aplanado, estrecho y largo, y las extremidades son largas y delgadas, con manos y pies largos y estrechos.	**Esquizotímico.** Sus características psicológicas incluyen la introversión y la sensibilidad. Son idealistas y poco prácticos, reservados, tímidos y poco influenciables por el ambiente.

Tabla 2.2. Clasificación tipológica de la personalidad, de Kretschmer.

RECUERDA

El Quijote, la obra maestra de Cervantes, define dos de los tipos psicológicos y morfológicos de la teoría de **Kretschmer:**

- Don Quijote es leptosómico y esquizotímico.
- Sancho Panza es pícnico y ciclotímico.

PONTE A PRUEBA 4

Indica a qué tipo de personalidad pertenecen, según la tipología de Kretschmer, las siguientes pacientes ingresadas en la planta de ginecología:

a) Rosa es social, comunicativa y con buen talante pero muy cambiante. Tan pronto está muy contenta porque le vienen a ver sus hijos como muy triste porque no le ha gustado la merienda. Es realista y práctica.

b) Lola es muy sensible y reservada. Es tan tímida que no se atreve a llamarte por no molestarte aunque realmente necesite que le traigas una manta porque tiene frío.

c) Susana es muy comedida y formal, pero cuando se enfada lo hace de manera explosiva, como cuando el médico tenía que pasar a visitarla y no acudió porque surgió una urgencia.

Claves de resolución:

Repasa las características psicológicas de la tipología de Kretschmer y reconoce, en cada una de las pacientes, los rasgos que las caracterizan.

ACTIVIDADES

4. Clasifica a dos personajes conocidos del mundo de la cultura o del deporte según sus características somatopsíquicas, ayudándote de la clasificación de Kretschmer.

4. Teorías humanistas

Contrariamente a las teorías de la personalidad de Freud, centradas en los individuos enfermos, surgen las teorías humanistas, que proponen que las personas sanas se esfuerzan continuamente para poder llegar a la autodeterminación y la autorrealización.

Las teorías humanistas tienen en cuenta a la persona en su conjunto y consideran todas las experiencias personales y el potencial positivo de cada una.

! **IMPORTANTE**

Las cuatro primeras necesidades son las de déficit, porque, según **Maslow,** cuando tenemos un déficit sentimos una necesidad. El último tipo de necesidades (autorrealización) forma parte de las que tienen que ver con ser o desarrollarse: son las necesarias para la realización personal.

4.1. Abraham H. Maslow (1908-1970)

Maslow establece una **jerarquía de necesidades.** Cuando las necesidades de un nivel inferior son satisfechas, el individuo pasa a satisfacer las del siguiente nivel, y así hasta llegar a las necesidades del último nivel. Determina los siguientes niveles de necesidades:

- Fisiológicas. Comprenden las más básicas (respirar, beber, comer, dormir...).
- Seguridad. Necesidad de sentirse a salvo, en ausencia de peligro.
- De pertenencia y amor (afiliación y afecto). Necesidades de relaciones afectivas (amistad, de pareja, de familia).
- De estima. De respeto a los demás y a nosotros mismos.
- De autorrealización. Comprende los deseos de una persona de desarrollar su potencial al máximo.

Además, definió las necesidades de saber y comprender, derivadas de las necesidades básicas, como deseos de conocer las causas de las cosas y las necesidades estéticas, relacionadas con el deseo de orden y de belleza, entre las cuales destacan la búsqueda de la simetría y el orden.

4.2. Carl R. Rogers (1902-1987)

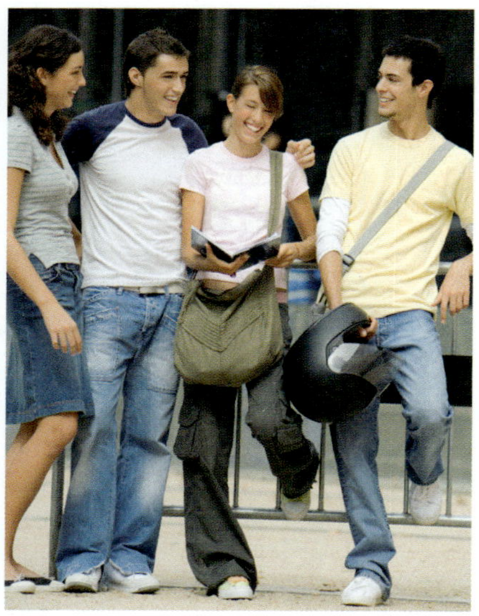

Fig. 2.7. Según Rogers, para que se produzca el desarrollo de la persona, se deben cumplir tres condiciones: autenticidad, aceptación y empatía.

Rogers considera que el individuo es bueno por naturaleza y que puede llegar a ser todo lo que se proponga.

Las características fundamentales de la personalidad para este autor son el organismo (base de la experiencia) y el ser (*self* o autoconcepto).

El **autoconcepto** es el conjunto de pensamientos y sentimientos que nos permiten decir quiénes somos:

- Si es **positivo,** estaremos muy cerca de nuestro ser ideal y nos sentiremos felices.
- Si es **negativo,** estaremos lejos del ser ideal y seremos infelices.

Todo individuo nace sin autoconcepto; solo tiene un conjunto de impresiones sensoriales y motoras y de procesos biológicos, a lo que Rogers denomina **campo fenomenológico.**

Conforme el individuo madura, va teniendo opiniones respecto al **comportamiento** y emite **juicios.** Si la sociedad en la que está inmerso un sujeto quiere que se convierta en algo diferente a lo que él desea, su autoconcepto sufre. En este caso, los intereses sociales y personales no coinciden, y entonces aparece una incongruencia.

Cuando el sujeto se siente aceptado, apreciado y escuchado con empatía por los demás, su crecimiento como persona aumenta.

El desarrollo de la personalidad, por tanto, se centra en la necesidad de una consideración positiva por parte de los demás y en la autoestima.

ACTIVIDADES

5. Explica el concepto de *campo fenomenológico* de Carl Rogers.

5. Teorías de los rasgos

> Las teorías de los rasgos intentan explicar por qué las personas reaccionan de distinta forma ante una misma situación.

Son teorías meramente descriptivas. Unas describen rasgos característicos y otras se centran en crear tipos a partir de aquellos.

Así, conociendo los rasgos de una persona, podremos conocer con antelación su conducta ante una circunstancia determinada. De acuerdo con la teoría de los rasgos, se podría describir una personalidad con una posición en diferentes escalas. Cada una de estas representaría un rasgo; por ejemplo, una escala de inteligencia. Un tipo vendría dado por el conjunto de rasgos de una persona; definiría a una clase de individuos que tienen rasgos comunes.

El autor más destacado de esta corriente es H. J. Eysenck.

ABC VOCABULARIO

Rasgo: forma de comportamiento que se presenta de manera constante en un individuo ante diversas situaciones. Es una predisposición para sentir y actuar de una determinada manera.

5.1. Hans Jürgen Eysenck (1916-1997)

> Eysenck define la personalidad como la suma de los patrones de conducta y las potencialidades del organismo que vienen influenciados por la genética y el medio social.

La personalidad, según Eysenck, se puede estructurar en cuatro **ámbitos de organización** del comportamiento:

- **Reacciones,** respuestas o acciones específicas. Son comportamientos que se observan una sola vez.
- **Hábitos.** Son comportamientos que revelan una estabilidad mayor que las respuestas.
- **Rasgos de la personalidad.** Resultan de la interacción de los hábitos.
- **Tipos generales.** Se corresponden con las dimensiones de la personalidad propuestas por este autor.

Si mostramos una lista de adjetivos a muchas personas para que se autoevalúen y realizamos un análisis factorial, típico de la teoría de Eysenck, obtendremos las dimensiones de la personalidad.

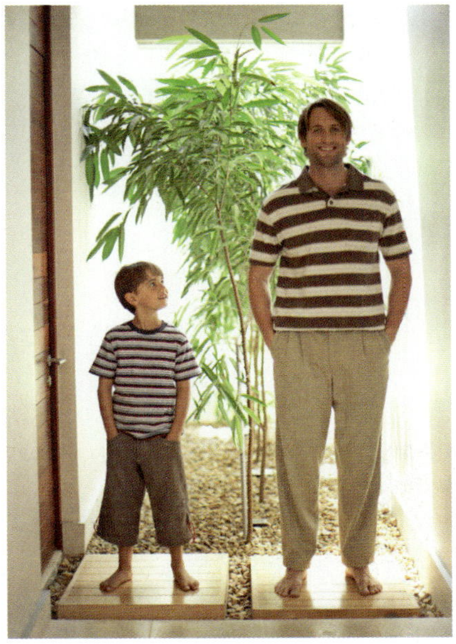

Fig. 2.8. Eysenck daba gran importancia a la herencia genética en la formación de la personalidad.

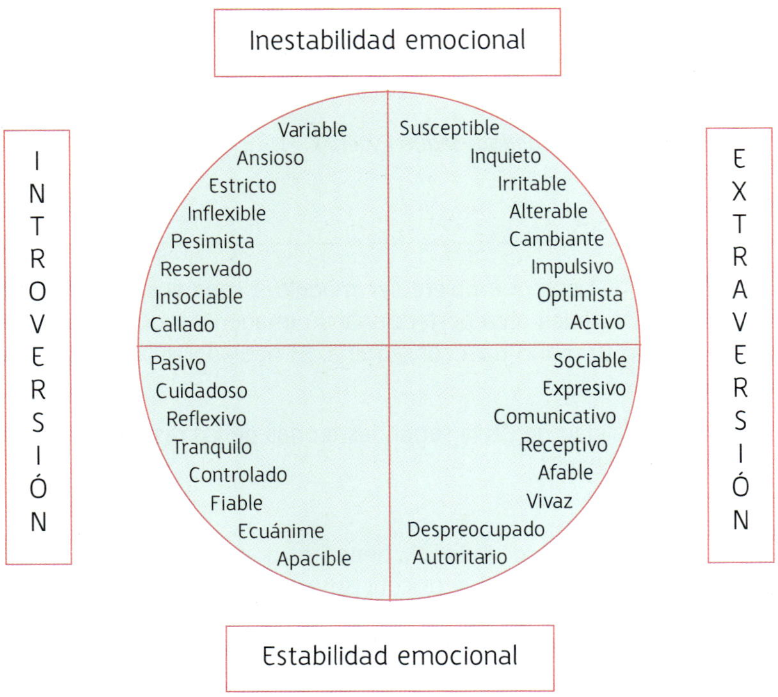

Fig. 2.9. Dimensiones de la personalidad, según Eysenck (adaptado de Myers, 1999).

RECUERDA

Eysenck identifica cuatro patrones de conducta:

- Sector cognoscitivo (relativo a la inteligencia).
- Sector conativo (referido al carácter).
- Sector afectivo (relacionado con el temperamento).
- Sector somático (tiene que ver con la constitución física).

IMPORTANTE

Las personas con una puntuación elevada en la **escala de neuroticismo** no son necesariamente neuróticas, sino que son más susceptibles de padecer con mayor frecuencia trastornos nerviosos.

La personalidad, según la teoría factorialista de Eysenck, se caracteriza por una serie de dimensiones, como se detalla en la siguiente tabla:

Dimensiones	Definición	Características de los individuos
Extraversión-introversión	Resultado de un equilibrio entre inhibición (estado de calma y relajación) y excitación del cerebro (estado de alerta).	Individuo extravertido: es optimista y sociable, tiene muchos amigos, es comunicativo e impulsivo, cambia con facilidad de opinión, es poco exigente y poco fiable, y muy activo. Presentará una fuerte inhibición cerebral ante un hecho traumático, recordará pocos detalles de lo ocurrido. Individuo introvertido: es pesimista y poco sociable, es reservado. Es bastante constante en sus ideas, exigente, previsor, fiable, da gran importancia a las normas éticas. Ante un acontecimiento traumático, su cerebro estará en situación de alerta, recordará todos los detalles de la situación.
Dimensión neuroticismo-estabilidad emocional	Esta dimensión se fundamenta en la diferente respuesta del sistema nervioso simpático de los individuos.	Las personas que presentan alta puntuación en esta escala (ansiosas o nerviosas) son inestables emocionalmente, muy sensibles a todo lo que les rodea, reaccionan de forma exagerada (sobreactividad) ante los acontecimientos (siempre los ven de forma amenazante), tienen dificultades para recuperarse después de las emociones y poseen baja tolerancia al estrés (físico y psicológico). Las personas con estabilidad emocional ante una situación demuestran respuestas proporcionadas y se recuperan rápidamente de las emociones, son apacibles, despreocupadas, equilibradas y con capacidad para el liderazgo.
Dimensión psicoticismo-normalidad	Es la dimensión impulsiva, basada en el metabolismo de la serotonina.	Los sujetos que presentan una puntuación elevada en esta escala son más susceptibles a la psicosis o tienen cualidades típicas de psicóticos. Son solitarios, poco cooperativos, pueden llegar a ser crueles e insensibles y tienen dificultades para mantener la atención (concentración débil). Les gustan las cosas extravagantes y poco usuales.

Tabla 2.3. Dimensiones de la personalidad, según Eysenck.

ACTIVIDADES

6. Analizando la teoría de Eysenck, ¿a qué dimensión corresponderían las personas si poseyeran las características que se describen a continuación?

a) Sociable, comunicativa y optimista.

b) Inquieta, ansiosa e inflexible.

c) Autoritaria y despreocupada.

d) Callada, pasiva, reservada e irascible.

7. ¿Se puede afirmar que una persona que tenga una puntuación elevada en la dimensión neuroticismo-normalidad es una persona neurótica?

PONTE A PRUEBA 5

Carla es una joven de 19 años que quiere ser modelo a toda costa. Ha pasado por dos operaciones de cirugía estética para perfeccionar su imagen. Le gusta la fama y va a hacer todo lo que esté en su mano para conseguirla. Es habladora, simpática, abierta y con sentido del humor.

Si analizamos la personalidad de Carla según las teorías de los rasgos, ¿qué rasgo podrías identificar en su personalidad?

Claves de resolución:

La personalidad, según la teoría de Eysenck, tiene tres grandes dimensiones: extraversión-introversión, neuroticismo-estabilidad y psicoticismo-normalidad. Si tenemos en cuenta la descripción de Carla (joven, habladora, simpática y abierta), ¿en cuál de las tres dimensiones citadas piensas que presentará una puntuación elevada?

A raíz de la respuesta anterior, podrás determinar qué personalidad tendría Carla.

6. Teorías situacionistas

Las teorías situacionistas establecen que los determinantes de la conducta de un individuo vienen establecidos por el ambiente o por las situaciones que le rodean.

El representante más destacado de esta corriente es el psicólogo canadiense Albert Bandura.

6.1. Albert Bandura (1925-actualidad)

Bandura centra su estudio en la explicación de que la conducta de una persona, sus procesos biológicos (imaginación y lenguaje) y el ambiente interaccionan entre sí. Llamó a esta teoría **determinismo recíproco,** en la medida en que consideraba que la interacción de estos elementos los determinaba a su vez.

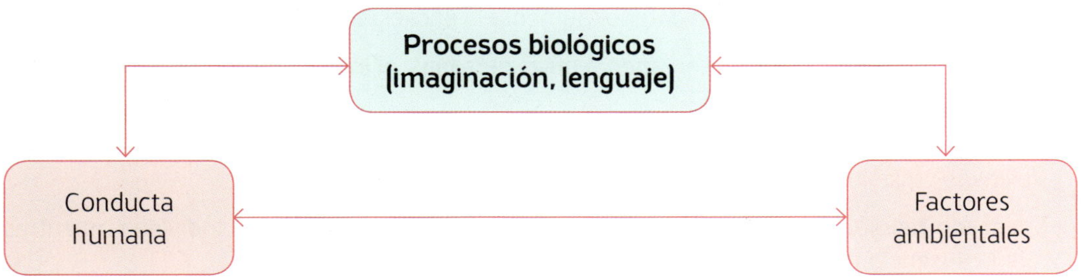

Fig. 2.10. Determinismo recíproco de Bandura.

Otra de las bases del estudio de la personalidad de Bandura es el aprendizaje por observación o modelado. Según esta teoría, los niños aprenden por observación e imitan las conductas de sus mayores. Esta teoría recibe el nombre de **teoría social del aprendizaje.**

Este proceso de modelado comprende varias fases:

Atención	Para poder aprender, es necesario estar atento. Prestamos más atención a aquellos modelos que son coloridos, atractivos, prestigiosos, admirables, con éxito o que se parecen más a nosotros.
Retención	Somos capaces de recordar aquello a lo que prestamos alguna atención anteriormente y cuyas imágenes analizamos.
Reproducción	Basándonos en las imágenes retenidas, reproducimos un comportamiento.
Motivación	Imitamos las conductas que nos motivan, tanto positiva como negativamente. Entre las motivaciones positivas, están los refuerzos pasados, los prometidos (incentivos) y el refuerzo vicario (recuperar el modelo reforzando una conducta). Entre las negativas, el castigo pasado, el prometido (amenazas) y el castigo vicario.

Tabla 2.4. Fases del proceso de modelado.

Además del aprendizaje por observación, la teoría de la personalidad de Bandura trata sobre la **autorregulación** y la define como la posibilidad de controlar nuestro comportamiento.

La autorregulación atraviesa las siguientes fases:

- **Autoobservación.** Tenemos en cuenta nuestro comportamiento y tomamos nota de él.
- **Juicio.** Comparamos nuestro comportamiento con otros que están impuestos en nuestra sociedad.
- **Autorrespuesta.** Si, como resultado de la comparación, vemos que obtenemos una recompensa, a la larga tendremos alta autoestima; si la comparación demuestra que no podemos alcanzar los modelos impuestos, tendremos baja autoestima.

! IMPORTANTE

Bandura comenzó su **estudio de la personalidad** con la observación de la agresión en adolescentes.

Posteriormene, realizó un experimento con un grupo de niños de guardería que imitaron el comportamiento agresivo de la protagonista de una película que golpeaba a un muñeco bobo (o muñeco *tentempié*).

Todas las variaciones que realizó sobre este experimento le sirvieron como base para argumentar su **teoría de la personalidad.**

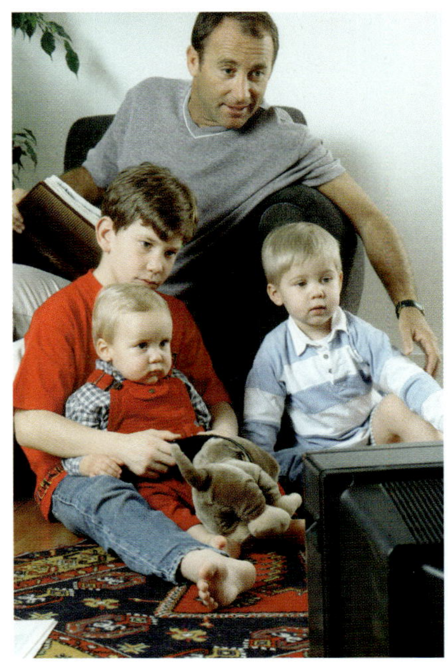

Fig. 2.11. Bandura postula que una de las principales fuentes de aprendizaje procede de la imitación de modelos.

Bandura promueve la terapia de autocontrol, basada en tres etapas:

- **Registro de la conducta.** Se anotarán los comportamientos (cuándo y dónde se hacen las cosas).
- **Alteración del ambiente.** Se modificará el ambiente a raíz del registro de la fase anterior; se evitarán las situaciones que nos conducen al comportamiento que queremos controlar.
- **Autocontratos.** Se buscará una recompensa para premiar los actos positivos (favorecedores del plan) y un castigo para los negativos (que suponen un fracaso del plan).

La **autoeficacia**, otro de los conceptos fundamentales para Bandura, se estudia como una dimensión determinante de la personalidad dentro de la autoevaluación. Hace referencia a las expectativas de individuos en relación con su capacidad de controlar situaciones extremas e influir positivamente en ellas.

Sobre estas expectativas, influyen los siguientes factores:

- La **experiencia directa.** El éxito anterior aumenta la eficacia ante otras situaciones parecidas.
- La **experiencia indirecta.** Observando a otras personas, el individuo también se cree capaz de realizar una consulta.
- La **persuasión verbal.** El individuo puede ignorar sus fracasos anteriores y creer en sus posibilidades si se le dan ánimos.
- El **estado fisiológico.** El nerviosismo tiende a disminuir la eficacia del individuo, mientras que la ausencia de este aumenta la eficacia.

PONTE A PRUEBA 6

Eduardo es un niño de 18 meses que se entretiene con sus juguetes mientras su madre arregla la casa y tiene la televisión encendida. En un momento determinado, aparece en la pantalla un niño de unos cinco años que desmonta su juguete y esconde en su interior una moneda para que su hermano mayor no se la quite y la gaste. Eduardo presta atención a la situación y continúa jugando.

Ese mismo día por la tarde, acuden a la casa unos amigos de sus padres. Uno de ellos le regala una chocolatina con forma de moneda.

¿Cuál crees que será la reacción de Eduardo si tenemos en cuenta la teoría de Bandura?

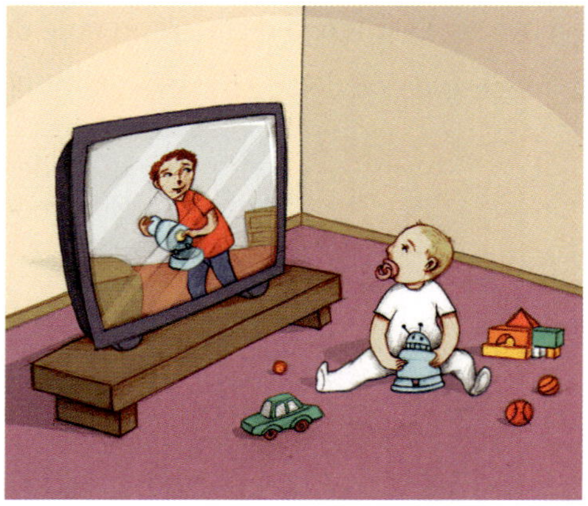

Fig. 2.12. Ejemplo del proceso de modelado de Bandura.

Claves de resolución:

La teoría de la personalidad de Bandura se centra en el aprendizaje por observación. Según esta idea, Eduardo tenderá a repetir la acción previamente observada en la televisión. ¿Cuál será?

Fijándote en los pasos del proceso de modelado, podrás establecer qué hace Eduardo en cada fase.

ACTIVIDADES

8. Bandura aplicó con éxito la terapia de autocontrol en personas que querían dejar de fumar. ¿Qué crees que debían hacer estas personas en cada una de las fases descritas en la terapia?
9. ¿En qué consiste la persuasión verbal de la teoría de Bandura? Inventa un ejemplo donde se pueda aplicar.

7. Medios de evaluación de la personalidad

Los psicólogos utilizan, fundamentalmente, cuatro elementos para medir la personalidad:

Medio	Características	Técnicas utilizadas
Entrevista personal	La entrevista personal es aquella en la que participan un paciente y un profesional. En el estudio de la personalidad, suelen ser muy estructuradas, con un orden y un contenido fijos, lo que asegura obtener información análoga en todos los individuos.	• Según sus objetivos, las entrevistas pueden ser de investigación o de intervención (estas últimas se pueden dividir a su vez en diagnósticas y terapéuticas). • Según el grado de estructuración, pueden ser estructuradas, no estructuradas o semiestructuradas.
Observación de la conducta del sujeto	La observación de la conducta del sujeto consiste en vigilar sus comportamientos a lo largo del día. Debería poder incluir una observación de la persona en su vida cotidiana, pero este registro es difícil de obtener, porque, ante el control, suele modificarse el comportamiento.	• Los inventarios de problemas *(checklist)*, que detectan síntomas o áreas conductuales con problemas. • Las escalas de evaluación *(rating scale)*, que estudian los síntomas y las conductas anteriores, situándolos en una escala graduada según su intensidad y su frecuencia (las más comunes son las escalas de ansiedad o de depresión).
Pruebas objetivas	Son los inventarios de la personalidad, pruebas escritas ideadas por los diferentes autores que estudian la personalidad.	• El inventario de la personalidad de Eysenck (EPI). • El cuestionario de factores de la personalidad de Cattell (16 PF). • El inventario multifásico de la personalidad de Minnesota (MMPI), de Hathaway y Mackinley; este último es el más utilizado en la actualidad.
Pruebas proyectivas	Se muestran figuras al sujeto y este debe responder de qué trata la figura.	• El test de Rorschach: muestra manchas de tinta que el individuo debe interpretar. • El test de apercepción temática de Murray (TAT): muestra figuras humanas en diferentes posiciones; el sujeto debe inventar una historia para cada dibujo. • Otras pruebas consisten en decir frases o hacer preguntas al sujeto para que este conteste lo primero que se le ocurra en el menor tiempo posible.

Tabla 2.5. Elementos de evaluación de la personalidad.

ACTIVIDADES

10. Indica a qué tipo de entrevista se refieren los siguientes ejemplos. Razona tu respuesta:

a) Reunión de trabajo con convocatoria y orden del día.

b) Consulta en atención primaria de salud.

IMPORTANTE

En una entrevista **estructurada,** existe un guión detallado con las cuestiones que deben ser abordadas.

En las entrevistas **no estructuradas,** se van recogiendo las ideas conforme van surgiendo (sin guión).

En las entrevistas **semiestructuradas,** el guión únicamente hace referencia a conceptos clave que deben tratarse en el transcurso de esta.

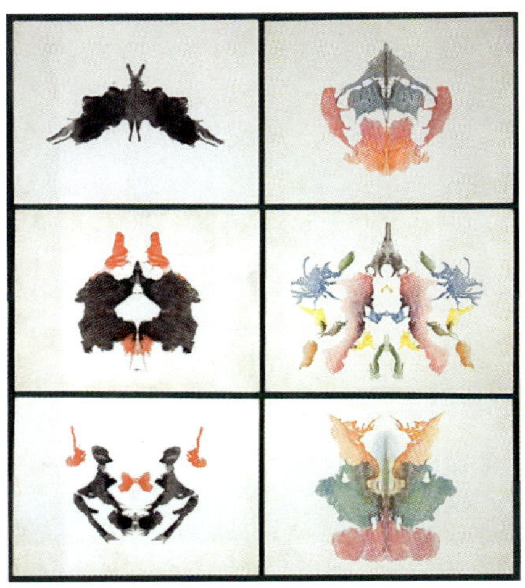

Fig. 2.13. El test de Rorschach permite evaluar la respuesta de individuos diferentes ante un mismo estímulo.

! IMPORTANTE

Los **mecanismos de defensa de la personalidad** tienen unas características comunes:

- Son inconscientes.
- Operan mecánica e involuntariamente.
- Tratan de reducir la ansiedad.
- Distorsionan la realidad.

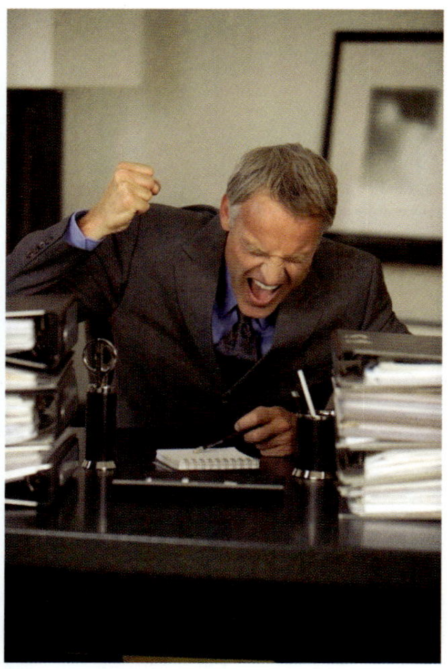

Fig. 2.14. En ocasiones, las personas desplazan su enfado o frustración hacia situaciones de la vida cotidiana con las que no están directamente relacionadas.

8. Mecanismos de defensa

Los mecanismos de defensa son recursos inconscientes que tiene el ser humano para evitar o reducir la ansiedad que le producen ciertas situaciones, de tal forma que las perciba de un modo menos amenazante.

Existen numerosos mecanismos de defensa. Todos ellos tienen unas características comunes: son inconscientes, operan de manera mecánica e involuntaria, tratan de reducir la ansiedad y distorsionan la realidad. Los siguientes son los más relevantes:

Mecanismo de defensa	Definición	Ejemplo de mecanismo de defensa
Negación	No se admite que una situación haya tenido lugar, no reconoce la realidad.	Un paciente diagnosticado de una enfermedad grave busca una segunda opinión, pues se niega a aceptar lo que le ocurre.
Represión	Se eliminan de la consciencia la situación, el pensamiento, los sentimientos, la imagen o el recuerdo que generó ansiedad.	Una persona que, cuando era pequeña, se cayó a una piscina y casi se ahoga, no recordará aquel momento, pero seguirá teniendo un miedo aterrador al agua.
Intelectualización o aislamiento	Somete las emociones o sentimientos a un razonamiento abstracto que separa la carga afectiva de la situación amenazante.	Los profesionales sanitarios, cuando tienen que someter a un paciente a una prueba cruenta, separan sus emociones (administraciones parenterales).
Desplazamiento o sustitución	Dirige la ansiedad hacia otro punto psicológicamente más aceptable y menos amenazador.	Un señor discute con sus jefes en el trabajo y, al llegar a casa, se enfada con su mujer o sus hijos sin razón aparente.
Agresión contra el propio *self*	Dirige su malestar sobre él mismo, no sobre objetos o personas.	El señor del ejemplo anterior vuelve a su casa y se pone a darse cabezazos contra la pared y a culparse de la situación vivida.
Proyección	El individuo esconde impulsos, o sensaciones amenazantes, que atribuye a otras personas que le rodean (contrario al anterior).	Dos hermanos de corta edad juegan al balón y rompen un cristal; cuando su madre les pregunte quién lo hizo, cada uno intentará culpar al otro de lo sucedido.
Formación reactiva	Transforma los impulsos y deseos inaceptables en aceptables (se hace lo contrario de lo que se piensa).	Un individuo homosexual, que demuestra continuamente odio hacia estas ideas o proclama constantemente ser heterosexual.
Identificación o introyección	Se adquieren comportamientos o conductas de otra persona, normalmente de una a la que se admira mucho.	Los adolescentes imitan la manera de vestir y de actuar del cantante o famoso de moda en un momento determinado.
Regresión	Se manifiesta un comportamiento infantil, ya superado en una etapa psicosexual anterior.	Niños que, en su primera semana de clase, comienzan a hacerse pis en la cama o a chuparse el dedo como cuando eran pequeños.
Racionalización	Se distorsionan los hechos ocurridos para que resulten menos amenazantes. Se ocultan los verdaderos motivos dando demasiadas excusas.	Cuando alguien celebra una cena en su casa y la comida no le sale bien, utilizará cualquier excusa antes de reconocer que no ha cocinado bien.

Tabla 2.6. Principales mecanismos de defensa.

PONTE A PRUEBA 7

Selena es una anciana de 78 años que se ha quedado viuda hace poco. Vivía con su marido, pero, a raíz de la muerte de este, se ha ido a vivir con su hija Sonia, que reside en el mismo barrio.

Sonia está casada, tiene dos hijos adolescentes y trabaja fuera de casa por las mañanas.

Sonia acude preocupada al médico de su madre, porque por las noches Selena quiere que alguien la coja de la mano hasta que ella se quede dormida y que deje la luz de la habitación encendida hasta ese momento.

¿Qué mecanismo de defensa está mostrando Selena con esa actitud?

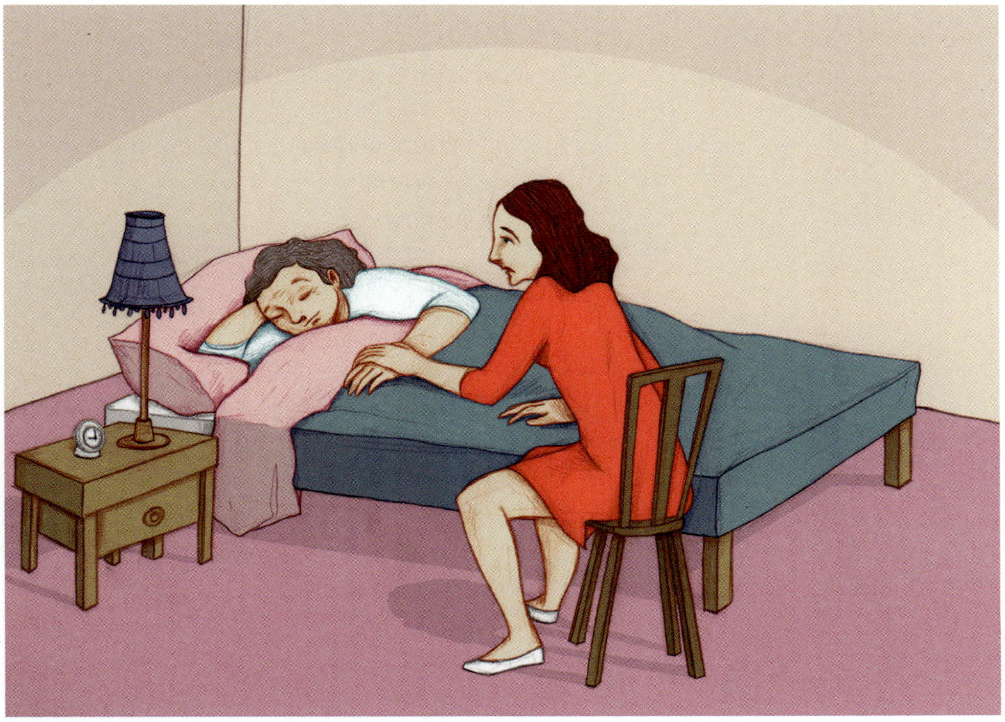

Fig. 2.15. Sonia acompaña a su madre hasta que esta se duerme.

Claves de resolución:

La ayuda que demanda Selena recuerda a la infancia. Cuando uno es pequeño, puede presentar miedo a la hora de acostarse. En ocasiones, se pide a los padres que miren debajo de la cama, que no apaguen la luz, que se les cuente una historia o se les acaricie el pelo o, como en este caso, que se les coja la mano hasta que se queden dormidos.

La actitud de Selena, por tanto, es típica de una etapa vital anterior.

IMPORTANTE

Freud propuso que el yo se protegía de la angustia generada por las exigencias del ello y del superyo mediante mecanismos de defensa, reduciendo así la tensión a través de una distorsión inconsciente de la realidad.

ACTIVIDADES

11. Identifica los mecanismos de defensa que utilizan las siguientes personas:

a) Persona que es rechazada en una entrevista de trabajo y dice: «En el fondo no me interesaba, el horario era muy malo.»

b) Profesional sanitario que se lleva a casa indebidamente material de cura del hospital y explica: «Cualquiera en mi lugar lo haría.»

c) Niño de cinco años que en el patio del colegio, durante el recreo, ha tenido una fuerte discusión con un chico de un curso superior. Esa misma noche, se hace pis en la cama.

d) Una enfermera que coge una vía a un paciente politraumatizado, con aparente frialdad.

- **Estudio de la personalidad**
  - Concepto
    - Conjunto de particularidades de las personas que perduran en el tiempo y las distinguen de los demas.
      - Temperamento → Innato, depende de la herencia genética y responsable de las respuestas emocionales.
      - Carácter → Se desarrolla mediante las experiencias vividas. Es modificable.
    - Teorías psicoanalíticas
      - Freud → Ello, yo, superyo. Estadios del desarrollo psicosexual.
      - Jung → Yo, inconsciente personal, inconsciente colectivo.
      - Adler → Afán de perfeccionismo; Afán de superación; Afán de superioridad
    - Teorías tipológicas
      - Tipos somáticos → Pícnico; Atlético; Leptosómico
      - Tipos psicológicos → Ciclotímico; Viscoso o epileptoide; Esquizotímico
    - Teorías humanistas
      - Maslow → Jerarquía de necesidades
      - Rogers → Autoconcepto. El desarrollo de la personalidad se centra en la autoestima y consideración positiva.
- **Teoría de los rasgos**
  - H. J. Eysenck
    - Reacciones, hábitos, rasgos y tipos generales.
    - Dimensiones
- **Teorías situacionistas**
  - A. Bandura
    - Proceso de modelado
    - Autorregulación
    - Terapia de autocontrol
- **Medios de evaluación de la personalidad**
  - Entrevista personal
  - Observación de la conducta
  - Pruebas objetivas
  - Pruebas proyectivas
- **Mecanismos de defensa**
  - Negación
  - Represión
  - Intelectualización o aislamiento
  - Desplazamiento o sustitución
  - Agresión contra el propio *self*
  - Proyección
  - Formación reactiva
  - Identificación o introyección
  - Regresión
  - Racionalización

TEST DE REPASO

Nota: todas las actividades deben realizarse en un cuaderno aparte.

1. El complejo de inferioridad fue descrito por:

(a) Jung.
(b) Freud.
(c) Adler.
(d) Rogers.

2. La personalidad es:

(a) Una habilidad innata que depende de la herencia de cada uno.
(b) Una serie de experiencias vividas a lo largo de la existencia y relacionado con el ambiente.
(c) Lo que determina de un modo específico el comportamiento de cada uno.
(d) Ninguna de las respuestas anteriores es correcta.

3. El yo según Freud:

(a) Es el inconsciente, los instintos de vida y muerte.
(b) Es el sistema consciente del individuo.
(c) Es la censura y la represión, los valores éticos y morales.
(d) Las respuestas *a* y *c* son ciertas.

4. El horror a los malos olores, el egoísmo y la pulcritud son rasgos asociados a la fijación de la libido en la etapa del desarrollo psicosexual de la personalidad:

(a) Anal.
(b) Oral.
(c) Fálica.
(d) De latencia.

5. Para Jung, el inconsciente colectivo es:

(a) La mente consciente.
(b) Los recuerdos prohibidos.
(c) Nuestra herencia psíquica.
(d) La fuerza que reprime nuestros instintos sexuales y de agresividad.

6. Según Krestschmer, un individuo pícnico se caracteriza por:

(a) Tener el tórax en tonel y el abdomen prominente.
(b) Poseer brazos y piernas fuertes y musculosas.
(c) Presentar predominio de la talla sobre el peso.
(d) Tener las manos y los pies grandes.

7. Un individuo pesimista y poco sociable, atendiendo a las dimensiones de la personalidad propuestas por Eysenck, sería:

(a) Introvertido.
(b) Neurótico.
(c) Psicótico.
(d) Extravertido.

8. Cuando una persona se cree capaz de realizar alguna acción porque ha prestado atención anteriormente a otra persona cuando hacía lo mismo, según la teoría de la autoeficacia de Bandura, está considerando:

(a) La experiencia directa.
(b) La experiencia indirecta.
(c) La persuasión.
(d) El estado fisiológico.

9. ¿Qué fase precede a la etapa de reproducción en el proceso de modelado de Bandura?

(a) Atención.
(b) Motivación.
(c) Juicio.
(d) Retención.

10. Las escalas de evaluación:

(a) Son un tipo de entrevistas personales.
(b) Son pruebas objetivas.
(c) Son pruebas que permiten observar la conducta del sujeto.
(d) Son pruebas proyectivas.

11. Cuando un individuo presenta un comportamiento típico de la infancia, está poniendo de manifiesto el mecanismo de defensa de:

(a) Sustitución.
(b) Represión.
(c) Proyección.
(d) Regresión.

12. El mecanismo de defensa de regresión pretende reducir la ansiedad:

(a) Enfocándola hacia un punto menos amenazador.
(b) Eliminando de la consciencia la situación generadora de ansiedad.
(c) Manifestando comportamientos de etapas psicosexuales anteriores ya superadas.
(d) Transformando los impulsos y deseos inaceptables en aceptables.

COMPRUEBA TU APRENDIZAJE

Nota: todas las actividades deben realizarse en un cuaderno aparte.

Distinguir entre temperamento y carácter y entender el concepto de personalidad.

1. ¿Qué características posee la personalidad de los individuos?
2. Explica los componentes de la personalidad.
3. ¿Qué consecuencias positivas tiene para el individuo el conocimiento de la propia personalidad?

Diferenciar las corrientes de pensamiento de la psicología de la personalidad.

4. Desarrolla cómo interaccionan las tres fuerzas que configuran la personalidad según Freud.
5. Nombra los tres principios que rigen la psique según Jung.
6. La siguiente tabla esquematiza las ocho etapas del desarrollo psicosexual, de Erik Erikson (1902-1994). Realiza una comparación con las etapas propuestas por Freud:

Estadio (edad)	Actitudes del desarrollo psicosocial	Vínculos psicológicos
I (0-1)	Confianza/ desconfianza.	Madre.
II (2-3)	Autonomía/vergüenza y duda.	Padres.
III (3-6) preescolar	Iniciativa/culpabilidad.	Familia.
IV (7-12) escolar	Laboriosidad/ inferioridad.	Vecindario y escuela.
V (12-18 o más) adolescencia	Identidad personal/ confusión de roles.	Grupos, modelos de roles.
VI (los 20) adulto joven	Intimidad/aislamiento.	Colegas, amigos.
VII (20 tardíos a 50) adulto medio	Altruismo/ egocentrismo.	Hogar, compañeros de trabajo.
VIII (más de 50) adulto viejo	Integridad/ desesperación.	Los humanos o los «míos».

7. La búsqueda de la perfección hace conscientes a los seres humanos de sus propias debilidades y crea en el individuo un sentimiento de inferioridad. Desde el punto de vista de la teoría de la personalidad de Alfred Adler, expón cómo pueden responder las personas ante esta inferioridad psicológica.

Resumir las teorías tipológicas.

8. ¿En qué se basa el enfoque tipológico en el estudio de la personalidad?

Describir las teorías de la personalidad humanistas, de los rasgos y situacionistas.

9. Analizando la jerarquía de necesidades de Maslow, inventa un ejemplo que ponga de manifiesto que las necesidades fisiológicas son más básicas que las de estima.
10. ¿En qué se centra el desarrollo de la personalidad según Rogers?
11. En grupos de cuatro personas, analizad dos a dos las cualidades de vuestros compañeros según las dimensiones establecidas por Eysenck, ayudándoos del estudio de su teoría y de la figura que la completa.
12. Explica un ejemplo en el que se ponga de manifiesto la teoría de Bandura acerca de la personalidad.
13. Teniendo en cuenta las teorías de la personalidad estudiadas, relaciona en tu cuaderno los autores y sus ideas en las siguientes columnas:

• **Eysenck**	Sumisión frente a autoridad
• **Maslow**	Rasgos cardinales, centrales y secundarios
• **Bandura**	Autenticidad, aceptación y empatía
• **Rogers**	Jerarquía de necesidades

Identificar los diversos mecanismos de defensa.

14. Describe cuatro mecanismos de defensa de la personalidad y busca un ejemplo para cada uno de ellos en el ambiente paciente-profesional sanitario.
15. Completa en tu cuaderno el siguiente texto referente a los mecanismos de defensa:

«Son procesos ··· que provocan una ··· de la realidad. Algunos ejemplos de estos mecanismos son la ··· que dirige la ansiedad hacia ··· o ··· psicológicamente más aceptables; el ··· somete los sentimientos a un razonamiento ··· ; mediante la ··· se adquieren características de una persona a la que se admira. El síndrome de ··· es un ejemplo típico de la ··· , que es una variante del mecanismo de ··· .»

Nota: todas las actividades deben realizarse en un cuaderno aparte.

Lectura

Fábula del escorpión y la rana

Cuenta un relato popular africano que en las orillas del río Níger vivía una rana muy generosa. Cuando llegaba la época de las lluvias ella ayudaba a todos los animales que se encontraban en problemas ante la crecida del río.

Cruzaba sobre su espalda a los ratones e incluso a alguna nutritiva mosca a la que se le mojaban las alas y no podía volar, pues su generosidad y nobleza no le permitían aprovecharse de ellas en circunstancias tan desiguales.

También vivía por allí un escorpión, que cierto día le suplicó a la rana: «Deseo atravesar el río, pero no estoy preparado para nadar. Por favor, hermana rana, llévame a la otra orilla sobre tu espalda.»

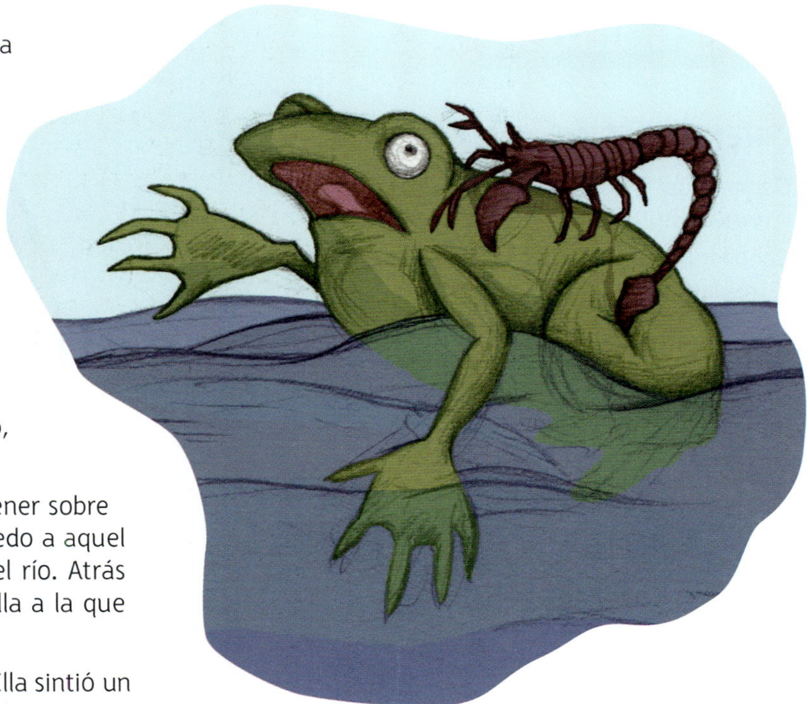

La rana, que había aprendido mucho durante su larga vida llena de privaciones y desencantos, respondió enseguida: «¿Que te lleve sobre mi espalda? ¡Ni pensarlo! ¡Te conozco lo suficiente para saber que, si te subo a mi espalda, me inyectarás un veneno letal y moriré!»

El inteligente escorpión le dijo: «No digas estupideces. Ten por seguro que no te picaré. Porque, si así lo hiciera, tú te hundirías en las aguas y yo, que no sé nadar, perecería ahogado.»

La rana se negó al principio, pero la incuestionable lógica del escorpión fue convenciéndola... y, finalmente, aceptó. Lo cargó sobre su resbaladiza espalda, donde él se agarró, y comenzaron la travesía del río Níger.

Todo iba bien. La rana nadaba con soltura a pesar de sostener sobre su espalda al escorpión. Poco a poco, fue perdiendo el miedo a aquel animal que llevaba sobre su espalda. Llegaron a mitad del río. Atrás había quedado una orilla. Frente a ellos, se divisaba la orilla a la que debían llegar. La rana sorteó hábilmente un remolino...

Fue aquí, y de repente, cuando el escorpión picó a la rana. Ella sintió un dolor agudo y percibió cómo el veneno se extendía por todo su cuerpo. Comenzaron a fallarle las fuerzas y su vista se nubló. Mientras se ahogaba, le quedaron fuerzas para gritarle al escorpión: «¡Lo sabía! Pero... ¿por qué lo has hecho?». El escorpión respondió: «No puedo evitarlo. Es mi naturaleza.»

Y juntos desaparecieron en medio del remolino mientras se ahogaban en las profundas aguas del río Níger.

Fuente: **www.fabulasyesopo.com.**

Preguntas

1. ¿Qué tiene que ver la actitud del escorpión en esta fábula con la personalidad?
2. ¿Ha manifestado su carácter o su temperamento al actuar picando a la rana que le estaba ayudando a pesar de que las consecuencias eran fatales también para él?
3. ¿Crees que las personas se dejan llevar por su temperamento, en ocasiones sin medir las repercusiones de sus acciones, aunque tengan alguna consecuencia negativa para ellos mismos?
4. ¿Puede el carácter ir conformando una personalidad en la que se aprendan a controlar los rasgos negativos del temperamento?

3
UNIDAD

Estrés y ansiedad

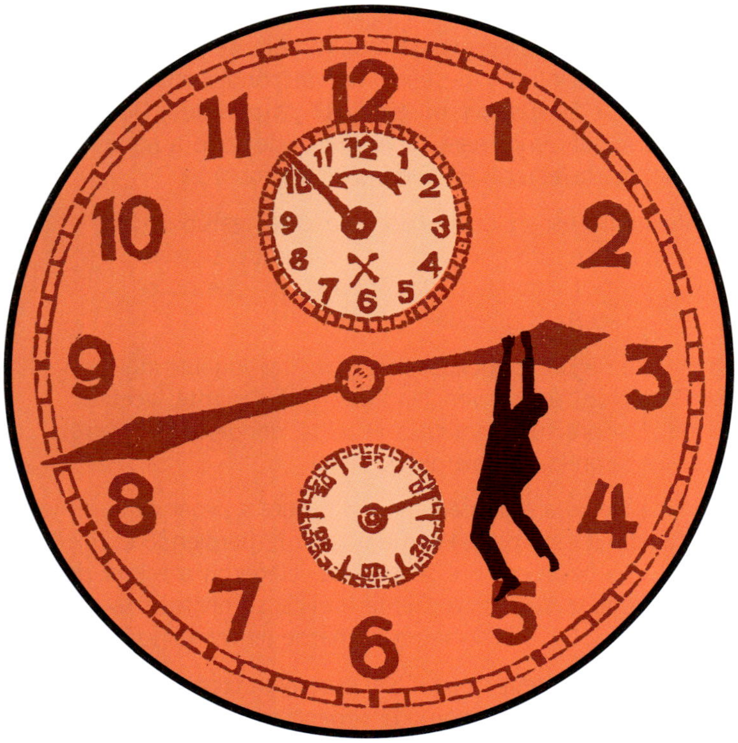

En esta unidad

APRENDERÁS A

- Comprender y diferenciar los conceptos de *estrés* y *ansiedad*.
- Conocer las diferentes situaciones que pueden provocar estrés, así como las respuestas que el individuo puede tener ante él.
- Entender el estrés como enfermedad y comprender las consecuencias que puede tener en el individuo.
- Clasificar los diferentes tratamientos del estrés y analizar su influencia sobre el paciente hospitalizado.
- Entender y clasificar los trastornos de la ansiedad.

ESTUDIARÁS

- Las diferencias entre estrés y enfermedad.
- El concepto de *estrés*.
- Los agentes que causan el estrés.
- La respuesta del individuo al estrés.
- Las consecuencias del estrés.
- El estrés como enfermedad.
- El tratamiento del estrés.
- El concepto de *ansiedad*.
- Los trastornos de la ansiedad.
- El estrés y la ansiedad en el paciente hospitalizado.

Y SERÁS CAPAZ DE

- Distinguir entre los conceptos de *estrés* y *ansiedad*.
- Analizar las causas y las consecuencias que pueden provocar el estrés y la ansiedad.
- Manejar las distintas opciones de tratamiento del estrés y la ansiedad en las que el TCAE puede colaborar.

1. La relación entre el estrés y la ansiedad

En la actualidad, casi todo cuanto nos rodea (trabajo, familia, circunstancias personales) genera grandes dosis de tensión, que producen en el individuo un estado de inquietud y malestar que, en muchos casos, desencadena graves dolencias físicas.

Puede haber cierta confusión entre los conceptos de *estrés* y *ansiedad*.

> El **estrés** se inicia ante un conjunto de demandas ambientales que recibe el individuo, a las que debe dar una respuesta adecuada poniendo en marcha sus recursos de afrontamiento.

Cuando la demanda del ambiente (laboral, social, etc.) es excesiva en relación con los recursos de afrontamiento que posee el individuo, desarrollará una serie de reacciones adaptativas, de movilización de recursos, que implican activación fisiológica.

A su vez, esta reacción se acompaña de emociones negativas (desagradables), entre las que destacan la ansiedad, la ira y la depresión.

El estrés suele tener como manifestación la ansiedad, en cuyo caso se trata de una respuesta emocional provocada por un agente desencadenante (denominado agente estresante) interno o externo.

> La **ansiedad**, además de ser una respuesta emocional al estrés, puede ser una reacción emocional de alerta ante una amenaza que puede originarse sin agentes estresantes.

De hecho, en el trastorno de la ansiedad, la sintomatología ansiosa no depende de la existencia de agentes estresantes, si bien quienes la padecen son más vulnerables a las situaciones de estrés.

> El estrés produce ansiedad, pero el individuo que padece de ansiedad no necesariamente padece de estrés.

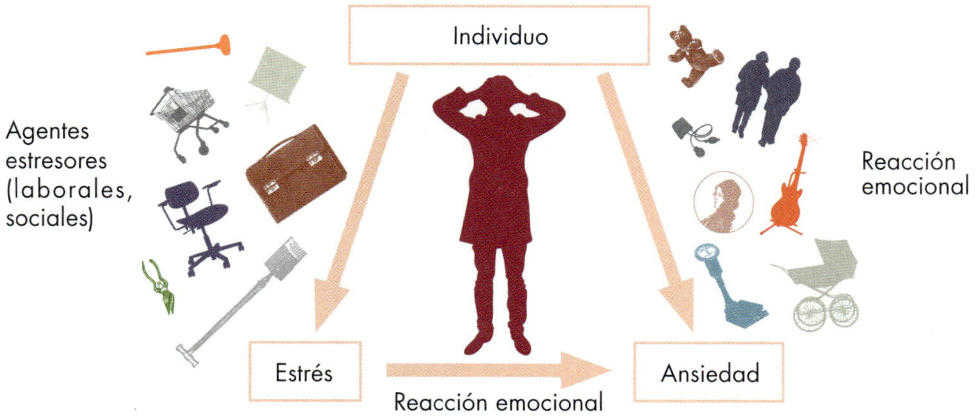

Fig. 3.1. Individuo, estrés y ansiedad.

ACTIVIDADES

1. ¿Puede aparecer ansiedad en el individuo sin una causa estresante que la provoque? Razona la respuesta.

ABC VOCABULARIO

Demanda ambiental: conjunto de peticiones o exigencias, externas al individuo, que se originan en las diferentes situaciones ambientales.

! IMPORTANTE

Un recurso habitual para reducir la ansiedad consiste en utilizar los **mecanismos de defensa de la personalidad.**

Un ejemplo es la **represión**, por medio de la cual el individuo no recuerda una situación que le produce ansiedad. Esto puede dejar como consecuencia la presencia de miedos inexplicables.

CLAVES Y CONSEJOS

La **personalidad** de un individuo es un factor fundamental a tener en cuenta para explicar la manera en que afronta el estrés cotidiano al que se ve sometido.

2. El concepto de *estrés*

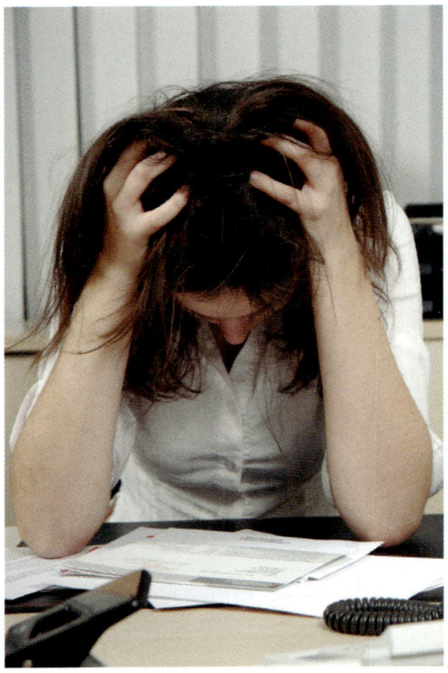

Fig. 3.2. Problemas cotidianos, como el volumen de trabajo o los atascos de tráfico, pueden generar grandes dosis de estrés.

El estrés es un proceso que se origina cuando las demandas ambientales superan la capacidad adaptativa de un organismo. Esto puede dar lugar a cambios biológicos y psicológicos, que, a su vez, pueden ser causantes de enfermedad.

En esta definición, destacan tres elementos fundamentales:

- Las **demandas de las situaciones ambientales,** que serían los agentes estresantes.
- La **persona** sobre la que influyen dichas situaciones y que las considera perjudiciales o desafiantes y, por tanto, que le superan.
- Las **respuestas** del individuo al estrés, tanto emocionales como biológicas.

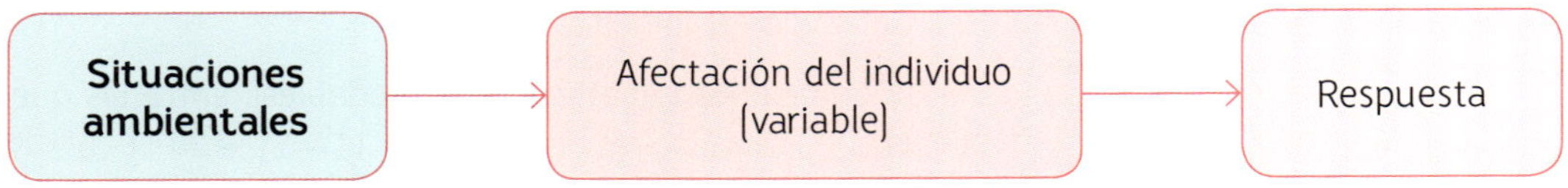

Fig. 3.3. Estrés e individuo.

Las **causas** que provocan el estrés no son siempre negativas, es decir, derivadas de situaciones de peligro, dolorosas o perjudiciales. Existen también situaciones que vivimos habitualmente, incluso situaciones más bien rutinarias, que pueden producirnos estrés sin ser necesariamente peligrosas. Ejemplos de ello son los atascos diarios que sufrimos, la música alta o los gritos los fines de semana debajo de nuestra casa.

Así, según las situaciones ambientales que se presenten, el individuo tendrá que hacerles frente y, dependiendo de los mecanismos que ponga en marcha, se adaptará o no.

La **adaptación** al estrés es la respuesta del organismo, tanto fisiológica como emocional, para intentar paliar los efectos del estrés y supone cambios en el individuo.

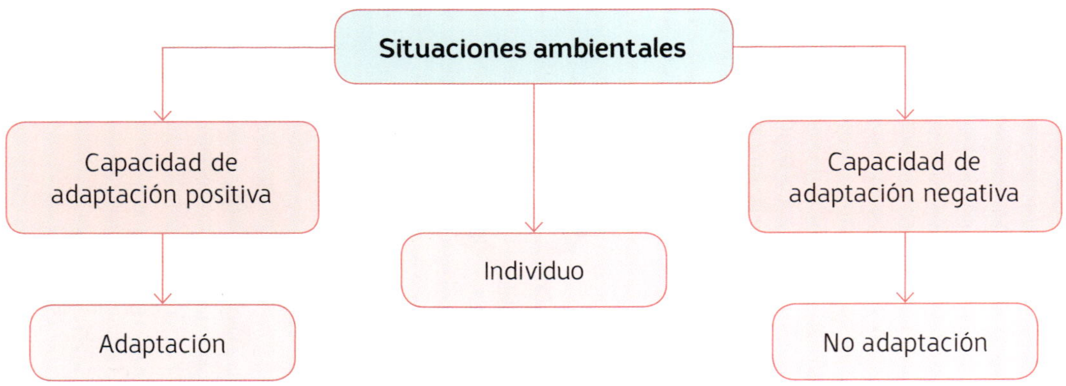

Fig. 3.4. Adaptación del individuo al estrés.

En los procesos de adaptación al estrés, se habla de síndrome general de adaptación, que abarca tres fases:

Fase de alarma	Fase de alerta general, en la que aparecen cambios para contrarrestar las demandas generadas por el agente estresante (aumento de la frecuencia cardiaca, variaciones de la temperatura, cambios en la tensión, etc.).
Fase de adaptación	Desaparecen los síntomas, ya que el organismo se está adaptando a los efectos del agente estresante mediante una serie de mecanismos de reacción que permiten hacerle frente.
Fase de agotamiento	Disminuyen las defensas, pues el agente estresante, al permanecer en el tiempo, ha superado los mecanismos de reacción del organismo, dando lugar a síntomas semejantes a los de la fase de alarma.

Tabla 3.1. Fases del síndrome general de adaptación, según Selye.

! IMPORTANTE

El concepto de ***estrés*** nace con el fisiólogo canadiense Hans Selye, quien observó que todos los enfermos a los que estudiaba presentaban síntomas comunes como cansancio, pérdida de apetito y de peso. Denominó a esta situación «síndrome de estar enfermo».

2.1. Los agentes estresantes

Lo que realmente debe importar al TCAE son las consecuencias o efectos, tanto físicos como psicológicos, que tiene el estrés en el individuo. Por este motivo, su estudio es importante y debe tener los siguientes objetivos:

- **Diagnosticar** y tratar todas las consecuencias que provoca el estrés en el organismo.
- **Intentar prevenir** al individuo del estrés y de sus consecuencias sobre la salud y el bienestar, bien mediante métodos que se apliquen directamente en el entorno que provoca el estrés, bien individualmente, mediante tratamiento farmacológico u otras técnicas, como pueden ser las de relajación.

> Los agentes estresantes forman parte del ámbito en el que normalmente viven las personas.

Por ello, vamos a agruparlos para estudiarlos:

Ámbito	Agentes estresantes
Familiar. Es el entorno más delicado como potencial causa de estrés, debido a la implicación emocional que suponen los conflictos familiares. Repercute más en aquellas personas que trabajan dentro del hogar y no tienen una ocupación fuera de este.	• Excesivo ruido en el entorno familiar (gritos, juegos de los niños, radio o televisión, etc.). • Alteraciones en la relación de pareja, maltrato, engaños, problemas sexuales, etc. • Problemas de salud de algún miembro de la familia. • Hijos problemáticos (no estudian, no trabajan, consumen drogas, etc.). • Cuidado de familiares mayores con alzhéimer, invalidez.
Laboral. Su estudio no solo es importante por las repercusiones en la salud y el bienestar de los trabajadores, sino por los efectos que tiene en la productividad y la rentabilidad de la empresa. Afecta a casi todas las profesiones.	• Las características del contenido del trabajo. • La experiencia propia del trabajador. • Las relaciones entre las personas (mal ambiente laboral). • Los factores relacionados con el desarrollo profesional del trabajador.
Social. Son aquellas situaciones que están muy relacionadas con el tipo de vida del individuo, sobre todo en el entorno de las grandes urbes, ya que en ellas se suelen encontrar las características propiciadoras de situaciones de estrés.	• Vivir en ciudades y zonas de mucho ruido y contaminación (autopistas, aeropuertos, tráfico intenso, distancias largas...). • En lo concerniente a la sanidad, la tensión y la inseguridad de las largas listas de espera, o el elevado coste que supone tener que recurrir al sector privado por falta de atención en el público. • Vivir en una zona conflictiva, con muchos delitos, consumo o tráfico de drogas, pandillas agresivas, etc. • Formar parte de procesos judiciales.
Personal. Aparte de las situaciones personales que pueden actuar como agentes estresantes, hemos de tener en cuenta la personalidad del individuo, ya que rasgos como el perfeccionismo, la introversión, la competitividad, la agresividad o la inseguridad le van a suponer una mayor propensión a padecer estrés.	• Ingresos económicos bajos. • Tener que modificar la forma de vida por una enfermedad, un divorcio, etc. • La dedicación permanente a otras personas (hijos, padres, etc.) que implique sacrificar el propio tiempo de ocio o el desarrollo profesional. • En la mujer, la menstruación y la menopausia pueden hacer que sea más vulnerable a padecer estrés.

Tabla 3.2. Los agentes estresantes en diferentes ámbitos.

ABC VOCABULARIO

Alzhéimer: enfermedad degenerativa del cerebro que ataca a las células nerviosas y deteriora las capacidades para recordar, controlar emociones, reconocer errores y patrones, coordinar el movimiento, etc.

Finalmente, la persona afectada pierde la memoria y el funcionamiento mental.

! IMPORTANTE

El **síndrome premenstrual (SPM)** se manifiesta en casi el 80 % de las mujeres. Los síntomas aparecen de ocho a diez días antes de la menstruación y desaparecen con el inicio del periodo menstrual. Los más comunes son los de orden psicológico, como depresión, ansiedad y enojo o furia.

Se producen por desequilibrios en los niveles de estrógenos y progesterona en sangre. Si los estrógenos predominan, la mujer tiende a sentir ansiedad; si predomina la progesterona, depresión.

IMPORTANTE

En el ámbito laboral, hay que considerar necesariamente un cuadro de estrés ocupacional denominado ***burnout***, o «síndrome de estar quemado». Afecta de forma característica a diferentes profesiones, en especial aquellas que pueden tener una alta carga de estrés, y consiste en un agotamiento emocional que se manifiesta como pérdida de energía, fatiga y sentimiento de encontrarse al límite.

VOCABULARIO

Depresión: síndrome o conjunto de síntomas que afectan principalmente al ámbito afectivo de una persona.

De esta forma, la tristeza patológica, el decaimiento, la irritabilidad y el trastorno del humor pueden causar una disminución en el rendimiento profesional o una limitación en la vida social.

PONTE A PRUEBA 1

Ana, de 35 años, secretaria de una multinacional, tiene dos hijos de 10 y 5 años, y está en trámites de divorcio. Hace una semana la ascendieron a secretaria privada del presidente, cargo con gran responsabilidad y máxima dedicación horaria.

Así transcurren sus días, entre reuniones de abogados por los trámites de su divorcio, juicios por el reparto de bienes gananciales y por la custodia de sus hijos, discusiones con su marido, dejar a sus hijos con otra persona por salir cada vez más tarde del trabajo, estar pendiente, aunque ausente, de la educación de estos y sentir que estén bien atendidos, y sumarle a todo ello ser competente para estar a la altura de su nuevo puesto laboral.

Pero, últimamente, Ana siente que el corazón le va más rápido (taquicardia), se marea a veces, está fatigada, tiene sudores que acompañan a un estado de inquietud y nerviosismo. Empieza a discutir cada vez más con la persona que cuida de los niños porque cree que no los atiende lo suficiente, llega de mal humor al trabajo y a veces se le olvidan cosas, lo que provoca discusiones con su jefe. Además, no duerme bien por la noche.

¿Qué crees que le pasa a Ana?

¿Qué circunstancias han provocado su situación? ¿En qué ámbitos las encuadrarías?

Claves de resolución:

- Repasa, entre los síntomas que aparecen con el estrés, cuáles son los que están afectando a Ana.
- Relaciona cada una de las causas que provocan estrés en Ana con el ámbito al que corresponden.

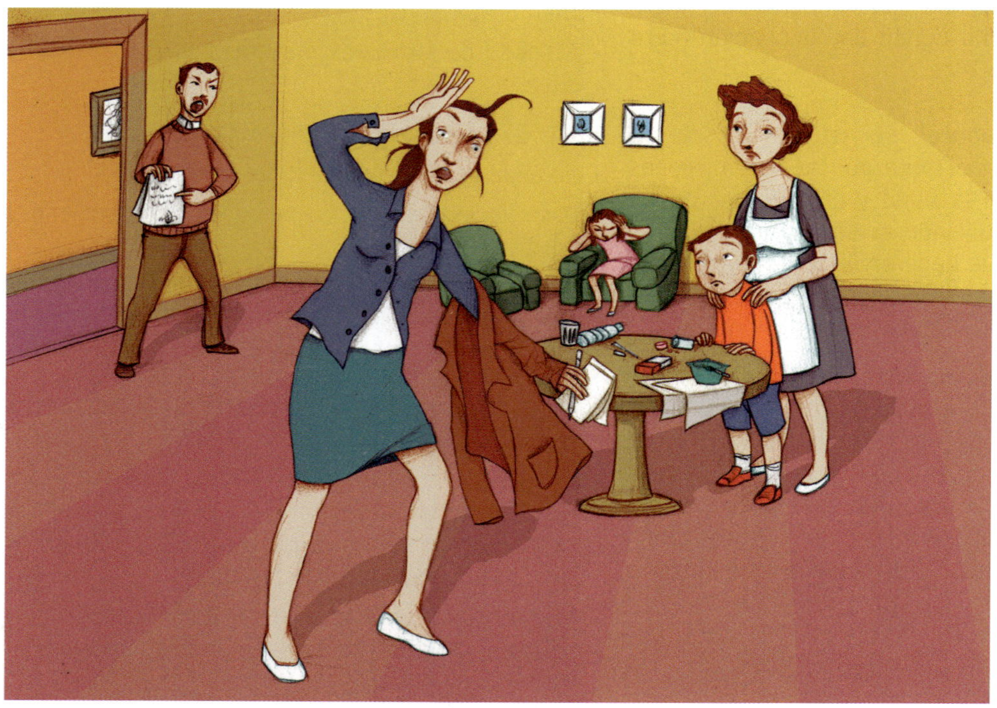

Fig. 3.5. Ana manifiesta diversos síntomas asociados al estrés.

ACTIVIDADES

2. Escribe en tu cuaderno una pequeña historia donde el personaje sufra estrés social.

3. Busca en Internet factores de riesgo que pueden provocar un síndrome de *burnout*.

4. ¿Qué profesiones, además de la sanitaria, son más propensas a desencadenar un síndrome de *burnout*?

2.2. Las respuestas del individuo al estrés

Las diferentes respuestas que puede tener el individuo ante el estrés se pueden agrupar en dos campos: psicológico y biológico.

Las **respuestas psicológicas** al estrés abarcan tres factores: **emocional, cognitivo** y de **comportamiento,** que no aparecen en el individuo de manera aislada, sino interrelacionados, ya que todos ellos forman parte del individuo y del ambiente que le rodea y pueden alterar su salud.

Las respuestas más frecuentes son:

Emocionales	Cognitivas	Con un componente de comportamiento
• Pérdida de la energía física o psíquica. • Bajo estado de ánimo. • Apatía, pesimismo. • Temor a padecer enfermedades. • Pérdida de la autoestima. • Volubilidad emocional: pasa con facilidad de la alegría a la tristeza. • Inestabilidad, inquietud. • Tensión.	• Incapacidad para tomar decisiones. • Bloqueo mental. • Vulnerabilidad ante las críticas. • Confusión. • Se distrae fácilmente. • Olvidos frecuentes.	• Tartamudear o hablar de forma atropellada. • Fumar y beber más de lo habitual. • Risa nerviosa. • Arrancarse el pelo nerviosamente/morderse las uñas. • Abusar de los fármacos (tranquilizantes). • Actividad física exagerada. • Desórdenes alimentarios.

Tabla 3.3. Respuestas psicológicas al estrés.

En las **respuestas biológicas,** los mecanismos fisiológicos del organismo se ponen en marcha e intentan sincronizarse entre ellos para defenderse de la agresión. Intervienen el sistema nervioso central y el periférico, y el sistema endocrino, que incrementa la secreción de hormonas, como adrenalina y noradrenalina o cortisol.

La situación de estrés prolongado puede provocar varios síntomas y enfermedades debido a su respuesta biológica continua, como alteraciones cardiovasculares, digestivas, dermatológicas e incluso inhibitorias del sistema inmune.

Otros factores que pueden influir en la respuesta biológica del individuo al estrés son la edad, el sexo, la raza, etc. Por tanto, ante un mismo agente estresante, las respuestas fisiológicas variarán según las características propias de cada individuo.

PONTE A PRUEBA 2

A medida que pasan los días, Ana está más triste, se siente sola e incapaz de poder salir adelante con todo. Rompe a llorar por cualquier cosa.

En el trabajo se distrae, se olvida de trasmitir a su jefe algunas citas y está bloqueada ante determinadas decisiones que tiene que tomar.

Ha perdido el apetito y ha comenzado otra vez a fumar (lo había dejado hacía dos años) y a tomar tranquilizantes para dormir.

Todo lo que le sucede a Ana formaría parte de su respuesta psicológica al estrés que padece. ¿Dentro de qué componente psicológico estaría cada uno de sus síntomas y actitudes?

Claves de resolución:

Agrupa los síntomas de Ana según los componentes psicológicos de la Tabla 3.3.

IMPORTANTE

El estrés suele estar relacionado con factores emocionales. Las emociones más frecuentes suelen ser la ansiedad y la depresión, que son emociones negativas, pero pueden variar dependiendo de las circunstancias del individuo.

RECUERDA

Es frecuente que, si la situación dura poco tiempo, la respuesta al estrés sea la ansiedad, sin que llegue a producirse enfermedad. En cambio, si la acción estresante permanece en el tiempo, se hace crónica y habitual, el organismo no puede mantener esa defensa y la respuesta se convierte en una alteración patológica como la depresión.

ACTIVIDADES

5. Señala con qué factores se corresponden los siguientes tipos de respuesta del individuo al estrés:
    - Bloqueo mental.
    - Pérdida de la autoestima.
    - Risa nerviosa.
    - Pérdida de apetito.
    - Apatía.
    - Inestabilidad.
    - Olvidos frecuentes.
    - Incapacidad de decidir.
    - Beber en exceso.

3. El estrés como enfermedad

> **RECUERDA**
>
> La Sociedad Española para el Estudio de la Ansiedad y el Estrés (SEAS) celebra congresos internacionales cada dos años en los que se exponen los últimos estudios y avances sobre el estrés y la ansiedad.

Cuando el estrés actúa mucho tiempo sobre el individuo y se cronifica puede dar lugar a alteraciones patológicas e incluso puede llegar a producir una enfermedad. Si esta ya existía, puede alterar su evolución o retrasar su curación.

A pesar de que el estrés es algo negativo cuando altera la salud, hay personas que experimentan consecuencias positivas después de padecer una enfermedad provocada por situaciones de estrés, como por ejemplo:

Madurez personal →	Puede llegar a ser una experiencia enriquecedora
Replantearse el sentido de la vida →	Dar importancia a las cosas que antes no se valoraban suficientemente y reconsiderar la vida familiar, laboral y social
Aumento del sentimiento de autoestima →	Valoración optimista de la capacidad personal

Fig. 3.6. Consecuencias positivas que puede generar el estrés.

PONTE A PRUEBA 3

Luis, de 50 años, consultor con empresa propia, trabaja 12 horas diarias aproximadamente. Su vida es eminentemente sedentaria, es bebedor social, fuma una cajetilla de tabaco diaria, come todos los días fuera de casa. No es obeso pero sí tiene sobrepeso, viaja mucho por motivos de trabajo y hace un mes padeció un infarto de miocardio del que se ha recuperado (esta vez).

El ritmo de vida de Luis es acelerado y estresante, pero el acontecimiento inesperado del infarto de miocardio le ha hecho replantearse si vale la pena seguir viviendo así. Al poco tiempo, le dieron el alta médica.

Luis ha cambiado su forma de vida. Empezó a comer en su casa todos los días con una alimentación equilibrada, ha dejado de fumar, comenzó a hacer deporte y los fines de semana los pasa con su familia.

Al cabo de un año, Luis visita a su cardiólogo y este le comunica que todo está fenomenal y le anima a seguir así.

En el caso de Luis, el infarto de miocardio sufrido como consecuencia de su vida laboral, ¿ha tenido un efecto positivo o negativo? ¿Cuál sería este? Razona la respuesta.

Respecto al caso de Ana, ¿su situación de estrés tiene en ella un efecto positivo o negativo? ¿Cuál sería este? Razona la respuesta.

Claves de resolución:

En el caso de Luis, si consideras que su situación ha tenido un efecto negativo, señálalo en el texto; y en caso contrario, si piensas que ha tenido un efecto positivo, repasa el esquema superior de la página y di a cuál de las tres consecuencias positivas correspondería su situación.

En el caso de Ana, si consideras que ha tenido un efecto negativo, revisa los síntomas físicos y psicológicos de lo visto anteriormente para sacar de ellos tu conclusión; y si piensas que su situación está teniendo un efecto positivo, señala a cuál de las tres consecuencias positivas correspondería su caso.

> **IMPORTANTE**
>
> Un estudio de la Universidad de Harvard, en el que se entrevistó a 30.000 personas durante ocho años, llegó a la conclusión de que la gente que veía el estrés como algo negativo tenía una probabilidad mucho más alta de morir.
>
> Cuando cambias lo que tu mente percibe como estrés, puedes cambiar la respuesta de tu cuerpo ante este.
>
> Por tanto, cuando vemos el estrés como algo positivo, lo que realmente estamos haciendo es decirnos a nosotros mismos que podemos manejar los desafíos de nuestra vida y recordamos que no tenemos que enfrentarnos a ellos solos.

4. Las consecuencias del estrés

Las hormonas del estrés son **perjudiciales** para el cerebro, pues los niveles elevados de cortisol pueden causar daños en el hipocampo, que desempeña un papel decisivo en la memoria, sobre todo la que afecta al recuerdo de actividades recientes.

No obstante, en condiciones apropiadas (situaciones de emergencia), los cambios provocados por el estrés son convenientes, pues nos preparan de manera adecuada para responder oportunamente y poner nuestra vida a salvo.

Pero las consecuencias del estrés no afectan solo al individuo que lo padece, como hemos visto, sino que también alcanzan a las **personas que le rodean** (familia, compañeros de trabajo, amigos) y a los ámbitos en los que se desenvuelve.

Por tanto, vamos a hacer una diferenciación, respecto a las consecuencias del estrés, entre los cuatro entornos básicos que hemos considerado a lo largo de la unidad:

Ámbito	Consecuencias del estrés
Familiar	• Alteraciones generales en la dinámica familiar. • Malas relaciones con otros familiares. • Alteraciones en la relación con los hijos, que pueden repercutir en su desarrollo afectivo y social. • Alteraciones en la relación de pareja, que pueden llegar a ocasionar incluso la ruptura de esta. • Trastornos en la economía familiar.
Laboral	• Mal humor y descontento. • Baja laboral por enfermedad, prolongada más de lo necesario. • Deterioro de las relaciones con los jefes y los compañeros por discusiones, malos modos, menos paciencia, etc. • Incumplimiento del horario laboral (salir antes del trabajo, llegar tarde). • Disminución del rendimiento en el trabajo. • Mayor riesgo de accidente laboral. • Agobiar a los compañeros con problemas personales.
Social	• Pérdida de interés en la colaboración ciudadana y en actos sociales. • Alejamiento de amigos, compañeros, etc., por el aislamiento personal. • Aumento considerable de accidentes de tráfico debido a los cambios de comportamiento, por aumento del consumo de alcohol, barbitúricos, etc., o bien por alteraciones en el ámbito emocional. • Sobrecarga en los servicios de atención primaria y urgencias por los síntomas que produce la situación de estrés y por los gastos económicos sanitarios que genera un diagnóstico certero.
Personal	• Alteraciones psicológicas y orgánicas. • Aumento en el riesgo de accidentes laborales. • Peligro de automedicación. • Aumento en el consumo de fármacos, como analgésicos o hipnóticos para dormir, para paliar los síntomas derivados del estrés. • Alteraciones por cambios en el comportamiento: – En la alimentación (obesidad o anorexia). – Aumento del consumo de alcohol (alteraciones hepáticas y de conducta). – Aumento del consumo de tabaco (trastornos pulmonares).

Tabla 3.4. Consecuencias del estrés en diferentes ámbitos.

ABC VOCABULARIO

Hipocampo: es un área relacionada con la corteza cerebral que se ubica en el interior del lóbulo temporal.

En el ser humano, se asocia con la memoria reciente y la memoria espacial.

RECUERDA

Cuando las familias están en situación de estrés, el bienestar de sus hijos se ve comprometido. La seguridad de los niños reside en la familia, que debería proporcionar un entorno de atención, estabilidad y protección para que los niños obtengan la seguridad que necesitan y con ella aprendan a explorar y afrontar los retos según van creciendo. Sin embargo, cuando los padres pierden el sentido del control de sus propias vidas, se les hace extremadamente difícil crear entornos de protección para sus hijos. Los impactos negativos se pueden observar en muchas áreas diferentes del desarrollo infantil.

Podríamos esquematizar los procesos relacionados con el estrés de la siguiente manera:

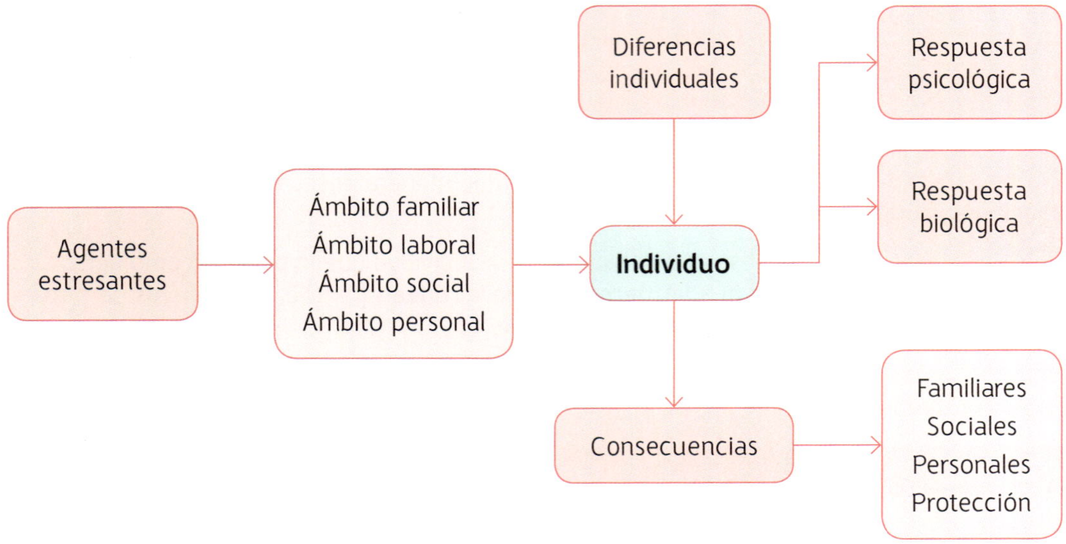

Fig. 3.7. Proceso del estrés.

PONTE A PRUEBA 4

Ana sigue tomando fármacos para dormir. Como apenas come y no para de fumar, ha perdido cinco kilos.

Cada vez que los niños se acercan a ella, les chilla y riñe. Su relación con ellos empieza a ser tensa.

En cuanto al trabajo, ha llegado tarde varias veces. El jefe, preocupado, le ha preguntado si necesita ayuda y le ha comentado que, si no puede con la responsabilidad y el ritmo de trabajo, podrían buscar otro puesto más apropiado para su situación. Pero Ana no quiere oír hablar de eso, ya que necesita más que nunca los ingresos que le ofrece este nuevo puesto y además ha luchado mucho para llegar donde está.

Apenas sale con sus amigos, porque llega agotada a casa, aunque luego no puede dormir. Ayer, cuando regresaba a casa, preocupada por el agobio que tenía y por que no vería a los niños, que ya estarían acostados, casi atropella a un anciano que cruzaba la calle por un sitio inadecuado. Ana ni lo había visto. Frenó en seco y se puso a llorar.

A la mañana siguiente, pidió permiso en el trabajo y se fue al médico.

¿En quién repercute todo lo que le está pasando a Ana?

Claves de resolución:

Encuadra en los diferentes ámbitos a aquellas personas que sufren las consecuencias del estrés de Ana y señala de qué forma lo hacen.

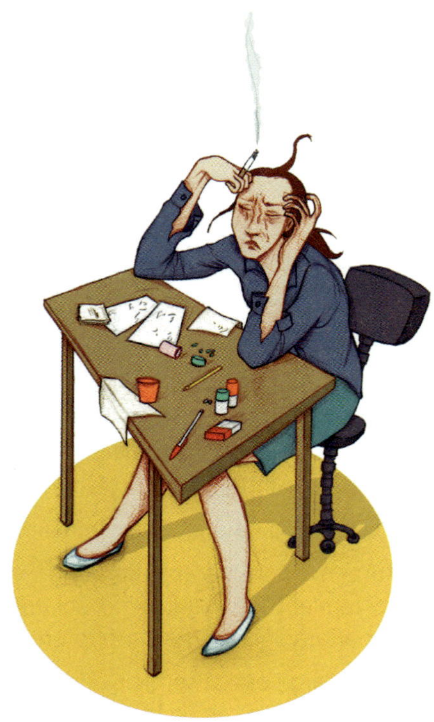

Fig. 3.8. Las repercusiones del estrés pueden extenderse más allá del ámbito particular en el que se origina la situación de carácter estresante.

ACTIVIDADES

6. Inventa una historia en la que la enfermedad del protagonista se deba a una situación de estrés y tenga a la vez consecuencias positivas.

7. ¿En qué consiste la anorexia?

8. ¿Crees que en tu día a día sufres estrés de alguna manera o solo en determinadas ocasiones? ¿En quién repercute?

5. El tratamiento del estrés

El tratamiento del estrés puede enfocarse desde dos puntos de vista, el psicológico y el médico.

A. Aspectos psicológicos del tratamiento

Desde el punto de vista psicológico, podemos abordar el tratamiento en sus aspectos corporal, cognitivo y del comportamiento:

Tipo de terapia	Características
Corporal	Intenta contrarrestar las reacciones fisiológicas del estrés. Las más utilizadas son las técnicas de relajación, que tienen como objetivo que la persona sea capaz de contener sus propias reacciones, mediante la contracción y relajación muscular y el control de la respiración en un ambiente tranquilo. Otras técnicas utilizadas son la meditación trascendente, el yoga, el budismo zen, la hipnosis o la acupuntura.
Cognitiva	Se basa en la utilización de una serie de procedimientos tendentes a modificar la conducta del individuo. Los más importantes son: • Sustituir pensamientos negativos y exagerados por otros más positivos y menos excesivos. • Enseñar a manejar las situaciones de estrés (se explica cómo afectan y cuáles deben ser las respuestas adecuadas). • Ayudar a afrontar la situación de conflicto para que el paciente intente solucionarla y pueda enfrentarse en lo sucesivo a otro tipo de situaciones, lo que además incrementa su confianza en sí mismo.
De modificación del comportamiento	Enseña a reservar tiempo para el descanso físico y para realizar algún tipo de actividad fuera del trabajo.

Tabla 3.5. El tratamiento del estrés desde una perspectiva psicológica.

B. Tratamiento médico

Desde una perspectiva general, hay que adoptar unas medidas higiénico-dietéticas adecuadas que pueden atenuar los efectos negativos del estrés y que acompañen al tratamiento médico propiamente dicho, en el que se utilizarán fármacos específicos.

Tipo de terapia	Características
Higiénico-dietética	• Dormir las horas necesarias: al menos 7-8 diarias. • Llevar una dieta equilibrada en la que se pueda comer de todo, aunque evitando algunos alimentos que pueden potenciar la respuesta del estrés, como la cafeína y el alcohol. • Realizar algún tipo de ejercicio físico con regularidad, pues mejora el bienestar personal tanto físico como psíquico y tiene un efecto neutralizante del estrés. No debe practicarse con carácter competitivo, porque esto supondría añadir un motivo más a la situación de estrés.
Farmacológica	Con los fármacos, se intenta que desaparezcan los síntomas físicos y psicológicos producidos por el estrés. Los medicamentos más utilizados en el tratamiento del estrés son los ansiolíticos, que suprimen la ansiedad, y los antidepresivos, en caso de que exista depresión.

Tabla 3.6. El tratamiento del estrés desde una perspectiva médica.

IMPORTANTE

La mejor **terapia para el estrés es la prevención:**

- Tener siempre a disposición una válvula de escape (ejercicio, pasatiempos).
- Tener amigos con los que compartir lo bueno y lo malo.
- Conocer las técnicas de relajación.
- Evitar el uso de tranquilizantes o el consumo de alcohol para hacer frente a las situaciones de estrés.

RECUERDA

El **ejercicio físico** es una de las mejores prácticas para minimizar y gestionar el estrés, ya que, cuando lo practicamos, segregamos unas hormonas, llamadas *endorfinas,* que son las encargadas de producirnos placer, facilitándonos a su vez emociones positivas y mejorando también nuestra autoestima, pues nos encontramos mejor con nosotros mismos al cuidar nuestra imagen y nuestra salud.

RECUERDA

Un equipo de investigadores de la Universidad de Winconsin-Madison, en Estados Unidos, descubrió que la **meditación** tiene efectos biológicos sobre el cuerpo y que produce cambios en el cerebro asociados a emociones más positivas y mejoras en la función inmune.

PONTE A PRUEBA 5

Ana ha ido al médico, preocupada por su situación. Le ha contado todo lo que le pasa y siente desde que empezó los trámites de separación de su marido.

El médico ha elaborado una historia clínica y ha evaluado todo lo que Ana le ha contestado. Luego le ha hecho una exploración para verificar los síntomas y signos que refiere, hasta llegar al diagnóstico de estrés por motivos familiares y laborales.

Como tratamiento, le prescribe unas sesiones semanales de terapia de relajación guiada por profesionales. Además, le ha propuesto que deje de fumar con una medicación de apoyo y también una dieta para que recupere su peso y consiga que su alimentación sea equilibrada y adecuada.

Por último, le ha recetado unos ansiolíticos, con una dosis de control y por corto espacio de tiempo. Según la evolución, en una próxima visita se iría ajustando el tratamiento.

¿Para qué crees que el médico le ha propuesto una terapia de relajación?

¿Es un auténtico tratamiento, como el de ansiolíticos?

¿Qué medidas higiénico-dietéticas le ha prescrito?

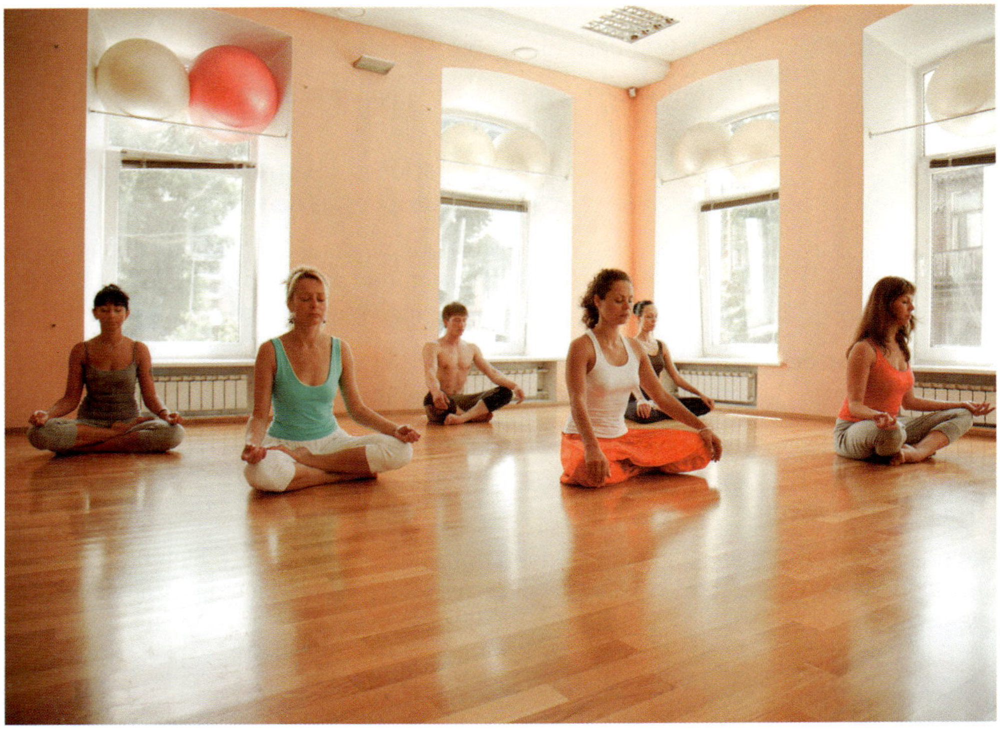

Fig. 3.9. Sesión de terapia de relajación.

Claves de resolución:

- Busca para qué sirven las técnicas de relajación y aplícalo al caso de Ana.
- Repasa, en el apartado del tratamiento del estrés, las dos formas en que este se puede abordar para saber si las medidas que le ha propuesto el médico a Ana se ajustan a una terapia adecuada.

VOCABULARIO

Dosis de control: dosis habitualmente baja y fija de un medicamento, que se prescribe para evaluar el efecto que causa en el paciente.

CLAVES Y CONSEJOS

El primer paso para reducir el estrés es aprender a reconocerlo. El segundo paso es escoger una forma para enfrentarnos a él.

Una podría ser evitar la causa, pero esto suele ser imposible. Por tanto, la manera más adecuada y que mejor resultado da es cambiar nuestra forma de reaccionar frente a él.

ACTIVIDADES

9. ¿Has oído hablar del *mindfulness*? Explica en qué consiste y si serviría como técnica en la terapia contra el estrés.

10. ¿En qué consiste una dieta equilibrada?

6. El concepto de ansiedad

La mayoría de las personas han experimentado ansiedad alguna vez. Lejos de ser algo completamente negativo, la ansiedad permite que el organismo se ponga en alerta y active todos sus mecanismos de defensa ante una situación determinada.

La ansiedad es una **respuesta emocional**, que variará según el estímulo que la produzca, y suele venir acompañada de sentimientos de inquietud, recelo, miedo y nerviosismo.

Habitualmente, está asociada a preocupaciones excesivas. Se puede considerar también como una expectación aprensiva.

A. Ansiedad y patología

Aunque nos incita a actuar y nos ayuda a enfrentarnos a las situaciones amenazadoras, la ansiedad puede llegar a ser patológica si es desproporcionada.

La ansiedad se convierte en patológica cuando altera el comportamiento del individuo, de tal manera que deja de ser una reacción defensiva para convertirse en una amenaza que el individuo no puede controlar.

La ansiedad patológica es una **respuesta desproporcionada** a un estímulo determinado. Como resultado de ello, el individuo se ve incapaz de enfrentarse a situaciones, lo que trastorna su vida diaria. En ese caso, ha de ser tratada por profesionales especializados, como psiquiatras y psicólogos.

B. Trastornos de la ansiedad

Los trastornos de la ansiedad son todos aquellos desórdenes que afectan al comportamiento del individuo y que tienen como causa la ansiedad.

Los trastornos de la ansiedad pueden clasificarse de la siguiente manera:

RECUERDA

La **respuesta emocional a la ansiedad** puede:

- Ser causada por un agente estresante.
- No tener una causa aparente.
- Ser desproporcionada, lo que convierte la ansiedad en patológica.

VOCABULARIO

Aprensión: escrúpulo o el recelo que una persona siente hacia algo. En el caso de la ansiedad, se habla de expectación aprensiva cuando la persona siente un temor desproporcionado a lo que depare el futuro, generalmente en temas relacionados con la salud.

Trastorno	Características	Manifestaciones	Observaciones
Pánico	Aparición brusca de un miedo intenso.	Temblor, sudoración, miedo a morir, sensación de frío/calor, náuseas, sensación de asfixia, mareo, miedo a perder el control, dolor en el pecho.	Puede aparecer espontáneamente o estar provocado por un estímulo.
Fobia	Temores angustiosos a determinadas circunstancias, reales o imaginarias.	Fobia específica (miedo a un objeto o situación determinada), fobia social (miedo a colocarse en una situación vergonzosa en un medio social), agorafobia (miedo que siente la persona de encontrarse en cualquier situación que pueda provocar un ataque de pánico o de la cual le sea difícil escapar, lo que le hace encerrarse en casa).	Evitación de la situación que provoca el temor.
Ansiedad generalizada	Aparición progresiva y permanente de síntomas intensos de ansiedad, sin una causa real que los provoque.	Fatiga, inquietud, dificultad para dormir, irritabilidad, tensión muscular.	El individuo está preocupado permanentemente sin motivos aparentes y no lo puede controlar.
Obsesivo-compulsivo	Obsesiones, que pueden ser ideas o pensamientos que se repiten y no desaparecen de la mente del individuo aunque lo intente por todos los medios.	Cada obsesión lleva asociada una compulsión o conducta que compensa la angustia que provoca.	Un ejemplo es el miedo al contagio, cuya compulsión correspondiente es lavarse las manos repetidamente.
Estrés postraumático	Aparece en aquellos individuos que se han visto expuestos a un evento traumático que involucra un daño físico o psicológico extremo.	Pérdida del sueño, irritabilidad, sobresalto, falta de concentración.	Provoca alteraciones en la vida familiar, laboral y social del individuo.

Tabla 3.7. Trastornos de la ansiedad, según el Manual diagnóstico y estadístico de los trastornos mentales, *elaborado por la Asociación Americana de Psiquiatría.*

IMPORTANTE

Los **grupos de autoayuda** ofrecen solidaridad y la posibilidad de compartir con otros experiencias dolorosas y métodos para mejorar emocionalmente. Además, el grupo se convierte en un referente social y aumenta la red de apoyo que todo ser humano necesita, en especial las personas con trastorno de ansiedad.

C. Tratamiento de la ansiedad

Considerando la ansiedad como una respuesta de alerta a una situación amenazante para el individuo, el tratamiento será semejante al que se estableció en las manifestaciones psíquicas del estrés. Y en caso de que el paciente necesite tratamiento farmacológico, también será el mismo: se utilizarán ansiolíticos.

En cambio, cuando la ansiedad se convierte en patología y hablamos de trastornos de ansiedad, el tratamiento tiene que ser más específico:

- En el **trastorno del pánico** se podrán utilizar ansiolíticos y para prevenir la crisis se administrarán antidepresivos. Este tratamiento tendrá una duración de 6-12 meses.
- El **trastorno obsesivo-compulsivo** deberá ser tratado por el psiquiatra. El tratamiento consiste en la combinación de un fármaco junto a terapia psicológica de modificación de conducta.
- Las **fobias.** Hay que distinguir el tipo. Si es específica, se puede abordar en atención primaria con un tratamiento semejante al de la ansiedad; pero si es grave, como la agorafobia, fobia social generalizada o algún tipo de fobia simple, será tratada por el especialista.

PONTE A PRUEBA 6

Rosa lleva un año sin poder reincorporarse al trabajo después del accidente de tráfico en el que murió su marido. Rosa conducía. Se siente culpable y todas las noches se despierta agitada, recuerda una y otra vez el accidente y llora desconsoladamente.

Pedro, jubilado desde hace un lustro, se prepara para salir; vive solo. Una vez que ha ordenado todo, le da un último repaso a golpe de vista a su pequeño apartamento; abre la puerta, sale y la cierra con llave, siguiendo el ritual diario: dos veces a la derecha (cerrada), dos veces a la izquierda (abierta), dos veces a la derecha, dos veces a la izquierda; baja en el ascensor, saluda al conserje y sale a la calle seguro de que ha dejado su casa cerrada.

Sandra está paseando y, de repente, siente que pierde el control sobre sí misma: comienzan las palpitaciones fuertes, el sudor frío y un miedo irracional a morir. No es la primera vez y no se explica por qué le sucede, ya que en su vida no hay razón aparente para que le ocurra esto.

Juan lleva un año sin salir de casa; puede hacer su trabajo desde allí, ya que es articulista en un periódico de tirada nacional. Algo que no puede recordar sucedió hace un año. A partir de entonces, no puede salir, porque nada más abrir la puerta y subirse al ascensor, empieza a marearse, a sentir un sudor frío, ganas de ir al baño, etc. Se mete en casa otra vez y empiezan a desaparecer todos los síntomas. Ha decido consultar a un especialista.

Irene lleva una temporada sin dormir bien, está cansada, tensa y preocupada constantemente por todo lo que le rodea: los niños, el trabajo... Sabe que todo está bien pero no puede evitar esta preocupación constante.

Señala qué tipo de trastorno de ansiedad padece cada uno de los personajes anteriores. Razona tu respuesta.

Claves de resolución:

- Repasa los tipos de ansiedad según la Asociación Americana de Psiquiatría y encuadra cada caso en el tipo que corresponda.
- Describe las características de cada personaje que te llevan a encuadrarlo en cada uno de los trastornos.

ACTIVIDADES

11. Escribe en tu cuaderno una breve historia en la que el personaje sea obsesivo-compulsivo, señalando cuál es la obsesión y cuál la compulsión.

12. Menciona cinco fobias específicas.

7. Ansiedad y estrés en el paciente hospitalizado

La situación de hospitalización genera un gran estrés que se manifiesta como un elevado índice de ansiedad. Los agentes estresantes o **desencadenantes** de la ansiedad en el paciente en este caso serían:

- La enfermedad y la hospitalización.
- Las expectativas con respecto a los cuidados, los tratamientos y las intervenciones a las que tiene que ser sometido.

Esta ansiedad, en un principio, prepara al individuo para la acción a la hora de enfrentarse a un peligro y, muchas veces, esta respuesta puede ser clave: el organismo segrega adrenalina y aparecen las sensaciones corporales propias de la ansiedad. En este momento, la respuesta al estrés facilita la ejecución de cualquier acción, si bien la reacción varía de unas personas a otras.

Pero la aparición o el aumento del dolor hace que el paciente hospitalizado piense en el agravamiento de su enfermedad. Estos pensamientos negativos generan un aumento de la ansiedad, que a su vez hace que aumente la sensación de dolor, de modo que se produce un círculo vicioso ansiedad-dolor.

Otras causas de ansiedad en el paciente hospitalizado pueden ser:

- Los grandes cambios que experimenta en su vida cotidiana al ser hospitalizado.
- Algunas medidas restrictivas, como la imposición de dietas y vestuario o la pérdida de privacidad.
- El aislamiento que sufre, relegado a una habitación pequeña que no es la suya.
- La separación de sus seres queridos.
- Las experiencias relacionadas con el dolor, el miedo a las consecuencias de la enfermedad y la falta de información sobre esta.
- Distintas técnicas diagnósticas y de exploración a las que se somete al paciente.

Por todo ello, el estrés y la ansiedad que provoca la hospitalización han de ser tenidos en cuenta por el profesional sanitario, que deberá estar capacitado para diagnosticarlos y planificar acciones que los hagan disminuir o desaparecer.

RECUERDA

Afrontar una cirugía con ansiedad tiene influencias negativas en la recuperación físico-psíquica posquirúrgica, como largas estancias hospitalarias y mayor necesidad de analgésicos, que perjudicarán al individuo.

PONTE A PRUEBA 7

Irene, de 75 años, con antecedentes de angina de pecho, acude a urgencias tras una caída en la que se ha fracturado la cadera derecha.

La acompaña su marido, pero aún así Irene se encuentra muy nerviosa y le pregunta al médico si la intervención puede afectar a su débil corazón. Fueron solos a pasar unos días a la playa, y sus hijos y familiares cercanos no están.

Antes de realizar cualquier exploración, el médico tiene que analizar la situación de Irene.

¿Cuál es esta? ¿Cómo deberían actuar los profesionales sanitarios que la atienden?

Claves de resolución:

Analiza la situación de Irene, sus miedos, sus preocupaciones y su situación personal. Reflexiona sobre cómo debe ser la actuación de los profesionales sanitarios que la atienden, tanto para reducir la ansiedad como para suplir la ausencia de su familia.

ACTIVIDADES

13. Nombra las tres causas que producen más ansiedad en caso de hospitalización y explica los motivos de dicha ansiedad.

14. En el caso de que te hayan hospitalizado, di el motivo y si has sentido ansiedad en algún momento; ¿cuál ha sido la causa?

- **Estrés**
  - Proceso que se origina cuando las demandas ambientales superan la adaptación del organismo.
  - Agentes estresantes
    - Ámbito familiar
    - Ámbito laboral
    - Ámbito social
    - Ámbito personal
  - Respuestas del individuo
    - Respuesta psicológica
      - Emocionales
      - Cognitivas
      - Con componente de comportamiento
    - Respuesta biológica
      - El sistema nervioso central, el periférico y el sistema endocrino ponen en marcha los mecanismos fisiológicos para defenderse de la agresión.
  - Consecuencias
    - Ámbito familiar
    - Ámbito laboral
    - Ámbito social
    - Ámbito personal
  - Enfermedad
    - Cuando el estrés se cronifica, altera la salud y tiene consecuencias **negativas.**
    - Hay personas para las que, tras padecer las consecuencias del estrés como enfermedad, la experiencia es **positiva.**
      - Madurez personal
      - Replanteamiento de la vida
      - Aumento de la autoestima
  - Tratamiento
    - Psicológico
      - Corporal
      - Cognitivo
      - Modificación del comportamiento
    - Médico
      - Higiénico-dietético
      - Farmacológico

- **Ansiedad**
  - Respuesta emocional al estrés.
  - Puede que no tenga una causa aparente.
  - Puede ser desproporcionada, lo que la convierte en patológica.
  - Trastornos
    - Pánico
    - Fobia
    - Ansiedad generalizada
    - Obsesivo-compulsivo
    - Estrés postraumático
  - Tratamiento
    - Psicológico
    - Farmacológico

- **Ansiedad y estrés en el paciente hospitalizado**
  - Causas
    - La enfermedad y la hospitalización
    - Las expectativas con respecto a los cuidados y tratamientos a los que tiene que ser sometido.
    - Otras causas:
      - Cambios en la vida cotidiana
      - Medidas restrictivas
      - Aislamiento
      - Separación de los seres queridos
      - Miedo a las consecuencias de la enfermedad
      - Técnicas diagnósticas

TEST DE REPASO

Nota: todas las actividades deben realizarse en un cuaderno aparte.

1. Un individuo con ansiedad:

a) No siempre tiene estrés.
b) Puede que no haya causa aparente que la provoque.
c) Puede que sea una respuesta emocional al estrés.
d) Todas las respuestas anteriores son correctas.

2. Los tres elementos fundamentales del estrés son:

a) Los agentes estresantes, el individuo y las respuestas biológicas.
b) El individuo, la respuesta del individuo al estrés y las situaciones ambientales.
c) La respuesta emocional, el individuo y los agentes estresantes.
d) Ninguna de las respuestas anteriores es correcta.

3. Vivir al lado de un aeropuerto puede ser una causa de estrés en el ámbito:

a) Personal.
b) Familiar.
c) Social.
d) Laboral.

4. La meditación se utiliza como:

a) Terapia cognitiva en el tratamiento del estrés.
b) Terapia higiénico-dietética en el tratamiento del estrés.
c) Terapia corporal en el tratamiento del estrés.
d) Ninguna de las respuestas anteriores es correcta.

5. La claustrofobia es una fobia a:

a) Los claustros de iglesias.
b) Los lugares cerrados.
c) Los espacios abiertos.
d) Las clases sociales.

6. ¿Cuál de los siguientes no es un cuadro de ansiedad patológica?

a) Los nervios ante una situación desconocida.
b) El trastorno de pánico.
c) El trastorno obsesivo-compulsivo.
d) Las fobias.

7. La ansiedad:

a) Es la respuesta emocional a un agente estresante.
b) Es una respuesta emocional que puede aparecer sin una causa aparente, como consecuencia de una amenaza.
c) Se convierte en patológica cuando la respuesta a un estímulo es desproporcionada y altera el comportamiento del individuo.
d) Todas las anteriores son correctas.

8. El estrés:

a) Siempre tiene efectos negativos.
b) Acaba causando una enfermedad en el individuo que lo sufre.
c) Solo si permanece en el tiempo provocará enfermedad y esto siempre será negativo para el individuo.
d) Ninguna de las anteriores es correcta.

9. Cuando el estrés permanece en el tiempo y se hace crónico, puede aparecer:

a) Obsesión.
b) Depresión.
c) Pánico.
d) Ninguna de las respuestas anteriores es correcta.

10. El síndrome de *burnout:*

a) Es un cuadro de estrés social en el que el individuo no se adapta a la situación en que vive.
b) Se caracteriza por agotamiento emocional, despersonalización y baja autoestima.
c) Solo tiene manifestaciones psicológicas.
d) Todas las anteriores son correctas.

11. Los temores angustiosos a circunstancias reales o imaginarias suceden cuando un individuo tiene:

a) Trastorno obsesivo-compulsivo.
b) Fobias.
c) Ansiedad generalizada.
d) Ninguna de las respuestas anteriores es correcta.

12. De las siguientes afirmaciones, señala la falsa:

a) Un paciente hospitalizado sufre ansiedad por la separación de sus seres queridos.
b) La hospitalización suele generar bastante estrés.
c) La ansiedad del paciente hospitalizado no repercute en la recuperación de su enfermedad.
d) La comida y el vestuario pueden generar ansiedad al paciente.

COMPRUEBA TU APRENDIZAJE

Nota: todas las actividades deben realizarse en un cuaderno aparte.

Comprender y diferenciar los conceptos de *estrés* y *ansiedad*.

1. ¿Son *estrés* y *ansiedad* el mismo concepto o establecerías alguna diferencia entre ellos?
2. ¿Por qué es importante el estudio del estrés por parte de los profesionales, tanto médicos como psicólogos?
3. ¿En qué entorno puede aparecer el síndrome de *burnout*?

Conocer las diferentes situaciones que pueden provocar estrés, así como las respuestas que el individuo puede tener ante él.

4. Dividid la clase en grupos. Realizad un «torbellino de ideas» respecto a aquellas situaciones que creáis que pueden provocar estrés. Un alumno de cada grupo anotará todas las que se dicen y, cuando no se os ocurran más, las agruparéis según los ámbitos a los que pertenecen. Cuando terminéis, ponedlas en común con los demás grupos, con la supervisión del profesor.
5. De las siguientes situaciones, di cuál crees que es estrés y cuál ansiedad como respuesta a una situación de alerta.

   a) Cinco minutos antes de un examen.

   b) Un atasco en la carretera hacia el trabajo.

   c) Pasos detrás de ti cuando paseas por una zona sin gente.

   d) Un hijo drogadicto.

   e) Un ascenso profesional.
6. ¿Has oído hablar del *mobbing*? ¿Y del *bullying*? Razona si estas situaciones pueden provocar estrés.
7. Hay sistemas en nuestro organismo que incrementan su acción ante una situación de estrés. En cambio, otros se ven afectados disminuyendo su actividad.

   Especifica cuáles responden a cada caso.

Entender el estrés como enfermedad y comprender las consecuencias que puede tener en el individuo.

8. Analiza la situación en una familia en la que el padre tiene serios problemas en el trabajo, lo van a echar y comienza a beber demasiado para solucionar su angustia.

   Haz el análisis paso a paso: causa, respuesta del individuo, consecuencias y tratamiento.
9. ¿Crees que después de una situación de estrés como enfermedad un paciente puede haber aumentado su autoestima? Razona la respuesta.
10. Hace cinco años, Julia tuvo un accidente de tráfico que la dejó postrada en una silla de ruedas. El primer año fue muy difícil para ella: no quería ver a su familia ni ir al trabajo, ya que no soportaba que la mirasen con compasión, o por lo menos a ella eso le parecía. Los años pasaban y su angustia no cesaba. Cuando salía a la calle todo eran dificultades y quedar con sus amigos se le hizo imposible.

    Su carácter se convirtió en inaguantable y su relación con los demás era seca y desagradable. Lloraba con frecuencia y a veces tenía dificultades para respirar. Una tarde tuvo una acalorada discusión con su marido y se fue de casa tan ciega de ira que, al cruzar la calle, sin mirar, un coche la envistió ligeramente y provocó que saliera despedida de la silla y se hiciera daño.

    La ingresaron en observación. Los dos días que estuvo hospitalizada supusieron la salida de un oscuro túnel para Julia; había estado a punto de morir y se dio cuenta de que estaba desperdiciando lo mejor que tenía en su vida: la familia, el trabajo y los amigos.

    Analiza la situación de Julia. ¿Crees que puede tener estrés? Razónalo.

    ¿Qué efecto ha tenido en Julia el segundo accidente? Razónalo.

Clasificar los diferentes tratamientos del estrés y analizar su influencia sobre el paciente hospitalizado.

11. Busca en Internet en qué consiste el yoga y qué aplicaciones puede tener para tratar la ansiedad.

Entender y clasificar los trastornos de la ansiedad.

12. Lee las siguientes situaciones y señala a qué tipo de trastorno de ansiedad pertenecen:

    a) Cada vez que sale, siente que alguien la acecha. Tiene miedo, comienza el sudor frío y se le acelera el corazón. Quiere echar a correr y no puede.

    b) No puede pasear sola por las plazas de las ciudades, porque, cada vez que ve revolotear a las palomas cerca de ella o alrededor de sus pies, siente miedo y angustia, y necesita alejarse.

    c) No sabe qué le preocupa. Está irritable, siente fatiga, se despierta varias veces por la noche. Hace un año que le pasa y no lo puede controlar.

    d) Come en el mismo restaurante todos los días porque necesita que le pongan los cubiertos nuevos o de un solo uso, precintados, cada vez que come. En su restaurante habitual, ya le conocen y no les importa, es un buen cliente.

    e) Cada noche se despierta bañado en sudor, angustiado y llorando. Recuerda sus eternos días y noches encerrado en aquel zulo durante 500 días.
13. Explica qué factores pueden provocar en un paciente hospitalizado un aumento de la ansiedad.

Nota: todas las actividades deben realizarse en un cuaderno aparte.

Lectura

El 5,8 % de los adolescentes ha sufrido acoso en las redes

El 5,8 % de los adolescentes de entre 12 y 16 años ha sufrido acoso en las redes sociales de forma ocasional y un 1,8 % lo sufre con frecuencia, según revela un informe de Save the Children.

Los padres deben explicar a sus hijos el funcionamiento de las herramientas y redes sociales, así como los riesgos de Internet para niños y adolescentes.

El 5,8 % de los **adolescentes** de entre 12 y 16 años ha sufrido alguna vez acoso a través de las **redes sociales,** mientras que un 1,8 % lo sufre con relativa frecuencia, según un estudio que publicó recientemente Save the Children en colaboración con la Universidad Autónoma de Madrid. En estas edades, coinciden los expertos reunidos en el 64.º Congreso de la Asociación Española de Pediatría (AEP), es cuando los menores comienzan a interactuar en las redes sociales sin la supervisión paterna y, si no han recibido una correcta **educación en el uso de las nuevas tecnologías,** están más expuestos a peligros como el **ciberacoso,** el ***grooming*** o el ***sexting.***

La actual generación de adultos no está formada por nativos digitales; sin embargo, y como ha explicado la Dra. María Angustias Salmerón Ruiz, pediatra de la Unidad de Medicina de la Adolescencia de La Paz y experta en nuevas tecnologías de la AEP, se trata de educar a los niños en valores como el respeto a los demás y a la dignidad propia y ajena, o la **empatía,** aplicados en este caso al entorno digital.

La experta destaca la importancia de frenar la situación de acoso en cuanto se inicia y de denunciarlo, y ofrece consejos, como no contestar a las provocaciones, hacer una captura de los mensajes e imágenes insultantes y denunciar el hecho frente a la plataforma digital que utilice el acosador, eliminándolo o bloqueándolo en todos los perfiles sociales. Posteriormente, se debe alertar al centro escolar de las actividades del agresor e interponer también la correspondiente denuncia en la comisaría, ya que, como advierte Esther Aren, delegada provincial de Participación Ciudadana de Madrid, aunque el acosador sea menor de 14 años y su conducta sea impune penalmente, quedará constancia del historial delictivo del individuo en caso de que reincida.

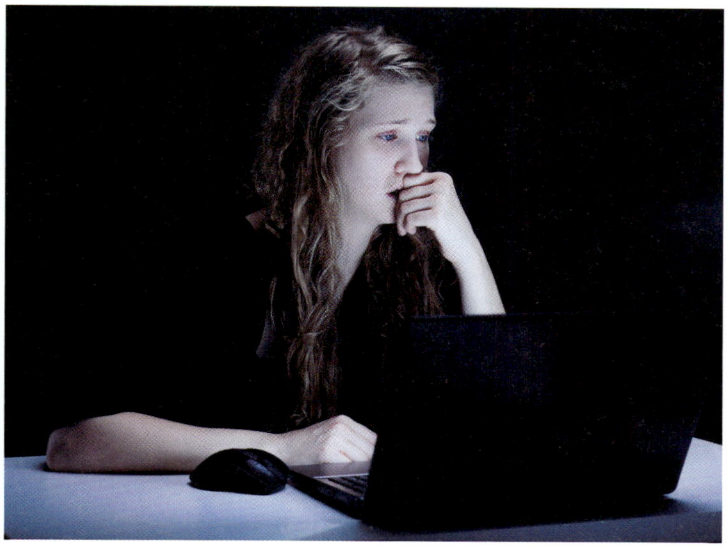

Ambas expertas recomiendan a los padres que enseñen a sus hijos el uso de las nuevas tecnologías a partir de los cinco o seis años de edad, navegando por **Internet** junto a ellos y explicándoles el funcionamiento de las herramientas y redes sociales, así como los **riesgos de Internet para niños y adolescentes.** Cuando el menor empiece a exigir más autonomía, se le debe ofrecer total confianza para que consulte todas sus dudas o los problemas que puedan surgir.

Esther Aren ha recordado que cualquier adulto —sea padre, profesor, pediatra, tutor, etc.— que tenga conocimiento de que un menor está recibiendo mensajes que puedan constituir acoso tiene la obligación de comunicarlo a la Policía o a la Guardia Civil, para que trasladen el caso a la Fiscalía. Y, para prevenir el acoso en redes sociales, explica que en primer lugar hay que informar a padres y menores sobre los riesgos y beneficios de dichas redes y sobre los primeros signos que pueden alertar de que el menor está sufriendo **ciberacoso,** como tristeza, introversión, apatía, bajo rendimiento escolar... Y, por último, detectar y tratar eficazmente el problema para evitar la **depresión** o la tendencia al suicidio que puede llegar a provocar la situación mantenida de acoso.

Webconsultas.com, 9 de junio de 2016

Preguntas

1. Escribe en tu cuaderno el significado de los términos *ciberacoso, grooming* y *sexting.*
2. ¿Cuál sería la solución para evitar el ciberacoso según la Dra. Angustias Salmerón y la delegada provincial de Participación Ciudadana de Madrid, Esther Aren?

4
UNIDAD

Enfermedad y hospitalización

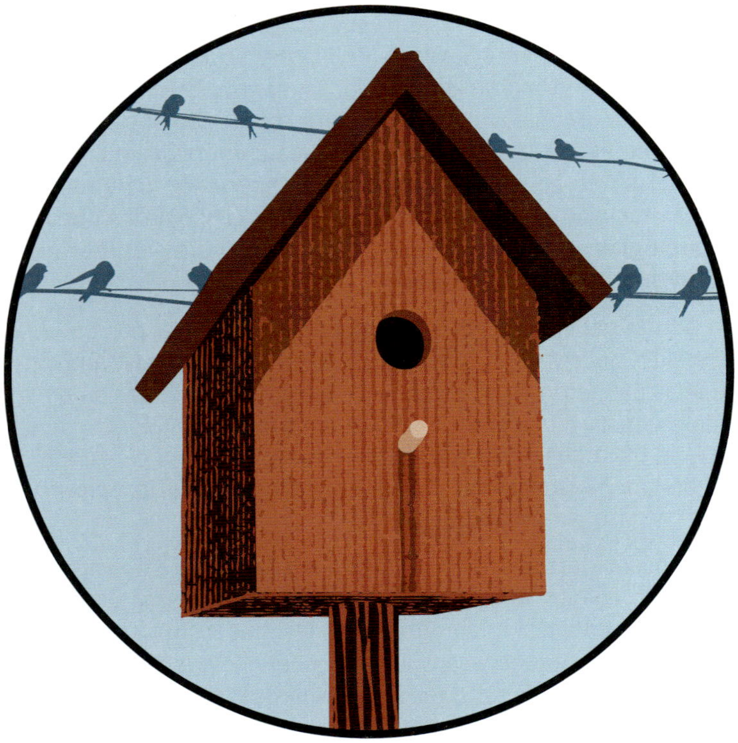

En esta unidad

APRENDERÁS A

- Comprender el concepto del continuo salud-enfermedad.
- Clasificar y relacionar los factores que intervienen en la actitud del paciente frente a la enfermedad, así como sus reacciones psicológicas.
- Interpretar y relacionar los factores que influyen en el cumplimiento de los tratamientos por parte de los pacientes.
- Comprender los objetivos y funciones de los hospitales y analizar los efectos de la hospitalización en los pacientes.
- Distinguir las diferentes conductas de los pacientes hospitalizados.
- Conocer las características psicológicas de los pacientes quirúrgicos.

ESTUDIARÁS

- El concepto de salud y enfermedad.
- El paciente ante la enfermedad.
- Las reacciones psicológicas del paciente.
- La adherencia terapéutica.
- Los objetivos y las funciones del hospital.
- Los efectos de la hospitalización en el paciente.
- Las conductas del paciente hospitalizado.
- Las características del paciente quirúrgico.

Y SERÁS CAPAZ DE

- Explicar el rol de enfermo y enunciar las reacciones anómalas que lo potencian.
- Identificar los principales mecanismos de defensa para evitar o disminuir el grado de ansiedad de los pacientes.
- Reconocer los procedimientos que incrementan la adherencia terapéutica.
- Explicar el impacto de la enfermedad en la familia del paciente.
- Analizar las conductas del enfermo hospitalizado.
- Describir las características psicológicas del paciente quirúrgico.

1. El concepto de salud y enfermedad

El modo en que las personas afrontan la enfermedad determina la puesta en marcha de una serie de mecanismos psicológicos de máxima importancia, decisivos para su proceso de recuperación.

> En 1947, la Organización Mundial de la Salud (OMS) definió el término **salud** como «el completo bienestar físico, mental y social, y no solo como ausencia de enfermedad».

La **salud** y la **enfermedad** están relacionadas entre sí. Forman una **línea continua** en cuyos extremos se encuentran el **óptimo de salud** y la **muerte**, y en el centro existe una zona neutra en la que no se distingue lo normal de lo patológico. A lo largo de la vida, todos nos movemos por esa línea en un sentido o en otro, influidos por factores biológicos, ambientales, sociales, etc.

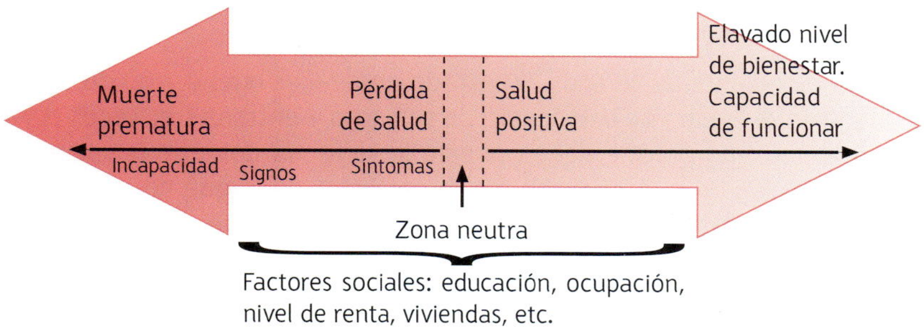

Fig. 4.1. El continuo salud-enfermedad.

> Llamamos **enfermedad** a una alteración orgánica o funcional que afecta a la salud de una persona.

Toda enfermedad presenta:

- Un **agente causal** que la provoca.
- Unos **mecanismos** que alteran las funciones vitales y dan lugar a anomalías en los órganos.
- Un **huésped**, que es la persona que alberga al agente causal y sufre la enfermedad.

La enfermedad ocurre en la vida de la persona sana cuando se produce una interacción entre el huésped, el agente causal y el medioambiente. Se manifiesta mediante síntomas (expresiones subjetivas) y signos (expresiones objetivas). A su vez, se desarrolla en el tiempo de una manera característica, su historia natural, que se divide en dos intervalos:

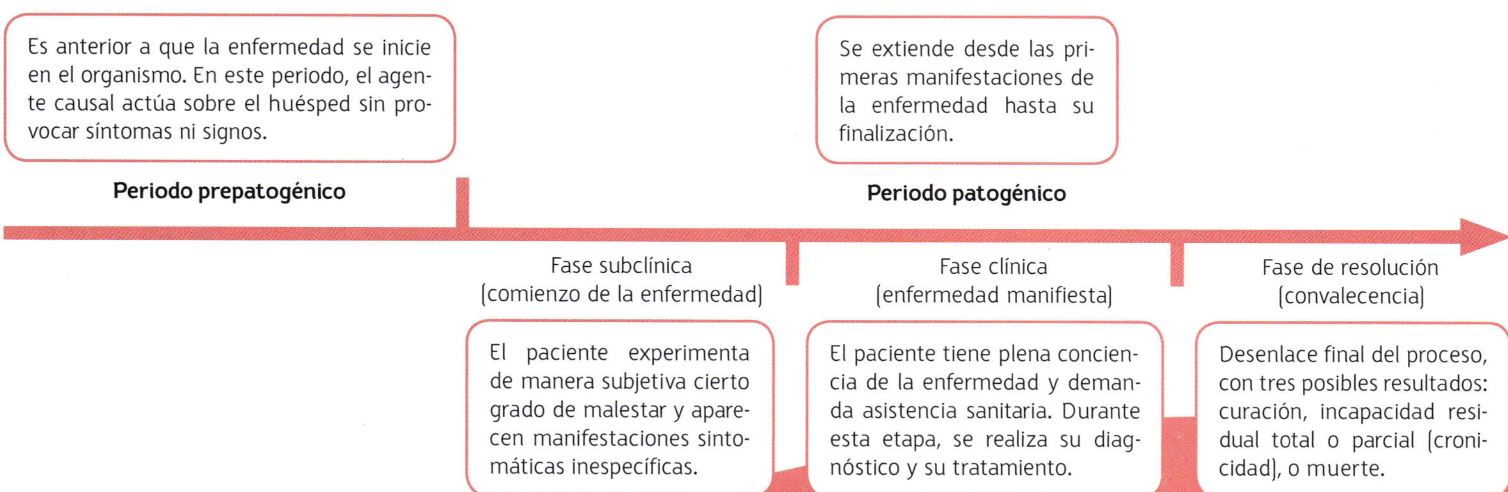

Fig. 4.2. Historia natural de la enfermedad.

! IMPORTANTE

La definición del concepto de salud propuesto por la OMS elimina del sentir popular el concepto mágico-religioso que se atribuía a la enfermedad.

ABC VOCABULARIO

La **historia natural** de la enfermedad es la pauta que esta sigue si dejamos que evolucione por sí misma en el tiempo.

IMPORTANTE

La antigua definición de **salud** de la OMS era una utópica declaración de intenciones, que sirvió además para dar más matices al concepto. Gracias a ella, en la actualidad dicha definición es más operativa e incluye sus manifestaciones subjetivas, traducidas como malestar y bienestar, y la capacidad de funcionamiento de las personas en el desarrollo de sus funciones.

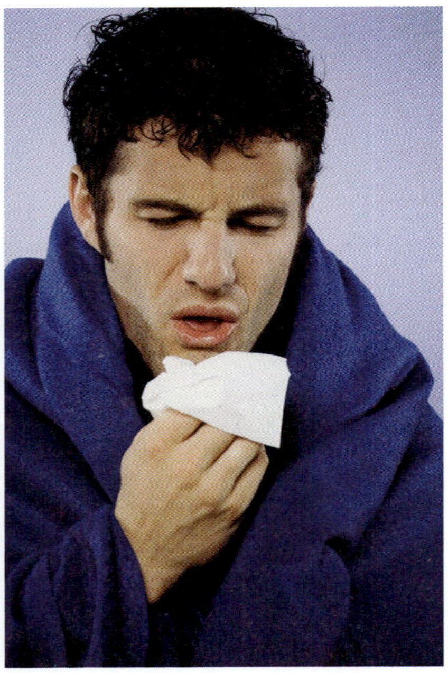

Fig. 4.3. Los estados de malestar y bienestar son los que definen en la actualidad el concepto de salud.

PONTE A PRUEBA 1

En el continuo salud-enfermedad que tienes a continuación, localiza en qué zona se encuentran los siguientes pacientes, a los que atiendes en la consulta del médico con el que trabajas:

- Ana Belén tiene 42 años, está separada y no tiene hijos. Viene a la clínica porque presenta una infección vaginal. Fuma diez cigarrillos al día, no bebe y realiza ejercicio físico tres veces por semana.
- Dolores tiene 60 años, hace diez años sufrió un cáncer renal que le fue extirpado. En oncología, le dieron el alta hace cinco años y acude a la consulta porque últimamente ha tenido varios catarros. No fuma, toma una alimentación equilibrada y camina todos los días unos 30 minutos.
- María tiene 58 años, es hipotiroidea y toma habitualmente medicación para su patología. Últimamente, ha comenzado a tener problemas de visión, por lo que consulta a su médico. Está casada y tiene un hijo.
- Luis es un estudiante de 18 años. Su estado general es bueno y no presenta patologías. Juega en el equipo de baloncesto de su barrio y entrena tres veces por semana. Acude a la consulta porque debe ponerse la segunda dosis de la vacuna antitetánica, ya que hace un mes se cortó en un partido y, dado que no sabía si estaba inmunizado contra el tétanos, el médico que le atendió le prescribió la inmunización.
- Lourdes tiene 75 años y se encuentra internada en una residencia asistida, ya que padece demencia senil en grado 4. Necesita ayuda para realizar sus funciones básicas y lleva dos días con una fiebre de 38 grados que no cede con antitérmicos. Ha perdido la movilidad de sus piernas y, debido a su demencia senil, se mantiene casi permanentemente alejada de la realidad.

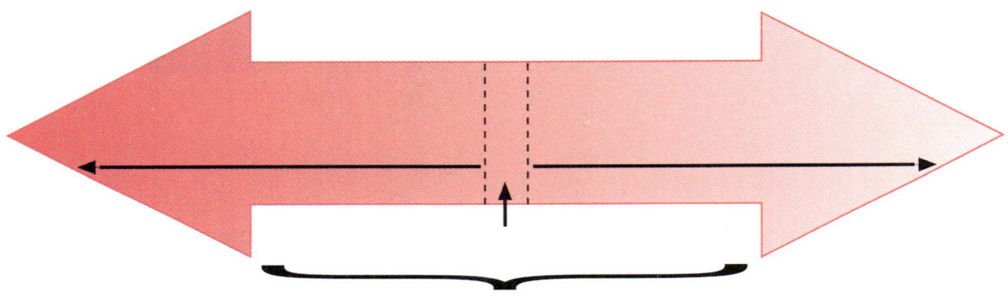

Claves de resolución:

Para resolver estos casos, debes considerar lo siguiente:

1. La salud y la enfermedad no son compartimentos estancos, sino que, a lo largo de nuestra vida, fluctuamos de un estado al otro, influidos por múltiples factores.
2. Existen elementos favorecedores de la enfermedad que pueden hacernos más susceptibles a sufrir una patología, como fumar o beber, no hacer ejercicio físico, seguir una dieta desequilibrada o no vacunarse.
3. Existen determinadas enfermedades que no producen un impacto muy importante en la vida de las personas, afectando poco a su capacidad de funcionamiento.

Las enfermedades crónicas suponen que los pacientes deben aprender a convivir con ellas y seguir los tratamientos para asegurar que su estado de salud no se vea comprometido y ello favorezca una muerte prematura.

ACTIVIDADES

1. ¿Cuál es la diferencia entre los síntomas y los signos de una enfermedad? Pon algún ejemplo de cada uno.
2. ¿Por interacción de qué tres factores se produce la enfermedad?

2. El paciente frente a la enfermedad

La enfermedad desencadena una serie de acontecimientos en la vida de las personas enfermas que dependen de múltiples factores interrelacionados entre sí.

El estudio de estos factores nos permitirá comprender mejor los mecanismos psicológicos que determinan el comportamiento de los pacientes.

2.1. Factores personales

Son los factores relacionados con el individuo enfermo: su **personalidad**, su **capacidad de adaptación** y su **edad.**

A. Personalidad del individuo enfermo

La personalidad es un conjunto de caracteres y rasgos del comportamiento, heredados e influidos por el medioambiente, y que son las señas de identidad de cada persona.

Se puede considerar que existen tres tipos de paciente:

Paciente extrovertido	Le agrada ser el centro de atención de la reunión y por ello cuenta lo que le ocurre de manera exagerada. Una vez pasada la fase aguda de su enfermedad, la ocupación de su ocio tiende a ser activa. Si la enfermedad cura con secuelas o se cronifica, acepta su posible incapacidad y la afronta como si se tratase de un desafío.
Paciente introvertido	Tiene una visión pesimista de la vida y resalta los aspectos negativos de todo. Su preocupación le hace leer todo cuanto se publica en relación con la salud. Suele visitar al médico con asiduidad y queda insatisfecho con la información recibida o con el tratamiento prescrito, por lo que suele cambiar de facultativo con frecuencia.
Paciente pasivo	Acepta con sumisión y resignación los síntomas, el diagnóstico y el tratamiento de la enfermedad. Esta conducta es una amenaza para su salud, ya que: • Puede sufrir un daño irreparable si no comunica los efectos secundarios de los medicamentos y sigue tomándolos. • Puede retrasar su curación si no toma parte activa en el tratamiento de las enfermedades que así lo requieran, como en la rehabilitación tras una fractura. • Puede no tener fuerza moral para luchar por la vida en las enfermedades que conllevan un grave riesgo vital.

Tabla 4.1. Clasificación de la personalidad de Hans Eynseck.

B. La capacidad de adaptación y la edad del paciente

La edad del paciente y sus circunstancias personales también determinan su actitud ante la enfermedad.

- Los **niños** tienen gran dependencia de la madre, por lo que, en una situación desconocida, será importante su presencia como herramienta de apoyo.
- Los **jóvenes** afrontan la enfermedad con más ánimo y con más ganas de lucha. Sin embargo, tienen más dificultades cuando la enfermedad conlleva invalidez o algún tipo de deformidad que pueda disminuir su atractivo físico o rompa sus planes de futuro.
- Los **adultos** pueden tener cargas familiares, como hijos o padres bajo su custodia, que complican el proceso. La enfermedad, en este caso, les obliga a ceder estas responsabilidades a otros componentes de la familia o a buscar apoyos externos.

TRATO CON EL PACIENTE

Aunque se comprendan los factores que inciden en las actitudes y comportamientos de los pacientes, no hay que olvidar que cada uno de ellos es una persona única, que reaccionará de diferentes maneras frente a situaciones similares.

RECUERDA

La enfermedad y el sufrimiento pueden marcar la vida del paciente:

- De manera positiva, haciéndole madurar y desarrollando su capacidad para comprender mejor los problemas de los demás.
- De manera negativa, volviéndole egocéntrico, resentido y con un trato humano y una convivencia muy difíciles.

CLAVES Y CONSEJOS

Un instrumento de gran importancia para adaptarse a la enfermedad es la **ayuda psicológica**, que permite al paciente recuperar el control sobre su propia vida.

PONTE A PRUEBA 2

Haz una lectura comprensiva del texto, subraya los conceptos más importantes y observa cómo afrontan los jóvenes la enfermedad oncológica en relación con su imagen corporal.

Investigadores y clínicos han estudiado la importancia de la imagen corporal en adolescentes con cáncer. Junto a los cambios físicos del desarrollo, estos también tienen que ajustarse a los cambios físicos resultado del tratamiento, y así podrían prestar incluso más atención a su apariencia física que sus iguales sanos.

Durante el tratamiento, las percepciones sobre la alteración de la imagen corporal podrían ser acertadas cuando los adolescentes experimentan pérdida o ganancia de peso, caída del cabello y otros efectos secundarios. Sin embargo, una vez que el tratamiento ha terminado, la mayoría de los efectos físicos desaparecen.

Aunque el impacto real a largo plazo en la apariencia física de los adolescentes podría ser leve, la percepción de sus cambios de apariencia podría ser muy significativa. Aquellos adolescentes que perciben que el cáncer afectó a su apariencia física en mayor medida, también informan sentirse más solos y tener más ansiedad social. Sin embargo, las percepciones negativas sobre la imagen corporal no coinciden con índices objetivos evaluados en diferentes estudios en los que los supervivientes de cáncer no aparecen como menos atractivos. Además, estas percepciones negativas de los adolescentes se correlacionan con un mayor tiempo desde el inicio del tratamiento y no aparecen como resultado de diferencias reales en el aspecto (Shro y cols., 1997).

En los casos en los que el tratamiento oncológico haya producido alteraciones significativas en el aspecto físico, el superviviente se tendrá que enfrentar a una nueva vida con una nueva imagen. Estas alteraciones pueden desencadenar a menudo sentimientos de depresión, ansiedad y vergüenza en el adolescente, para el que la experiencia de estos estigmas persiste tras finalizar el tratamiento y puede interferir en la adaptación emocional de la persona e impedir un desarrollo óptimo de sus relaciones personales.

Comisión de Psicología de la Federación Española de Padres de Niños con Cáncer. *Intervención psicosocial en adolescentes con cáncer*, 2009.

Claves de resolución:

Debes considerar que la enfermedad produce una serie de alteraciones en la vida de las personas que dependen de gran cantidad de factores. Entre los factores personales, este texto hace referencia a la edad de los pacientes y se centra en los adolescentes. Revisándolo, puedes comprobar que son ellos los que tienen más dificultades cuando la enfermedad conlleva invalidez o algún tipo de deformidad que pueda disminuir su atractivo físico o rompa sus planes de futuro. Fíjate en los efectos que desencadena la enfermedad a largo plazo.

2.2. Factores relativos a la enfermedad

La adaptación a la enfermedad viene condicionada por los siguientes elementos:

Presentación, evolución y tratamiento	Según la forma de aparición de la enfermedad, los pacientes pueden necesitar: • Una adecuación a la pérdida brusca de funciones, como ocurre en las enfermedades congénitas, en las de aparición imprevista y en las que resultan como consecuencia de un accidente. • Un periodo de adaptación, como sucede en las enfermedades adquiridas, las crónicas y las que se instauran de forma gradual. Por otro lado, las complicaciones inesperadas en la evolución de la enfermedad y algunos tratamientos cruentos y dolorosos suelen dar lugar a sentimientos de desilusión y apatía, o pueden requerir cambios sustanciales en el estilo de vida de los pacientes, lo que puede ocasionar problemas de adaptación a la enfermedad.
Limitaciones que origina	La respuesta es diferente según se trate de problemas sensoriales (relacionados fundamentalmente con la vista o el oído), de movilidad (diferentes grados de parálisis), o cognitivos o de dificultades en el habla.
Cambios en el aspecto físico	Las enfermedades que producen deformaciones en zonas visibles generan una sensación de rechazo, mientras que aquellas que ocasionan pérdidas de funciones corporales, a pesar de ser más invalidantes, son mejor aceptadas por la sociedad.

Tabla 4.2. Factores que influyen en la adaptación del paciente a la enfermedad.

CLAVES Y CONSEJOS

Cuando una persona tiene que vivir con una enfermedad crónica y ha sido capaz de aceptarla, descubre que el conocimiento es poder. Es decir, cuanto más sabe sobre las características de su enfermedad, más siente que controla la situación y menos miedo le genera.

Por ello, la información sobre su proceso es vital para su adaptación a este.

2.3. Factores ambientales

El escenario de la persona enferma está constituido por **tres entornos**, que veremos a continuación.

A. El entorno físico

Corresponde al ámbito en el que se desenvuelve el individuo: el medioambiente, el espacio urbano, la vivienda, etc.

Un medioambiente contaminado produce un aumento en la morbimortalidad de las personas que viven en él a expensas de enfermedades transmisibles, cardiovasculares, degenerativas, etc.

Existe además una relación entre el grado de salud y enfermedad y el tipo de vivienda de la que se dispone. Una vivienda mal dotada puede ser fuente de contagio y transmisión de enfermedades infecciosas, accidentes domésticos y conflictos familiares y de vecindario.

B. El entorno personal

Es el ámbito constituido por la familia, los amigos, etc.

Si las relaciones que se constituyen entre los miembros de la familia son fluidas y armónicas, el paciente adopta una actitud más positiva ante su enfermedad.

Por otro lado, la enfermedad de uno de sus miembros repercute en la dinámica familiar como elemento generador de conflictos que la familia deberá resolver.

La composición de la familia y la edad de sus integrantes crean problemas específicos cuando alguno de ellos cae enfermo. Estos problemas se agravan en el caso de que se trate de familias monoparentales, en las que los recursos son menores y una enfermedad puede llevar a una situación insostenible.

C. El entorno sociocultural

Hace referencia a la situación laboral y económica del paciente, los recursos sociales de apoyo, etc. El tipo de trabajo que desempeñe influye en la aparición y la evolución de la enfermedad y en la recuperación del paciente. Podemos considerar distintas realidades actuales:

- **La incorporación de la mujer al trabajo.** En las sociedades modernas, la mujer ha ido ingresando progresivamente en puestos de trabajo fuera del hogar. No obstante, siguen siendo ellas quienes se ocupan mayoritariamente de las tareas domésticas. Una enfermedad en la familia puede desestabilizar este frágil equilibrio entre el trabajo dentro y fuera del domicilio familiar.
- **El trabajo autónomo.** Los trabajadores por cuenta propia suelen restar importancia a las enfermedades menores, pero, cuando se trata de un problema grave, la única solución es cerrar el negocio y dejar de trabajar.
- **Las condiciones laborales.** Los trabajadores por cuenta ajena están cubiertos por el sistema de la Seguridad Social, por lo que tienen cubiertas las bajas por enfermedad. Sin embargo, si estas son frecuentes, pueden ver disminuidas las posibilidades de promoción dentro de la empresa o la consecución de otro trabajo.

Cuando la enfermedad alcanza al cabeza de familia o al responsable de aportar los ingresos familiares, se puede poner en peligro la subsistencia familiar.

Las redes de apoyo social son una importante herramienta en la adaptación a situaciones estresantes como es una enfermedad. Las necesidades de las personas serán diferentes según la situación en la que se encuentren. En procesos agudos, necesitarán apoyo emocional, mientras que aquellas que presenten una evolución de larga duración buscarán orientación, guía y ayudas concretas a problemas concretos.

IMPORTANTE

En la sociedad urbana, las relaciones interpersonales se caracterizan por el anonimato y la despersonalización. Los individuos se sienten desamparados y sin metas fijas como consecuencia de la falta de normas y principios.

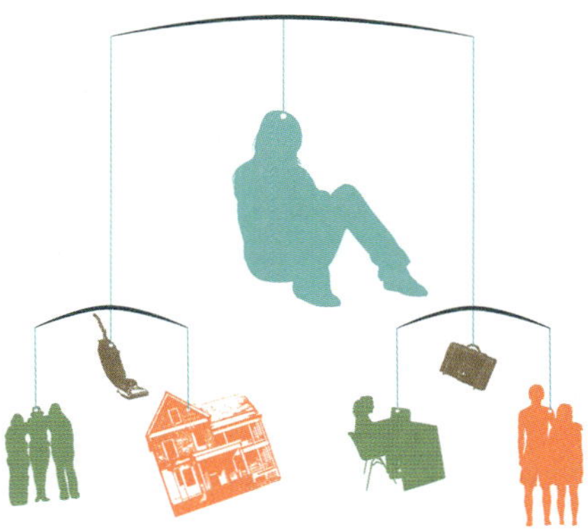

Fig. 4.4. Los entornos físico, personal y sociocultural determinan los factores ambientales de la persona enferma.

ACTIVIDADES

3. ¿Por qué la conducta de un paciente pasivo puede ser amenazadora para su salud?
4. ¿Qué consecuencias produce la enfermedad en la edad adulta?
5. ¿Cómo influyen en los pacientes los cambios en el aspecto físico que producen algunas enfermedades?
6. Reflexiona sobre el tipo de problemas que pueden aparecer en una familia cuando uno de sus miembros cae enfermo, en función de su composición y de la edad de sus integrantes.
7. Esquematiza la manera en que interviene el entorno sociocultural en la actitud del paciente ante la enfermedad.

3. Reacciones psicológicas del paciente

La enfermedad es un proceso continuo cuya resolución puede llevar a la recuperación de la salud, a la cronicidad o a la muerte.

En el transcurso de la enfermedad, el paciente sufre una serie de reacciones psicológicas que definirán su comportamiento.

Ansiedad	La enfermedad genera inseguridad y temor a padecer dolor o la muerte. El individuo se vuelve más sensible a cualquier información que recibe, por lo que esta debe ser exacta y suficiente.
Depresión	La asociación entre enfermedad y depresión es muy frecuente, debido a que la enfermedad se vive como una pérdida de la salud. Este diagnóstico se realiza en muy pocas ocasiones, por lo que la calidad de vida del paciente disminuye, su curación se retrasa y puede aumentar el riesgo de conductas suicidas.
Temor	El estado de ansiedad y depresión, junto con las molestias somáticas propias de la evolución de la enfermedad, se viven como una amenaza para la propia existencia. El paciente puede sentir temor a la soledad del proceso, a la invalidez o incluso a la muerte. Todo ello le hace comprender el valor de la vida.
Aceptación del papel de paciente	La enfermedad motiva la aceptación del papel de paciente, que se caracteriza por la pasividad ante su proceso de curación (que considera una responsabilidad exclusiva de los profesionales de la salud) y sentimientos de culpabilidad (cuando la responsabilidad de la recuperación depende de él).
Desvalorización personal	Se debe a que la enfermedad se acompaña de una disminución de las actividades cotidianas. Así, el paciente puede presentar una docilidad excesiva, con dependencia exagerada del personal sanitario y sentimientos ambivalentes de amor-odio y de agresividad hacia las personas que lo cuidan.
Pérdida de independencia	Es consecuencia de los cuidados y atenciones que requiere de los demás y de la debilidad que le ocasiona la enfermedad.
Comprensión del significado de la enfermedad	La comprensión de la enfermedad por parte del paciente dependerá de sus vivencias anteriores, de las que experimente durante su evolución y de sus conceptos sociales, morales y religiosos. Así, la enfermedad puede ser considerada un hecho natural, una prueba para valorar su resistencia al sufrimiento, un castigo a su actitud y comportamiento o un beneficio con el que obtiene el cuidado y la atención que cree merecer, o que le libera de la angustia generada por una responsabilidad familiar o personal.

Tabla 4.3. Las reacciones psicológicas del paciente ante la enfermedad.

PONTE A PRUEBA 3

Lee este texto y reflexiona sobre los datos que aporta.

[...] Es posible que la enfermedad médica cause depresión, que la depresión sea secundaria a los problemas generados por la enfermedad o que ambas coexistan por azar.

En las enfermedades neurológicas, son frecuentes los síntomas depresivos, en los que hasta en un 25 % de los pacientes cumplen criterios de depresión. En enfermedades metabólicas como la diabetes, la incidencia de depresión es tres veces superior a la de la población general. Los pacientes depresivos tienen una mortalidad de origen cardiovascular aumentada: los criterios de depresión se cumplen en un 25 % de los sujetos con un infarto de miocardio reciente. Dentro de las enfermedades infecciosas, los pacientes con sida sufren con frecuencia cuadros depresivos. Los pacientes oncológicos presentan clínica de depresión en un 25 % de los casos. [...]

M. I. López Ibor. *Ansiedad y depresión, reacciones emocionales frente a la enfermedad*. Servicio de Psicología Clínica. Facultad de Medicina. Universidad Complutense, 2007.

Claves de resolución:

Debes tener en cuenta que las enfermedades desencadenan una serie de reacciones psicológicas. Entre ellas, el texto subraya la relación entre la enfermedad y la depresión. Elabora un cuadro en el que relaciones los tipos de enfermedad con los porcentajes de diagnóstico de depresión.

ACTIVIDADES

8. ¿Cuál es el mecanismo por el que la enfermedad genera ansiedad?

9. Indica por qué se suele asociar frecuentemente la depresión a la enfermedad y explica sus consecuencias.

3.1. Adaptación del paciente al proceso de enfermedad

Las personas adoptan diferentes conductas en el transcurso de la enfermedad, que se organizan en las siguientes etapas:

- **Vivencia de los primeros síntomas.** La persona percibe los cambios en su estado de salud, toma conciencia de las molestias, evalúa la gravedad de estas y responde quitándole importancia a la enfermedad y negando sus síntomas por miedo a conocer el diagnóstico, o bien preocupándose, sintiéndose culpable y permaneciendo en alerta y a la espera del desarrollo de los acontecimientos.
- **Choque psicológico.** Ocurre si el problema es grave. Se manifiesta con sentimientos de cólera, desesperación e incluso negación de la enfermedad. Existe gran inquietud de cara al futuro, debido a la incertidumbre en la evolución del proceso. Se favorece la superación de esta fase cuando se alienta la expresión de la frustración que sufre el paciente y se entabla una relación de confianza con él.
- **Aceptación del papel de paciente.** El individuo asume que se encuentra mal y transmite sus preocupaciones a las personas más allegadas para que le apoyen y asesoren.
- **Legalización del papel de enfermo.** La prestación de asistencia médica justifica y da autenticidad al hecho de estar enfermo. El paciente tiene una visión más realista del problema, desea curarse y adopta su estado de «enfermo» padeciendo sus inconvenientes, como experimentar ansiedad o pérdida de la independencia, o bien disfrutando de sus ventajas, al aliviarse de algunas de sus responsabilidades o al disponer de una mayor atención por parte de las personas de su entorno.
- **Relación con el personal sanitario.** En esta fase, el paciente establece un acuerdo de dependencia con el equipo de salud que lo atiende. Para conseguir la adaptación a este periodo y su superación, es necesario que el personal sanitario demuestre las ventajas del tratamiento.
- **Resolución de la enfermedad.** Esta etapa puede tener tres posibles resultados:
  - La **curación** tras un periodo de convalecencia, que puede incluir la rehabilitación. En él, existirán sentimientos de esperanza y expectativas de futuro.
  - La **cronificación** con secuelas o incapacidades. El paciente deberá adaptarse a las limitaciones que suponga su nueva situación, poniendo en práctica las habilidades y destrezas que lo lleven a su superación.
  - El **fallecimiento**, que conlleva el proceso psicológico de aceptación de la muerte.

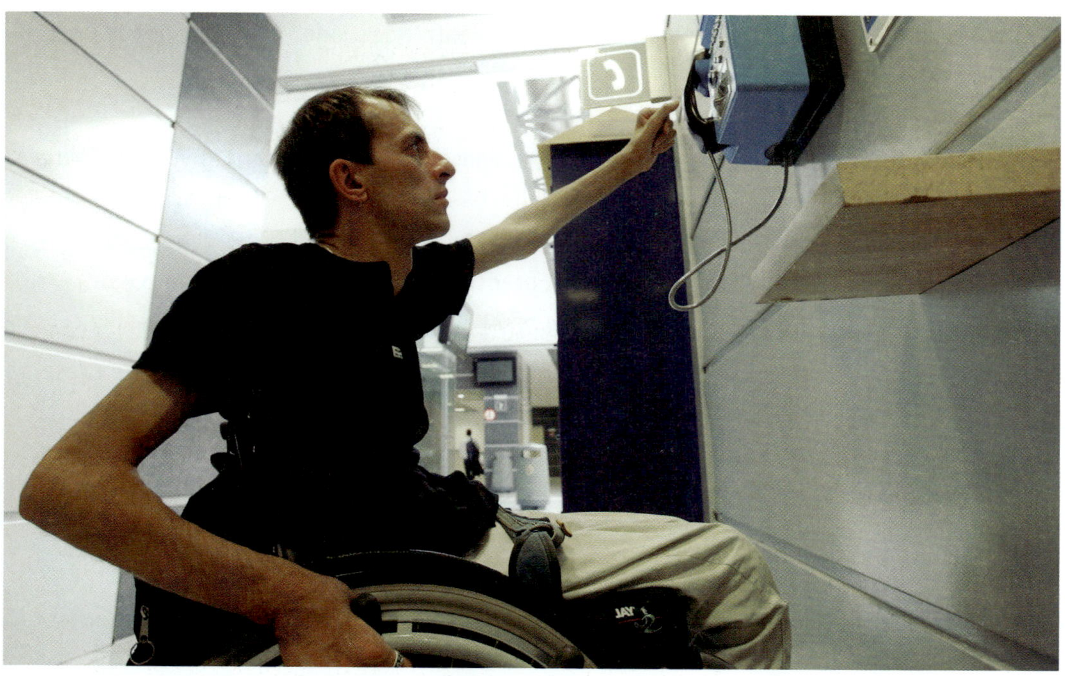

Fig. 4.5. El paciente debe adaptarse a las limitaciones que supone una incapacidad consecuencia de la cronificación de una enfermedad.

IMPORTANTE

La **percepción subjetiva** de la enfermedad es la interpretación que el paciente hace de esta como resultado de factores psicológicos, psicosociales, sociológicos y culturales, independientemente de la base genética, fisiológica o biológica de esta.

TRATO CON EL PACIENTE

La **enfermedad crónica** es un trastorno orgánico o funcional que obliga a modificar el modo de vida normal del paciente y que es probable que persista durante un tiempo.

CLAVES Y CONSEJOS

Un contacto anterior con la enfermedad puede ser ventajoso para el paciente si el resultado final de la experiencia fue satisfactorio. Por el contrario, una experiencia previa desagradable puede que le haga desconfiar del equipo sanitario que lo atiende.

3.2. Mecanismos de defensa frente a la enfermedad

Se trata de **reacciones** que el individuo presenta para sobrellevar el estrés excesivo que supone padecer una enfermedad.

Negación de la enfermedad	Rechaza la existencia de la enfermedad, no acepta el diagnóstico y lo transforma en otro que se ajuste más a sus deseos.
Ira	El paciente se vuelve difícil en el trato e intolerante, se niega a seguir el tratamiento o descalifica al personal que lo atiende.
Represión	El paciente olvida aparentemente una experiencia o una información desagradable para él. Este mecanismo también se observa en los familiares de pacientes graves.
Regresión	Representa una vuelta a modelos de comportamiento anteriores en su desarrollo evolutivo, que resultaban gratificantes. Se caracteriza por el llanto fácil, el egocentrismo, etc. Es bien tolerado en pacientes que están muy graves, pero en aquellos que presentan procesos más leves se interpreta como caprichos o ganas de molestar al personal sanitario. Este mecanismo suele desaparecer cuando el individuo se recupera y adopta comportamientos más maduros.
Proyección	El paciente proyecta en otras personas, en general aquellas que lo cuidan, sus propios sentimientos de desgracia y sufrimiento.
Utilización de la enfermedad	Este mecanismo se pone en marcha para obtener un beneficio secundario de tipo laboral, emocional, etc. Puede ser una habilidad que el paciente desarrolle consciente o inconscientemente para manejar a las personas de su entorno.
Racionalización	El paciente intenta dar explicaciones racionales a su comportamiento, pero en realidad se trata de una disculpa ante el temor a un diagnóstico fatal.
Aceptación de la enfermedad	Es la respuesta más ajustada, ya que permite al paciente convertirse en sujeto activo de su propio proceso de recuperación.

Tabla 4.4. Los mecanismos de defensa del paciente frente a la enfermedad.

3.3. Actitud del TCAE

Para conseguir que el TCAE adopte un comportamiento adecuado a las necesidades del paciente, se debe **crear un vínculo** entre ambos.

Para ello, se deben utilizar las siguientes técnicas:

- Procurar **humanizar el trato** con el paciente, llamándolo por su nombre y mirándolo a la cara al hablarle.
- **Presentarse** por el nombre y el apellido e indicar la función en el hospital.
- **Preocuparse** por el bienestar del paciente, preguntándole si necesita alguna cosa.
- **Escucharle** y comunicarle nuestra capacidad y buena disposición para atenderlo.

La agresividad hacia el equipo de salud que lo atiende es una de las reacciones que presenta el paciente como consecuencia de su enfermedad.

En algunas ocasiones, esta actitud provoca una respuesta también violenta por parte del personal sanitario, que se puede traducir en:

- Insensibilidad hacia el paciente por agotamiento y desánimo.
- Ignorar la llamada del paciente, alegando por ejemplo no tener tiempo.
- Demostrar superioridad al hablar con el paciente utilizando un tono de voz autoritario o irónico.
- Poner en antecedentes al resto del equipo de trabajo previniéndoles sobre la agresividad que manifiesta determinado paciente.

RECUERDA

Durante la vivencia de los primeros síntomas de la enfermedad, los comportamientos de las personas del entorno del paciente suelen ser la comprensión empática, al intentar ponerse en el lugar del otro, y el apoyo en la expresión de sentimientos negativos.

CLAVES Y CONSEJOS

Cuando un paciente manifiesta signos de tensión corporal, no es conveniente mostrar reacciones hostiles o responder con cordialidad apática. Hay que ayudarle a descargar la tensión y a canalizar las emociones de cólera, tristeza, miedo o euforia que experimenta.

ACTIVIDADES

10. ¿Qué hecho supone la legalización del papel de enfermo y qué consecuencias tiene para el paciente?

11. ¿Qué mecanismo de defensa es la respuesta más adecuada, pues permite al paciente convertirse en sujeto activo de su propio proceso de recuperación?

12. ¿Qué técnicas debe utilizar el TCAE para conseguir crear un vínculo con el paciente que se ajuste a sus necesidades?

4. La adherencia terapéutica

La adherencia terapéutica es el proceso psicológico a través del cual el paciente se implica de manera activa y voluntaria en las prescripciones del personal médico.

Con frecuencia, se observa que los pacientes no son capaces de seguir el tratamiento prescrito por el facultativo y que mienten sobre el grado de cumplimiento de este.

Las conductas que determinan **problemas en la adherencia** a los tratamientos son:

- Suspensión prematura del tratamiento.
- Cumplimiento incompleto o deficiente de las indicaciones, como errores de omisión, de dosis, de tiempo, de propósito (equivocación en el uso de uno u otro medicamento).
- Cancelación de las citas para consulta con los profesionales de la salud.
- No modificar hábitos y estilos de vida indicados para aliviar la enfermedad.
- Práctica de la automedicación.

4.1. Factores que influyen en el cumplimiento

Existe un conjunto de variables de naturaleza social, psicológica, médica, etc., que explican las razones por las que un paciente no sigue adecuadamente el tratamiento prescrito:

Las características de la enfermedad	La percepción que el paciente tiene de la gravedad de la enfermedad determina un mayor o menor seguimiento del tratamiento: • Las enfermedades agudas con síntomas de dolor o incomodidad producen mayor tasa de cumplimiento. • Las enfermedades crónicas y las asintomáticas presentan menores tasas de adherencia. La adherencia disminuye a medida que aumenta la duración de la terapia en el tiempo. Por otro lado, es más alta en las curativas y rehabilitadoras que en las preventivas. Los regímenes terapéuticos que provocan efectos secundarios inducen a una disminución de las tasas de adherencia, ya que pueden llegar a ser más molestos que los síntomas propios de la enfermedad.
La relación paciente-sanitario	Esta relación depende de dos elementos: • Satisfacción del paciente con relación al trato recibido por el profesional sanitario. • Comprensión de la prescripción, que constituye un primer paso para que la acepte, la recuerde y la cumpla.
Aspectos psicosociales del paciente	En este grupo, incluimos las siguientes variables: • El nivel cultural, el estado físico y la capacidad memorística del paciente para entender y recordar las pautas de tratamiento. • Las creencias del paciente con relación a las consecuencias de una enfermedad. • La capacidad de la persona para ejecutar una respuesta necesaria y eficaz. • La motivación del paciente por la salud. • El apoyo social procedente de la familia, los amigos o los grupos de autoayuda pueden mejorar el seguimiento del tratamiento, ya que alientan y reafirman conductas adecuadas en el paciente.

Tabla 4.5. Factores que inciden en el cumplimiento del tratamiento.

TRATO CON EL PACIENTE

Para mejorar la **adherencia terapéutica**, debemos:

- Favorecer la comprensión de las prescripciones y confirmarlo mediante un ensayo de conducta.
- Poner avisos que recuerden los medicamentos que se deben tomar o anotar en los envases la pauta de administración.
- Seguir las citas de los pacientes mediante avisos telefónicos o postales.
- Usar refuerzos de la conducta a través del apoyo social realizado por los amigos y familiares.
- Llevar un autorregistro de lo recetado para conocer el grado de cumplimiento del paciente.

CLAVES Y CONSEJOS

La información sobre la enfermedad la debe dar el médico exclusivamente.

El TCAE colabora en la trasmisión de la información sobre los cuidados que deberá seguir el paciente.

ACTIVIDADES

13. Explica la manera en que influyen las características de la enfermedad en el seguimiento de la medicación de un paciente.

CLAVES Y CONSEJOS

La **dosificación personalizada** de medicamentos consigue un cumplimiento terapéutico del 99 %.

En este sentido, la Agencia Española del Medicamento ha implantado desde enero de 2011 en todo el Sistema Nacional de Salud la llamada unidosis, o venta del número exacto de pastillas o sobres de antibióticos, analgésicos, antiinflatorios y otros fármacos de gran consumo que un paciente va a necesitar.

El objetivo es hacer que el seguimiento de los tratamientos sea más fácil, lo que mejora la salud de la población.

PONTE A PRUEBA 4

Lee atentamente el texto y debate en clase sus ideas principales.

La adherencia terapéutica: seguir bien los tratamientos

[...] Sin embargo, si el paciente no toma la medicación, los beneficios demostrados en los diferentes estudios no se traducirán en una disminución de la mortalidad de las enfermedades crónicas. En la actualidad, se detecta una falta de adherencia del 50 % en el tratamiento farmacológico de múltiples patologías y esta supera el 75 % cuando se trata se seguir una dieta prescrita o algún cambio en los estilos de vida. «La adherencia deficiente al tratamiento de las enfermedades crónicas es un problema mundial de alarmante magnitud».

¿Qué factores y causas se relacionan con la adherencia terapéutica?

Los factores que intervienen en el incumplimiento son diversos y pueden relacionarse con características del paciente, características del médico, relación profesional sanitario-paciente, tipo de enfermedad y modelos de tratamiento.

Es fundamental una adecuada comunicación y mejor relación paciente-profesional sanitario, ya que estudios científicos revelan que un 60 % de los pacientes entrevistados inmediatamente tras la visita del médico habían entendido mal las indicaciones recibidas.

Respecto al tipo de tratamiento, tiene importancia informar adecuadamente de los posibles efectos secundarios con el firme propósito de minimizar al máximo su aparición, reducir la complejidad de los tratamientos y simplificar las pautas terapéuticas.

El coste del tratamiento es otro factor a tener muy en cuenta, sobre todo en el momento económico y de cambios estructurales que nos ha tocado vivir, y no solo el coste directo de los fármacos, sino también el indirecto (perder días de trabajo, dejar a los hijos al cuidado de otras personas, desplazamientos innecesarios a los centros sanitarios).

Las causas más frecuentes de falta de adherencia son tan comunes como olvidos en las tomas de medicación, desconocimiento de los motivos por los que debe tomarla, miedo a efectos secundarios o aparición de reacciones adversas.

¿Cuáles son las repercusiones de la falta de adherencia terapéutica?

Las consecuencias de una deficiente adherencia terapéutica a los tratamientos de las enfermedades crónicas son múltiples, suponiendo malos resultados de salud y mayores costes sanitarios. La eficacia/efectividad de los fármacos, demostrada en estudios de investigación de altísimo coste intelectual y económico, se ve comprometida cuando los pacientes no la toman de forma adecuada. La salud de la población atendida no se mejora como sería de esperar, con la consiguiente repercusión en su calidad de vida y en la economía de la salud.

Una adherencia terapéutica deficiente aumenta: el uso injustificado de fármacos, las reacciones adversas a medicamentos, el número de eventos clínicos (cardiovasculares, cerebrovasculares, descompensaciones diabéticas, dolores articulares...), ingresos y reingresos hospitalarios, aumento de costes. Y, como conclusión, disminuye la eficacia/efectividad de las medidas terapéuticas, incrementando la morbimortalidad de la población mundial.

La Vanguardia, 07/01/2015

Claves de resolución:

El texto hace hincapié en que la falta del cumplimiento de las prescripciones médicas produce importantes consecuencias para la salud y el bienestar de los pacientes. Es importante revisar los factores que influyen en la toma de los medicamentos y en los cambios en los estilos de vida que determinadas patologías requieren para su curación o mejoría. Además, se debe remarcar que tanto la comunicación como la relación con el paciente juegan un papel transcendental para conseguir una buena adherencia al tratamiento.

5. El hospital: objetivos y funciones

> En la actualidad, el hospital se define como la organización médica y social que proporciona a la población una asistencia médico-sanitaria completa, tanto curativa como preventiva, y cuyos servicios externos se irradian hasta el ámbito familiar.
> Es también un centro de formación de personal y de investigación biosocial.

IMPORTANTE

En mayo de 2003, Barcelona puso en marcha el primer **hospital virtual** avanzado de Europa, el European Telemedicine Clinic, que permite el diagnóstico médico sin necesidad de un contacto directo con el paciente y sin barreras de espacio.

5.1. Funciones de los hospitales

Detallaremos a continuación las funciones principales del hospital:

Asistencial	El hospital realiza diagnósticos (identificación de la enfermedad a partir de sus signos y síntomas) y presta el tratamiento médico-quirúrgico más adecuado para el paciente, incluyendo las medidas de rehabilitación (recuperación de las capacidades afectadas o pérdidas) que sean necesarias.
Docente	Consiste en la formación profesional del personal facultativo y del personal de enfermería. También comprende la preparación de cursos de reciclaje para todo el personal sanitario.
Preventiva	Abarca la vigilancia de los sujetos enfermos, mediante el diagnóstico y el tratamiento precoz y la lucha contra las enfermedades transmisibles, y de los sanos, a través de controles de salud sistemáticos o de la educación para la salud en todos los ámbitos.
Investigadora	Su finalidad es ayudar al progreso de las distintas técnicas mediante la observación y la experimentación médica, epidemiológica y social.

Tabla 4.6. Las funciones de los hospitales.

5.2. Clasificación de los hospitales

> La clasificación de los hospitales permite determinar cuál es su cartera de servicios, en concepto de qué reciben financiación y de qué patologías son centros de referencia.

Los hospitales pueden clasificarse según tres aspectos:

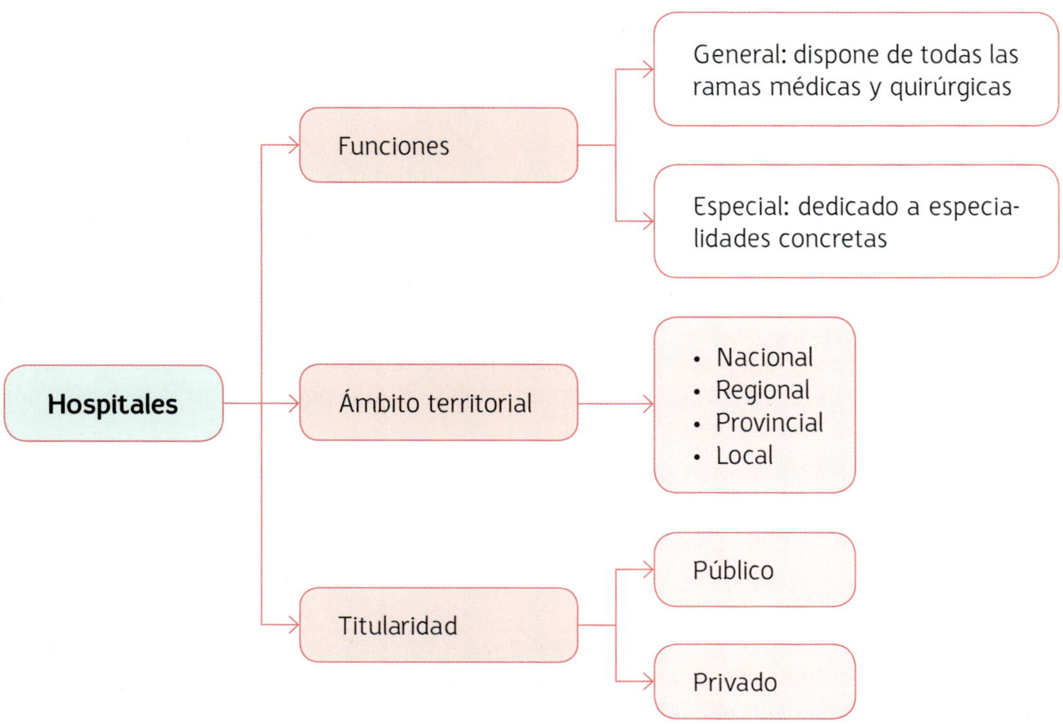

Fig. 4.6. Clasificación de los hospitales.

RECUERDA

En la asistencia sanitaria facilitada en el hospital, podemos distinguir dos tipos de intervenciones:

- La **cura**, prestada por el médico.
- Los **cuidados**, suministrados por el personal de enfermería. Su objetivo es tratar al paciente de manera integral atendiendo al restablecimiento de su salud, velando por su estado emocional y facilitando su comodidad física (aseo, alimentación, etc.).

ACTIVIDADES

14. ¿En qué consiste la función asistencial de los hospitales?

6. Efectos de la hospitalización en el paciente

RECUERDA

El mantenimiento del apoyo familiar y social durante el ingreso hospitalario es clave para la evolución positiva del paciente.

La hospitalización representa para la persona un desafío a su capacidad de adaptación, ya que cuando es ingresado se encuentra en un medio desconocido en el que debe intentar integrarse.

En el ámbito sanitario, se llama **hospitalismo** al conjunto de consecuencias físicas y psicológicas de la hospitalización en los pacientes. Se manifiesta mediante regresión social y cambios en la personalidad y es el resultado de la privación de las relaciones afectivas y familiares que sufren los individuos en el hospital. La entrada en el hospital, entonces, obligará a un cambio en la vida del paciente y lo someterá a unas circunstancias que ocasionan los efectos que se enumeran a continuación.

A. Aclimatación al nuevo entorno

La **habitación** es el espacio en el que se desarrollarán la mayoría de las actividades del paciente durante el tiempo que se encuentre en el hospital. A su vez, la persona ingresada debe asumir, mientras dure su hospitalización, las **normas** y los modelos de conducta de la organización hospitalaria.

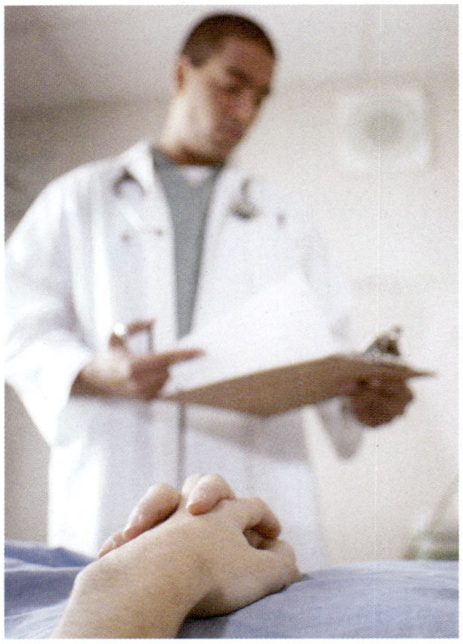

Fig. 4.7. El paciente hospitalizado debe hacer un esfuerzo por adaptarse a compartir su espacio con personas ajenas a su entorno.

B. Abandono de sus roles habituales

La aceptación del papel de paciente y su ingreso hospitalario provocan el cese de sus roles familiares, laborales y sociales.

- En el **núcleo familiar**, el resto de sus integrantes deben asumir un reajuste, como consecuencia de la falta del familiar hospitalizado. Este hecho da lugar a un cambio en la dinámica familiar, que se puede traducir en una redistribución de las tareas, tanto físicas como emocionales. Por otro lado, existe una carga adicional, derivada del propio ingreso, que consiste en la obligatoriedad de las visitas al familiar enfermo.
- En el **ámbito laboral**, la renuncia obligada al ejercicio de su profesión produce en el enfermo hospitalizado las mismas consecuencias psicológicas que sufre un desempleado, agravadas por la propia enfermedad, como disminución de la autoestima, depresión, insomnio o falta de apetito.

El alejamiento del ambiente familiar y laboral origina en el paciente un aislamiento y una pérdida de los apoyos sociales directos, que tienen una trascendencia fundamental en su estabilidad emocional durante todo el proceso de la enfermedad.

C. Pérdida de intimidad

El paciente permanece a disposición del personal sanitario, sea cual sea su papel profesional dentro del hospital. La mayoría de las veces es incapaz de distinguirlos, puesto que no llevan identificación que permita reconocerlos. Hay una serie de circunstancias que explican la pérdida de privacidad del paciente:

- Las **exploraciones físicas** o ciertas maniobras de aseo, que exponen algunas partes íntimas del cuerpo del paciente a personas ajenas a su entorno privado.
- La obligación de **compartir habitación** con otro paciente, un extraño con quien debe convivir forzosamente durante el tiempo que dure el ingreso.
- La necesidad de responder a preguntas que pertenecen a la esfera más íntima de sus emociones, sentimientos o hábitos, desconocidos en ocasiones incluso para los familiares más allegados. Enterarse de los **secretos del paciente** es una forma tácita de poder; a veces, estos secretos son compartidos entre profesionales, lo que puede vulnerar la parte más confidencial de la esencia del ser humano.

Cualquiera de las tres situaciones puede originar en el paciente un sentimiento de vergüenza e inseguridad en la relación con el personal sanitario que lo atiende y convertir su estancia en el hospital en más incómoda, penosa y desagradable.

ACTIVIDADES

15. Explica cómo influye en una familia nuclear formada por el padre, la madre y tres hijos (de 3, 5 y 7 años) la hospitalización de la madre.

D. Desarraigo

Como consecuencia de su estancia obligada en un **medio hostil y desconocido,** como es el hospital, rodeado de personas a las que no le une ningún vínculo afectivo, puede surgir en el paciente un sentimiento de desarraigo.

Esta situación origina en él dificultades de interrelación con otras personas en la expresión de sus sentimientos y emociones.

E. Falta de identidad

En el momento de ingresar, el paciente pierde las señas que le caracterizan como individuo, abandona sus rasgos personales y sufre una **despersonalización.** Se transforma en un objeto de asistencia médica. Algunas de las circunstancias que refuerzan este sentimiento son:

- Se le despoja de sus ropas y se le proporciona un pijama estándar del propio hospital.
- Se prescinde de su dimensión personal, descartando sus sentimientos y valores e identificándolo únicamente con sus rasgos externos.
- Se omite el calor humano en la relación sanitario-paciente como consecuencia de la necesidad del profesional de la salud de mantener una distancia afectiva con el paciente.
- El aumento de los costes médicos y la creciente especialización de las técnicas clínico-quirúrgicas someten a una gran presión a los profesionales sanitarios, que deben hacer frente a diversos informes técnicos en los que no existen referencias a los rasgos personales de los pacientes.

Las unidades de atención al paciente tienen como misión atenuar este sentimiento de despersonalización informando al paciente de los recursos sanitarios de los que dispone, realizando una labor de acogida y canalizando las quejas que puedan surgir como consecuencia de su estancia hospitalaria.

F. Información deficiente

El paciente no obtiene las explicaciones suficientes sobre su propio estado, su evolución, el tipo de exploraciones a las que va a ser sometido, las posibles complicaciones, etc. Por otro lado, el **lenguaje técnico** médico es de difícil comprensión para un profano en la materia.

Algunos pacientes solo desean conocer lo imprescindible; sin embargo, el personal de enfermería debe introducir en sus protocolos de asistencia sanitaria la responsabilidad de mantener informado al paciente y a sus familiares, intentando evitar confusiones o preocupaciones derivadas de malas interpretaciones por falta de comunicación. Sentirse informado facilita al paciente el proceso de adaptación a la enfermedad.

La Organización Mundial de la Salud publicó en 1993 unos consejos básicos para los médicos que deban notificar malas noticias al paciente. Teniendo en cuenta que la responsabilidad de comunicar la información al paciente es del médico, estos consejos también pueden ser útiles para los TCAE:

1. El paciente debe decidir sobre lo que quiere saber y cuándo lo quiere saber.
2. Permitir al paciente que se tome tiempo para asimilar toda la información; es importante no sobrecargarla y ofrecérsela en varias sesiones.
3. Dar alguna buena noticia o, por lo menos, esperanza.
4. Nunca dar falsas esperanzas o mentir, pues esto destruirá la confianza y la relación médico-paciente.

ACTIVIDADES

16. ¿Por qué se produce en los pacientes hospitalizados un sentimiento de desarraigo? ¿Qué consecuencias desencadena?

CLAVES Y CONSEJOS

El desarraigo puede provocar en el paciente ingresado un elevado grado de ansiedad.

En este sentido, el personal de enfermería puede desarrollar un papel fundamental:

- Proporcionando seguridad emocional al paciente mediante la expresión de pensamientos positivos.
- Favoreciendo la creación de vínculos emocionales con otras personas, del entorno hospitalario o del suyo propio, que le ayuden a verbalizar sus angustias.

TRATO CON EL PACIENTE

Para paliar los conflictos relacionados con la despersonalización, el TCAE debe atender globalmente a cada paciente ingresado, como a un individuo concreto, con su historia personal, sus cualidades, sus necesidades y sus aspiraciones y esperanzas.

Deberá evitar, por ejemplo, nombrarlo por el número de la cama que ocupa o por el nombre de la patología que padece: «el de la 213» o «el de la neo de colon».

G. Pérdida de independencia

El sentimiento de dejar de ser independiente atraviesa distintas fases según la etapa de la enfermedad en la que se encuentre el paciente. Lo podemos esquematizar en los siguientes pasos:

- En el momento de los primeros síntomas, el paciente es reacio a perder su independencia y, en muchas ocasiones, se niega a seguir las órdenes del médico, en la creencia de que de esa manera continúa siendo dueño de la situación.
- Cuando se produce la hospitalización, se inicia la dependencia del personal sanitario. La rutina hospitalaria le obliga a efectuar cambios en su estilo de vida y a perder el control sobre sus actividades habituales.
- Si el alcance de la enfermedad es importante, el paciente puede depender totalmente de los demás para satisfacer sus necesidades básicas. El paciente no tiene fuerzas para resistirse y, en ocasiones, el propio sentimiento de impotencia aumenta sus sentimientos de desvalorización.
- La mejoría del paciente se acompaña de la necesidad de recuperar su independencia. El personal sanitario no debe interferir en el proceso, ya que la hiperprotección mantiene al paciente en su estado de dependencia, mientras que, por otro lado, aquellos pacientes excesivamente cómodos y dependientes deben ser estimulados para alcanzarla.
- Una vez que el paciente se ha recuperado suficientemente de su enfermedad o intervención, debe abandonar el hospital. El paciente será agente de su propio cuidado en su domicilio y cumplirá con el tratamiento indicado. Frecuentemente, esta situación genera temor y ansiedad, por no sentirse capaz de llevar adelante su autocuidado; en consecuencia, el paciente prefiere no irse del hospital y mantener la dependencia de las personas que lo atendían. Para evitar este desajuste, es importante que el TCAE lo prepare para enfrentarse a los contratiempos que le pueden surgir en su hogar.

IMPORTANTE

Los artículos 36 y siguientes de la Ley 12/2001, de 21 de diciembre, de Ordenación Sanitaria de la Comunidad de Madrid, regulan la figura del **defensor del paciente** como un órgano encargado de gestionar las reclamaciones y sugerencias relativas a derechos y obligaciones de los pacientes.

CASO PRÁCTICO 1

Como hemos visto hasta ahora, la hospitalización desata una serie de sentimientos desagradables en el paciente. Vivenciarlos en primera persona nos hace ser conscientes del estado emocional del paciente hospitalizado y nos puede ayudar a responder de manera terapéutica cuando nos enfrentemos a ellos en una sala de hospitalización.

A través de esta actividad, experimentaremos el significado emocional del aislamiento, la soledad, los efectos de estar apartado de un grupo y los deseos de conseguir aprecio, estima y atención.

La actividad consiste en lo siguiente:

a) El profesor elige a unos siete alumnos que formarán un círculo uniendo sus manos y antebrazos en el centro del aula, rodeados por el resto de sus compañeros, que actuarán como observadores. Los integrantes del grupo tienen la consigna de no aceptar a nadie como nuevo componente del clan.

b) Se elige después a otro alumno que tendrá el papel de extraño o ajeno al grupo, cuya misión consistirá en integrarse en el círculo formando parte del grupo de los elegidos a cualquier precio.

c) Al cabo de unos quince minutos, se da por terminada la experiencia y comienza un turno de reflexión para los que han actuado como elegidos, para el «aislado» y para los que observaron todo el proceso. Cada uno expone los sentimientos que experimentó durante la actividad y comenta las estrategias utilizadas para resolver la situación.

ACTIVIDADES

17. ¿Qué circunstancias explican la pérdida de privacidad del paciente hospitalizado?

18. ¿Cómo puede mejorar el TCAE el sentimiento de desarraigo que sufre un paciente hospitalizado?

19. ¿Qué podría hacer el TCAE para evitar el conflicto de falta de identidad que sufre un paciente ingresado?

20. ¿Por qué, cuando el paciente siente los primeros síntomas de una enfermedad, tiende a no seguir las órdenes del médico?

21. ¿Es correcto dar falsas esperanzas a un paciente al comunicarle una mala noticia sobre su salud?

7. Conductas del paciente hospitalizado

El hospital es un medio adverso para el paciente. Hay que tener en cuenta que su ingreso en una institución sanitaria por una enfermedad grave produce un estado de **ansiedad** e **incertidumbre frente al futuro.**

Ante este hecho, los pacientes pueden responder de manera adecuada a su hospitalización, adaptándose a su situación, presentando una actitud colaboradora y sintiendo que controlan todo el proceso.

Sin embargo, en ocasiones, el paciente puede sentir que no recibe información completa, que no se le considera suficientemente y que sus actuaciones no modificarán el curso de su enfermedad. En resumen, no es capaz de controlar la situación.

En estas circunstancias, los pacientes pueden reaccionar de distintas maneras, adoptando dos actitudes no adaptadas contrapuestas:

Actitud de «buen paciente»	Actitud de «mal paciente»
Personalidad	
Se da más frecuentemente en personas poco controladoras que tienen una estancia hospitalaria de larga duración.	Se da más frecuentemente en personas controladoras que esperan que su estancia hospitalaria no les cambie en exceso su rutina y les permita mantener una cierta actividad para contribuir a mejorar su enfermedad.
Comportamientos	
• Es consciente de que no puede mantener el control de la situación. • Acepta las pautas de tratamiento y no se enfrenta al sistema, pero tampoco se adapta, y sus niveles de estrés son elevados. • Colabora con el personal sanitario, es pasivo, obediente, pregunta poco y no se queja.	• Pretende tener el control de la situación. • Rechaza las pautas de tratamiento, enfrentándose al sistema constantemente. • No colabora con el personal sanitario, reclamando más atención, más información, quejándose frecuentemente y manifestando explosiones de furia contra los profesionales. • Puede sufrir somatizaciones que dificultan su recuperación.
Resultados	
• Es un paciente pasivo, que no toma decisiones sobre sí mismo ni intenta mejorar su realidad. • La falta de información puede llevarle a tomar decisiones inapropiadas o a destiempo. • Puede perder su equilibrio emocional y sufrir depresión. • Su recuperación es más lenta debido a su excesiva dependencia. • Cuando sale del hospital, tiene dificultades para llevar adelante su propio cuidado, ya que ha desarrollado una dependencia excesiva del personal sanitario.	• Son pacientes con una actitud activa, que toman decisiones para mejorar su realidad. • Toma sus decisiones de manera conveniente, ya que dispone de la información. • Su lucha por el control de la situación le permite mantener el equilibrio emocional. • Su recuperación es más rápida por su buena forma física y emocional. • Cuando sale del hospital, se reintegra pronto a sus costumbres y es capaz de poner en práctica los procedimientos necesarios para su autocuidado.
Valoración del TCAE	
Son catalogados como «buenos pacientes» porque sus actitudes pasivas y obedientes facilitan mucho el trabajo del TCAE.	Son catalogados como «malos pacientes» porque suelen tener una actitud que dificulta el trabajo del TCAE, que en ocasiones se ve obligado a hacer dejación de sus funciones.

Tabla 4.7. Características del «buen» y el «mal» paciente.

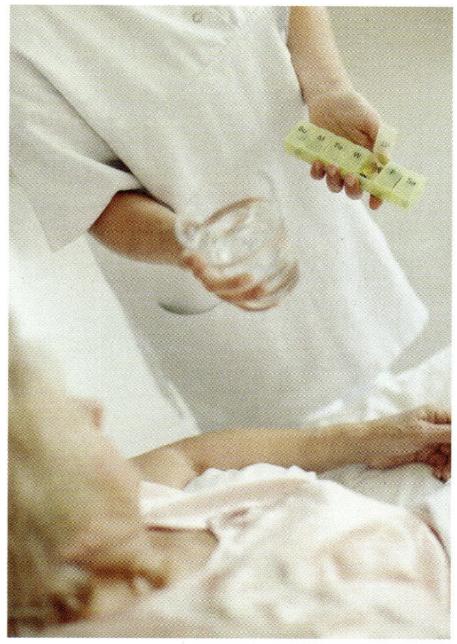

Fig. 4.8. Los «malos pacientes» rechazan las pautas de tratamiento.

ABC VOCABULARIO

Somatizar: consiste en transformar de manera involuntaria problemas psíquicos en síntomas orgánicos.

RECUERDA

Los «buenos pacientes» no se cuestionan nada, evitan tener preocupaciones derivadas de su enfermedad y quizá sufran menos. Pero la mayoría de ellos va a sufrir ansiedad por no entender qué les está sucediendo y tienden a sentirse mal consigo mismos por no ser capaces de dar el paso de preguntar.

8. Características del paciente quirúrgico

RECUERDA

La libertad y autonomía de los pacientes les hace corresponsables de su proceso de curación. De ahí la importancia de conocer el punto de vista del paciente como elemento regulador de su propia enfermedad.

Una intervención quirúrgica es un suceso generador de estrés y ansiedad, respuestas que tienen efectos negativos en las esferas emocional y física del paciente y que condicionan incluso su recuperación.

La cirugía es una circunstancia en la que se reúnen todos los elementos que definen un contexto estresante.

En este sentido, las principales características de la intervención quirúrgica son:

- Es una **vivencia desconocida** y nueva que crea inseguridad, desconfianza y esperanzas confusas con respecto a su desenlace, ya que el paciente no puede anticipar sus consecuencias.
- Implica un **trastorno orgánico y emocional** que puede asociarse a la carencia de un órgano o una función.
- **Escapa al control del paciente,** que debe confiar en los conocimientos y en la destreza de personas que le son ajenas.

8.1. El grado de estrés en una intervención quirúrgica

El grado de estrés que origina una operación quirúrgica depende de los siguientes factores:

Tipo de intervención	Se debe tener en cuenta: • Si está programada o es urgente. • Si se trata de una operación de cirugía mayor con anestesia general o de cirugía menor con anestesia local que no necesita ingreso. • La existencia en el periodo posoperatorio de dolor o trastornos que perturben al paciente. • La necesidad de una rehabilitación para recuperarse de las secuelas de la intervención y el tiempo estimado de esta.
Tipo de enfermedad	Establece la necesidad de un tratamiento quirúrgico. El grado de estrés desencadenado por la intervención será menor cuando la operación calme los síntomas o constituya la solución final.
Proceso de hospitalización	Se podrían considerar todos los efectos psicológicos que desencadena el ingreso hospitalario.
Personalidad del paciente	Se debe tener en cuenta lo siguiente: • Los pacientes con rasgos ansiosos responden con mayor ansiedad a las intervenciones quirúrgicas. • Los controladores presentan niveles elevados de ansiedad, ya que la situación escapa a su control. • Aquellas personas que delegan la responsabilidad de lo que sucede en el equipo médico presentan niveles bajos de ansiedad, aunque tienden a cumplir menos las órdenes de tratamiento y rehabilitación posquirúrgicas.

Tabla 4.8. Factores que inciden en el grado de estrés ante una intervención quirúrgica.

CLAVES Y CONSEJOS

El apoyo social procedente de la familia puede mejorar el seguimiento del tratamiento, ya que alienta y reafirma las conductas adecuadas en el paciente.

ACTIVIDADES

22. Indica por qué los «malos pacientes» son catalogados como tales por los TCAE.

23. Explica cómo influye la personalidad del paciente en su grado de estrés ante una intervención quirúrgica.

8.2. Estrategias para afrontar la cirugía

La ansiedad y la depresión son las dos respuestas más frecuentes al estrés que impone una intervención quirúrgica. Cuando aparecen, generan posoperatorios más dolorosos, más complicaciones y mayor número de días de hospitalización.

> La preparación psicológica del paciente para la cirugía mejora su estado emocional y favorece el proceso de su recuperación.

Consiste en:

- Suministrar al paciente la **información** que sea capaz de comprender y asimilar. Se ofrecerán dos clases de información:
  - Acerca del procedimiento quirúrgico (en qué consiste la operación, quién la va a realizar, cuánto va a durar, etc.).
  - Respecto a las sensaciones que acompañarán al proceso (malestar, cansancio, letargo, etc.).
- Estimular el **pensamiento positivo** y mejorar la percepción que tiene el paciente de la operación. De esta forma, disminuye la cantidad de pensamientos negativos, aumenta la sensación de control y descienden los niveles de ansiedad.
- Practicar **técnicas de relajación** que rebajen el nivel de ansiedad y aprender habilidades como la respiración profunda, las tablas de ejercicios de movilización de miembros, etc. Su objetivo es provocar una disminución de la actividad del sistema nervioso autónomo, lo que favorece el autocontrol de las conductas emocionales y la disminución de las respuestas al estrés.

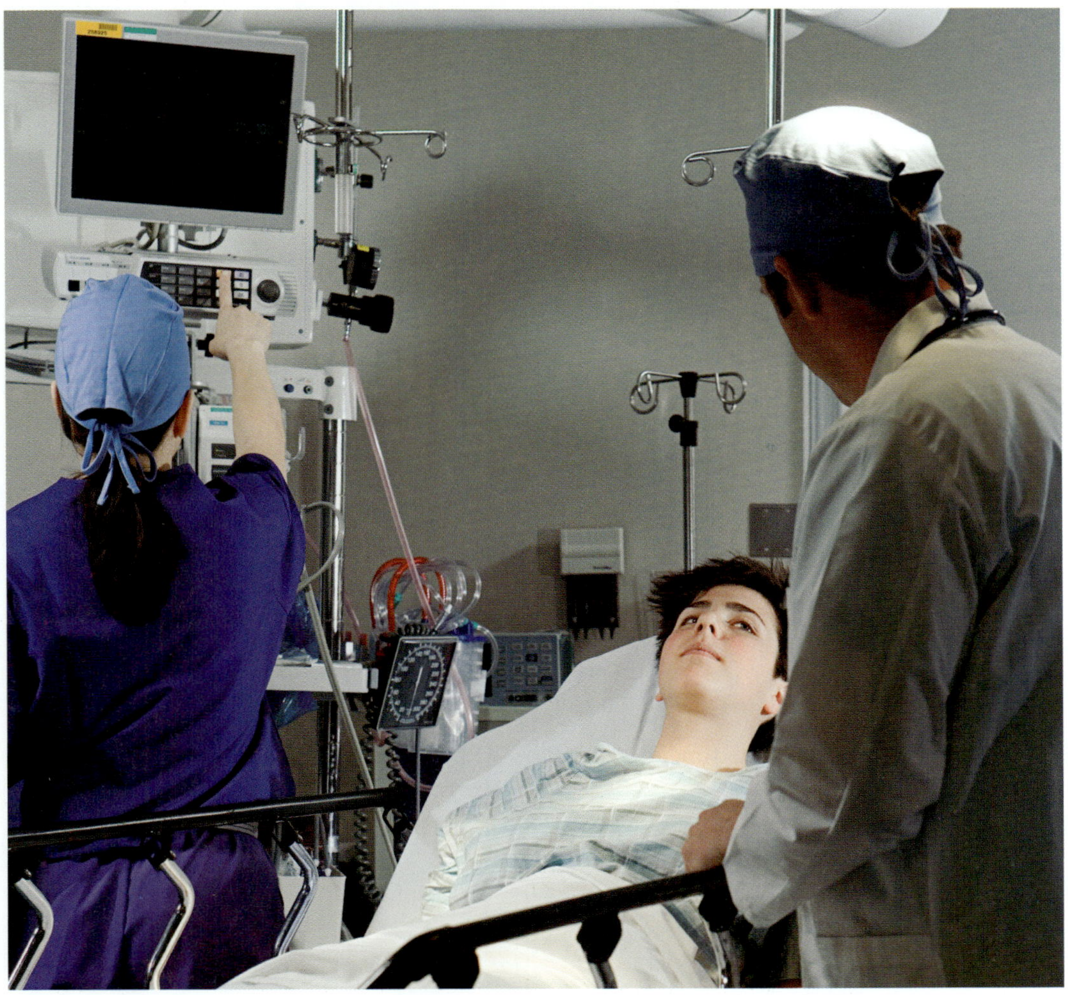

Fig. 4.9. El paciente tiene que disponer de información sobre su proceso quirúrgico para afrontarlo de un modo más positivo.

RECUERDA

Los **mecanismos de afrontamiento** que utiliza el paciente para responder al estrés de una operación son:

- De pensamiento (imaginar ideas positivas) o de comportamiento (pedir un tranquilizante).
- Centrados en el problema (conocer la dinámica de la operación y del hospital) o centrados en la emoción (intentar relajarse).
- De afrontamiento aproximativo (buscando información del problema que genera el estrés) o de afrontamiento evitativo (rechazando la información por resultar estresante).

WEB

Busca en Internet consejos para meditar en un minuto.

La enfermedad desencadena una serie de acontecimientos en la vida de las personas enfermas que dependen de múltiples factores interrelacionados entre sí

- En el transcurso de la enfermedad, el paciente sufre una serie de reacciones psicológicas que definirán su comportamiento. → Ansiedad, depresión, temor, aceptación del papel de paciente, desvalorización personal, pérdida de la independencia y comprensión de la enfermedad.
- La adaptación a la enfermedad presenta: → Choque psicológico, aceptación y legalización del papel de paciente, relación con el TCAE y resolución de la enfermedad.
- Mecanismos de defensa → Son **reacciones** que el individuo presenta para sobrellevar el estrés excesivo que supone padecer una enfermedad. → Incluyen negación, ira, represión, regresión, proyección, utilización de la enfermedad, racionalización y aceptación de la enfermedad.
- Actitud del TCAE → **Humanizar el trato con el paciente**
- La adherencia terapéutica es el proceso psicológico que implica al paciente en el cumplimiento del tratamiento. → Factores que influyen
  - Las características de la enfermedad.
  - Relación paciente-sanitario:
    - Satisfacción en la relación.
    - Comprensión de la prescripción.
  - Aspectos psicosociales del paciente: nivel cultural, creencias, motivación, apoyo social.
- Efectos de la hospitalización → Abandono de los roles habituales, pérdida de independencia, falta de identidad, pérdida de intimidad, desarraigo, información deficiente.
- Conductas del paciente hospitalizado.
  - Buen paciente → Colaborador, pasivo, con recuperación lenta y dificultades para llevar adelante su propio cuidado.
  - Mal paciente → No colaborador, rechaza las pautas de tratamiento, controlador, recuperación rápida, se reintegra pronto a sus costumbres.
- La cirugía genera estrés y ansiedad con efectos negativos que condicionan la recuperación del paciente.
  - Grado de estrés en función de:
    - Tipo de intervención.
    - Tipo de enfermedad.
    - Proceso de hospitalización.
    - Personalidad del paciente.
  - Estrategias para afrontarla
    - Dar información sobre el procedimiento.
    - Estimular el pensamiento positivo.
    - Practicar técnicas de relajación.

TEST DE REPASO

Nota: todas las actividades deben realizarse en un cuaderno aparte.

1. En el proceso de enfermar, llamamos *huésped* a:

(a) La causa que provoca la enfermedad.
(b) Las alteraciones de las funciones vitales.
(c) La persona que alberga la enfermedad.
(d) La pauta que sigue al evolucionar.

2. La fase subclínica de una enfermedad:

(a) Es en la que el paciente experimenta subjetivamente cierto grado de malestar.
(b) Es la fase de enfermedad manifiesta.
(c) Es anterior a que la enfermedad se inicie en el organismo.
(d) Se encuadra en el periodo prepatogénico.

3. Los pacientes que leen todo lo relativo a su enfermedad de manera obsesiva son pacientes:

(a) Extrovertidos.
(b) Introvertidos.
(c) Pasivos.
(d) Bipolares.

4. Señala la respuesta falsa respecto a cómo influye el entorno sociocultural en los pacientes:

(a) La incorporación de la mujer al trabajo ha supuesto un agravante en la situación familiar cuando algún miembro de la familia cae enfermo.
(b) Las enfermedades leves determinan el cierre del negocio en un trabajador autónomo.
(c) Las bajas laborales frecuentes pueden disminuir las posibilidades de promoción de un trabajador por cuenta ajena.
(d) Las redes sociales de apoyo proporcionan orientación y ayudas concretas en los procesos crónicos.

5. La legalización del papel de enfermo ocurre cuando:

(a) El individuo asume que se encuentra mal.
(b) Acude a recibir asistencia sanitaria.
(c) El paciente establece un acuerdo de dependencia con el equipo que lo atiende.
(d) La persona percibe cambios en su estado de salud.

6. ¿Cuál de las siguientes no es una actitud adecuada de un TCAE en el trato con el paciente?

(a) Humanizar el trato.
(b) Comunicarle nuestra capacidad para atenderlo.
(c) No tener tiempo para atender sus llamadas.
(d) Preocuparse por su bienestar.

7. Para mejorar la adherencia terapéutica, podemos:

(a) Favorecer la comprensión de la prescripción.
(b) Llevar un autorregistro de lo recetado.
(c) Delegar en un amigo que nos recuerde que debemos acudir al médico.
(d) Todas son ciertas.

8. La despersonalización del paciente ocurre por:

(a) La omisión del calor humano en su asistencia.
(b) La utilización de lenguaje técnico.
(c) La aceptación del papel de enfermo.
(d) Las exploraciones físicas a las que se le somete.

9. El mal paciente:

(a) Es consciente de que no puede tener el control de la situación.
(b) Su recuperación es más lenta.
(c) Puede perder su equilibrio emocional.
(d) Dificulta el trabajo de los TCAE.

10. El grado de estrés de una intervención quirúrgica es mayor cuando la intervención:

(a) Está programada.
(b) Cura los síntomas.
(c) Tiene un posoperatorio doloroso.
(d) Es ambulatoria.

11. Cuando el paciente trata de dar explicaciones a su comportamiento, estamos ante un mecanismo de defensa frente a la enfermedad de:

(a) Racionalización.
(b) Aceptación de la enfermedad.
(c) Proyección.
(d) Regresión.

12. ¿Cuál de estas actitudes permiten la creación de un vínculo entre el enfermo y el técnico?

(a) Llamar al paciente por su nombre.
(b) Preocuparse por su bienestar.
(c) Escucharle.
(d) Todas lo son.

13. La respuesta más ajustada de un paciente frente a la enfermedad es:

(a) Negar la enfermedad.
(b) La ira.
(c) La represión.
(d) La aceptación de la enfermedad.

COMPRUEBA TU APRENDIZAJE

Nota: todas las actividades deben realizarse en un cuaderno aparte.

Comprender el concepto del continuo salud-enfermedad.

1. Explica gráficamente qué significa el continuo salud-enfermedad.
2. Razona la diferencia entre el periodo prepatogénico y el periodo patogénico de la enfermedad.
3. ¿Qué posibles resultados pueden aparecer en la fase de resolución de la enfermedad?

Clasificar y relacionar los factores que intervienen en la actitud del paciente frente a la enfermedad, así como sus reacciones psicológicas.

4. Reflexiona sobre cómo influye la incorporación de la mujer al mercado laboral sobre la vivencia de la enfermedad en la familia.
5. Pon ejemplos de las consecuencias de la aceptación del papel de paciente.
6. Reúnete con tus compañeros en grupos de cuatro o cinco personas. Durante siete minutos, los integrantes de cada grupo deberán apuntar en su hoja las reacciones psicológicas que han experimentado cuando han estado enfermos. Se deberá considerar al menos:

   a) Cómo se sintieron al sufrir los primeros síntomas.

   b) Qué pasó cuando conocieron el diagnóstico.

   c) En qué momento se sintieron «enfermos oficiales».

   d) Cuál fue su relación con el personal sanitario.

   Pasado el tiempo, realizad un resumen en la pizarra y apuntad los sentimientos expresados por cada grupo. Probablemente, las reacciones citadas sean coincidentes, o pueden quedar reducidas a tres o cuatro.
7. Realiza un cuadro resumen de los mecanismos de defensa frente a la enfermedad.

Interpretar y relacionar los factores que influyen en el cumplimiento de los tratamientos por parte de los pacientes.

8. ¿Cómo influye la relación paciente-TCAE en el cumplimiento de la prescripción médica?
9. Nombra algunas estrategias para mejorar la adherencia terapéutica del paciente.
10. La Sociedad Española de Farmacia Hospitalaria (SEFH), en la 7.ª edición del «Día de la adherencia e información de los medicamentos», recordará a los pacientes la importancia de seguir las pautas en su tratamiento y no olvidar las tomas de cada medicamento. El lema del año 2016 es «Actívate por tu salud y toma la medicación». Busca información en Internet sobre sus características.

Comprender los objetivos y funciones de los hospitales y analizar los efectos de la hospitalización en los pacientes.

11. Nombra las funciones de los hospitales.

Distinguir las diferentes conductas de los pacientes hospitalizados.

12. Indica las misiones de las unidades de atención al paciente que atenúan el sentimiento de despersonalización del paciente.
13. ¿Qué resultados obtiene el «buen paciente» como consecuencia de su actitud durante la hospitalización?

Conocer las características psicológicas de los pacientes quirúrgicos.

14. Al comenzar nuestra jornada laboral, en la sala de despertar del hospital en el que trabajamos, nos encontramos con tres pacientes que acaban de ser intervenidos. Atendiendo a la información de la que disponemos de cada uno de ellos, vamos a analizar quién presentaría el nivel de estrés más elevado.

    Juan tiene 48 años y ha sido intervenido de urgencia para solucionar una estenosis coronaria. Sabe que todavía deberá permanecer ingresado algunos días y que cuando salga le quedarán unas cuantas sesiones de rehabilitación. Además, el médico ya le ha dicho que tendrá que modificar su estilo de vida y dejar de fumar, así como acudir a las revisiones puntualmente. Él está dispuesto a seguir las indicaciones del médico, pero piensa que la situación se le escapa de las manos, sobre todo ahora que está divorciado desde hace seis meses y todavía no es capaz de comprender qué hizo mal en su matrimonio.

    Elena tiene 35 años y se le ha practicado una liposucción. La intervención fue programada por su cirujano estético con anestesia epidural y sabe que deberá permanecer un día hospitalizada. Está soltera y no presenta ninguna otra patología de interés.

    Pedro tiene 24 años y le han operado por una rotura del menisco interno de la rodilla izquierda. La intervención ha sido programada por su traumatólogo y se ha efectuado con anestesia regional. Sabe que deberá realizar rehabilitación durante tres meses para poder volver a jugar al fútbol, pero no le preocupa porque confía plenamente en su médico.

Nota: todas las actividades deben realizarse en un cuaderno aparte.

Juego de roles

En grupo, escribid un diálogo para ser representado posteriormente por dos de sus integrantes (asumiendo los papeles de paciente y profesional), con el fin de adaptar las respuestas del TCAE al paciente que sufre una hospitalización.

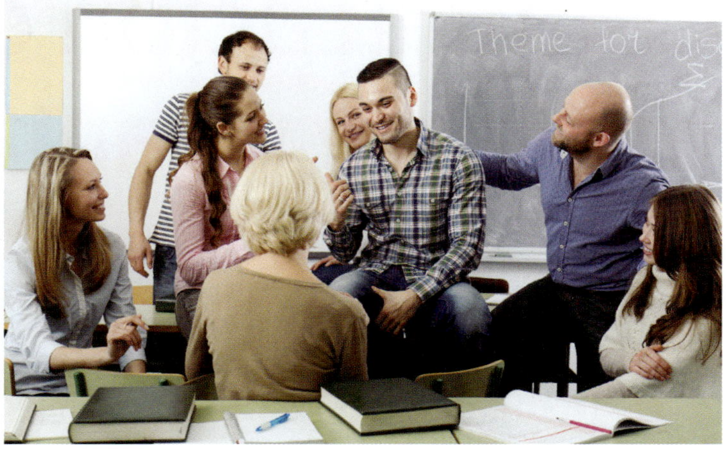

Para ello, debéis tener en cuenta que:

- El paciente presenta una docilidad excesiva, con claros síntomas de depresión por su miedo al dolor y a la inseguridad que le crea no saber cuál será el pronóstico de su enfermedad. Además, como mecanismo de defensa, presenta una regresión, con llanto fácil y egocentrismo.
- El TCAE debe **crear un vínculo** con el paciente, llamándolo por su nombre y mirándolo a la cara al hablarle. Ha de presentarse e indicar su función en el hospital y debe preguntarle si necesita algo y ponerse a su disposición.

En el juego de roles, se deben evitar algunas actitudes no adecuadas, como ser insensible a sus llamadas, utilizar tono autoritario o irónico o predisponer negativamente al resto del equipo en contra del paciente.

Practica la meditación plena

La meditación que cultiva la atención plena es particularmente eficaz para reducir el estrés, la ansiedad, la depresión y otras emociones negativas. La atención plena es la cualidad de estar plenamente comprometidos en el momento presente, sin analizar o «sobre-pensar» la experiencia. En lugar de preocuparte por el futuro o revivir el pasado, la meditación consciente cambia el enfoque sobre lo que está pasando ahora mismo.

Para aliviar el estrés, prueba las técnicas siguientes de meditación para lograr la atención plena:

- **Exploración del cuerpo:** al explorar el cuerpo, cultivas la atención, centrándola en varias partes de tu cuerpo. Al igual que la relajación muscular progresiva, empieza con los pies. Sin embargo, en lugar de tensar y relajar los músculos, solo tienes que centrarte en la manera en que cada parte de tu cuerpo se siente, sin etiquetar las sensaciones como «buenas» o «malas».
- **Meditar mientras caminas:** no es necesario estar sentado para meditar. Meditar mientras caminas implica estar centrado en el aspecto físico de cada paso: la sensación de los pies tocando el suelo, el ritmo de la respiración mientras te mueves y sentir el viento en tu cara.
- **Comer conscientemente:** trata de comer con atención. Siéntate en la mesa y centra toda tu atención en la comida (sin televisión ni periódicos). Come despacio, disfruta plenamente y concéntrate en cada bocado.

La meditación de la plena atención no es igual a andar por las nubes. Es un esfuerzo para mantener tu concentración y para que vuelvas al momento presente cuando tu mente se distrae. Con la práctica habitual, la meditación consciente realmente cambia el cerebro, el refuerzo de las áreas asociadas con la alegría y la relajación, y el debilitamiento de las implicadas en la negatividad y el estrés.

www.recursosdeautoayuda.com/ejercicios-de-relajacion

5
UNIDAD

Comunicación entre paciente y sanitario

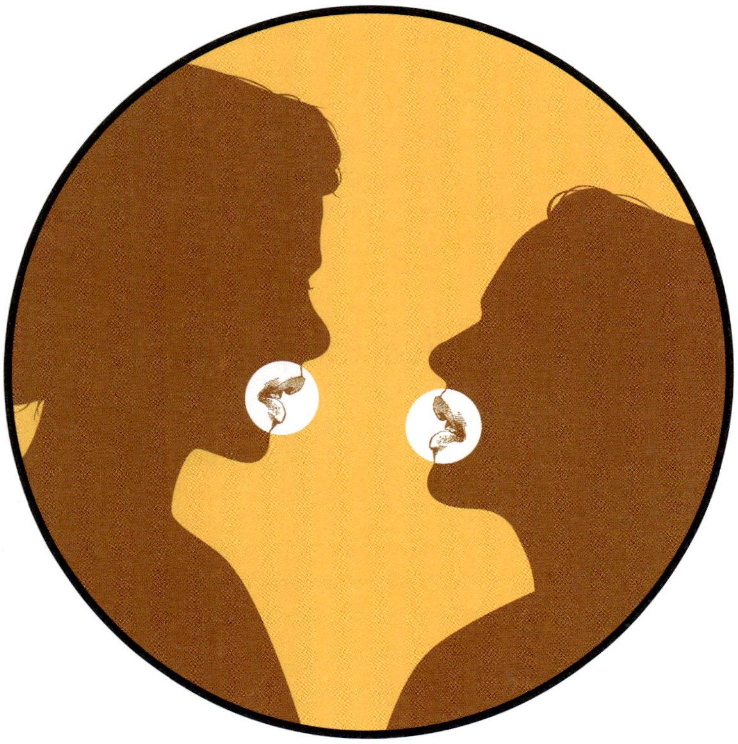

En esta unidad

APRENDERÁS A

- Comprender e interpretar el concepto y el esquema de la comunicación.
- Clasificar y relacionar los tipos de comunicación y entender sus barreras.
- Diferenciar los estilos de comportamiento: agresivo, pasivo y asertivo.
- Conocer las propiedades de la comunicación en enfermería y dominar los instrumentos para conseguir una buena comunicación con el paciente.
- Analizar los aspectos que pueden mejorar la habilidad de escuchar y distinguir las conductas adecuadas de las no adecuadas en la comunicación con el paciente.

ESTUDIARÁS

- La comunicación, sus reglas y su esquema.
- Las barreras en la comunicación.
- La comunicación verbal y no verbal.
- La asertividad, los estilos de comportamiento y los factores que influyen en la conducta asertiva.
- La comunicación en enfermería.
- La empatía y la escucha activa como instrumentos para una comunicación efectiva en enfermería.
- Las respuestas del profesional sanitario.

Y SERÁS CAPAZ DE

- Explicar el concepto de *comunicación,* enumerar los factores que perturban el proceso y describir los factores que la mejoran.
- Definir el concepto de *escucha activa.*
- Exponer cada una de las técnicas que permiten responder terapéuticamente y analizar las respuestas no terapéuticas.

1. El concepto de comunicación

> La comunicación humana es un proceso en el que se establece una relación interpersonal de transmisión y recepción de ideas entre un locutor y su interlocutor.

Los sujetos que participan en la comunicación expresan algo de sí mismos mediante signos verbales y no verbales con la intención de influir en la conducta del otro. Existe, por tanto, un **intercambio** de opiniones y emociones.

La comunicación es un **proceso fundamental** en el quehacer diario del personal sanitario. El desarrollo de habilidades de comunicación eficaces y positivas permite establecer una relación adecuada con el paciente y su familia y realizar un seguimiento del proceso de la enfermedad.

> La comunicación es un recurso que asegura que los pacientes reciban unos cuidados de enfermería de calidad.

A. Reglas de la comunicación

El estudio de la comunicación humana pone de manifiesto que la comunicación afecta a la conducta y que toda conducta implica un proceso de comunicación:

Comunicación humana ⟷ Conducta

El psicólogo americano Paul Watzlawick, uno de los principales teóricos de la comunicación humana, estableció, mediante una serie de axiomas, el efecto de la comunicación sobre las personas que intervienen en ella. Estos **axiomas** quedarían resumidos en las siguientes reglas:

1. No es posible no comunicarse	Cualquier conducta en una relación interpersonal es un mensaje que implica un compromiso, positivo o negativo, entre los participantes. Las posibles respuestas al compromiso establecido incluyen el rechazo, la aceptación, la descalificación o la utilización de un síntoma.
2. Toda comunicación tiene dos componentes	Las palabras que decimos para explicar el contenido y las emociones o sentimientos que utilizamos para expresarlo (metalenguaje).
3. La comunicación es más que una simple suma de factores aislados	Las personas que intervienen en el proceso deben tener a su alcance toda la información sobre los elementos de la comunicación.
4. Durante la comunicación, los participantes pueden mantener dos tipos de relaciones interpersonales	• Simétrica. Ocurre cuando la comunicación se realiza en el mismo ámbito organizacional (entre colegas, amigos o familiares). • Complementaria. Se refiere a una comunicación en la que existen distintos niveles jerárquicos (TCAE y enfermero).
5. En la comunicación, lo importante es lo que el otro entiende	Si quiero que haya comunicación, cuando el que escucha entiende mal lo que yo digo, es responsabilidad mía aclararlo.

Tabla 5.1. Axiomas de la comunicación, según Watzlawick.

RECUERDA

La habilidad de una persona para comunicarse determina el tipo de relación que establece con los demás y con su entorno, y viene determinada por su capacidad para:

- Expresar sus pensamientos con claridad.
- Escuchar los pensamientos del otro y responder con respeto.

CLAVES Y CONSEJOS

Los **procedimientos de la comunicación** requieren un proceso de aprendizaje a través de múltiples experiencias, que permiten conocerse a uno mismo y al mundo que le rodea, con el objetivo de desarrollar la capacidad de interpretación.

PONTE A PRUEBA 1

Juego de roles

La actividad consiste en la interpretación por parte de dos alumnos, en el contexto que se describe, de las escenas que se muestran a continuación:

Es el momento de repartir la comida a los pacientes de la planta y Lucía, que todavía tiene que distribuir las bandejas al resto, entra en la habitación de María, una enferma de 68 años que la está esperando con ganas de hablar. Es una paciente asidua del hospital, ya que padece una insuficiencia cardiaca. Está muy sola y por eso aprovecha cualquier momento para conversar con alguien.

Dado que Ana no puede abandonar físicamente el campo, debe establecer una comunicación con la paciente. Indica en cada una de las ilustraciones las posibles respuestas del TCAE a la paciente y ensaya la respuesta más ajustada.

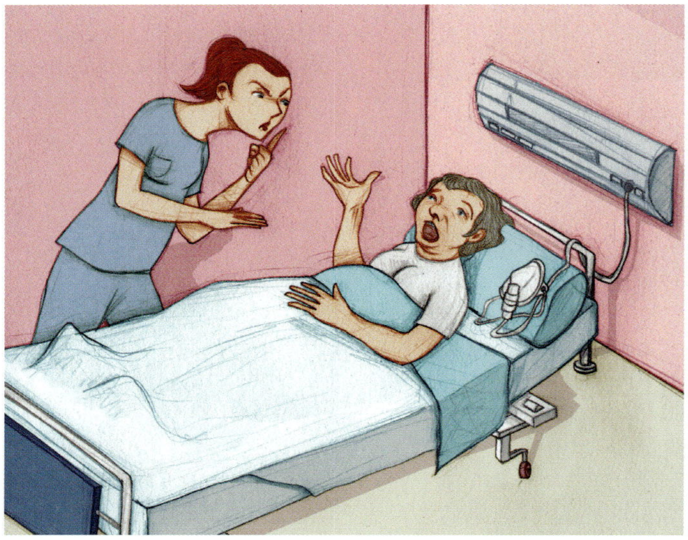

Lucía responde de forma descortés que no le interesa conversar.

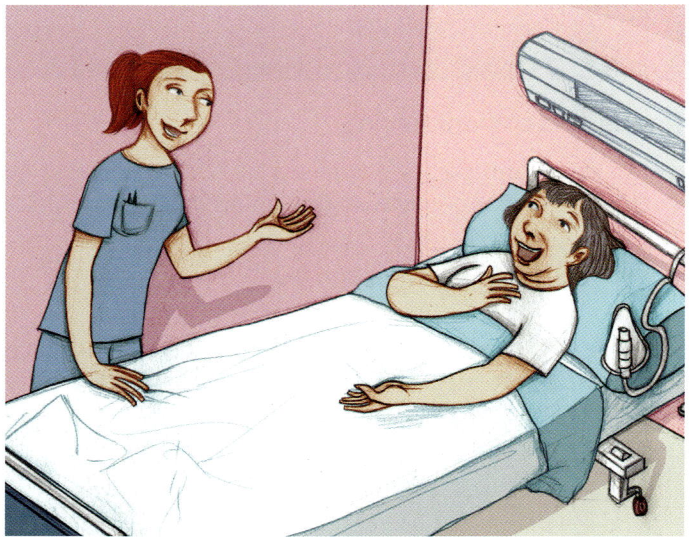

Lucía cede y comienza a conversar con María.

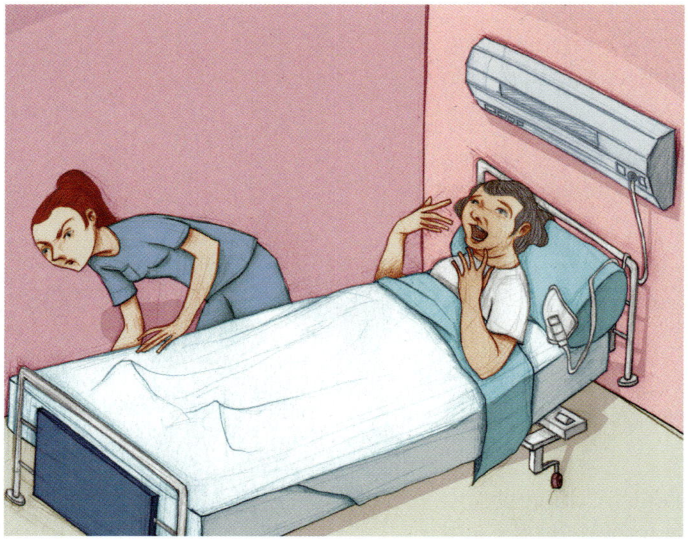

Lucía puede cambiar de tema o responder con oraciones incompletas, invalidando la comunicación.

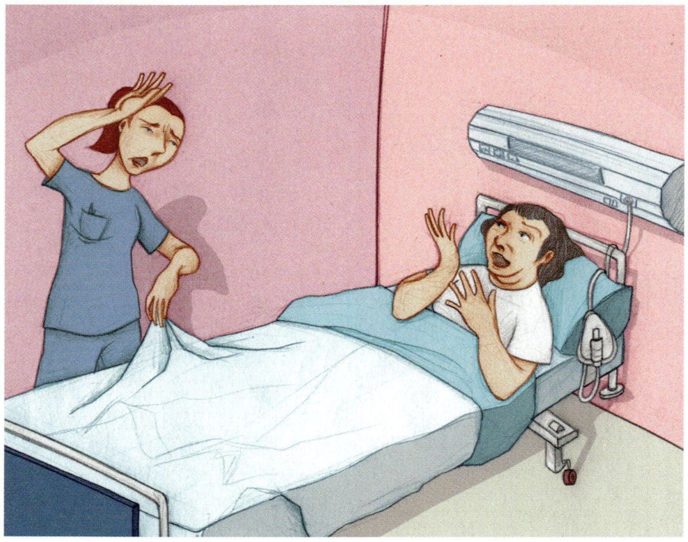

Lucía puede fingir un dolor de cabeza o un malestar indefinido que justifique la imposibilidad de comunicarse.

Claves de resolución:

Para resolver la actividad, debes considerar que, en cada una de las imágenes, se deben indicar las reacciones posibles del TCAE con respecto a la información que aparece al pie de la ilustración, teniendo en cuenta que, de manera genérica, no es posible no comunicarse. En cualquier interacción entre dos personas, se establece un acuerdo tácito que puede tener un resultado provechoso, contradictorio o nocivo. Recuerda que la respuesta más ajustada debe incluir una incorporación de las habilidades de comunicación al cuidado de los pacientes.

B. El esquema de la comunicación

Los elementos que intervienen en el proceso de la comunicación funcionan de manera interdependiente, de forma que un cambio en cualquiera de ellos afecta a todos los demás, y se completan con un **feedback** o retroalimentación, que certifica que el receptor ha captado el mensaje. Por último, el proceso de la comunicación tiene lugar en un contexto.

Puede esquematizarse así:

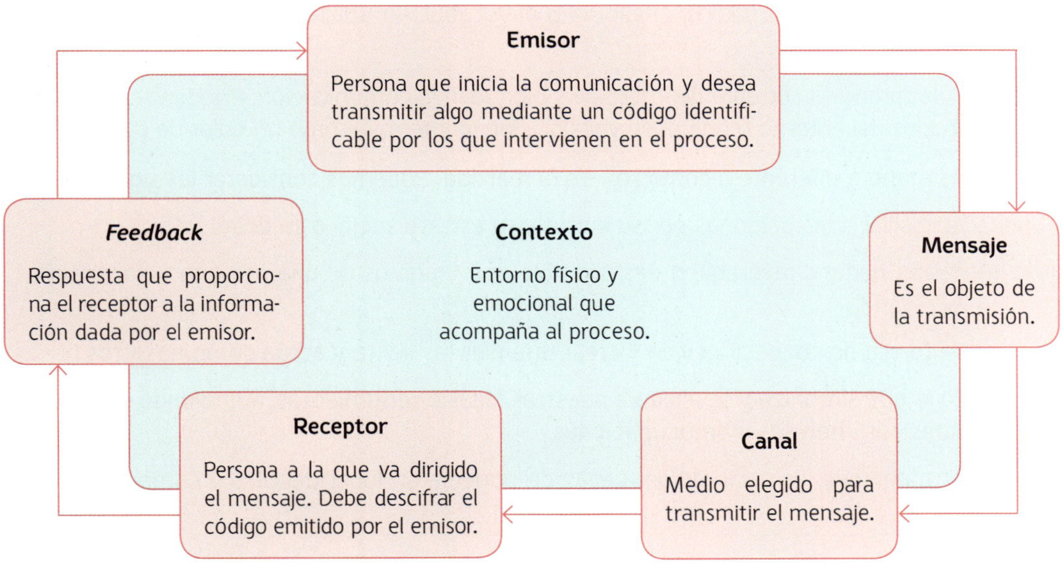

Fig. 5.1. Esquema de la comunicación.

PONTE A PRUEBA 2

En cualquier conversación que se entabla con un paciente, podemos reconocer todos y cada uno de los elementos que intervienen en el proceso de la comunicación. Imagina una conversación entre un paciente y un TCAE en la que estén presentes todos los elementos que encontramos en el esquema de la comunicación. Para ello, puedes considerar cualquier interacción con el paciente en el desarrollo de las funciones del técnico como, por ejemplo, la toma de constantes, la realización de la cama, el cambio de la bolsa de diuresis, el reparto de comida...

Claves de resolución:

En la resolución de este caso, debes revisar el esquema de la comunicación y recordar que el paciente actúa como emisor, cuando quiere transmitir un mensaje al técnico. Para ello, codifica el contenido mediante el código del lenguaje oral en palabras. El canal utilizado para la transmisión del mensaje generalmente es el aire, ya que el paciente suele utilizar el lenguaje hablado. El TCAE actúa como receptor y recibe el mensaje en clave. Su misión es decodificarlo para poder comprender lo que le sucede al paciente. La respuesta del TCAE corresponde al *feedback* de retorno, que cierra el círculo del proceso de la comunicación. Este elemento permite que el paciente se dé cuenta de cómo ha sido comprendido su mensaje. El TCAE puede añadir una valoración personal al mensaje del paciente. Puede que estas valoraciones no sean reales. Es misión del paciente aclarar el posible malentendido, como hace al finalizar la conversación. Habitualmente, el contexto corresponde a la habitación del hospital (contexto físico) y a la relación personal (contexto emocional) que se haya establecido previamente entre el paciente y la TCAE.

ACTIVIDADES

1. Indica las diferencias entre comunicación simétrica y comunicación complementaria.
2. En un proceso de comunicación, ¿cuál es la misión del receptor?
3. ¿Qué es el contexto en un proceso de comunicación?

IMPORTANTE

Una vez que el receptor recibe el mensaje, debe ser capaz de decodificarlo, es decir, de poner en marcha el proceso mental que le permita descifrar el código utilizado por el emisor. La tarea de **decodificación** puede ser bastante compleja, ya que el código empleado por el emisor no siempre es claro y concreto, y puede prestarse a diferentes interpretaciones.

2. Barreras en la comunicación

Las barreras en la comunicación son el conjunto de obstáculos que impiden que el mensaje sea elaborado, transmitido e interpretado de forma correcta durante el proceso.

Podemos dividirlas en:

Lingüísticas	Se producen cuando no se comprenden los símbolos, el idioma o el vocabulario utilizado. El TCAE debe adaptar su lenguaje a la edad y la cultura del paciente.
Interferencias	Son estorbos que dificultan la comprensión correcta del mensaje y bloquean la comunicación. Pueden ser externas a los interlocutores, como los ruidos del entorno o una mala vocalización, o internas, como un dolor de cabeza.
Psicológicas	Llevan a percibir los hechos de manera diferente a como son en la realidad. Podemos considerar las siguientes: • Utilizar los estereotipos y encasillar a las personas por su cultura, su estrato social o su edad. • Dejarnos influir por la impresión general favorable o desfavorable que tenemos de una persona y hacer suposiciones falsas. • Proyectar en el otro nuestra forma de concebir la vida y creer que piensa, siente y actúa como nosotros. • No escuchar o escuchar solo lo que sintoniza y se ajusta a nuestras ideas o sentimientos, atendiendo solo a una parte del mensaje, según nuestros intereses y preocupaciones. • No saber conectar con la otra persona, es decir, no ser capaz de ponerse en lugar del otro y comprender sus sentimientos.

Tabla 5.2. Barreras en la comunicación.

Para superar estas barreras, el TCAE debe utilizar todas las alternativas posibles para ayudar al paciente a expresar sus necesidades.

Entre otras **medidas**, se debe:

- Usar un lenguaje adecuado a las características de los pacientes.
- Escuchar con atención y comprobar si el mensaje ha sido bien recibido, utilizando la retroalimentación o *feedback*.
- Presentar una actitud positiva y no crítica que permita la objetividad en el proceso.
- Evitar las ideas preconcebidas y las generalizaciones y aceptar al otro tal y como es, respetando sus sentimientos y creencias, aunque no se compartan.

ACTIVIDADES

4. Realiza un esquema de las barreras de la comunicación y pon varios ejemplos.

PONTE A PRUEBA 3

Resume las barreras en la comunicación que se citan en este artículo y las maneras de evitarlas:

Las barreras en la consulta médica

[...] Los bloqueos mentales. Es frecuente ver que el paciente no se ha quedado con el mensaje del médico porque se siente saturado o bloqueado. Es difícil escuchar lo que el médico le dice, porque él mismo tiene un discurso interno que le atormenta y le impide escucharlo todo. Por ello, es importante que el paciente venga acompañado si es posible y/o apoyar nuestro mensaje con textos escritos que sirvan de recordatorio.

La interpretación del lenguaje médico. El emisor dice su discurso lo más claro posible, pero, a pesar de todo, el paciente no sabe interpretarlo. Por ello, debemos confirmar si el paciente ha entendido lo que le hemos dicho y, si no es así, no hay que repetir el mismo discurso. Hay que decir lo mismo con otras palabras hasta que el mensaje llegue correctamente.

El complejo de inferioridad. Relacionado con el paternalismo en la relación médico-paciente.

La desinformación. Vivimos en una era con exceso de información o «infoxicación» debido a las nuevas tecnologías. El exceso de información, la información inadecuada o su defecto confunden en muchas ocasiones al enfermo. Puede hacer incluso que entremos en contradicción con la información que él tenía previamente. Conviene dialogar, explicarnos lo mejor posible, clarificar conceptos y objetivos [...].

Dra. Virginia Ruiz Martín, 28/04/2013

Claves de resolución:

Para solucionar el ejercicio, repasa los tipos de barreras que encontramos al comunicarnos y observa que son las psicológicas las que ejercen una mayor repercusión en el entorno sanitario. Haz un listado de las que presenta el artículo y busca soluciones creativas para cada una de ellas con la ayuda de las claves que te proporciona el texto para superar estas barreras.

3. Tipos de comunicación

La comunicación comprende cualquier forma de intercambio de pensamientos o emociones a través de múltiples canales.

Existen dos tipos de comunicación: verbal y no verbal.

3.1. Comunicación verbal

> La comunicación verbal consiste en que el emisor realice un esfuerzo consciente de expresarse mediante palabras para facilitar la comprensión del mensaje al receptor.

Existen dos tipos de comunicación verbal:

- La **expresión oral**, que se lleva a cabo a través del **lenguaje hablado** y permite una retroalimentación inmediata. Sin embargo, la comunicación que se establece entre dos interlocutores no solo depende de las palabras. Diversos estudios ponen de manifiesto que la capacidad de influir en el otro a través de las palabras es solo del 7 %.
- La **expresión escrita**, aquella que se efectúa mediante el **lenguaje escrito**. Para que una comunicación escrita sea comprendida, el **texto** debe ser:
  - Claro: sencillo, ordenado y que conduzca a una única interpretación.
  - Breve: es preciso que sea completo pero conciso.
  - Gramaticalmente correcto: teniendo en cuenta la gramática y la ortografía.
  - Original y con una cuidada presentación.

En toda comunicación oral, debemos tener en cuenta los siguientes aspectos:

- El objetivo de la comunicación.
- El interés que despierta el mensaje que vamos a comunicar.
- A quién va dirigida y qué actitud presenta.
- De cuánto tiempo disponemos.

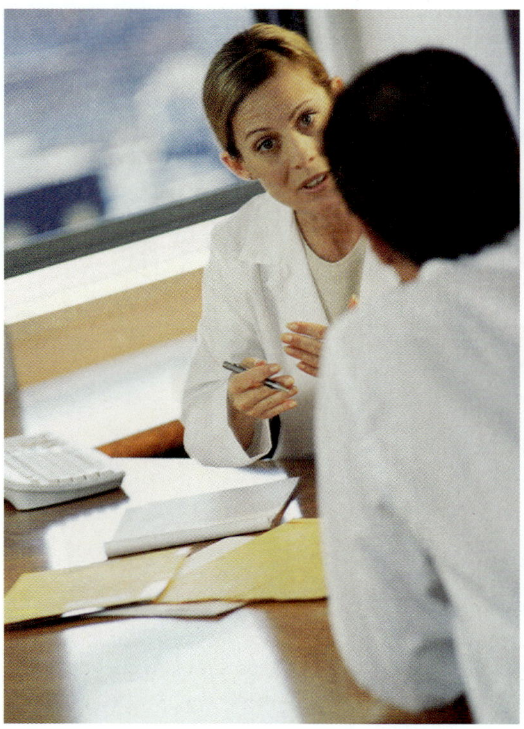

Fig. 5.2. La expresión oral se lleva a cabo mediante el lenguaje hablado, aunque la capacidad de influir en el otro tan solo mediante palabras es baja.

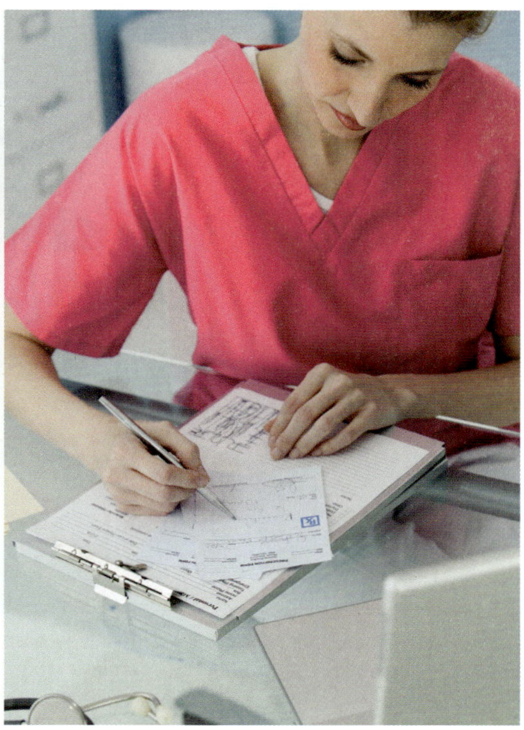

Fig. 5.3. La expresión escrita se efectúa con el uso de textos claros, breves, gramaticalmente correctos y originales.

TRATO CON EL PACIENTE

Las **señales no verbales** influyen cinco veces más en el interlocutor que las orales y, cuando estas últimas son incongruentes, se confía más en el lenguaje no verbal.

WEB

La National Library of Medicine tiene una página web con información bibliográfica básica sobre alfabetización médica que permite vislumbrar lo mucho que queda por hacer en este campo:

www.nlm.nih.gov

3.2. Comunicación no verbal

Se lleva a cabo a través de la apariencia física, los gestos y los movimientos corporales.

Permite la transmisión de actitudes y emociones, y acompaña y sirve de apoyo a la comunicación verbal. Es útil en situaciones conflictivas, en las que puede sustituir a las palabras.

Sus **objetivos** son los siguientes:

- Acompañar y modificar la comunicación verbal.
- Expresar las emociones de la persona que la realiza.
- Transmitir actitudes (de dominación/sumisión o de gusto/disgusto).
- Descubrir la verdadera personalidad de cada uno, ya que los gestos nos delatan.

Las **funciones** que cumple la comunicación no verbal son:

- Reiteración. Repite y refuerza la comunicación verbal.
- Acentuación. Puede poner de relieve fragmentos del mensaje verbal.
- Organización. Regula y distribuye los flujos de comunicación.
- Confusión. Puede contradecir la comunicación verbal y llevar al desconcierto.
- Reemplazo. Puede sustituir los mensajes emitidos verbalmente.

El estudio de la comunicación no verbal se estructura en tres campos: la quinesia, la paralingüística y la proxémica, que pasaremos a explicar a continuación.

A. La quinesia

La quinesia estudia los mensajes que se emiten a través de los movimientos corporales y de nuestra apariencia física.

Está muy influenciada por la cultura y consta de los siguientes elementos:

- **La mirada.** Es un factor de comunicación verbal muy importante, ya que con ella podemos expresar prácticamente todas las emociones. Consiste en mirar a otra persona entre los ojos o en la mitad superior de la cara, lo que nos permite apreciar las variaciones de tamaño de la pupila y, en consecuencia, su actitud negativa o positiva.
- **Los signos del mentiroso.** Existen diversos movimientos corporales que pueden delatar a una persona que miente. Estos signos están relacionados con la figura de los tres monos sabios que no escuchan, ni dicen ni ven lo perverso, y consisten en:

IMPORTANTE

Cuando una persona se entusiasma o quiere ser agradable, dilata su pupila hasta cuatro veces su tamaño normal; por el contrario, cuando está malhumorada, su pupila se contrae.

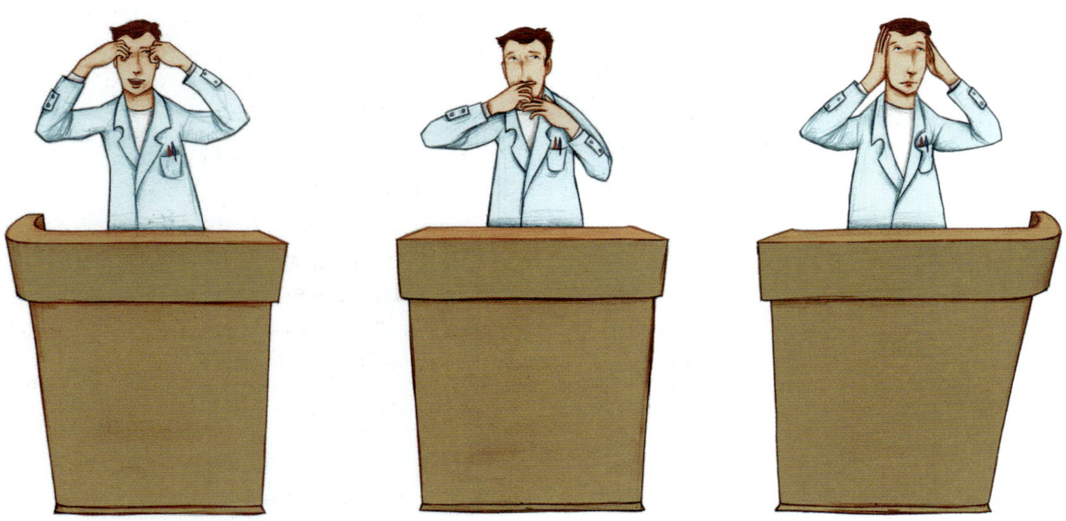

Frotarse un ojo para no mirar a la cara de la persona engañada. | Taparse la boca o, más disimuladamente, tocarse la nariz. | Frotarse la oreja, como el niño que tapa sus oídos cuando le van a regañar.

Fig. 5.4. Los signos del mentiroso en la comunicación.

Para llegar a conclusiones acertadas, es fundamental que consideremos la interpretación de los gestos en su conjunto.

RECUERDA

La cantidad y la calidad de las miradas transmiten actitudes interpersonales. En general, las personas que más utilizan la mirada son consideradas más agradables. Cuando una persona es deshonesta o trata de ocultar algo, su mirada se enfrenta a la nuestra en menos de un tercio del tiempo de la conversación.

B. La proxémica

> La proxémica es el estudio de la manera en que los seres humanos organizan su territorio y las consecuencias que se derivan de ello.

Un territorio es el espacio que una persona considera propio. La amplitud de la zona está determinada por una serie de factores, como son la edad, el grado de intimidad, el motivo del encuentro, la cultura o la personalidad del individuo. Se distinguen cuatro zonas:

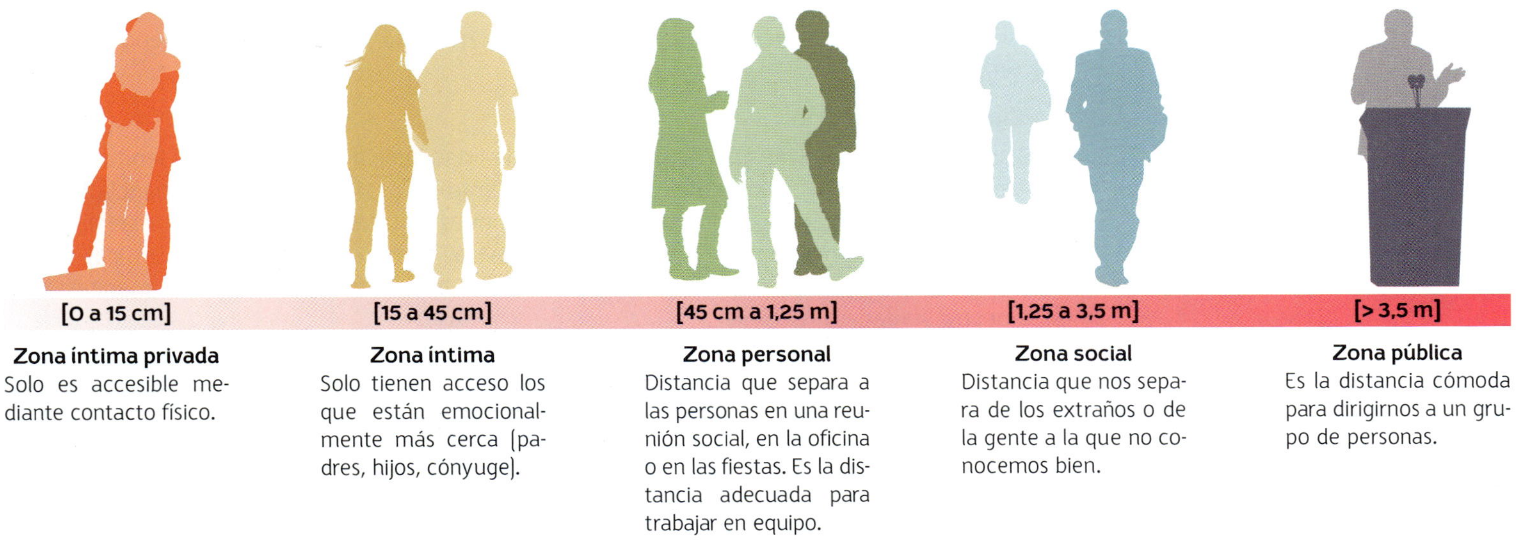

Fig. 5.5. Zonas de aproximación a las personas.

En el desempeño de sus funciones, el TCAE se ve obligado a invadir la zona íntima, tocar y manipular a los pacientes. Para evitar que el paciente se sienta amenazado o agredido en su espacio íntimo, es preciso:

- Explicarle el procedimiento que se le va a aplicar y por qué.
- Ser respetuoso en las maniobras necesarias para llevar a cabo la técnica.
- Solicitarle permiso para que no se sienta molesto e incluso pedirle disculpas si es inevitable.

C. La paralingüística

> La paralingüística estudia cómo conseguir una buena comunicación a través de las distintas cualidades que posee la voz.

Nos centraremos en las siguientes:

- La fluidez. Es saber utilizar las palabras adecuadas para atraer la atención del interlocutor hacia el mensaje que estamos transmitiendo.
- La articulación. Consiste en pronunciar los sonidos que componen las palabras con la corrección y el volumen necesarios para que puedan oírse con claridad.
- La velocidad. Es la relación entre la cantidad de palabras pronunciadas y el tiempo empleado en expresarlas.
- El volumen. Es la intensidad de la voz. Un volumen bajo se puede interpretar como docilidad o pesimismo; un volumen alto puede denotar autoridad, entusiasmo o agresividad.
- El timbre. Es la cualidad de la voz que se produce por la tensión de las cuerdas vocales y la resonancia debida a la forma de la cavidad oral, dando como resultado voces agudas, graves, nasales...
- La entonación. Es la curva melódica de la oración. Mediante la entonación, podemos expresar distintos estados de ánimo utilizando las mismas palabras.

TRATO CON EL PACIENTE

Algunas actitudes y los movimientos que las delatan pueden ser útiles en la relación con los pacientes. Así, la **actitud insegura** se manifiesta por mantener una postura rígida con tensión muscular, movimientos forzados y rígidos y actividad inquieta, ceño fruncido y expresión facial grave, ausencia de contacto visual con miradas furtivas y cabizbajo y movimientos tendentes a alejarse del otro.

PONTE A PRUEBA 4

Visualiza el vídeo sobre cinco consejos prácticos infalibles para mejorar tu comunicación no verbal de la página web **analisisnoverbal.com** y responde a las siguientes preguntas:

- ¿Por qué es importante sonreír al establecer una comunicación con alguien?
- ¿Cuánto tiempo hay que mirar a nuestro interlocutor cuando escuchamos?
- ¿Qué tipo de gestos expresan buenas intenciones en la comunicación?
- ¿Qué ocurre si hablas con un tono agudo y muy alto en una conversación?

Ahora, practica con tu compañero los consejos que has visualizado sobre lenguaje no verbal.

Claves de resolución:

Las claves para resolver esta prueba están en la importancia que adquiere el lenguaje no verbal en la comunicación entre las personas. Tanto los gestos y nuestra apariencia física (quinesia) como la manera en que organizamos nuestro territorio (proxémica) y las distintas cualidades de la voz que utilizamos en nuestras conversaciones (paralingüística), son básicos para mostrar nuestras conductas, exteriorizar nuestras emociones y manifestar nuestra verdadera naturaleza.

PONTE A PRUEBA 5

Juan trabaja como TCAE en una clínica dental. Ana es una paciente que llega a la clínica con un fuerte dolor y un gran flemón. Hace unos días le extrajeron una muela y parece que se le ha complicado.

—Buenos días, doña Ana, ¿qué le sucede? —le pregunta Juan sin mirarle, ya que está tecleando en el ordenador.

—¡Fatal! Tengo un dolor muy fuerte —contesta Ana tocándose el lado de la cara inflamado y con un gesto de dolor y disgusto.

Juan la mira en silencio y, con cara de preocupación, le pregunta:

—¿Se ha tomado la medicación?

—La verdad es que ayer estaba mejor y dejé el antibiótico —responde Ana, emitiendo un quejido y un poco avergonzada.

—Bueno, aviso ahora mismo al doctor. Siéntese en la sala de espera y ahora la atiende —concluye Juan, que se da la vuelta y se pone a ordenar las historias que tiene encima de su mesa.

Explica las funciones de reiteración, acentuación, organización y confusión, y de la comunicación no verbal que se utilizan en esta escena.

Claves de resolución:

A la hora de analizar esta escena, es importante reflexionar sobre las funciones que cumple la comunicación no verbal reforzando la comunicación, enfatizando algunas partes del mensaje, ajustando la participación de los implicados en el proceso o llevando a la discordancia y la incoherencia.

ACTIVIDADES

5. Indica los tipos de comunicación que existen.
6. ¿Cuál es la capacidad de influir en el otro a través de las palabras?
7. ¿En qué consiste la proxémica?
8. ¿Qué cualidades de la voz se estudian en la paralingüística?

4. La asertividad

> La asertividad es la capacidad que tenemos para defender los propios pensamientos y sentimientos sin vulnerar los derechos de los demás.

Una persona asertiva acepta las consecuencias de sus actos y reconoce sus errores, sin sentirse intimidada o coartada por el criterio de los otros. Se trata, pues, de fomentar conductas y pensamientos que aseguran la defensa de nuestras opiniones sin perjudicar ni ser perjudicados.

RECUERDA

Las **relaciones interpersonales** pueden ponerse en práctica de diferentes maneras, en función de los intereses y las formas de ver la vida de las personas que interactúan en el proceso.

4.1. Estilos de comportamiento

Atendiendo a la definición de *asertividad,* en cualquier relación entre dos personas, podemos encontrar tres tipos de comportamientos:

	Características	Comportamiento verbal	Comportamiento no verbal	Consecuencias
Actitud agresiva	Respuestas excesivas y fuera de lugar.	Impositivo y duro. Lanza mensajes desafiantes e impersonales, incluyendo frases como «tienes que hacer...», «harías mejor en...», «deberías...».	Mantiene la mirada fija y la voz alta. Suele presentar gestos amenazantes y posturas de intimidación.	Sentimientos de culpa y frustración. Posee una imagen pobre de sí mismo y se siente sin control. Es una persona que origina conflictos. Ofende y humilla a los demás, pero consigue sus objetivos.
Actitud pasiva	Respuestas insuficientes que llegan tarde o nunca.	Indeciso y apocado, lo que se traduce en expresiones como «tal vez no te importaría...» o «a lo mejor podrías...».	Mirada huidiza y voz baja y vacilante. Sus gestos son nerviosos y su postura indica que trata de evitar la situación.	Existencia de sentimientos de enfado y desánimo. Tiene una imagen pobre de sí mismo y se siente sin control. Son individuos que crean conflictos, se autolesionan emocionalmente y no suelen lograr sus objetivos.
Actitud asertiva	Respuestas oportunas, convenientes y en el momento acertado.	Sincero y estable. Utilizan mensajes positivos en primera persona, con frases como: «quiero...», «intento...», «comprendo...», «observo...», «¿qué te parece...?».	Voz firme y fluida y un contacto ocular directo. Sus gestos son relajados.	Dan lugar a personas satisfechas, relajadas y a gusto consigo mismas. Perciben que controlan y responden con niveles de estrés bajos a las situaciones comprometidas. Resuelven los problemas y logran sus objetivos, respetando los derechos de los demás.

Tabla 5.3. Los diferentes estilos de comportamiento.

4.2. Factores que influyen en la conducta asertiva

La **falta de asertividad** en el comportamiento humano es consecuencia de:

- La sobrevaloración de uno mismo que impide reconocer los defectos y errores propios.
- La idea de que los derechos de los demás están por encima de los nuestros y de que nuestros deberes están por encima de los deberes de los demás.
- El concepto de que nuestros problemas no son importantes, pero los de los demás merecen toda nuestra atención y dedicación.

Estos factores influyen en la relación que se establece entre el TCAE y el paciente, en la que se presentan dos **comportamientos contrapuestos:**

- Tendencia del profesional a no respetar los intereses, los deseos y la autonomía de los pacientes, especialmente los de aquellos que son más vulnerables.
- Sentir la necesidad de «quedar bien» con el enfermo, con sus familiares o con sus compañeros de trabajo, sacrificando las necesidades propias.

> Conseguir un comportamiento asertivo depende de dos factores susceptibles de perfeccionarse con el entrenamiento: la autoestima y las habilidades sociales.

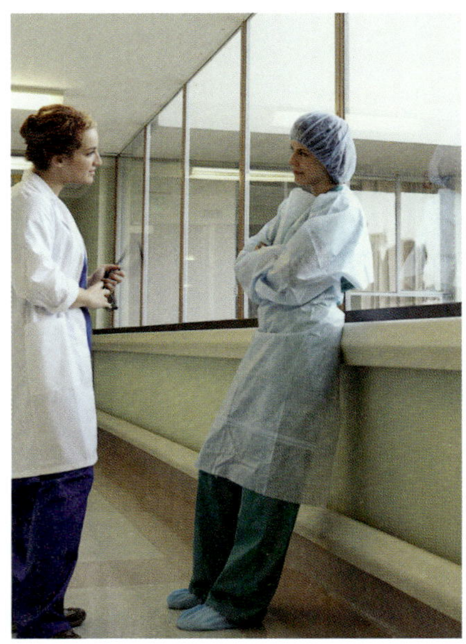

Fig. 5.6. La conducta asertiva es fundamental en el ámbito sanitario.

WEB

Visita la página:

www.miautoestima.com

En ella, encontrarás valiosa información sobre los pilares de la autoestima, cómo aceptarse a uno mismo y consejos para reforzarla.

A. La autoestima

> La autoestima es la imagen o concepto que se tiene de uno mismo.

Está formada a partir de las experiencias y mensajes que nos hicieron sentir valiosos e importantes, en el seno de nuestra familia o en el entorno escolar.

Una persona que tiene una autoestima adecuada:

- Se cuida y se aprecia a sí misma y a los demás.
- Tiene el control de su emotividad. Es capaz de expresar de manera apropiada lo que piensa y siente.
- Cree y tiene confianza en sus capacidades para lograr las metas que se propone.
- Es capaz de elaborar y cumplir un programa.

B. Las habilidades sociales

Las habilidades sociales son el conjunto de conductas que se adquieren a través de experiencias ensayadas a lo largo de la vida y que ponemos en práctica cuando nos relacionamos con otras personas.

> Las habilidades sociales son aquellos comportamientos que nos permiten alcanzar nuestras metas, respetando los derechos de los demás, y nos hacen sentir bien con nosotros mismos.

Estas competencias son aprendidas en las etapas tempranas del desarrollo psicológico del individuo, en la infancia, generalmente por imitación de modelos adecuados.

Las personas que son habilidosas socialmente son más felices y desarrollan sus tareas con mayor eficacia. Entre estas técnicas, se dan comportamientos como los siguientes:

- Enviar mensajes en primera persona: «yo prefiero...», «yo he decidido...».
- Reconocer el esfuerzo que supone la tarea del otro para después manifestar nuestra necesidad.
- Decir sencillamente «no» ante una situación que no nos convence.
- Dar largas a un asunto.
- Excusarse y dar alternativas a la petición propuesta por el otro.

ACTIVIDADES

9. Indica las diferencias que existen en el comportamiento no verbal de la actitud asertiva, la pasiva y la agresiva, y practícalas con tus compañeros.

10. Entra en la Red y busca más información sobre técnicas para mejorar las habilidades sociales.

PONTE A PRUEBA 6

En el hospital en el que trabajas, un compañero te pide un cambio de turno para el fin de semana. Tú ya tenías planes para esos días, pero lo cierto es que es un buen compañero y, en otras ocasiones, él te ha cambiado algún turno.

Sin embargo, últimamente se está aprovechando de tu buena fe y no estás dispuesto a asumir este cambio. Llegados a este punto, te preguntas cómo manejar la situación.

Practica alguna de las respuestas posibles.

Claves de resolución:

Las propuestas para dar respuesta a la situación concreta que se plantea deben incluir mensajes asertivos que defiendan tus propios intereses sin lesionar los de tu compañero. Algunas ideas que te pueden ayudar son las siguientes:

- Enviar mensajes en primera persona.
- Dar largas al asunto.
- Excusarte y dar alternativas.
- Aceptar las opiniones, los deseos, los sentimientos y las objeciones de tu interlocutor, aunque no las compartas.
- Repetir lo que se quiere una y otra vez, sin alterarse.

5. Propiedades de la comunicación en enfermería

El uso de habilidades de comunicación favorece las relaciones interpersonales con los pacientes y es un factor fundamental en el proceso de cuidados que el personal de enfermería proporciona a los enfermos.

De esta manera, se humaniza la asistencia y el equipo sanitario puede procurar una atención más personalizada al paciente.

5.1. Elementos determinantes de la comunicación

Las relaciones interpersonales que se establecen durante el proceso de la comunicación en enfermería vienen definidas por una serie de elementos:

La autoestima	En la comunicación del personal de enfermería con el paciente, es necesario tener en cuenta la percepción que el profesional posee de sí mismo, así como la idea que el paciente tiene de sí mismo y de la situación que vive. Los elementos que influyen en la calidad de la relación con el paciente son los siguientes: • El autoconcepto que tiene el TCAE sobre su competencia profesional. La relación que establece con el paciente será más positiva y fluida si está seguro y domina los procedimientos. • El miedo del paciente a mostrar ignorancia. El enfermo trata de dar una imagen de persona competente y esto choca con la necesidad de expresar sus preocupaciones o sus dudas cuando la información no ha sido comprendida.
La imagen que se tiene de los demás	Se basa en lo que se espera de ellos en la relación interpersonal creada. Cuando las expectativas de los pacientes y las de los sanitarios coinciden, se establecen relaciones fluidas y satisfactorias. Sin embargo, frecuentemente los enfermos no se sienten satisfechos con la atención que reciben, pero no son capaces de manifestarlo, enturbiando así su relación con el personal de enfermería. Este comportamiento está relacionado con la aceptación del rol de «buen paciente», que no solicita información ni interviene en su autocuidado.
El entorno	Las características arquitectónicas y de organización de los hospitales interfieren en los procesos de comunicación con el paciente. Por otro lado, la falta de personal de enfermería en los centros de trabajo y la presión asistencial a la que estos se ven sometidos producen una importante sobrecarga de trabajo que les impide conversar con los pacientes.

Tabla 5.4. Elementos que determinan la comunicación.

5.2. Factores modificadores de la comunicación

La comunicación que se establece entre paciente y sanitario puede ser modificada por los siguientes factores:

- Mantener una **actitud positiva,** de respeto y aceptación del paciente, y manifestar interés por la situación de interrelación creada. La igualdad en la relación favorece la autonomía del paciente para intervenir de manera activa en su propio cuidado. Por el contrario, una relación de subordinación implica una excesiva dependencia del enfermo e interfiere en su recuperación y en su posterior incorporación a la vida cotidiana.
- La **habilidad del TCAE** para actuar como emisor y codificar el mensaje de forma sencilla, clara, adecuada y comprensible.
- Saber utilizar la **proxémica,** es decir, manejar adecuadamente las distancias que emplean las personas para relacionarse con los demás. Es frecuente que el profesional sanitario, en el ejercicio de sus tareas, invada la zona personal o la zona íntima de un paciente. Por tanto, aprovechar el momento para transmitir seguridad, confianza y apoyo puede ayudar al paciente a superar un mal momento o a enfrentarse a su enfermedad, evitando que adopte actitudes defensivas o que esquive la comunicación.
- Las posibles interpretaciones del mensaje están en función de la personalidad, las esperanzas y las convicciones de los **enfermos** con los que se establece la comunicación. El tipo de enfermedad y su gravedad determinan que los enfermos presenten diferentes niveles emocionales, que pueden alterar el mensaje o incluso cortar la comunicación.

CLAVES Y CONSEJOS

La entrada de un desconocido en la zona íntima de una persona suele ser interpretada como una agresión y desencadena una serie de reacciones fisiológicas, como consecuencia de la brusca descarga de adrenalina que sufre el organismo. Algunos de los efectos son taquicardia y aumento del volumen de sangre que llega al cerebro y a los músculos, que se preparan para una posible huida. En definitiva, debemos mantener las distancias si queremos que la gente se sienta a gusto en nuestra compañía.

TRATO CON EL PACIENTE

En la transmisión de información al paciente, se ha de tener en cuenta que el mensaje debe:

- Evitar los dobles sentidos y ser fácil de entender y recordar.
- Ser expresado con frases cortas, bien articuladas y con un tono y un volumen de voz apropiados.

RECUERDA

El profesional de enfermería debe ser cuidadoso en el uso de la comunicación no verbal, ya que el enfermo se encuentra en unas circunstancias que le hacen muy sensible a esta. Así, obtiene información a partir de este lenguaje corporal, la interpreta y deduce si es estimado y respetado o si resulta repulsivo o antipático.

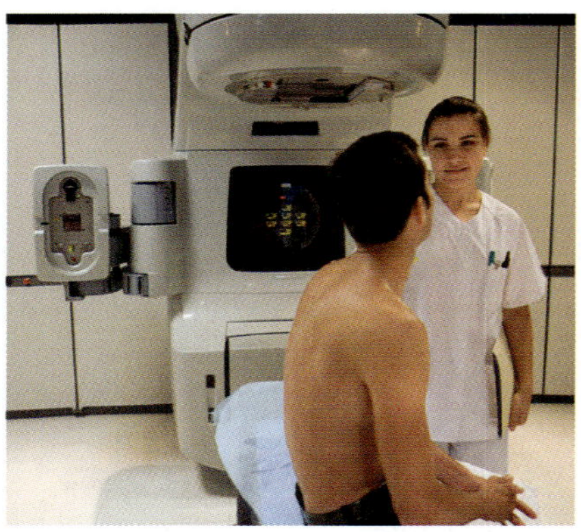

Fig. 5.7. Las actitudes no verbales adecuadas sirven de refuerzo al lenguaje hablado en la relación con el paciente.

5.3. Objetivos de la comunicación

Los objetivos de enfermería específicos para cada uno de los dos tipos de comunicación que conocemos son los siguientes:

Comunicación verbal
La palabra hablada permite clarificar las múltiples interpretaciones del lenguaje no verbal y es una herramienta indispensable para construir una relación satisfactoria en el desarrollo de la asistencia al paciente. Cuando nos comunicamos, buscamos una de estas finalidades: • Establecer una relación interpersonal con el paciente para obtener información sobre su estado físico o emocional o sobre los progresos que realiza. • Informar al paciente, orientándole y dándole instrucciones sobre los aspectos de su enfermedad o de su estancia hospitalaria que le producen ansiedad. • Persuadirle para que colabore de manera voluntaria, generando confianza y seguridad. • Transmitir información sobre sus tareas técnicas a otro compañero del mismo o distinto nivel jerárquico.

Tabla 5.5. Objetivos de la comunicación verbal.

Comunicación no verbal
Mediante el lenguaje corporal, se transmiten actitudes y emociones que pueden inducir al paciente a sacar conclusiones erróneas sobre la importancia y la evolución de su enfermedad. Para evitar falsas expectativas o malas interpretaciones, la comunicación no verbal debe ser congruente con el lenguaje verbal y apoyarlo. Actitudes no verbales que sirven de base y refuerzo al lenguaje hablado en la relación con el paciente son: • Mirar al enfermo con actitud positiva y estar a su disposición, manteniendo el contacto visual con él para reforzar el deseo de sostener la comunicación y demostrando interés por sus opiniones. • Conservar una postura relajada de aceptación y escucha.

Tabla 5.6. Actitudes de la comunicación no verbal que favorecen la comunicación.

Para desarrollar los objetivos y controlar la calidad de los mensajes, el personal de enfermería trabajará con las siguientes pautas de comportamiento:

Capacidad para transmitir seguridad y confianza	La credibilidad del profesional depende de: • Los conocimientos que se tengan sobre el tema de que se trate. • La experiencia para relacionarse con los demás y las habilidades de comunicación del profesional. • El prestigio del profesional en el equipo de trabajo al que pertenece. • El reconocimiento social de la profesión.
Sencillez y claridad	La dificultad de la comunicación verbal en el ámbito sanitario radica en la utilización de terminología muy técnica que impide la comunicación con el paciente. Una de las causas por la que los pacientes no siguen las instrucciones es la falta de comprensión por la ausencia de explicaciones ajustadas a sus características psicosociales.
Conveniencia y oportunidad	El TCAE debe reconocer la situación física y emocional en la que se encuentra el enfermo y ser sensible a sus necesidades e intereses. Esto le permitirá modificar los mensajes en función de lo observado y adecuarlos al momento que atraviesa el paciente.

Tabla 5.7. Pautas de comportamiento para cumplir los objetivos de comunicación en el ámbito sanitario.

5.4. Consecuencias de una comunicación ineficaz con el enfermo

Durante la asistencia prestada al paciente, el técnico coopera con él mediante su actitud positiva y sus habilidades comunicativas. Si la relación establecida entre ambos no consigue el objetivo de comunicación eficiente y auténtica, se producen los siguientes efectos en el enfermo:

- Presenta dificultades de comunicación con el personal sanitario. Este desconoce la realidad del enfermo y proporciona una respuesta intuitiva y poco profesional.
- Se acentúan sus reacciones psicológicas de ansiedad, depresión, desvalorización personal, etc., frente a la enfermedad.
- Se convierte en un paciente excesivamente dependiente del profesional. Esto lleva a la pasividad y a la falta de colaboración en su proceso de recuperación.
- No es capaz de cumplir las prescripciones que le indican los profesionales de la salud.

PONTE A PRUEBA 7

Lee atentamente el siguiente artículo; subraya y comenta en tu cuaderno los conceptos que has estudiado.

La importancia de la comunicación en enfermería

La mayoría de los profesionales de enfermería dedican gran parte de su tiempo a comunicarse con los sujetos de atención, a hablarles, escucharles y responderles. Por este motivo, si se quiere ser efectivo en su trabajo, esta interacción cara a cara con intercambio de información es esencial. En otras palabras, los cuidados de enfermería se desarrollan a través de una relación terapéutica o también denominada *de ayuda*, que se establece a través del diálogo y la escucha. Por tanto, si el profesional de enfermería sabe comunicarse adecuadamente y entablar una relación acertada dentro del contexto sanitario, tiene asegurado su éxito profesional.

No obstante, uno de los problemas fundamentales de los actuales sistemas sanitarios es precisamente la enorme insatisfacción que existe en los enfermos en las relaciones personales y en los procesos de comunicación con los profesionales sanitarios. De hecho, una de las quejas más frecuentes que presentan los sujetos de atención y sus familiares es que no se les presta la atención adecuada a sus problemas y el escaso tiempo del que disponen para su explicación; además, también señalan que no reciben respuestas satisfactorias a sus inquietudes y que no participan en las decisiones de tratamiento.

Otras veces, no entienden las explicaciones que se les han dado sobre su enfermedad y las pautas terapéuticas a seguir. De hecho, algunos estudios han puesto de manifiesto que **los enfermos comprenden menos del 50 % de lo que el profesional sanitario les dice.**

La comunicación para la salud busca la modificación del comportamiento humano y de los factores ambientales relacionados con ese comportamiento que directa o indirectamente promueven la salud, previene enfermedades o protege a los individuos del daño. Una buena comunicación con el paciente tiene consecuencias positivas tanto para el propio sujeto de atención como para el profesional sanitario.

La satisfacción del enfermo y su confianza absoluta en los planes diagnósticos y terapéuticos facilita la toma de decisiones, mejora los resultados del tratamiento y reduce los riesgos de una mala práctica profesional.

Por todos estos motivos, se considera que la comunicación entre el personal de enfermería y el sujeto de atención es una condición indispensable para mejorar la práctica profesional.

Sara Mercado, profesora y enfermera en Universidad Nacional del Sur, Argentina.

Claves de resolución:

Revisa los elementos determinantes de la comunicación en enfermería y advierte que unas buenas habilidades de comunicación benefician la relación con el paciente y aumentan su percepción de la calidad de la asistencia recibida. Por otro lado, observa y ensaya las pautas de comportamiento que te permitirán alcanzar los objetivos de una comunicación adecuada, como la capacidad para transmitir profesionalidad, la utilización de un lenguaje claro y sencillo sin tecnicismos excesivos.

IMPORTANTE

Un estudio sobre 89 pacientes de un hospital de Estados Unidos demuestra que los médicos y los pacientes parecen no hablar el mismo idioma cuando conversan sobre diagnósticos y tratamientos.

Durante las entrevistas a esos pacientes el día del alta hospitalaria, los autores hallaron que apenas el 18 % conocía el nombre del médico principal a cargo de su atención y que solo el 57 % abandonó el centro médico sabiendo cuál era su diagnóstico.

ACTIVIDADES

11. Enumera los elementos determinantes de la comunicación.
12. Indica las finalidades que busca el TCAE en la comunicación verbal.

6. Instrumentos para la comunicación efectiva

Cuando el profesional acepta sus emociones, las manifiesta adecuadamente y sabe escuchar y admitir los sentimientos y pensamientos del paciente, atendiéndolo con respeto y consideración consigue, en definitiva, prestar una atención personalizada y de calidad.

Si la comunicación es positiva y eficaz, el enfermo es capaz de expresar sus dudas y sus miedos, ya que confía en el profesional sanitario.

Existen dos instrumentos básicos para establecer una comunicación eficiente con el paciente: la empatía y la escucha activa.

A. Empatía

> La empatía es la capacidad para percibir correctamente lo que experimenta nuestro interlocutor y comunicarle nuestra comprensión. Es decir, ponerse en el lugar del paciente y ver la situación como él la ve.

La empatía consiste en poner en práctica las siguientes **competencias:**

- Conectar con el mundo del paciente y sentirse a gusto con él.
- Captar sus sentimientos de miedo, rabia o preocupación, evitando los juicios de valor y las críticas.
- Hacerle saber que nos damos cuenta de lo que nos está manifestando.
- Valorar sus preocupaciones y problemas, ganando su confianza para que se exprese libremente.

Un profesional de la sanidad que utiliza la empatía es **capaz de:**

- Respetarse a sí mismo y valorar adecuadamente su competencia profesional para atender a los pacientes, teniendo en cuenta su autonomía, sus intereses o deseos y sus preocupaciones.
- Considerar al enfermo un ser único y animarlo a actuar tal como es.
- Escuchar al paciente y respetar lo que dice y siente.
- Cooperar con el enfermo en la aceptación de su nueva realidad.

TRATO CON EL PACIENTE

Existen una serie de conductas del TCAE que se oponen a la práctica de la empatía y enturbian la comunicación. Esto ocurre cuando:

- No se centra en lo que piensa y siente el paciente, sino en lo que debería pensar y sentir.
- Cosifica al paciente y lo despersonaliza, obligándolo a actuar según sus criterios.
- Responde de manera irrespetuosa y no dedica el tiempo suficiente a atenderlo y escucharlo.

PONTE A PRUEBA 8

El siguiente ejercicio tiene por finalidad tomar conciencia de lo complicado que es ponerse en el lugar del otro y comprender sus sentimientos y motivaciones. Es importante subrayar que la mayoría de las veces la falta de empatía es consecuencia de una falta de comprensión.

La dinámica de la actividad consiste en lo siguiente:

1. Los alumnos formarán parejas. Uno de los componentes de la pareja escenifica una actividad habitual de un enfermo hospitalizado (comer en la cama, dar un paseo por el pasillo de la planta con el gotero, etc.).
2. El compañero debe imitar el comportamiento del otro, incluyendo sus gestos y sus sentimientos.
3. Concluida la escenificación, se invierten los papeles y el imitado pasa a ser imitador.
4. Por último, y para resolver la actividad, se comenta lo vivenciado, intentando obtener unas conclusiones que permitan mejorar la capacidad empática de los participantes y aplicarlas a la vida cotidiana.

Claves de resolución:

Para preparar esta actividad, debes tener en cuenta las consideraciones que hemos hecho sobre la empatía: en qué consiste, qué competencias exige poner en práctica y qué conductas se oponen a su práctica.

Entre los aspectos que se deben incluir en la puesta en común están los siguientes:

- La dificultad de estar atento todo el tiempo a los gestos, movimientos y sentimientos del compañero y al desarrollo de la escena.
- El esfuerzo de estar concentrado en el otro y conectar con él.
- La relación que existe entre los gestos del lenguaje no verbal y los sentimientos y emociones que se experimentan interiormente.
- Los sentimientos que desencadena ser protagonista de la escena o representar los gestos y los sentimientos de otro.

B. Escucha activa

La escucha activa es la capacidad de recoger y devolver el mensaje que el otro nos comunica. Por tanto, no es solo oír, sino interpretar y evaluar lo escuchado y responder al mensaje.

Para realizar una escucha activa, es necesario llevar a cabo un esfuerzo físico y mental que permita captar el mensaje e interpretarlo correctamente, atendiendo a la comunicación verbal y no verbal que realiza el emisor y utilizando el *feedback* para confirmar el significado del mensaje recibido.

Supone poner en práctica las siguientes competencias:

- Poner de manifiesto que se escucha al paciente, utilizando la comunicación verbal (con palabras que apoyan la escucha) y no verbal (mirándole a los ojos y asintiendo con la cabeza).
- Mantener una actitud de comprensión. Mostrar que se entiende lo que dice y siente el paciente, evitando manifestar si estamos de acuerdo o no.
- No sacar conclusiones precipitadas y hacer preguntas abiertas. Así, ampliamos nuestra información y animamos al enfermo a expresarse libremente y a continuar.
- Resumir de vez en cuando lo que dice el enfermo para mostrarle que lo estamos escuchando e intentamos entenderle.
- No cambiar de tema para hablar de nosotros mismos o de lo que nos preocupa y procurar hablar menos que el paciente.
- Dejar espacios al hablar y no llenar los silencios.

Podemos afirmar que no es suficiente con escuchar al paciente, sino que es imprescindible que este sea consciente de que le comprendemos y de que prestamos atención a sus mensajes.

La habilidad de escuchar conlleva los siguientes comportamientos que el TCAE debe conocer y entrenar:

RECUERDA

Los objetivos de la **escucha activa** son:

- Asegurar al interlocutor que hemos recogido y entendido su mensaje.
- Alentarlo a emitir más mensajes.

CLAVES Y CONSEJOS

El éxito o el fracaso de la **escucha activa** dependen de su aplicación en el instante oportuno. La debemos poner en práctica cuando:

- El enfermo tiene dificultades emocionales que le impiden expresar sus necesidades.
- El profesional debe confirmar una información poco clara que el paciente no ha comprendido bien.

Comunicación no verbal
• Adoptar un lenguaje corporal dinámico y volcado hacia el paciente. • Iniciar y sostener el contacto visual durante todo el proceso. • Utilizar estímulos no verbales, como asentir con la cabeza, esbozar una sonrisa, movimientos de aprobación, etc.
Comunicación verbal
• Utilizar la entonación, cualidad de la voz que mejor expresa los distintos estados de ánimo. • Emplear estímulos verbales que animen al enfermo, como «ya, ya», «sí», «claro», etc. • Hacer resúmenes de lo expresado por el paciente.
Observación
Se trata de saber concentrarse en la circunstancia con objeto de comprender la situación. Para ello, consideramos lo siguiente: • Las palabras que expresan los contenidos del mensaje del paciente. • La comunicación no verbal que utiliza el enfermo para transmitir sus sentimientos y emociones. • La congruencia entre la comunicación verbal y no verbal. Ante una situación de incoherencia entre ambas, se le da más crédito a la comunicación no verbal. • El instante en el que el enfermo desea que terminemos de escuchar e intervengamos en la conversación.

Tabla 5.8. Comportamientos para el desarrollo de la habilidad de escuchar.

Así pues, la práctica de la escucha activa permite establecer una relación auténtica y eficaz con el paciente, cumpliendo el objetivo de captar todos los matices, verbales y no verbales, de la comunicación.

C. Consejos para desarrollar las habilidades de escucha

Los consejos que exponemos a continuación pueden ayudar a identificar las conductas que contribuyen a mejorar la habilidad de escucha en el desempeño diario de las tareas profesionales.

- Utilizar todas las habilidades de comunicación no verbal que nos acerquen al enfermo (el contacto visual, la postura dirigida hacia el otro, la actitud positiva, etc.) y que nos permitan centrarnos en él.
- Dejar hablar y no interrumpir al paciente hasta que haya terminado de expresar sus ideas. Esto nos proporciona, de manera sencilla, gran cantidad de información sobre el enfermo.
- Intentar reconocer, entre sus afirmaciones, la idea principal que nos quiere transmitir y sobre la que giran el resto de las argumentaciones. Esto debe realizarse de manera objetiva, sin tener en cuenta los sentimientos que la persona nos suscite (sean de agrado o de antipatía), para evitar falsas interpretaciones.
- Estar atento a lo que no se dice y a la forma de transmisión del mensaje. Consiste en intentar descubrir los sentimientos del paciente y sus reacciones psicológicas frente a la situación, considerando especialmente los aspectos que intenta evitar porque le molestan o le preocupan.
- Mantener al margen las emociones propias. Una implicación emocional del profesional con el enfermo resta imparcialidad a la relación y a la respuesta. En consecuencia, la información no debe manipularse añadiendo, eliminando o matizando los datos. Se debe prescindir de los juicios de valor sobre las afirmaciones del enfermo, ya que pueden conducir tanto a interpretaciones erróneas como a conclusiones prematuras.

TRATO CON EL PACIENTE

Las **preguntas abiertas** son todas aquellas que no pueden contestarse con un «sí» o un «no», y permiten la expresión libre de una opinión o vivencia.

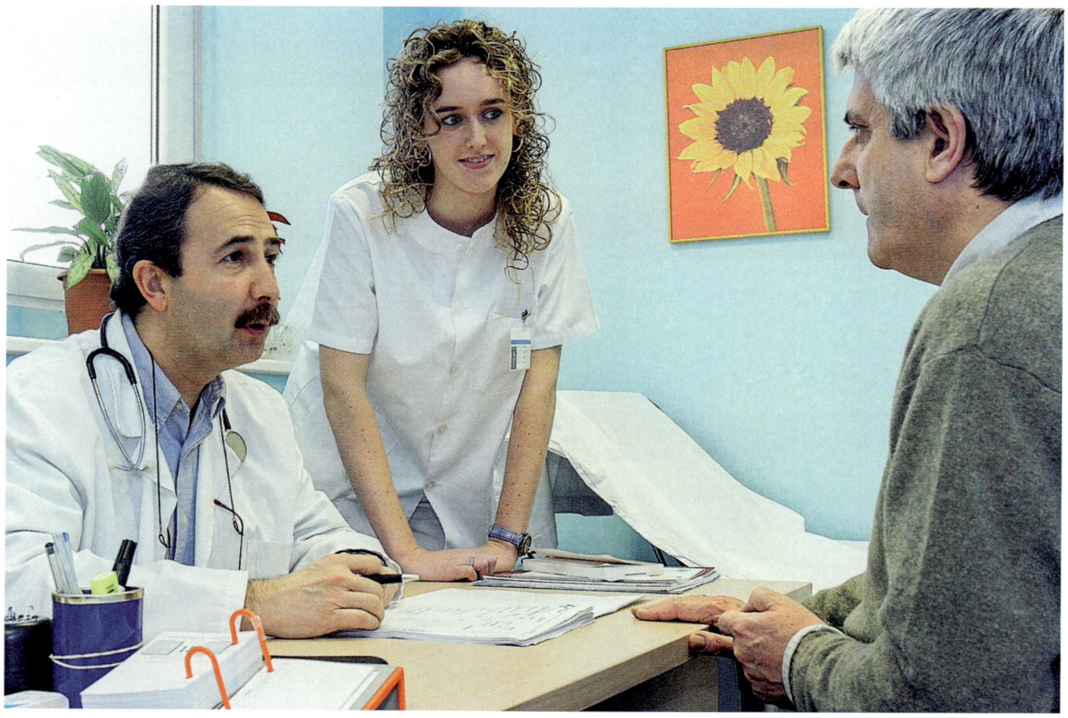

Fig. 5.8. El rostro desempeña un papel fundamental en la comunicación no verbal mediante la mirada, las sonrisas, los gestos, etc.

RECUERDA

En la **escucha activa**, el profesional debe evitar el **«síndrome del experto»**, que consiste en tener la respuesta a lo que el paciente intenta expresar antes de que este termine de exponerlo.

ACTIVIDADES

13. Explica cómo influye la implicación emocional del profesional en la relación que se establece con el paciente y cómo se puede evitar.

14. ¿Qué tipo de habilidades de comunicación no verbal podemos utilizar para acercarnos al paciente y desarrollar nuestras habilidades de escucha?

7. Respuestas del profesional sanitario

Como resumen de todo lo expuesto, debemos considerar una serie **técnicas de respuesta** que el TCAE debe practicar en su relación con el paciente para conseguir una comunicación eficaz.

- **Información.** Resulta fundamental para establecer la relación con el paciente y fomentar su participación en la recuperación de la salud. Ocultar la información genera ansiedad y desconfianza. Sin embargo, a la hora de informar al paciente, el TCAE debe tener en cuenta ciertas limitaciones, como las que imponen la falta de conocimientos sobre el tema o el hecho de tratar un asunto que exceda sus competencias profesionales.
- **Validación.** Permite verificar las suposiciones del técnico, a través del lenguaje no verbal, sobre las necesidades físicas o psicológicas del paciente.
- **Paráfrasis.** Se basa en confirmar el mensaje que emite el paciente repitiéndolo de forma resumida.
- **Usar el silencio.** Facilita la comunicación con el paciente porque permite conocerlo más a través del lenguaje no verbal. Es válido para demostrar interés e incrementa el sentimiento de comprensión y aceptación mutua. Para que el silencio sea eficaz, debe ser natural y dar a entender que se está pensando en lo expresado o que se está esperando a que el otro intervenga.
- **Utilizar preguntas abiertas.** Preguntar abiertamente permite la expresión libre de los deseos, sentimientos o emociones del paciente, lo que conlleva afrontar los problemas y reflexionar sobre ellos.

Finalmente, las **actuaciones** que el TCAE deberá **evitar** por encima de todo en el proceso de comunicación con el paciente son:

- No escuchar.
- Asentir de manera improcedente e irreflexiva.
- Hacer valoraciones desde su punto de vista sin tener en cuenta las circunstancias del enfermo.
- Plantear recomendaciones personales.
- Responder a la defensiva a observaciones contrarias a las suyas.

TRATO CON EL PACIENTE

El profesional sanitario debe desarrollar sus habilidades de escucha para identificar los problemas del paciente.

ACTIVIDADES

15. Escribe cinco ejemplos de informaciones que el TCAE puede dar a un paciente y cinco de informaciones que no puede dar, por no ser de su área de competencia.

16. Explica qué consecuencias puede tener en la comunicación con el paciente el hecho de que el TCAE no le escuche o asienta a lo que este dice de manera automática e irreflexiva.

PONTE A PRUEBA 9

Reconoce en este diálogo las técnicas de respuesta destinadas a evitar la fuga de ideas mediante la escucha activa.

Luis es un anciano de 84 años que está ingresado en el hospital por una arterioesclerosis coronaria que le ha producido una angina de pecho. Por la mañana, entra Rosa, TCAE, en su habitación.

TCAE *(mientras recoge la bandeja del desayuno)*.—¿Qué tal, Luis? Ya veo que no ha desayunado. ¿Tiene alguna molestia?

Paciente.—La verdad es que no tengo mucho apetito. Me siento muy cansado y ayer mis hijos no vinieron a verme... (habla con bastante desánimo).

TCAE.—Bueno, Luis, puedo entender que esté cansado. Ha sufrido una angina de pecho, pero en este momento está medicado y sus constantes se hallan bajo control. Le subiré el cabecero para que esté más cómodo.

Paciente.—Sí, muchas gracias (el paciente hace un silencio que la TCAE respeta para permitir que siga expresando sus inquietudes). Hoy he dormido mal porque me van a hacer otra prueba médica y nadie me ha explicado qué es. Estoy preocupado.

TCAE.—Así que le han dicho que hoy le van a hacer una prueba y eso le preocupa.

Paciente.—Sí...

TCAE.—Tiene programada una ecocardiografía. Es una prueba para ver qué tal tiene su corazón. No se preocupe, que no es molesta ni duele.

Claves de resolución:

Algunas pautas que debes tomar en consideración para responder a la actividad las encontrarás en el texto, revisando las técnicas de respuesta que el TCAE debe emplear cuando entabla una relación con el paciente. Comprueba cómo en el diálogo el TCAE proporciona la información debida, verifica sus sospechas sobre las preocupaciones e inquietudes del paciente, confirma el mensaje que recibe, sintetizándolo, toma en consideración los momentos de silencio en la conversación y pregunta abiertamente para que el paciente exteriorice libremente sus necesidades.

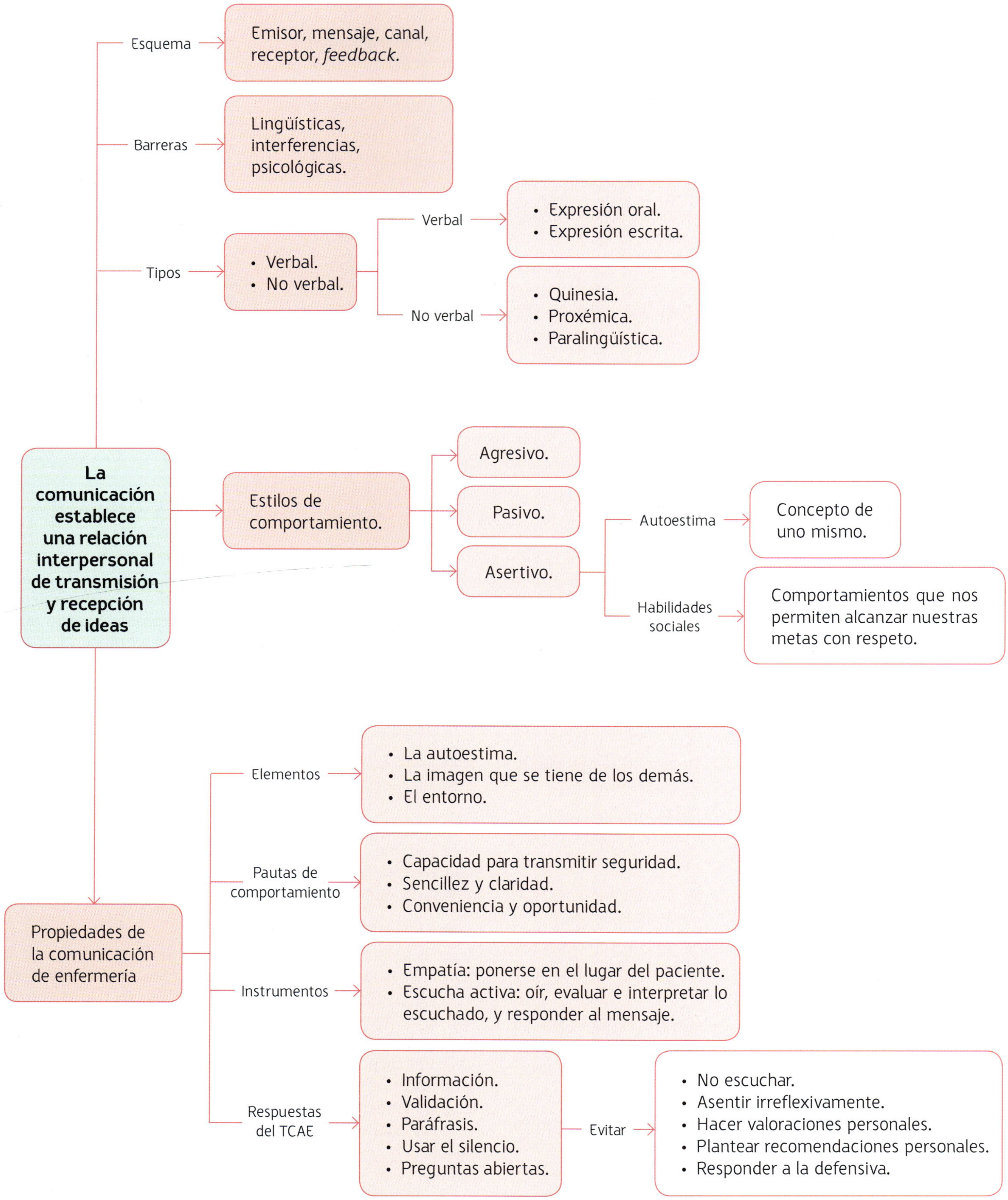
La comunicación establece una relación interpersonal de transmisión y recepción de ideas
Esquema
Emisor, mensaje, canal, receptor, *feedback*.
Barreras
Lingüísticas, interferencias, psicológicas.
Tipos
• Verbal.
• No verbal.
Verbal
• Expresión oral.
• Expresión escrita.
No verbal
• Quinesia.
• Proxémica.
• Paralingüística.
Estilos de comportamiento.
Agresivo.
Pasivo.
Asertivo.
Autoestima
Concepto de uno mismo.
Habilidades sociales
Comportamientos que nos permiten alcanzar nuestras metas con respeto.
Propiedades de la comunicación de enfermería
Elementos
• La autoestima.
• La imagen que se tiene de los demás.
• El entorno.
Pautas de comportamiento
• Capacidad para transmitir seguridad.
• Sencillez y claridad.
• Conveniencia y oportunidad.
Instrumentos
• Empatía: ponerse en el lugar del paciente.
• Escucha activa: oír, evaluar e interpretar lo escuchado, y responder al mensaje.
Respuestas del TCAE
• Información.
• Validación.
• Paráfrasis.
• Usar el silencio.
• Preguntas abiertas.
Evitar
• No escuchar.
• Asentir irreflexivamente.
• Hacer valoraciones personales.
• Plantear recomendaciones personales.
• Responder a la defensiva.

TEST DE REPASO

Nota: todas las actividades deben realizarse en un cuaderno aparte.

1. La relación interpersonal que se da cuando la comunicación se realiza entre colegas es:

a) Simétrica.
b) Complementaria.
c) Biunívoca.
d) Proyectiva.

2. El contexto del esquema de la comunicación se refiere a:

a) La persona que inicia la comunicación.
b) El medio elegido para transmitir el mensaje.
c) La respuesta que proporciona el receptor.
d) El entorno físico que acompaña al proceso.

3. Una de estas no es una medida para superar las barreras en la comunicación:

a) Usar un lenguaje adecuado a las características de los pacientes.
b) Utilizar el *feedback*.
c) Presentar una actitud crítica del proceso.
d) Evitar ideas preconcebidas.

4. Acerca de la zona personal:

a) Solo tienen acceso a ella las personas más cercanas emocionalmente.
b) Es la distancia que separa a las personas en una reunión social.
c) Es la distancia cómoda para dirigirnos a un grupo.
d) Solo es accesible mediante el contacto físico.

5. La actitud asertiva se caracteriza por:

a) Mantener la mirada fija y la voz alta.
b) Utilizar frases como «tal vez, no te importaría».
c) Realizar gestos relajados.
d) Conseguir los objetivos creando conflictos.

6. Las habilidades sociales:

a) Nos indican el concepto que se tiene de uno mismo.
b) Son comportamientos que nos permiten alcanzar nuestras metas, respetando los derechos de los demás.
c) Sirven para defender los propios pensamientos y sentimientos sin vulnerar los derechos de los demás.
d) Son aprendidas en etapas tardías del desarrollo psicológico del individuo.

7. Una actitud agresiva:

a) Se distingue por que sus respuestas son insuficientes.
b) Suele presentar posturas que tratan de evitar la situación.
c) Se expresa mediante voz firme y fluida.
d) Da lugar a sentimientos de culpa y frustración.

8. Los estorbos que dificultan la comprensión del mensaje y bloquean la comunicación son:

a) Interferencias.
b) Barreras lingüísticas.
c) Barreras psicológicas.
d) Estereotipos.

9. ¿Qué elementos determinan la comunicación con el enfermo?

a) El autoconcepto que tiene el técnico de su competencia profesional.
b) El miedo del paciente a mostrar ignorancia.
c) La insatisfacción de los enfermos con la atención que reciben.
d) Todas las anteriores.

10. ¿Cuál de estos es un objetivo de la comunicación no verbal?

a) Informar al paciente.
b) Persuadirle para que colabore de manera voluntaria.
c) Mirar al enfermo con actitud positiva.
d) Transmitir información sobre nuestras tareas técnicas.

11. ¿Cuál de todos estos aspectos no influye en la credibilidad del profesional?

a) El entorno y la organización del hospital.
b) Los conocimientos que se tengan.
c) La experiencia para relacionarse con los demás.
d) El reconocimiento social de la profesión.

12. La paráfrasis es la capacidad:

a) Para percibir correctamente a nuestro interlocutor y comunicarle nuestra comprensión.
b) De recoger y devolver el mensaje que el otro nos comunica.
c) Para verificar las suposiciones del técnico a través del lenguaje no verbal.
d) Que permite la expresión libre de los deseos, los sentimientos o las emociones del paciente.

COMPRUEBA TU APRENDIZAJE

Nota: todas las actividades deben realizarse en un cuaderno aparte.

Comprender e interpretar el concepto y el esquema de la comunicación.

1. ¿Qué es la comunicación humana?
2. Realiza un esquema de las reglas de la comunicación.
3. Realiza el siguiente ejercicio: el profesor sale del aula acompañado por tres alumnos voluntarios. Elige un objeto tridimensional, sin que la clase lo vea, que muestra a los voluntarios. Estos se colocan en una determinada posición alrededor del objeto. Durante cinco o diez minutos, lo observan solamente según su perspectiva con respecto a él, intentando memorizar su aspecto físico (forma, color, tamaño, etc.). A continuación, entran en clase y, durante diez minutos, el resto de los alumnos realizan preguntas sobre el objeto con el fin de adivinarlo. Los alumnos que describen el objeto no pueden decir qué es, ni para qué sirve ni los pensamientos que les suscita.

   El objeto de esta actividad es tomar conciencia de la influencia de la percepción de las cosas en la comunicación. Además, permite ensayar los elementos que constituyen el proceso de la comunicación.

Clasificar y relacionar los tipos de comunicación y entender sus barreras.

4. En los siguientes supuestos prácticos, indica qué tipo de barreras de la comunicación se describen.
   a) Un paciente con malas referencias en su comportamiento es trasladado desde Cirugía a la planta en la que tú trabajas. Los compañeros de Cirugía comentan que se trata de un paciente conflictivo. En la planta, todos teméis su llegada.
   b) A Ramón, el paciente de la habitación 213, le van a practicar una colonoscopia. Cuando el TCAE llega a la habitación para cambiarle la bolsa de diuresis, lo encuentra muy agitado. Ramón no quiere que nadie le atienda, ya que no sabe qué le van a hacer.
   c) Un paciente desconfiado y poco solidario que acude a rehabilitación se queja siempre de sus dificultades para realizar sus ejercicios de recuperación. Nunca pide ayuda, porque sospecha que los profesionales de la salud que lo atienden son como él y no van a perder el tiempo en ayudarle.
5. ¿Qué formas de expresión incluye la comunicación no verbal? ¿Cuáles son sus objetivos?
6. ¿Cómo podemos descubrir a una persona que miente a través de sus gestos?
7. ¿Qué estrategias debe utilizar el TCAE cuando, en el transcurso de su trabajo, debe invadir el espacio íntimo de un paciente?

Diferenciar los estilos de comportamiento: agresivo, pasivo y asertivo.

8. Indica el estilo de comportamiento que corresponde a cada respuesta del TCAE y razona tu elección.

   En la sala de espera del consultorio en el que trabajas, hay tres pacientes aguardando su turno. El médico lleva retraso en sus citas y uno de los enfermos se impacienta. Se acerca al TCAE y le increpa con malos modos y casi gritando:

   —Llevo más de media hora esperando. Yo también tengo cosas importantes que hacer. Esto es intolerable. Exijo que me atiendan inmediatamente.

   El TCAE puede responder:

   a) —Bueno, tal vez el médico pueda recibirle el primero; supongo que podemos hacer una excepción —con voz vacilante y cabizbajo.
   b) —No le consiento esos términos. Siéntese y, cuando sea su turno, entrará a ver al médico —con gestos amenazantes y en voz alta.
   c) —Si usted no baja el tono de voz, no voy a continuar esta conversación. Yo le comprendo, pero hay otras personas esperando. El médico le atenderá cuando llegue su turno —con postura relajada, voz firme y manteniendo el contacto visual.

Conocer las propiedades de la comunicación en enfermería y dominar los instrumentos para conseguir una buena comunicación con el paciente.

9. Nombra los factores favorecedores de la comunicación en enfermería.
10. ¿Cuál es la mayor dificultad de la comunicación verbal en el ámbito sanitario?
11. ¿Qué pautas de comportamiento debe utilizar el personal de enfermería para desarrollar los objetivos y controlar la calidad de los mensajes que proporciona al paciente?

Analizar los aspectos que pueden mejorar la habilidad de escuchar, y distinguir las conductas adecuadas de las no adecuadas en la comunicación con el paciente.

12. ¿Qué tipo de competencias deben ponerse en práctica para ser empático?
13. Realiza un cuadro de los comportamientos que se deben conocer y entrenar para mejorar la habilidad de escuchar.
14. ¿Para qué usamos el silencio en la comunicación con el paciente?
15. Indica las actuaciones a evitar en las respuestas del TCAE en la comunicación con el paciente.

PRÁCTICA FINAL

Nota: todas las actividades deben realizarse en un cuaderno aparte.

Lee el siguiente texto y subraya las ideas principales.

Comunicación efectiva personal de enfermería-paciente: una estrategia más en el cuidado

Es de vital importancia que preparemos el escenario de interactuación, que busquemos sitios de intimidad y confort para hablar con el paciente y las familias, sin olvidar las normas de cortesía básicas, como llamar a la puerta antes de entrar.

Los expertos en comunicación sanitaria sugieren ciertos recursos para fomentar la empatía al inicio de la entrevista, como:

- Comunicar al paciente lo que eres, lo que haces y quiénes son los miembros del equipo.
- Reconocer al paciente por su nombre y saber cómo prefiere ser llamado.
- Ser cercano con el paciente, dar confianza.
- Hacer contacto visual con el paciente.
- Ser consciente de su lenguaje corporal y del significado subconsciente de este.
- Siempre que sea posible, tranquilizar al paciente a través del poder del tacto.
- Repetir lo que el paciente me ha dicho y pedido para asegurar mi comprensión de su pregunta o solicitud.
- Involucrar a los miembros de la familia presentes, reconociendo su importante papel en el cuidado del paciente.

Tenemos que recordar que el objetivo de la reunión con el paciente es proporcionarle información y confirmar la comprensión de esa información después. Una estrategia para conseguir una mayor comprensión es que le expliquemos la información lentamente y en pequeñas dosis, dándole el tiempo suficiente a los pacientes para procesar la información. Preguntar suavemente al paciente lo que ha entendido durante la conversación. [...]

El poder de la mirada y del tacto

El personal de enfermería no debe olvidar la comunicación no verbal. De hecho, en ocasiones no es tan importante lo que se dice a un paciente, sino cómo se le dice. Es por ello que la expresión facial, el contacto ocular, la sonrisa, los gestos, la postura, el tono de la voz, etc., son factores determinantes a la hora de propiciar una buena intercomunicación personal de enfermería-paciente.

La mirada y el contacto físico son elementos de gran importancia en comunicación no verbal, ya que proporcionan mucha información. Cumplen una serie de funciones, de entre las que destacamos la de proporcionar *feedback* al personal de enfermería sobre cómo está llegando la información. Mantener el contacto visual con el paciente transmite interés hacia él y hacia lo que nos dice.

Sin embargo, debemos ser conscientes de que las diferentes culturas pueden ver el contacto visual directo o el contacto físico de manera muy diferente. En la cultura europea y americana, el contacto visual directo normalmente indica que el personal de enfermería se centra en el interlocutor; sin embargo, en otras culturas, ese mismo contacto visual puede ser percibido como un desafío a la propia autoridad, una falta de respeto, etc. [...]

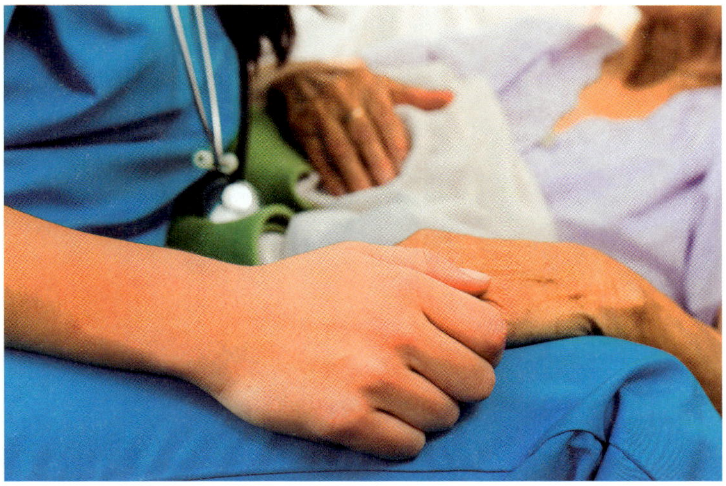

Tener en cuenta nuestro lenguaje corporal

Debemos asegurarnos de que nuestras palabras, que afirman un deseo de ayudar al paciente, coinciden con nuestro lenguaje corporal. Una breve sonrisa durante la entrevista es una estrategia apropiada para todas las culturas. Barreras de comunicación no verbales comunes y que deben evitarse son los suspiros, los ojos en blanco, los brazos firmemente cruzados, los movimientos apresurados y bruscos cuando estamos realizando cuidados al paciente, y preguntar al paciente si necesita algún cuidado adicional cuando ya estamos saliendo de la habitación. Estas señales no verbales de comunicación transmiten que nos falta el tiempo o el deseo de proporcionar una atención de calidad al paciente.[...]

Ilustre Colegio de Enfermería de Madrid.
Reportajes, 10 abril de 2015.

Claves de resolución:

Ahora es el momento de practicar tu comunicación efectiva: en grupos de dos personas, escenificad diálogos con pacientes imaginarios utilizando los recursos que habéis aprendido en la unidad: información, validación, paráfrasis, uso del silencio y preguntas abiertas, además de los consejos del texto.

Después, valorad con todo el grupo de clase los estilos de comunicación y las habilidades que han utilizado los alumnos que han asumido el papel de TCAE.

6

UNIDAD

Las relaciones en el entorno laboral

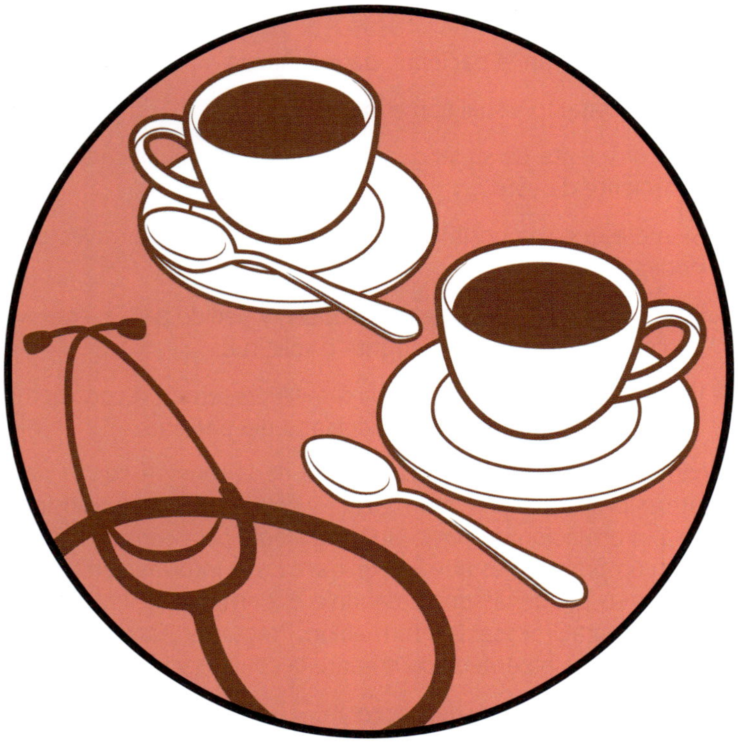

En esta unidad

APRENDERÁS A

- Diferenciar entre las características de los grupos y los equipos de trabajo y comprender el concepto de trabajo en equipo.
- Analizar los aspectos que favorecen la satisfacción laboral y entender y clasificar las funciones del personal de enfermería.
- Dominar las actitudes específicas que acompañan al rol del TCAE y distinguir los modelos de relación sanitario-paciente.
- Reconocer los tipos de estructuras familiares que se observan en la actualidad, entender las respuestas de la familia ante la enfermedad y comprender las actuaciones del TCAE con la familia del enfermo.

ESTUDIARÁS

- El grupo y el equipo de trabajo.
- Las características del trabajo en equipo.
- La satisfacción laboral.
- El rol del profesional de enfermería.
- La relación entre el sanitario y el paciente.
- La relación con la familia del enfermo.

Y SERÁS CAPAZ DE

- Diferenciar las características entre los grupos y los equipos de trabajo.
- Definir la satisfacción laboral.
- Identificar las características del rol del profesional de enfermería.
- Enumerar las actitudes del auxiliar de enfermería que facilitan la estancia en el hospital del enfermo.
- Explicar los tipos de familias.
- Resumir las etapas de la reacción de la familia ante la enfermedad.
- Determinar la actuación del auxiliar de enfermería con respecto a su relación con las familias.

1. El grupo y el equipo de trabajo

El ser humano se encuentra unido a sus congéneres en un proceso de interacción constante. La colaboración y el trabajo en equipo son herramientas básicas para prestar una asistencia de calidad al paciente y a sus familiares y para mantener un nivel de satisfacción profesional adecuado.

Atendiendo al modo en que se constituyen las relaciones entre las personas, consideraremos dos tipos de asociaciones, el grupo y el equipo.

1.1. El grupo

Todas las personas pueden pertenecer a uno o varios grupos.

> Un grupo es un conjunto de personas que se relacionan entre sí y que guardan una relación de interdependencia.

La existencia de un grupo viene condicionada por:

- La **interacción** entre sus componentes. El comportamiento de uno influye en el comportamiento de los otros.
- La **estructura interna.** Permite una distribución de roles con elementos comunes.
- La **conciencia de pertenencia.** La percepción de formar parte del grupo.

La relación interpersonal que se establece entre los miembros de un grupo viene determinada por cuatro aspectos básicos, que son interdependientes:

Aceptación	Información	Objetivos	Organización
Necesidad de ser considerado un miembro más del grupo.	Conocer lo que cada miembro está dispuesto a dar y a recibir para formar parte de ese grupo.	Fijar propósitos a conseguir atractivos para todos.	Si existe aceptación mutua, la lucha por el poder no existe.

Tabla 6.1. Elementos de la relación interpersonal entre los miembros de un grupo.

La **finalidad** de un grupo consiste en conseguir las metas que se propone, teniendo en cuenta la satisfacción de las necesidades sociales e individuales de sus componentes. Los **problemas** que surgen al pertenecer a un grupo pueden crear dificultades en la participación y con las normas, los objetivos y las tareas de este.

El grupo cumple además una serie de **funciones:**

Psicológicas	• **Integración.** Satisface las necesidades básicas de afiliación y participación. • **Ordenación de las relaciones humanas.** Permite la comunicación y el intercambio de pensamientos y sentimientos, favoreciendo la participación y la cooperación activa. • **Ajuste de las relaciones individuales.** Contribuye a mejorar el autoconcepto al contrastar la imagen propia con la que tiene el grupo de uno mismo. • **Seguridad.** Favorece un sentimiento de protección que posibilita el desarrollo de otras facetas de la personalidad, lo que permite ser uno mismo.
Sociales	• **Control.** Consiste en la supervisión de los procesos que lleva a cabo el grupo en relación con la consecución de los objetivos individuales. • **Relajación.** En el grupo, el individuo encuentra un espacio de comunicación abierto donde poder expresarse libremente y dialogar y compartir sus experiencias con los otros miembros. • **Clima de grupo.** Resulta de la dinámica entre sus miembros y del ambiente socioemotivo creado entre ellos. Depende de las características personales de los miembros del grupo, del número de componentes, de los objetivos que se pretenden y de los estilos de relación entre sus miembros. • **Roles.** Son las funciones que cada uno desempeña en un grupo y que los demás esperan de él. Permiten que el grupo desarrolle una dinámica eficaz y lleve adelante sus metas.

Tabla 6.2. Funciones de los grupos que afectan a los individuos que los componen.

CLAVES Y CONSEJOS

La integración supone la creación de un ambiente cálido de cooperación entre todos los miembros del grupo. Solo en ese contexto se pueden generar el respeto y la aceptación que benefician a todos los miembros.

RECUERDA

El interés por pertenecer al grupo aumenta si:

- La persona tiene reputación en ese grupo.
- Las relaciones entre sus miembros son de cooperación.
- El grupo no es muy grande y permite la interacción fluida entre sus miembros.
- El grupo tiene éxito y cumple sus objetivos.

1.2. El equipo de trabajo

El equipo de trabajo se caracteriza por que sus miembros están bien organizados, tienen un objetivo común y presentan funciones determinadas, con tareas claras, definidas y con una responsabilidad mutua compartida.

Es necesario establecer la diferencia entre grupo y equipo. Un grupo es un conjunto de personas que se unen simplemente porque tienen algo en común. Un equipo, en cambio, utiliza la **sinergia** y comparte una misión, una historia y un conjunto de metas u objetivos y de expectativas.

> El equipo de trabajo es un grupo de personas comprometidas, con habilidades y competencias específicas, que se organizan, trabajan y colaboran en la realización de una serie de tareas para alcanzar unos objetivos comunes bajo la gestión de un coordinador.

ABC **VOCABULARIO**

La **sinergia** del trabajo en equipo consiste en utilizar todos los conocimientos, capacidades y habilidades de los componentes de este para conseguir la meta propuesta. De esta manera, se conseguirá un resultado muy superior al que se obtendría si cada sujeto trabajase por separado.

Un grupo se transforma en equipo cuando se desarrollan los siguientes **elementos:**

Cohesión	Fuerza de atracción que anima a pertenecer al equipo.
Asignación de roles y normas	Organización consensuada de los componentes del equipo y realización de las tareas de modo eficaz.
Comunicación	Indispensable para el desarrollo de cualquier tipo de tarea.
Definición de objetivos	Fines compartidos en la ejecución de las tareas.
Dependencia entre los componentes	Los componentes se necesitan unos a otros y cada uno aprende de los demás en su interacción.

Tabla 6.3. Elementos característicos de un equipo.

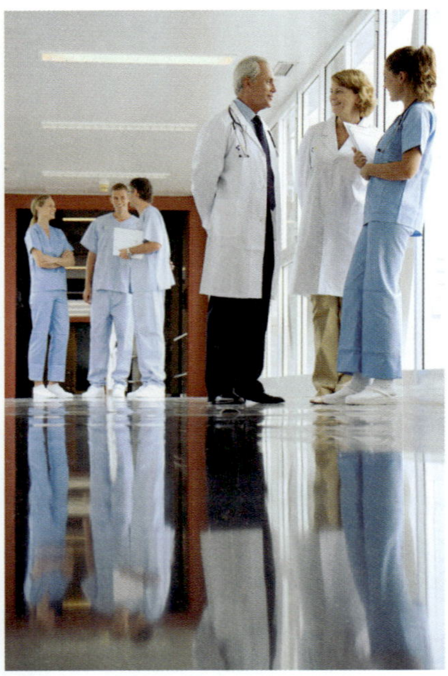

Fig. 6.1. La cooperación entre los miembros del grupo incrementa el deseo de pertenecer a él.

El desarrollo de la cohesión para cumplir las tareas se realiza a través de las actividades que permiten a los miembros del equipo evaluar sus respectivas habilidades, puntos fuertes y debilidades.

Los **componentes** de un equipo son:

- Deben cumplir el **rol** que tienen asignado, sin perder la noción de conjunto.
- Se sienten **integrados en el equipo** sin perder su individualidad y suelen obtener un mayor grado de satisfacción profesional.
- Perciben que poseen un **objetivo común**, que han establecido junto al resto de componentes del equipo. Esto potencia la realización de algunas actividades concretas, imposibles de asumir de manera individual, y permite alcanzar un mayor número de objetivos que si se trabajara individualmente.
- Colaboran con los demás componentes a través de unas **normas establecidas en común** por el equipo para lograr el objetivo, utilizando técnicas complejas y en ocasiones poco habituales.

Estos hechos, a su vez, determinan que los miembros de un equipo deban reunir una serie de **características:**

- Ser honrados consigo mismos y con los demás.
- Ser capaces de establecer relaciones eficaces y agradables con los componentes del equipo.
- Ser responsables para cumplir las tareas y los objetivos.
- Tener capacidad de autodeterminación, optimismo, iniciativa y tenacidad.
- Tener afán de superación y aspiraciones para la formación y el perfeccionamiento en el desempeño de su rol dentro del equipo.

PONTE A PRUEBA 1

La planta de Ginecología de un hospital está formada por profesionales que trabajan juntos día a día en beneficio de la salud de las mujeres, atendiendo partos y todo tipo de patologías médico-quirúrgicas relacionadas con el aparato genital femenino, y formando un equipo de trabajo.

El club deportivo de patinaje del barrio está formado por un grupo de personas que se interesan por la práctica lúdica del patinaje. Se han constituido como asociación, con un presidente y un tesorero, y utilizan las instalaciones deportivas municipales. Cada fin de semana preparan actividades de patinaje al aire libre y durante la semana han contratado a un monitor para mejorar su técnica.

Indica las características de estos dos tipos de agrupaciones y establece sus diferencias.

Claves de resolución:

Debes revisar los contenidos del tema relativos al grupo y al equipo de trabajo.

En el primer caso, observa si se cumplen las características propias de un equipo, como:

- La existencia de roles específicos.
- El sentimiento de integración y cohesión.
- El objetivo común y las tareas que no se podrían asumir de manera individual.

Advierte, también, que en el hospital se está sujeto a unas normas jerarquizadas.

Reflexiona sobre las características de los miembros de este equipo de ginecología en cuanto a:

- Honradez.
- Ser capaces de establecer relaciones eficaces y agradables con los compañeros del equipo.
- Ser responsables en la realización de sus tareas concretas.
- Tener capacidad de autodeterminación, optimismo, iniciativa y afán de superación.

En el segundo caso, debemos repasar las características de los grupos observando si existe:

- Una interacción entre sus miembros en las actividades que preparan los fines de semana.
- Una estructura interna que les permita organizar sus actividades.
- Una sensación de pertenencia al grupo de sus componentes.

Por otro lado, debemos confirmar si cumple sus funciones como grupo. Entre ellas, si contribuye a:

- Favorecer la participación.
- El sentimiento de seguridad dentro del grupo.
- La mejora de la propia imagen por el perfeccionamiento de las habilidades de relación y de la técnica del deporte.
- La relajación que proporciona la práctica del patinaje.

ACTIVIDADES

1. ¿De qué depende el clima que se establece en un grupo?
2. Busca ejemplos de equipos de trabajo en la sociedad.
3. Indica los elementos básicos e interdependientes que determinan la relación interpersonal que se establecen entre los miembros de un grupo.
4. ¿Qué es la sinergia y cuáles son sus resultados al utilizarla en el trabajo en equipo?

CLAVES Y CONSEJOS

En el trabajo cotidiano, los profesionales que forman parte del equipo de enfermería deben saber transmitir buen humor y optimismo y fomentar unas relaciones auténticas, lo que incide en el bienestar de los pacientes.

IMPORTANTE

Los TCAE son profesionales que forman parte de los equipos de enfermería, cuyo objetivo es prestar asistencia sanitaria al paciente.

2. Características del trabajo en equipo

RECUERDA

Un buen compañero de trabajo es aquel que realiza su tarea sin interferir en la de los demás y, siempre que puede, está dispuesto a ayudar a otro compañero.

El término *trabajo en equipo* se refiere a la serie de estrategias y procedimientos que utiliza un equipo para lograr las metas que se propone.

La base del trabajo en equipo es la **colaboración.** Los miembros de un equipo colaboran cuando trabajan unos con otros para lograr el objetivo común.

La colaboración implica estar pendiente del trabajo propio y, a la vez, no perder la perspectiva global del trabajo conjunto del equipo.

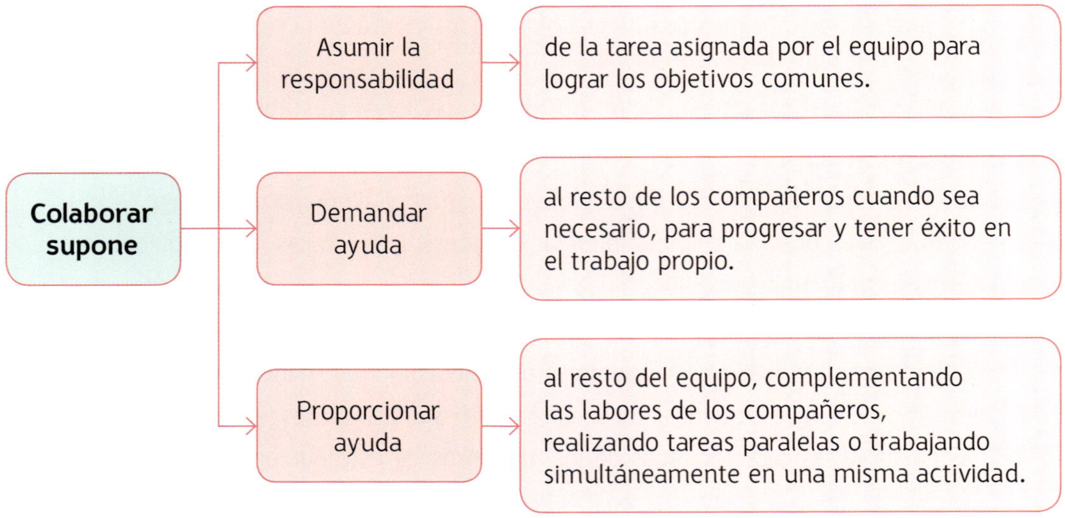

Fig. 6.2. Elementos de la colaboración.

Teniendo en cuenta esto, las características que definen el trabajo en equipo son:

- **Transparencia** de la misión. Los programas planificados en equipo cuentan con un objetivo común y el compromiso de sus miembros para lograrlo.
- **Integración** general de funciones y actividades. Los componentes del equipo se preocupan por mantener la cohesión, resolver los conflictos interpersonales y cumplir con las tareas.
- **Participación equilibrada** en las tareas y responsabilidad compartida de estas.
- **Coordinación** de las actividades desarrolladas por el equipo.
- **Comunicación directa** y clara entre los miembros del equipo, eliminando las barreras y fomentando la retroalimentación.
- **Aceptación de las diferencias** individuales y respeto entre los componentes.

Las personas que trabajan en equipo experimentan una serie de **ventajas y desventajas** en el desarrollo de sus tareas:

Ventajas	Desventajas
El miembro del equipo se siente más integrado, su desarrollo personal y profesional es mayor y aumenta su satisfacción laboral.	Como consecuencia de la coordinación de todas las actividades del equipo, se necesita más tiempo para llevar a cabo las tareas.
Se afrontan con más éxito las tareas complejas, al adoptar un mayor compromiso con los objetivos comunes del equipo.	Pueden aparecer conflictos entre los componentes del equipo.
La responsabilidad es compartida por todos los miembros del equipo, por lo que existe mayor seguridad personal en el desarrollo de las tareas, se mejora el clima laboral y las decisiones que se toman son más reales.	En ocasiones, se asumen riesgos excesivos como consecuencia de la seguridad que proporciona pertenecer al equipo.

Tabla 6.4. Ventajas y desventajas del trabajo en equipo.

CLAVES Y CONSEJOS

Algunos factores que favorecen el buen desempeño del **trabajo en equipo** son:

- El conocimiento de la información útil y necesaria para que el equipo funcione.
- La creación de un clima de trabajo atractivo basado en la constitución de un espacio de trabajo adecuado y en el uso de habilidades sociales de comunicación interpersonal como la atención, el respeto y la comprensión del otro.
- La elaboración de un cronograma de trabajo.

3. La satisfacción laboral

Las sensaciones subjetivas que se originan como consecuencia del ejercicio de una labor profesional tienen una repercusión directa en el estado de salud y en la calidad del trabajo de quien la ejerce.

> La satisfacción laboral es un estado emocional positivo o placentero que resulta de la percepción subjetiva que las personas tienen de sus experiencias laborales.

En este sentido, un TCAE satisfecho, que aprecia su profesión, lo transmite y disfruta asistiendo a sus pacientes.

Conseguir satisfacer las propias expectativas en el ámbito profesional constituye un **refuerzo positivo** para continuar realizando la tarea con entusiasmo. De hecho, la recompensa al trabajo bien hecho aumenta las probabilidades de experimentar satisfacción laboral.

La **incentivación profesional** es la herramienta que anima y motiva al profesional en el desempeño de su actividad laboral. En el caso del TCAE, esta incentivación puede ser de dos tipos:

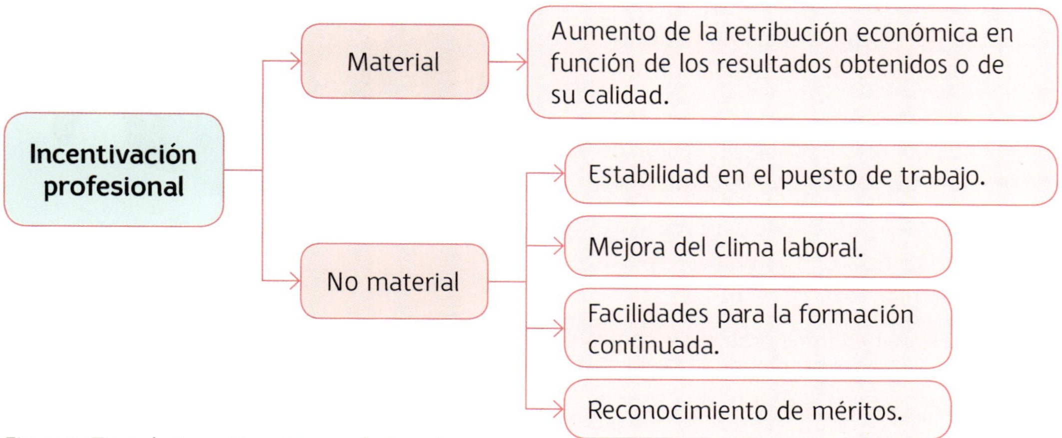

Fig. 6.3. Tipo de incentivación profesional.

Por otra parte, el grado de satisfacción laboral tiene dos tipos de **consecuencias:**

- **Personales.** Un elevado grado de satisfacción profesional se traduce en un buen estado de ánimo y en actitudes positivas hacia el trabajo y la vida privada.
- **Profesionales.** La calidad asistencial ofrecida a los pacientes está en relación directa con la satisfacción que experimentan sus trabajadores.

Entre los factores que favorecen o perjudican la satisfacción profesional del TCAE, están:

Satisfacción laboral	
⊕	⊖
• Trabajo en contacto directo con el paciente. • Desempeño de funciones bien definidas. • Reconocimiento profesional. • Autonomía en el trabajo. • Relaciones personales satisfactorias con el equipo de enfermería. • Remuneración económica adecuada. • Ser joven y llevar poco tiempo en el hospital.	• Sobrecarga de trabajo asistencial al paciente. • Falta de recursos. • Baja consideración social. • Derechos laborales paralizados. • Conflictos con el equipo sanitario. • Bajo nivel retributivo. • Escasas posibilidades de promoción profesional.

Tabla 6.5. Factores positivos y negativos de la satisfacción laboral del TCAE.

La calidad de vida profesional se consigue equilibrando las exigencias que requiere un trabajo profesional y los recursos asignados para hacer frente a estas.

RECUERDA

En la ejecución de sus tareas, el personal de enfermería se siente útil a los demás, lo que eleva su autoestima y su motivación por el trabajo, sobre todo cuando la sociedad valora su labor profesional.

Por tanto, su motivación principal está en la sensación de bienestar que percibe después de desempeñar adecuadamente su actividad.

CLAVES Y CONSEJOS

La **formación continua** disminuye la ansiedad que genera en el profesional el desconocimiento de los avances tecnológicos en materia de salud.

IMPORTANTE

El reconocimiento de méritos no solo valora el esfuerzo realizado y la cantidad de actos asistenciales efectuados, sino también la calidad de la asistencia que se ha prestado y la competencia profesional.

RECUERDA

Todo aquello que contradice la calidad de vida profesional puede conducir a una situación de agotamiento psíquico y sentimiento de desesperación denominada **síndrome de *burnout*,** como vimos en la Unidad 3.

PONTE A PRUEBA 2

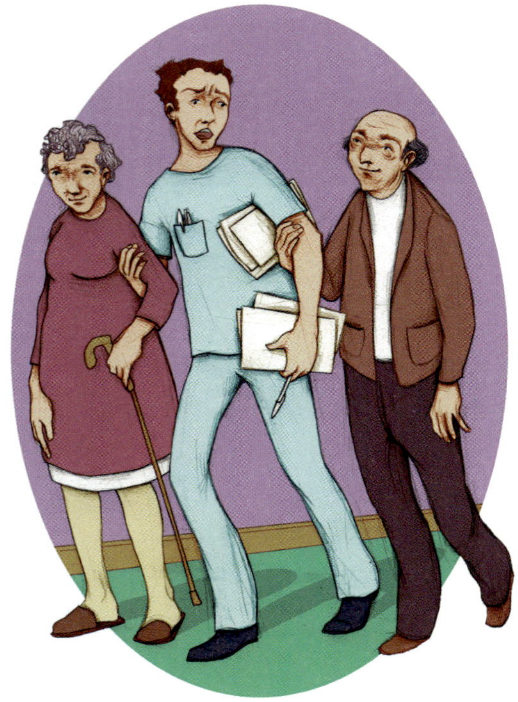

Roberto es un TCAE que trabaja en un Servicio de Urgencias de un gran hospital desde hace seis años.

Cuando terminó sus estudios, mandó su currículum a varias empresas y, a los pocos días, lo llamaron parar ofrecerle una sustitución por una baja maternal de tres meses.

No lo dudó un instante, pues ya tenía ganas de independizarse y de comenzar a trabajar en aquello para lo que había estudiado. Lo hizo tan bien y trabajó con tanto entusiasmo que le ofrecieron quedarse en la empresa con un contrato temporal, renovable cada año, y con posibilidades de convertirse en un trabajador fijo en la plantilla.

Al principio todo iba bien, ya que, a pesar de la dureza del trabajo en las urgencias, encontraba muy gratificante la relación con los pacientes. Pero después de seis años ya comienza a estar un poco «quemado».

La empresa, por ahorrarse un dinero, tiene contratado al personal «justo», con lo que la cantidad de pacientes que tiene que atender cada técnico aumenta sin cesar. Además, tampoco facilita la formación continuada de sus trabajadores.

Asimismo, todos hacen «un poco de todo», con lo que sus tareas no están bien definidas y su supervisor les exige excesivamente. Por otro lado, la sobrecarga de trabajo está minando la relación con sus compañeros, con los que apenas puede cruzar dos palabras.

Además, últimamente el almacén suele tener deficiencia de material y, en muchas ocasiones, las hojas de pedido no llegan a tiempo.

A pesar de que el desempeño de su labor profesional es inmejorable, su contrato sigue siendo temporal, ¡y para colmo este año tampoco habrá subida salarial! Roberto se está dando cuenta de que el desánimo está haciendo mella en él.

Analiza la situación de Roberto:

- ¿Crees que está desmotivado?
- ¿Cómo influye en la percepción de su estabilidad laboral el contrato laboral que tiene en este momento?
- ¿Existe algún tipo de relación personal con sus compañeros?
- ¿Crees que su trabajo en relación directa con los ancianos favorece su satisfacción laboral?
- Analiza si Roberto tiene algún incentivo laboral material o no material.
- Propón medidas correctoras a la situación de Roberto que incluyan factores que favorezcan su incentivación y su satisfacción laboral.

Claves de resolución:

Repasa los conceptos teóricos del tema sobre la satisfacción laboral. Repara en el estado emocional de Roberto en relación con sus experiencias laborales a lo largo del tiempo y observa cómo su actitud puede hacer que su rendimiento descienda y disminuya su calidad asistencial. La desmotivación laboral suele aparecer cuando los trabajadores no ven cubiertas sus necesidades de seguridad, de afecto y de logros. Debes saber que la percepción subjetiva de la satisfacción laboral de cualquier trabajador se ve reforzada por las recompensas que el trabajo proporciona, sean materiales, como un aumento salarial, o no materiales, como conseguir un trabajo fijo, tener una buena relación con los compañeros, disponer de tiempo para atender debidamente a los pacientes, contar con el material necesario para llevar a cabo las tareas de manera satisfactoria o reconocer el trabajo bien hecho.

ACTIVIDADES

5. ¿Qué factores favorecen el trabajo en equipo?
6. Indica las consecuencias que determina el grado de satisfacción laboral de los profesionales de la salud.
7. ¿Por qué se afrontan con más éxito las tareas complejas en un equipo?
8. Nombra tres factores que favorecen la satisfacción laboral.

4. El rol del TCAE

> Un rol es un conjunto concreto de competencias, exigencias y normas de conducta que ejercen los individuos en la sociedad.

El **reparto de roles** en una sociedad implica dividir las tareas y tiene por objetivo alcanzar con más eficiencia y facilidad las metas propuestas.

El **estatus** es la valoración que realiza el grupo de un determinado rol y consiste en el prestigio y la admiración que ese rol despierta en los demás.

El rol y el estatus establecen el **lugar** que cada individuo asume en la sociedad.

> El rol del TCAE es el conjunto de actividades que lleva a cabo cuando ejerce su profesión.

En la actualidad, los TCAE proporcionan cuidados tanto técnicos como relacionales, pues consideran al enfermo globalmente, como una persona con sus valores, creencias, emociones y relaciones sociales, y no únicamente en cuanto portador de una patología.

Las actividades o funciones del TCAE pueden clasificarse así:

Funciones del rol del profesional de enfermería

- **Dependiente**
  El técnico realiza actividades a partir de las indicaciones de otro profesional. Las tareas delegadas y ordenadas son supervisadas o tuteladas por otro profesional, generalmente el personal de enfermería o el médico.
- **Interdependiente o complementaria**
  El profesional de enfermería colabora con otros profesionales y especialistas del equipo de salud, contribuyendo así a proporcionar una atención general al enfermo.
- **Independiente o propia**
  Engloba las tareas que toman como base los conocimientos del profesional y son ejecutadas bajo su exclusiva responsabilidad.
  - **Administrativa**
    Consiste en realizar un uso razonable de los medios y recursos para garantizar una actividad más eficaz.
  - **Investigadora**
    Su meta es ampliar los conocimientos en técnicas de enfermería.
  - **Docente**
    Incluye actividades de formación de otros profesionales.
  - **Asistencial**
    Puesta en práctica del plan de cuidados de enfermería.

Fig. 6.4. Elementos de la colaboración.

RECUERDA

Las actitudes específicas del **rol del TCAE** son:

- Predisposición hacia la profesión. Vocación de servicio a los demás y para la labor asistencial.
- Estabilidad emocional. Ser tranquilo y transmitir seguridad al enfermo. Evitar la protesta injustificada y la agresividad, y mantener la neutralidad afectiva y controlar las emociones.
- Capacidad de observación, para reconocer las anomalías y actuar en consecuencia.

RECUERDA

Representar un rol implica regirse por unas pautas determinadas y comportarse según unas normas establecidas socialmente.

IMPORTANTE

La impulsora del rol del personal de enfermería fue Florence Nightingale, quien instauró las bases de la enfermería moderna al delimitar el rol que estos profesionales debían desempeñar en el sistema sanitario y en la sociedad.

PONTE A PRUEBA 3

En uno de sus turnos de trabajo en el hospital, Rosa realiza las siguientes tareas en el desarrollo de sus funciones:

a) Cambia el pijama a un paciente encamado con una vía en su brazo derecho.

b) Sustituye la bolsa de colostomía a un enfermo.

c) Controla el material fungible en el almacén de la planta.

d) Aplica unas gotas en el oído a un paciente al que han operado.

e) Asiste en la cura de una úlcera por decúbito.

f) Colabora como tutora de prácticas de una alumna de TCAE.

Reconoce los distintos tipos de funciones del rol de Rosa como TCAE explicadas en esta lista.

Claves de resolución:

Debes tener en cuenta las características de las funciones del rol del profesional de enfermería que aparecen en el texto. Recuerda que:

- Las funciones **interdependientes o complementarias** son aquellas que suelen realizarse en equipo con otro compañero para proporcionar una asistencia de calidad al paciente.
- Las funciones **independientes o propias** se basan en los conocimientos, las experiencias y las habilidades del TCAE para atender a los pacientes, para participar en la gestión de los recursos del hospital de manera razonable o para colaborar en la formación de futuros TCAE.
- Las funciones **dependientes** se realizan bajo la supervisión del médico o el personal de enfermería responsables del acto sanitario concreto. Entre ellos, podemos citar la administración de un fármaco o la realización de una toma de constantes.

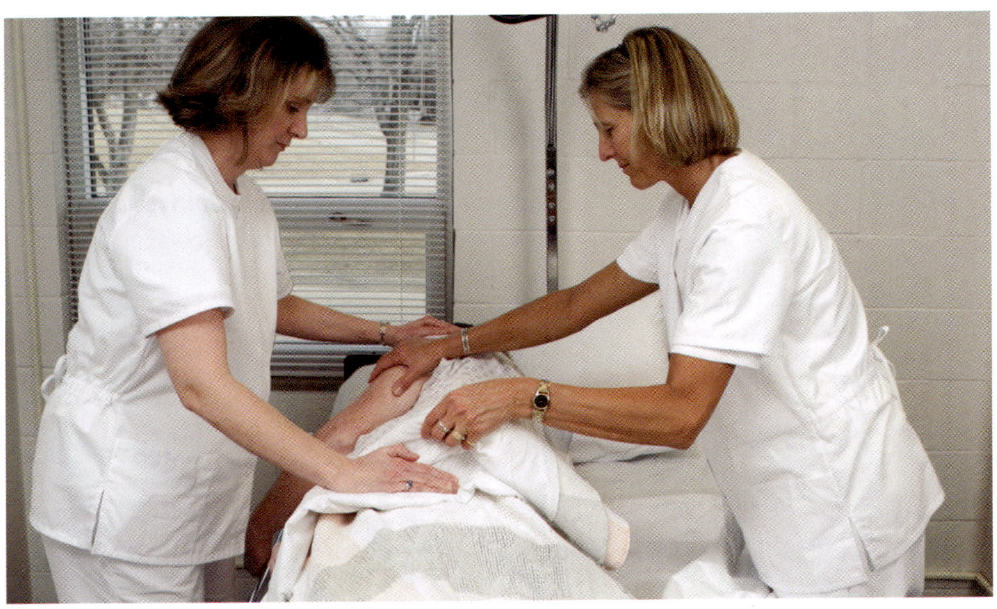

Fig. 6.5. Rosa desempeñando sus funciones en el hospital.

ACTIVIDADES

9. Indica la diferencia que existe entre los tres tipos de funciones que definen el rol de un TCAE.

10. Explica los elementos que establecen el lugar que cada individuo asume en la sociedad.

5. La relación entre el sanitario y el paciente

La relación entre el sanitario y el paciente es determinante en la asistencia sanitaria.

Si esta es positiva, los pacientes estarán satisfechos, afrontarán mejor su enfermedad y colaborarán en su tratamiento, lo que incidirá en una más pronta recuperación de la salud.

En el desempeño de sus funciones, el personal de enfermería combina las tareas técnicas con las actividades de trato directo con el paciente y sus problemas, tanto físicos como psicológicos.

Los modelos de relación sanitario-paciente se apoyan en principios filosóficos básicos, como la responsabilidad, la verdad y la autodeterminación, y pueden esquematizarse de esta manera:

Modelo de relación	Características
Paternalista	El sanitario toma las decisiones de manera autoritaria e intenta tranquilizar al paciente.
Consumista	El profesional ofrece al enfermo diferentes opciones y delega en el paciente la responsabilidad de decidir la que más le conviene.
Sistémico	Se intenta conocer mejor el contexto del enfermo, sus valores culturales y la influencia familiar, para actuar en consecuencia.
Centrado en el paciente	El sanitario indaga sobre las expectativas y los temores del paciente para llegar a un consenso de actuación con él. Es un modelo flexible y comunicativo que favorece la relación de igualdad entre las partes. Se utilizan procedimientos que demuestren al paciente respeto, cercanía, comprensión e interés por su caso. Al mismo tiempo, se pretende un intercambio de información que permita compartir decisiones y responsabilidades.

Tabla 6.6. Modelos de relación sanitario-paciente.

Como en toda relación interpersonal, la relación entre el sanitario y el paciente está influida por una serie de factores:

Factores determinantes en la relación sanitario-paciente	
Por parte del sanitario	**Por parte del paciente**
• Conflictos de responsabilidad sobre las decisiones que afectan al plan de cuidados del paciente y su participación activa en el cuidado de su salud. • La consideración de que el sanitario mantiene el poder en la relación. • Los diferentes puntos de vista en el momento de evaluar los problemas. • Cualidades personales, como educación, socialización y aspiraciones.	• Rasgos como el sexo, la edad, la cultura, la personalidad y los valores. • El momento que vive y su entorno más próximo. • El tipo de problema que se considere y las personas a las que afecte. • La inseguridad que desea compartir. • Hasta qué punto quiere o pide involucrarse en el tema. • Tipo y cantidad de información que desea conocer.
El paciente valora en la atención	
• La disponibilidad, la cercanía y el tiempo dedicado. • Su capacidad para empatizar con el paciente y escuchar activamente. • La utilización de habilidades sociales con el paciente, que mejoren su autoestima. • La capacidad para estimular el pensamiento positivo ante la enfermedad. • La utilización de un lenguaje comprensible.	

Tabla 6.7. Relación entre el sanitario y el paciente.

RECUERDA

Cuando la relación con el paciente no es satisfactoria, puede tener como consecuencias:

- Incumplimiento en las prescripciones médicas y en los tratamientos.
- Insatisfacción de los pacientes con el sistema de salud.
- Aumento de denuncias por actuaciones incorrectas de los servicios sanitarios.

TRATO CON EL PACIENTE

El estilo autoritario o paternalista, en el que el médico daba las órdenes, el personal de enfermería las cumplía y el paciente las aceptaba, está siendo sustituido por otro procedimiento más equitativo y razonable de igualdad en la relación sanitario-paciente.

IMPORTANTE

Actualmente, los cambios sociológicos han determinado una transformación en la relación entre los sanitarios y los pacientes. Los ciudadanos reclaman más información acerca de sus derechos y obligaciones en cualquier ámbito, incluido el sanitario. Así, los roles tradicionales del médico, el profesional de enfermería y el paciente están sufriendo cambios importantes y las pautas que ordenaban la relación entre estos roles ya no están vigentes.

IMPORTANTE

La Ley General de Sanidad, Ley 14/1986, de 25 de abril, recoge en sus artículos 10 y 11 los derechos y deberes de los usuarios de los servicios del sistema sanitario público.

PONTE A PRUEBA 4

Lo que espera el paciente de los profesionales sanitarios

[...] Los factores que determinan la satisfacción por parte de los pacientes de los profesionales sanitarios son:

- **Accesibilidad:** los pacientes valoran poder contactar fácilmente con los centros de salud y, sobre todo, con los profesionales sanitarios para plantearles sus necesidades.
- **Capacidad de respuesta:** uno de los aspectos más apreciados por parte de los usuarios de los servicios sanitarios es una abierta disposición para atender, así como un servicio eficiente, por parte de los profesionales sanitarios, sin esperas injustificadas.
- **Comprender al paciente:** los pacientes manifiestan una serie de necesidades que, para poder ser satisfechas, han de ser previamente comprendidas y valoradas.
- **Comunicación:** los pacientes valoran especialmente que los profesionales sanitarios les escuchen y establezcan con ellos una comunicación afectiva y asertiva, en un lenguaje comprensible por ambas partes.
- **Cortesía:** durante la prestación del servicio, los pacientes desean que los profesionales de la salud sean atentos, considerados, respetuosos y amables con ellos.
- **Credibilidad:** hace referencia a la imagen que el personal sanitario proyecta en los pacientes. En este sentido, los pacientes buscan que los profesionales que los atienden sean competentes y trasmitan credibilidad y veracidad.
- **Implicación:** el paciente quiere percibir que su problema es importante para el profesional sanitario, que es tratado con la dignidad que merece y que empatiza con él.
- **Profesionalidad:** la profesionalidad es imprescindible para la prestación de servicios de calidad.

A estos factores se los conoce como *variables intangibles,* ya que son las conductas, aptitudes y actitudes individuales o grupales que contribuyen decisivamente tanto a la conformación de las percepciones del paciente y su satisfacción como al valor que para él adquiere el centro sanitario: comportamiento y motivación del personal, creencias, normas y formas de pensar de la organización, etc.

Por otro lado, el paciente percibe la calidad de los servicios sanitarios a través de variables tangibles, que pueden añadir o restar valor a la prestación sanitaria. Estas hacen referencia a todos los aspectos materiales que influyen en la percepción global del centro sanitario donde se lo atiende, tales como la ambientación del centro (estructura del edificio, decoración, iluminación, limpieza, olores, confortabilidad) o la apariencia física de quienes prestan el servicio [...].

Merayo Arturo, Bravo Esteban y Gordón Fernando. *La comunicación con el paciente. Habilidades emocionales para los profesionales de la salud,* 2014.

Claves de resolución:

Tras leer el texto responde a las siguientes preguntas:

1. Reflexiona sobre los elementos más importantes para el paciente en su relación con el personal sanitario.
2. Enumera las variables tangibles e intangibles que utiliza el paciente para percibir la calidad de la prestación.

ACTIVIDADES

11. Debate en clase acerca de cuál de los modelos de relación sanitario-paciente estudiados es el más deseable para llevar a la práctica.

12. Reflexiona sobre qué tipo de profesional desearías ser en el desempeño de tu trabajo.

13. ¿Por qué las cualidades personales del TCAE influyen en la relación interpersonal que se establece con el paciente?

6. La relación con la familia del enfermo

La familia es un **grupo social primario** que constituye una red dispersa de relaciones sociales.

La familia es la institución más universal. En ella, los individuos mantienen relaciones concretas y duraderas de convivencia, consanguinidad y dependencia.

Este tipo de relaciones definen las funciones que desempeña la familia en la sociedad, que se clasifican en tres tipos:

Procreación	Afecto	Socialización
Función constituida por el hecho biológico de la reproducción.	Permite el desarrollo de la esfera de las emociones de sus componentes y cubre sus necesidades de cariño y consideración.	Colabora en la transmisión de conocimientos, habilidades, aptitudes y valores sociales.

Tabla 6.8. Funciones de la familia.

6.1. La enfermedad en la familia

Siempre que los individuos sufren una crisis en su vida, la familia constituye la principal red de apoyo personal y social.

Dado que el comportamiento de uno de los miembros de la familia influye en los demás, la enfermedad de uno de sus componentes causa una modificación y un reajuste del sistema familiar.

El profesional de enfermería debe conocer el funcionamiento de su estructura y establecer una comunicación adecuada para orientar a las familias de sus pacientes con respecto a la enfermedad.

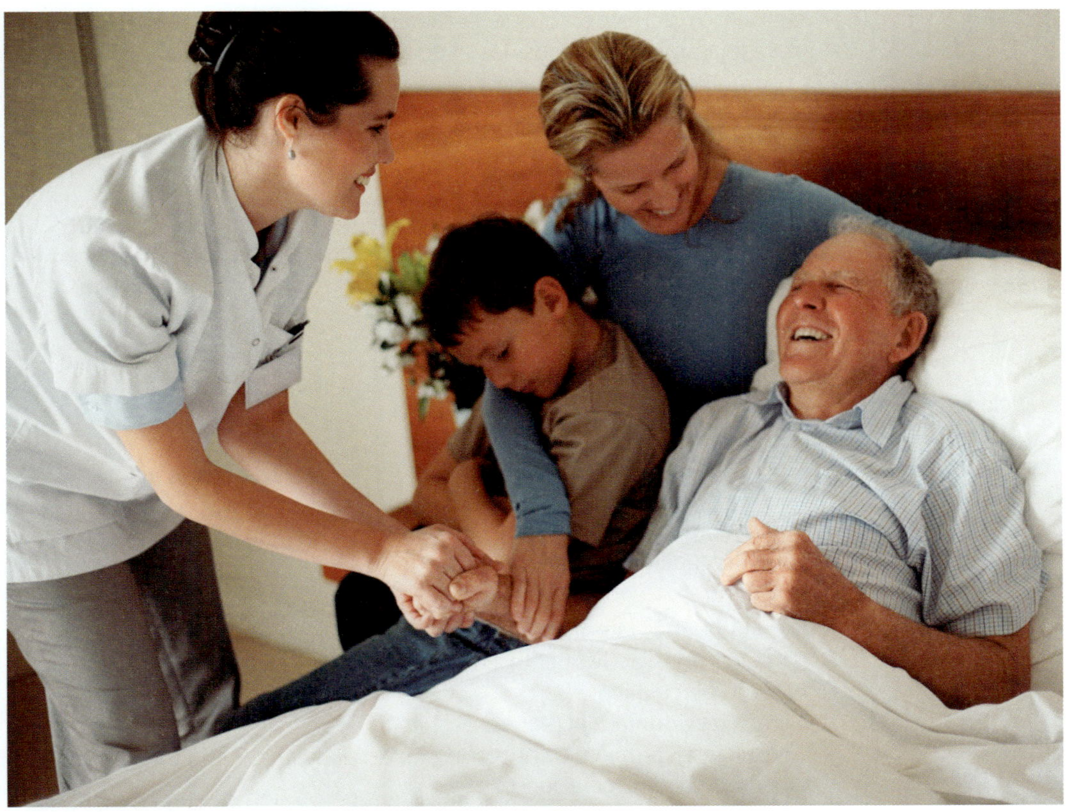

Fig. 6.6. El apoyo y la colaboración de la familia contribuyen en gran medida a la recuperación del enfermo.

@ WEB

En la página web del Instituto Nacional de Estadística:

www.ine.es

encontrarás información interesante sobre las características de las familias españolas.

! IMPORTANTE

Las **habilidades sociales** se pueden definir como la capacidad de relacionarse con los demás de forma que se consiga un máximo de beneficios con un mínimo de consecuencias negativas.

Contemplan aspectos como la asertividad, la autoestima y la inteligencia emocional.

CLAVES Y CONSEJOS

Los pacientes ancianos, los que presentan patologías graves y los que pertenecen a las clases sociales más desfavorecidas prefieren que sus familiares o sus médicos tomen las decisiones por ellos y no desean una relación igualitaria con los profesionales de la salud.

> **RECUERDA**
>
> Situaciones como el nacimiento de un bebé, los hijos adolescentes, la emancipación de los hijos, la jubilación o el desempleo son factores que dificultan la consecución del reajuste familiar que requiere la enfermedad.

A. Factores que influyen en la respuesta de la familia ante la enfermedad

La enfermedad origina una desorganización en el hogar. La respuesta de la familia puede ser de adaptación al proceso o de rechazo de la situación, en función de varios factores:

Opinión sobre la enfermedad	La respuesta depende de la idea de salud y enfermedad que poseen y de las implicaciones que la enfermedad de uno de sus miembros tiene en la dinámica familiar.
Tipo de enfermedad	Si la enfermedad es aguda, la situación se resuelve pronto en un sentido o en otro (curación o fallecimiento). Si la enfermedad es crónica, se necesita una mayor adaptación al proceso y la realización de un esfuerzo superior de reajuste.
Reacción ante la enfermedad	• No tomar en cuenta la enfermedad y rechazarla implica una falta de apoyo emocional y físico hacia las necesidades del paciente, lo que le impide conseguir una recuperación rápida. • Interesarse excesivamente por el paciente crea un estado de tensión física y psíquica en la dinámica familiar y una gran dependencia del enfermo.
Etapa del ciclo vital de la familia	Las situaciones nuevas a las que se enfrentan las familias en cada etapa son una fuente de estrés que requiere un proceso de adaptación, que puede solaparse con la preocupación originada por la enfermedad.
Capacidad para encajar las situaciones de cambio	Una situación de crisis puede mejorar las habilidades para solucionar problemas, teniendo en cuenta lo siguiente: • Las reacciones positivas de reajuste en experiencias pasadas. • La facultad de la familia para establecer una comunicación empática entre sus miembros y para expresar los sentimientos libremente. • La competencia de la familia para resolver situaciones conflictivas y para ser flexible en momentos de crisis, acomodándose a las nuevas circunstancias. • El potencial de la estructura familiar para ayudar y colaborar en el proceso de cuidados.
Redes de apoyo de la familia	Son elementos de refuerzo que la familia puede utilizar en el transcurso del proceso, como los amigos, las asociaciones de autoayuda, los recursos de la comunidad, etc.

Tabla 6.9. Factores que inciden en la respuesta de la familia ante la enfermedad de uno de sus miembros.

> **IMPORTANTE**
>
> Las **asociaciones de autoayuda** sin ánimo de lucro y debidamente legalizadas pueden recibir subvenciones de las Administraciones públicas para desempeñar las funciones de prevención, asistencia e inserción social de las personas enfermas.

B. Las etapas de la reacción de la familia ante la enfermedad

La aparición de una enfermedad en el seno de una familia da lugar a una serie de respuestas, que se estructuran en tres fases:

Desorganización

- **Conmoción.** Existe un desconcierto emocional y gran desconfianza.
- **Negación.** Consiste en negar la enfermedad, considerando que de esa manera no se sufre, o se sufre menos. Se trata de un mecanismo de defensa habitual frente a la ansiedad que genera el diagnóstico.
- **Miedo.** La familia siente una gran incertidumbre ante los cambios en la dinámica familiar.
- **Tristeza.** La enfermedad conlleva una carga emocional negativa, que desemboca en pena y en sentimientos depresivos.
- **Ira.** Puede manifestarse a través de comportamientos controladores o paternalistas, o bien mediante actitudes de abandono y ocultación del enfermo.

→

Restablecimiento

Comienza cuando la familia ha superado el miedo y la ansiedad y acepta la situación, asimilando el problema.

Entre los comportamientos que indican una recuperación en la familia, se encuentran:

- Demandar más información.
- Participar más activamente en el proceso de cuidados.
- Comenzar a tomar decisiones.
- Consultar el problema con otras personas o con asociaciones.

→

Reorganización

En esta etapa, la familia puede actuar de dos maneras:

- Reforzando su estructura previa a la enfermedad.
- Reajustando la distribución de roles, lo que genera una nueva dinámica familiar.

Fig. 6.7. Etapas de la reacción familiar ante la enfermedad de uno de sus miembros.

6.2. Actuaciones del técnico con la familia del enfermo

Las actuaciones que el TCAE debe poner en práctica en su relación con el entorno familiar del paciente son las siguientes:

- Ofrecer la información que demanden los familiares y los pacientes, siempre que sea sobre temas de su competencia, con un lenguaje claro y sencillo.
- Establecer una relación empática con los enfermos y sus familiares para que estos perciban que son entendidos, escuchados y ayudados.
- Favorecer la expresión de los pensamientos y sentimientos que ayuden a analizar las situaciones para desarrollar conductas de afrontamiento del problema.
- Estudiar los problemas que aparecen en colaboración con la familia, orientarla y aconsejarla.
- Favorecer la unión de los miembros de la familia, ayudándolos a conseguir unas relaciones fluidas entre ellos y con los demás.
- Alentar el optimismo y el espíritu de lucha, sin crear falsas expectativas.

TRATO CON EL PACIENTE

La ira es un sentimiento que suele ser poco valorado por el personal de enfermería y sobre el que no gusta profundizar, ni con la familia ni con el enfermo.

Sin embargo, hay que tenerla en cuenta para concienciar al paciente y a la familia acerca de su origen y ayudarlos a entender y aceptar el proceso.

PONTE A PRUEBA 5

Determinadas experiencias vitales, más o menos habituales a lo largo de la vida de cualquier individuo, se han revelado como capaces de generar el suficiente nivel de estrés o de afectar a la dinámica familiar como para provocar sintomatología psicológica, psicosomática o síntomas físicos de enfermedades (nuevas o reactivaciones). Son los llamados acontecimientos vitales estresantes (AVE).

Se ha propuesto una herramienta sencilla para tratar de evaluar o medir el nivel de estrés psicosocial que puede estar experimentando un paciente concreto. La llamada *Escala de reajuste social*, disponible en la web del médico interactivo, otorga una puntuación a diversos acontecimientos más o menos extraordinarios que influyen decisivamente en las personas y que habitualmente tienen, o pueden tener, repercusiones sobre su bienestar y sobre su nivel de salud.

Se considera que es muy probable que exista un problema psicosocial o una alteración de la dinámica familiar cuando se suman más de 150 puntos en el último año.

Unidad de Medicina Familia y Atención Primaria. Facultad de Medicina.
Universidad Autónoma de Madrid. UAM.

Claves de resolución:

Teniendo en cuenta lo anteriormente expuesto y con la escala de acontecimientos vitales estresantes, indica si existe una alteración de la dinámica familiar en el último año de la siguiente familia: familia compuesta por el padre, la madre, dos hijos y la abuela. El padre se ha quedado en paro y la madre ha tenido que ponerse a trabajar. Esto ha supuesto una modificación en la situación económica familiar y un cambio de domicilio y de colegio de los hijos. Además, la abuela se ha caído y ha tenido que ser ingresada por una fractura de cadera.

ACTIVIDADES

14. Esquematiza las funciones de la familia.

15. ¿De qué modo puede responder una familia ante la enfermedad de uno de sus miembros?

16. Indica las funciones que desarrolla la familia en la sociedad.

17. ¿Qué comportamientos te hacen suponer que una familia está asimilando la enfermedad grave de uno de sus componentes?

RECUERDA

En la reacción de la familia ante la enfermedad, influye también el rol del miembro que enferma:

- Cabeza de familia.
- Persona que se ocupa de las tareas del hogar.
- Varón o mujer.
- Anciano, adulto, adolescente o niño.

Relaciones en el entorno laboral

- **El equipo de trabajo**
  - Definición: Grupo de personas con habiliades y competencias específicas que se organizan para alcanzar objetivos comunes bajo la gestión de un coordinador.
  - Elementos diferenciadores del grupo:
    - Cohesión.
    - Asignación de roles y normas.
    - Comunicación.
    - Definición de objetivos.
    - Dependencia entre sus miembros.
  - Características de los miembros de un equipo:
    - Honradez.
    - Capacidad de establecer relaciones eficaces.
    - Responsabilidad.
    - Autodeterminación e iniciativa.
    - Afán de superación.
  - Características del trabajo en equipo:
    - Transparencia.
    - Integración.
    - Participación equilibrada.
    - Coordinación.
    - Comunicación directa.
    - Aceptación de las diferencias.
    - Colaborar:
      - Asumir responsabilidad.
      - Demandar ayuda.
      - Proporcionar ayuda.
  - Satisfacción laboral: Percepción subjetiva positiva de las experiencias laborales.
    - Incentivación laboral:
      - Material.
      - No material.
  - Rol del TCAE: Conjunto de actividades que lleva a cabo el técnico cuando ejerce su profesión.
    - Funciones:
      - Dependiente.
      - Interdependiente.
      - Independiente o propia.
- **Paciente sanitario**
  - Modelo:
    - Paternalista.
    - Consumista.
    - Sistémico.
    - Centrado en el paciente.
  - Lo que valora el paciente:
    - Disponibilidad.
    - Capacidad para empatizar.
    - Utilización de habilidades sociales.
    - Estímulo del pensamiento positivo.
    - Utilización de lenguaje comprensible.
- **Familia del enfermo sanitario**
  - Factores que influyen en la respuesta familiar a la enfermedad:
    - Opinión sobre la enfermedad.
    - Tipo de enfermedad.
    - Etapa del ciclo vital de la familia.
    - Capacidad para encajar el cambio.
    - Redes de apoyo.
  - Etapas de reacción de la familia ante la enfermedad:
    - Desorganización.
    - Restablecimiento.
    - Reorganización.
  - Actuaciones del TCAE:
    - Ofrecer información.
    - Establecer una relación empática.
    - Favorecer la expresión de pensaminetos y sentimientos.
    - Estudiar los problemas en colaboración con la familia.
    - Favorecer la unión de los miembros de la familia.
    - Alentar el optimismo.

TEST DE REPASO

Nota: todas las actividades deben realizarse en un cuaderno aparte.

1. El interés por pertenecer a un grupo aumenta cuando:

(a) La persona tiene reputación en ese grupo.
(b) El grupo es grande.
(c) El grupo está cohesionado, pero no cumple sus objetivos.
(d) Ninguna es cierta.

2. Una de estas no es una función social de las que cumple el grupo:

(a) Supervisar los procesos que lleva a cabo el grupo.
(b) Ajustar las relaciones individuales.
(c) Asignar roles.
(d) Facilitar la libre expresión de sus componentes.

3. Los componentes de un equipo:

(a) Se sienten integrados.
(b) Poseen un objetivo común.
(c) Deben cumplir el rol asignado.
(d) Todas son ciertas.

4. Una de estas características diferencia a los grupos de los equipos:

(a) La asignación de roles.
(b) La relación de dependencia.
(c) La definición de objetivos.
(d) La cohesión.

5. Señala la respuesta falsa con respecto a las características del trabajo en equipo:

(a) Las tareas complejas se afrontan con más éxito.
(b) Pueden aparecer conflictos.
(c) Como la responsabilidad de la tarea es compartida, no se suelen asumir riesgos excesivos.
(d) Se necesita más tiempo para llevar a cabo las tareas.

6. ¿Cuál de estos factores no favorece la satisfacción laboral?

(a) Ser joven y llevar poco tiempo en el hospital.
(b) Ser autónomo en el trabajo.
(c) El aumento del número de pacientes que se atienden.
(d) El trabajo en contacto directo con el paciente.

7. Indica cuál de estas es una función propia del TCAE.

(a) Ampliar los conocimientos en técnicas de enfermería.
(b) Colaborar con el personal de enfermeriía en la realización de una cura.
(c) Administrar medicación al paciente.
(d) Tomar la tensión a un paciente.

8. En el modelo de relación entre el sanitario y el paciente consumista:

(a) El sanitario toma decisiones de manera autoritaria.
(b) El profesional ofrece al paciente diferentes opciones.
(c) Se favorece la relación de igualdad entre las partes.
(d) Se intenta conocer mejor el contexto del enfermo.

9. ¿Qué valora el paciente en la atención recibida?

(a) El tiempo dedicado.
(b) La implicación personal.
(c) La capacidad para dar consejos.
(d) Las explicaciones técnicas.

10. El estatus es:

(a) Un conjunto concreto de competencias que se ejercen en la sociedad.
(b) La valoración que realiza el grupo de una competencia.
(c) Una herramienta que motiva al profesional.
(d) El desarrollo de la cohesión para el cumplimiento de la tarea.

11. Aquella etapa de reacción ante la enfermedad en la que la familia demanda más información es la de:

(a) Conmoción.
(b) Reorganización.
(c) Restablecimiento.
(d) Miedo.

12. La tristeza es una respuesta de la familia a la enfermedad característica de la fase de:

(a) Desorganización.
(b) Restablecimiento.
(c) Reorganización.
(d) Aceptación de la enfermedad.

13. Indica cuál de las siguientes es una incentivación profesional no material.

(a) Estabilidad en el puesto de trabajo.
(b) Mejora del clima laboral.
(c) Aumento de la retribución económica.
(d) Las opciones *a* y *b* son ciertas.

COMPRUEBA TU APRENDIZAJE

Nota: todas las actividades deben realizarse en un cuaderno aparte.

Diferenciar entre las características de los grupos y los equipos de trabajo y comprender el concepto de trabajo en equipo.

1. ¿Qué elementos condicionan la existencia de un grupo?
2. Enumera los hechos que incrementan el deseo de pertenecer a un grupo.
3. ¿Cuáles son las funciones sociales de los grupos?
4. Indica los elementos que transforman un grupo en equipo.
5. ¿Cuáles son las condiciones que deben reunir los miembros de un equipo?
6. ¿Qué supone colaborar?
7. ¿Cuáles son las ventajas y desventajas de compartir la responsabilidad en el trabajo en equipo?
8. Teniendo en cuenta que la base del trabajo en equipo es la colaboración, indica en tu cuaderno en una tabla como esta las características que lo definen:

Características del equipo de trabajo
• ...
• ...
• ...
• ...
• ...
• ...

Analizar los aspectos que favorecen la satisfacción laboral y entender y clasificar las funciones del personal de enfermería.

9. Completa los espacios en blanco del siguiente texto:

   La incentivación puede ser de dos tipos:

   - ... . En este caso, los resultados obtenidos en la asistencia a los pacientes repercuten en las ... de los técnicos. Si se utiliza de manera aislada, suele considerarse inadecuada e insuficiente.
   - No material. Incluye medidas que tienen en cuenta las necesidades de ... , afecto de los demás, ... y ... personal.

10. Lee la siguiente noticia, subraya las razones que contribuyen a la disminución de nuevas incorporaciones a la profesión y propón, a partir de lo que has estudiado en la unidad, las medidas correctoras que aumentarían la satisfacción laboral en el colectivo de enfermería.

    La Organización Mundial de la Salud (OMS) ha denunciado que los profesionales de enfermería y los comadrones abandonan los servicios sanitarios y son difíciles de incorporar por las malas condiciones salariales y laborales. La OMS señala en un comunicado que muchos países han destacado la salida de profesionales de estos colectivos.

    Muchas razones contribuyen al rechazo y a la disminución de nuevas incorporaciones: los bajos salarios, las condiciones de trabajo de riesgo, la ausencia de perspectivas de ascenso y el no reconocimiento del estatuto profesional y de la autonomía.

    «Si la comunidad mundial de la sanidad pública no pone remedio a esta situación, el funcionamiento de numerosos sistemas de sanidad estará seriamente comprometido», advirtió la directora general de la OMS, Gro Harlem Brundtland, quien añade que, ante el número insuficiente de enfermeros y de comadronas, un número creciente de pacientes no está satisfecho o no recibe algún tratamiento.

    Jano.es y agencias

11. Indica las consecuencias de la satisfacción laboral.
12. Nombra las funciones del personal de enfermería.
13. Explica las tareas que corresponden a la función independiente o propia del rol del TCAE.
14. Indica las actitudes específicas que deben acompañar al rol del TCAE.

Dominar las actitudes específicas que acompañan al rol del TCAE y distinguir los modelos de relación sanitario-paciente.

15. Explica el modelo que te parece más adecuado en la relación sanitario-paciente y razona tu elección.
16. Nombra los factores determinantes relacionados con el paciente que influyen en la relación que establece con el TCAE.
17. Especifica los elementos que valora el paciente en la atención que recibe del TCAE.

Reconocer los tipos de estructuras familiares que se observan en la actualidad, entender las respuestas de la familia ante la enfermedad y comprender las actuaciones del TCAE con la familia del enfermo.

18. Nombra los factores que influyen en la respuesta de la familia a la enfermedad.
19. Tras una consulta a la página web del INE, indica las características más relevantes de las familias españolas.

Nota: todas las actividades deben realizarse en un cuaderno aparte.

¿Qué esperas de tu trabajo?

Teniendo en cuenta todo lo que has aprendido en la unidad, responde brevemente a la siguiente pregunta: ¿qué esperas obtener con tu trabajo como TCAE?

Trata de contestar de manera individual, con ideas concretas sobre tus expectativas, tanto personales como profesionales, en una hoja de papel en blanco.

Después, reúnete con tus compañeros en grupos de tres o cuatro e intercambiad vuestras opiniones, consensuando el orden de estas en función de la importancia que os merecen.

Completada la tarea, cada grupo expone sus conclusiones a toda la clase.

Para finalizar la actividad, compara tus primeras ideas con las aportadas por todos tus compañeros y reflexiona sobre tus propias necesidades laborales como TCAE.

Claves de resolución:

El objetivo de esta actividad es que tomes conciencia de tus expectativas como técnico en cuidados auxiliares de enfermería.

Observa que la puesta en común puede aportar ideas sobre todos los ámbitos de la profesión, como el hecho de proporcionar ayuda a los demás, el salario, la promoción laboral, la seguridad, el apoyo, la integración, la sensación de pertenencia, la aceptación de las diferencias, el éxito...

Por último, recuerda que, para jerarquizar las conclusiones, puedes utilizar la pirámide de las necesidades de Maslow (básicas, de seguridad, de pertenencia, de estima y de realización personal).

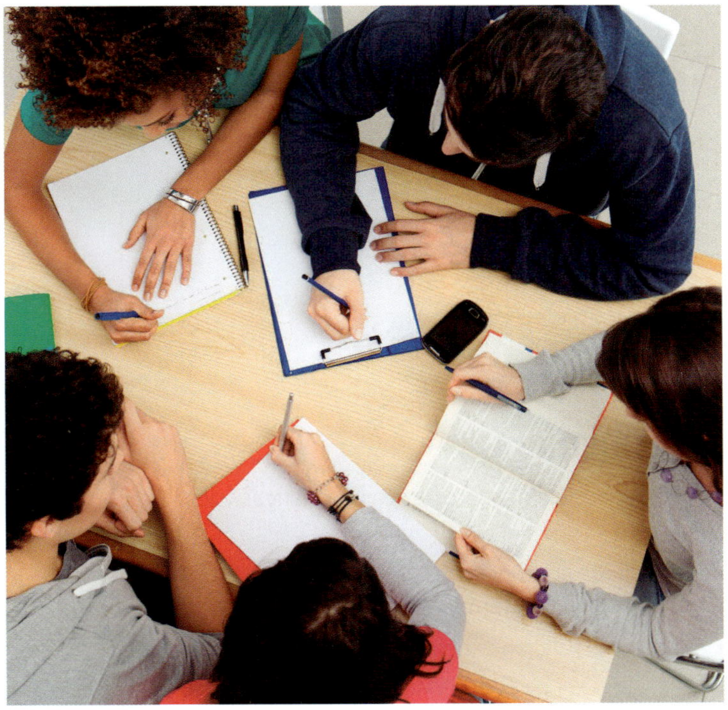

ABC VOCABULARIO

Afiliación: procedimiento por el que una persona pasa a formar parte de un grupo, una institución, un partido político, una obra social o un sindicato, como parte integrante de este, quedando constancia de esa adhesión.

Asociación de autoayuda: grupo de personas que proporcionan a otras, en situación de desventaja o indefensión, las herramientas necesarias para superar una situación que les afecta en su vida a todos los niveles (físico, emocional, psicológico, laboral...).

Competencia: capacidad, habilidad y destreza para realizar o practicar alguna tarea específica o comprender y desarrollar un tema determinado.

Consanguinidad: relación de sangre entre dos personas. También parentesco de dos o más individuos que tiene un antepasado común próximo.

Cronogama: comprende todas las tareas que son necesarias para completar un proyecto con las fechas previstas de comienzo y final de estas. Es una herramienta básica en la organización de un proyecto y se suele exponer en forma de gráfico, en el que se detallan las funciones y tareas que se llevarán a cabo en un tiempo estipulado.

Incentivo: aquello que impulsa a hacer o desear que una cosa sea mejor. Premio o gratificación que se ofrece para conseguir un mejor resultado al realizar una determinada actividad.

Incertidumbre: duda que se tiene sobre un asunto o tema que crea inquietud y del que no se conoce la probabilidad de que ocurra.

Méritos: acciones que convierten a las personas en dignas de premio o castigo. Es aquello que hace que deba ser reconocido el esfuerzo, el trabajo... Por lo general, tiene una connotación positiva, pero también puede ser usado en un sentido negativo.

Nivel retributivo: cantidad de dinero que se recibe por el trabajo realizado o los servicios prestados.

Procreación: proceso biológico que consiste en la reproducción y multiplicación de la propia especie. Gracias a ella, es posible la creación de un nuevo ser.

Reputación: opinión positiva que mucha gente tiene sobre una persona o una cosa por sus buenas cualidades. Refleja el prestigio, la fama o la estima hacia una persona.

7
UNIDAD

La relación de ayuda en enfermería

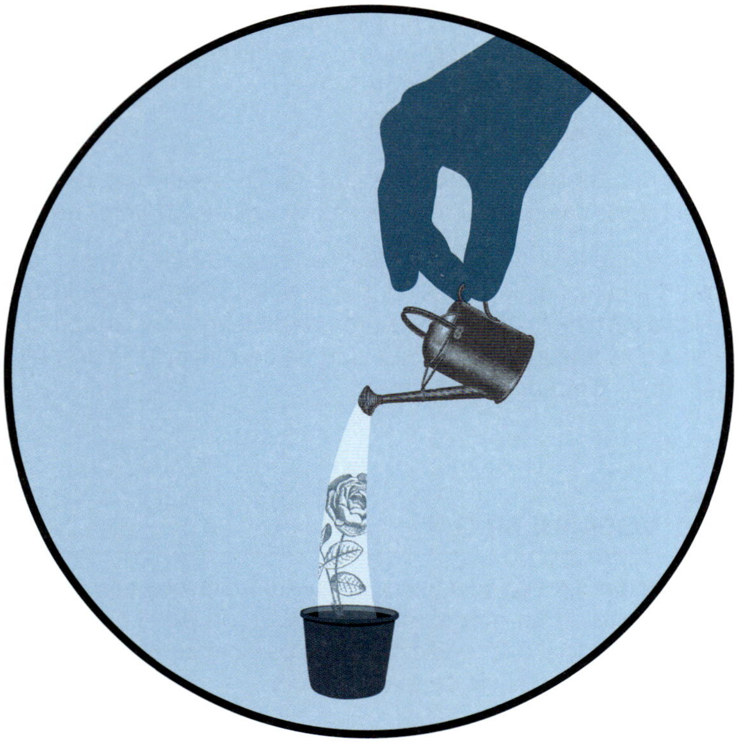

En esta unidad

APRENDERÁS A

- Comprender el concepto, las características y los objetivos de la relación de ayuda.
- Dominar las actitudes y las técnicas para establecer una relación de ayuda terapéutica.
- Analizar las funciones del TCAE en la relación de ayuda.
- Diferenciar las fases de la relación de ayuda.
- Distinguir los conflictos que pueden aparecer en el transcurso de la relación de ayuda.

ESTUDIARÁS

- El concepto de relación de ayuda.
- Las características de la relación de ayuda.
- Los objetivos y las funciones de la relación de ayuda.
- Las actitudes y las técnicas en la relación de ayuda.
- Las fases de la relación de ayuda.
- Los conflictos en la relación de ayuda.

Y SERÁS CAPAZ DE

- Definir el concepto de relación de ayuda.
- Esquematizar las actitudes del TCAE en la relación de ayuda.
- Enumerar los objetivos de la relación de ayuda.
- Desarrollar las funciones del TCAE en la relación de ayuda.
- Presentar ordenada y claramente las fases de la relación de ayuda.
- En un supuesto práctico, clasificar las actitudes del paciente y del TCAE según las distintas fases de la relación de ayuda.
- Analizar los problemas que pueden presentarse en la relación terapéutica.

1. El concepto de relación de ayuda

> La relación de ayuda se basa en el establecimiento de un vínculo intenso y profundo entre el paciente y el TCAE, con el fin de ayudarlo a hacer frente a situaciones de la vida que afectan a su esfera emocional.

Para ello, el TCAE debe enseñar al paciente a movilizar aquellos recursos psicológicos que favorezcan su maduración y su desarrollo personal.

La relación de ayuda en enfermería se fundamenta en la **interrelación** que se constituye entre dos personas:

- El **paciente**, que se encuentra en un estado de ansiedad y enfermedad, solicita la ayuda.
- El **TCAE**, que domina los conocimientos y las herramientas para calmar el malestar y prestar la ayuda solicitada.

En el transcurso de esta relación, el TCAE debe orientar al paciente, asegurar la satisfacción de sus necesidades y ayudarlo a encontrar un significado a su nuevo estado. Asimismo, debe facilitar la expresión libre de sus sentimientos, para que pueda disipar su miedo a ser rechazado o juzgado.

La relación de ayuda es una herramienta básica e imprescindible en la prestación de unos cuidados de enfermería eficaces y de calidad y aumenta la capacidad del paciente para su desarrollo y su crecimiento personal, lo que le permite vivir más plenamente que antes de establecer la relación.

En resumen, la relación de ayuda se concreta en la interacción de dos personas que buscan soluciones para hacer frente a un problema de salud, tratando de adaptarse a las circunstancias.

RECUERDA

Hablando en general, la **relación de ayuda** es una relación interpersonal en la que las actuaciones de cada participante tienen una repercusión sobre el otro, de tal manera que ambos salen fortalecidos al finalizar el proceso.

PONTE A PRUEBA 1

Sara es una niña de 10 años que ha ingresado en el Servicio de Digestivo en el que trabaja Natalia como TCAE. Sara presenta una patología intestinal provocada por una alteración que precisa una intervención quirúrgica. Aunque en los últimos meses ha visitado muchas veces al médico, nunca había estado ingresada en un hospital y es la primera vez que va a ser operada. Natalia comienza su turno de trabajo a las ocho de la mañana y, tras revisar el *planning* de actividades programadas, comienza su tarea diaria en la habitación de Sara. ¿Qué tipo de relación debe establecer Natalia con Sara?

Claves de resolución:

Para dar respuesta a la pregunta, revisa la definición de *relación de ayuda* y observa que, cuando se establece este tipo de interrelación, el TCAE debe asesorar, asistir y satisfacer las necesidades del paciente, y ayudarlo a que exprese libremente sus inquietudes y sea capaz de mitigar su miedo o su ansiedad.

ACTIVIDADES

1. Indica las características de las personas que participan en una relación de ayuda.

WEB

Busca en Internet «10 características de una relación que ayuda», de la web *Siete pasos*, liderada por instructoras de Gordon Training International, y observa cuáles son las cualidades que realmente facilitan y promueven el crecimiento y el desarrollo personal.

2. Características de la relación de ayuda

RECUERDA

La **relación de ayuda** es un proceso exclusivo de interacción de un TCAE que apoya a un paciente con unas características determinadas de edad, sexo, personalidad, situación familiar, social y laboral.

Los aspectos propios y específicos que definen la relación de ayuda en los cuidados de enfermería son los siguientes:

- Se trata de una **ayuda exclusiva y única** que se crea cada vez que el TCAE y el paciente comienzan una relación y ponen en común sus distintos pensamientos y sentimientos. Las diferentes formas de reaccionar de ambos varían en función de sus propias características personales. Por lo tanto, la relación debe adecuarse a la persona, al contexto y al periodo que se considere.
- Es una **asistencia definida, precisa y eficaz.** Se extiende durante un periodo de tiempo determinado y plantea unos objetivos terapéuticos concretos que pretenden potenciar la autonomía del paciente. Estos objetivos deben acordarse con el paciente y sus familiares, de forma que las responsabilidades y los límites de cada participante queden fijados y se potencien así las actividades de autocuidado del propio enfermo.
- Los **papeles** de los participantes están claramente **definidos,** ya que el TCAE presta asistencia sanitaria, mientras que los pacientes y sus familiares la reciben. Estos papeles no son intercambiables.
- El apoyo que el TCAE presta al enfermo se fundamenta en **resolver** aquellos sentimientos o comportamientos que son problemáticos para el paciente, no los suyos propios.
- Se trata de una relación que conlleva un **crecimiento personal** tanto para el paciente como para el TCAE. El enfermo puede aprender más sobre su comportamiento y desarrollar sus propias habilidades de adaptación y superación de los momentos de angustia. El TCAE experimenta nuevas vivencias sobre la enfermedad con cada paciente, lo que le permite incrementar sus habilidades de relación y sus capacidades para proporcionar ayuda frente a situaciones de estrés.
- La relación terapéutica se estructura según una serie de **fases** y se desarrolla según un **plan** determinado.

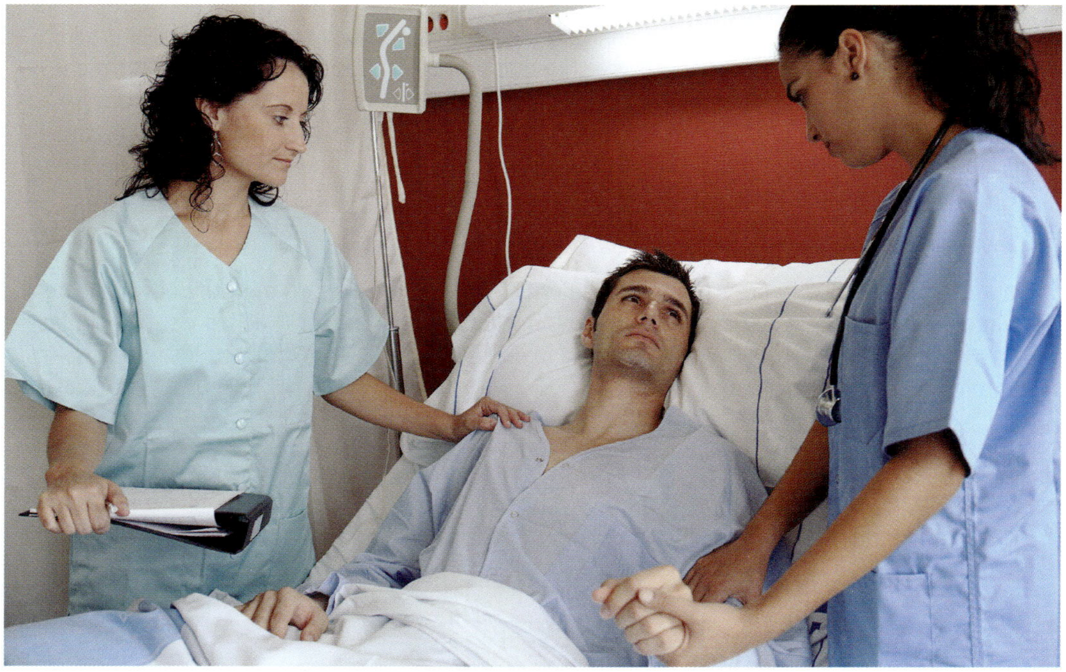

Fig. 7.1. La relación de ayuda permite al paciente enfrentarse a su situación actual.

TRATO CON EL PACIENTE

Existen una serie de factores relacionados con el paciente que favorecen la relación de ayuda, como son:

- Su percepción de que el TCAE le será útil para solucionar sus conflictos y no le mentirá.
- Su sincronía personal con el TCAE.

ACTIVIDADES

2. Explica cómo se produce el crecimiento personal del paciente y del TCAE en una relación de ayuda.

3. Objetivos y funciones de la relación de ayuda

La relación de ayuda la lleva a cabo el TCAE, que debe ser capaz de poner en marcha una serie de recursos que permitan al paciente sentirse más dueño de sí mismo, de forma que se adapte a su papel de enfermo y participe de manera satisfactoria en la toma de decisiones.

> El objetivo fundamental de la relación de ayuda es el cambio en las actitudes y comportamientos negativos del paciente.

Se trata de mejorar las capacidades emocionales y de relación perfeccionando nuestra capacidad para canalizar las emociones, siendo conscientes de los propios límites y aumentando nuestros conocimientos, habilidades y actitudes sobre los conceptos de salud, enfermedad y ayuda. Las claves generales para conseguir el objetivo incluyen una visión positiva de los problemas, no juzgar y utilizar la cordialidad y el calor humano.

Este objetivo general puede concretarse en las siguientes actuaciones de apoyo.

Objetivos de la relación de ayuda	Funciones del TCAE
Se trata de que el paciente	**El TCAE debe**
Exprese sus pensamientos y sentimientos a través de la comunicación y venza así la ansiedad que se deriva de su situación.	Ayudar al paciente a comunicar sus sentimientos y emociones, con el fin de clarificar el problema y comprender mejor sus circunstancias.
Pueda identificar y afrontar los problemas a medida que se vayan produciendo.	Transmitir la información necesaria y proporcionar respuestas concretas a los problemas del paciente.
Tome conciencia de que cualquiera de sus conductas repercute en su estado físico y emocional, mejorándolo o empeorándolo.	Favorecer la expresión de la ansiedad del enfermo y de sus familiares, para hacerlos conscientes de su protagonismo en la solución del problema.
Considere el planteamiento de otros puntos de vista para enfocar las soluciones a los problemas. Esto abre al enfermo nuevas perspectivas y posibilidades de afrontar las dificultades.	Facilitar al enfermo la búsqueda de nuevos enfoques a sus problemas a través de la empatía, el respeto cálido, la autenticidad, la confrontación, la inmediatez y la escucha activa.
Recupere su autoestima y la confianza en sí mismo mediante la planificación y puesta en marcha de nuevos modelos de comportamiento.	Tratar a los pacientes como personas únicas, sin dejarse influir por etiquetas o estereotipos, ni por los sentimientos de simpatía o antipatía que puedan suscitar. Esta imparcialidad permite mantener la distancia necesaria para poder valorar mejor las dificultades de los pacientes.
Sea capaz de aceptar unas circunstancias difíciles, una modificación de su esquema personal o una pérdida trascendental.	Enfrentar al paciente con la realidad de su enfermedad para que, tomando sus propias decisiones, se convierta en director de su propia vida y en sujeto activo de su situación.
Encuentre razones para darle un sentido a su vida en la situación de crisis que experimenta, lo que lo ayudará a madurar y desarrollarse como persona.	Compensar la posible falta de relaciones humanas del enfermo ejerciendo el papel suplente de amigo o de familiar que le comprende y le escucha, y mantener a la vez la distancia terapéutica que conlleva ser profesional.

Tabla 7.1. Objetivos y funciones de la relación de ayuda.

CLAVES Y CONSEJOS

En la relación de ayuda, además de solucionar una necesidad concreta del paciente, como asistirle en su aseo, cambiar la bolsa de diuresis o apoyarle a la hora de comer, se tiene la oportunidad de demostrarle cercanía, consolarle, animarle o transmitirle espíritu de lucha y fuerza.

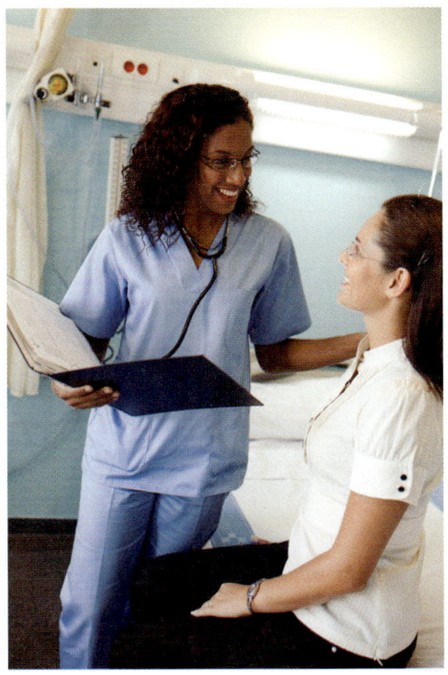

Fig. 7.2. La comunicación de sentimientos es un objetivo de la relación de ayuda.

PONTE A PRUEBA 2

Román ha sido operado recientemente de cáncer de próstata. Se encuentra hospitalizado desde hace diez días y el médico le ha dicho que le va a dar el alta en breve. Él está preocupado porque no sabe cómo va a cuidar su bolsa de diuresis. Además, está angustiado por lo que supone tener que llevarla y que alguien pueda notarlo. Hoy, Ana, enfermera del personal de enfermería de la planta, acompañada por Lola, estudiante en prácticas, le explicará cómo debe cuidar la bolsa y cómo cambiarla hasta que vuelva a la revisión:

Ana.—Buenos días, D. Román, ¿cómo se encuentra hoy?

Paciente.—Me encuentro un poco mejor. Hoy no tengo tanto dolor, pero estoy preocupado por la bolsa que me ha puesto el médico. No sé si seré capaz de cambiarla yo solo.

Ana.—Pues para eso estamos aquí, D. Román, para enseñarle a cambiarla y a cuidar su herida. Vamos a explicárselo despacito y con todo detalle. No se preocupe y pregunte todo lo que quiera, porque nosotras le ayudaremos hasta que usted esté preparado para hacerlo solo.

Paciente.—Gracias. Me gustaría poder valerme por mí mismo cuando regrese a casa, pero creo que no podré acompañar a mi mujer en sus paseos matutinos para ver a mis nietos. Estoy seguro de que no voy a ser capaz.

Ana.—Pues claro que sí, D. Román. Si usted sigue nuestras indicaciones, la bolsa no debe crearle ningún contratiempo. Seguro que sus nietos pueden acercarse a verle al salir del colegio. Son una alegría muy grande y no hay más que verlos para darse cuenta de cómo le quieren.

¿Qué objetivos de la relación de ayuda se han cumplido en esta escena?

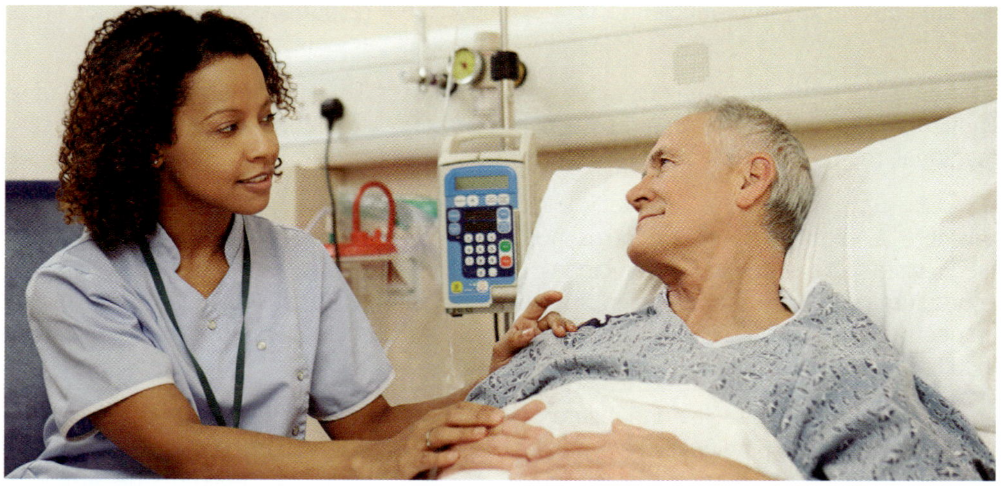

Fig. 7.3.

Claves de resolución:

Para responder a esta pregunta, debes reflexionar sobre los objetivos de la relación de ayuda y observar la importancia de favorecer la comunicación con el paciente, animándolo a expresar sus pensamientos, sentimientos y miedos.

Además, es básico facilitarle la identificación del problema y ofrecerle distintos puntos de vista que le aporten herramientas para hacerle frente, animándolo a ensayar nuevos enfoques y actuaciones para resolverlo.

Por otro lado, no hay que olvidar que la enfermedad se acompaña en muchas ocasiones de una alteración de la propia imagen y una disminución de la autoconfianza, por lo que conseguir que el enfermo recupere esta seguridad en sí mismo es un objetivo a tener muy en cuenta.

Finalmente, observa que proporcionar al paciente razones para darle sentido a su vida es conseguir que recupere las ganas de vivir y que se desarrolle y crezca como persona.

4. Actitudes y técnicas en la relación de ayuda

La puesta en práctica de una relación de ayuda eficaz y centrada en el paciente comprende la aplicación de una serie de comportamientos (actitudes y técnicas) que tienen en cuenta no solo las necesidades físicas del enfermo, sino también sus necesidades emocionales.

Es necesario, entonces, poner en práctica las siguientes actitudes para establecer una relación de ayuda de calidad:

- **Habilidad empática.** Consiste en satisfacer uno de los deseos más importantes del paciente: ser comprendido. Se trata de que el TCAE intente ponerse en el lugar del paciente para comprender sus sentimientos, actitudes y comportamientos.
- **Congruencia y autenticidad.** Consiste en ser fiel al modo de ser de uno mismo y que exista una relación coherente entre lo que se dice, lo que se siente y lo que se piensa. Significa además intentar ser objetivo en los planteamientos que se hacen al paciente.
- **Respeto cálido.** Considerar al paciente un ser único e irrepetible que merece aprecio, valoración y reconocimiento por encima de todo. La relación de ayuda debe estar basada en la aceptación del otro, la acogida cálida, la responsabilidad, la consideración desinteresada y la atención generosa. No se trata de establecer con el paciente un vínculo de amistad, pero tampoco de mantener una actitud fría y distante. El equilibrio se encuentra en la distancia terapéutica.
- **Inmediatez.** Es la capacidad de concretar y aclarar la información que expresa el paciente, centrándola en el presente. Las dificultades del enfermo para reconocer las circunstancias en las que se encuentra vienen determinadas por el miedo a lo desconocido o a lo que pueda descubrir en los resultados de sus pruebas. Por ello, tiene tendencia a fijarse en su pasado o a planear su futuro.

Entre las técnicas que deben aplicarse, hay dos que son fundamentales para la comunicación terapéutica y que mejoran la relación de ayuda y favorecen su evolución:

- **Capacidad de escuchar.** Es la habilidad del profesional de poner toda la atención en lo que está comunicando el paciente, con el fin de comprender tanto el mensaje verbal como el no verbal. El TCAE debe transmitir su disponibilidad para escuchar, para que el paciente pueda expresar sus pensamientos y sentimientos sin temor a ser rechazado. De esta forma, se consigue que sea capaz de clarificar su problema y se puede disminuir consecuentemente su nivel de tensión y angustia.
- **Confrontación.** Consiste en poner en evidencia las incongruencias y contradicciones entre lo que el paciente hace y lo que dice. Es eficaz si se basa en un proceso de comprensión empática y respetuosa, y el enfermo siente que el sanitario es su aliado y que colabora con él en la búsqueda de su bienestar. Su finalidad no es crear una reacción negativa en él, sino ayudarlo a descubrir formas de actuar diferentes.

ACTIVIDADES

3. Explica cuál es el objetivo principal de la relación de ayuda.

4. Reconoce en esta escena las funciones del TCAE en el transcurso de la relación de ayuda establecida con el paciente:

TCAE.—Dice usted que no tiene miedo a la intervención, pero no hace más que preguntar cuándo va a entrar al quirófano y por sus familiares. ¿Se siente angustiado?

5. ¿Puede complementarse la habilidad empática y la confrontación en el trato con el paciente? Explica cómo.

6. Indica la función de la distancia terapéutica en la relación con el paciente. ¿Crees que es importante utilizarla en tu trabajo diario?

TRATO CON EL PACIENTE

En general, los pacientes suelen tener dificultades para reconocer lo que les pasa y compartirlo con los profesionales sanitarios. Por ello, necesitan la ayuda que les presta un profesional en el que puedan confiar, que se presente como verdadero y natural, con una madurez emocional y un buen conocimiento de sí mismo.

ABC VOCABULARIO

Distancia terapéutica: forma particular de trato que debe tener el personal sanitario con el paciente. Se trata de un tipo de relación cercana y personal, pero a la vez profesional, procurando no sufrir las consecuencias de un compromiso emocional y llevando el control de la situación.

RECUERDA

La utilización inadecuada de las técnicas de confrontación puede tener graves consecuencias, como:

- Fomentar el rechazo del paciente.
- Causar un daño, más que servir de alivio.
- Dar pie a la justificación de las posibles incongruencias del paciente.

EJEMPLO 1

Trata de **identificar las actitudes y las técnicas de la relación de ayuda** que son utilizadas por los distintos profesionales de la salud en las escenas que se plantean a continuación:

a) En la habitación de un hospital.

Paciente.—Mi hija no ha venido a verme hoy, a pesar de que ayer me prometió que lo haría.

TCAE.—Se siente preocupado e intranquilo. Es posible que piense que le ha ocurrido algo.

Paciente.—Sí, la estoy llamando al móvil y no me contesta.

TCAE.—Tal vez se ha quedado sin batería...

El TCAE intenta comprender las emociones del paciente poniéndose en su lugar y observando que él también se sentiría preocupado si su hija no hubiese aparecido y no contestara al móvil.

b) En la consulta de enfermería del centro de salud, un paciente obeso con diabetes tipo II acude para controlar el peso que ha perdido en los últimos quince días y su glucemia.

Paciente.—Estoy muy preocupado. El médico me dice que tengo que adelgazar si quiero mejorar mi salud.

TCAE.—La báscula indica que no ha perdido peso y su glucemia está en 150 mg/dl. ¿Sigue usted la dieta, los ejercicios recomendados y la medicación?

Paciente.—Bueno... sí... aunque no al pie de la letra y no siempre.

TCAE.—Comprendo que es muy duro, pero debe procurar seguir su tratamiento si de verdad quiere mejorar su salud.

El TCAE pone de manifiesto la incoherencia entre lo que el paciente expresa (su preocupación por la salud) y lo que hace (no sigue la dieta, ni hace ejercicio físico ni toma la medicación). Observa las excusas que el paciente utiliza para quedar estancado en su problema.

c) Un enfermo de cáncer en su sesión de quimioterapia:

TCAE.—Buenos días. ¿Como se encuentra hoy? Ya empieza el verano. ¿Tiene pensado dónde va a pasar sus vacaciones?

Paciente.—Hace dos años, antes de ponerme enfermo, siempre salía de viaje con mi mujer en vacaciones.

TCAE.—Cada vez que viene me cuenta cosas del tiempo en el que usted no estaba enfermo. Casi nunca me comenta nada de la actualidad.

Paciente.—¿Y qué quiere que le cuente?, si estoy amargado...

TCAE.—Comprendo, pero es fundamental para usted que se centre en lo que está viviendo en el presente. No debe aferrarse a tiempos pasados; disfrute de cada instante.

Paciente.—Ya... ¡pero es tan duro para mí y mi familia!

En esta escena, el TCAE, mediante su actitud, trata de concretar la información y centrarla en el presente. Está preocupado por la causa de los comentarios que el paciente le hace y se inquieta por la influencia que su situación actual ejerce sobre su vida. Por otro lado, pone toda su atención en lo que el paciente le cuenta para comprender los mensajes verbales y no verbales que emite.

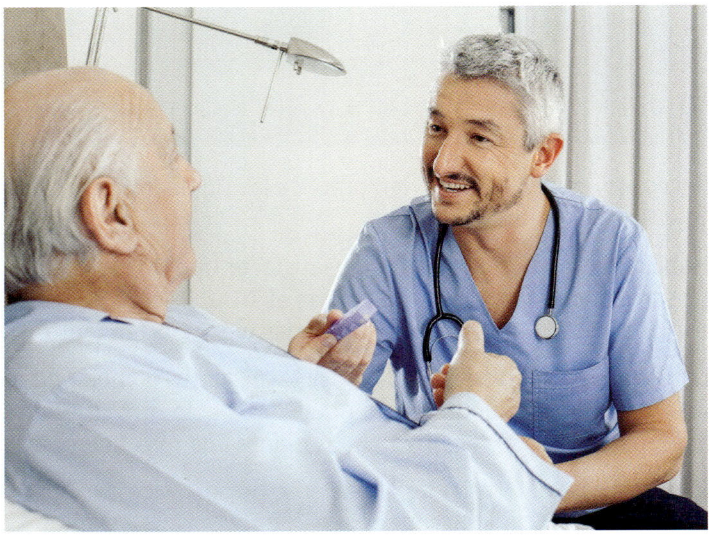

Fig. 7.4.

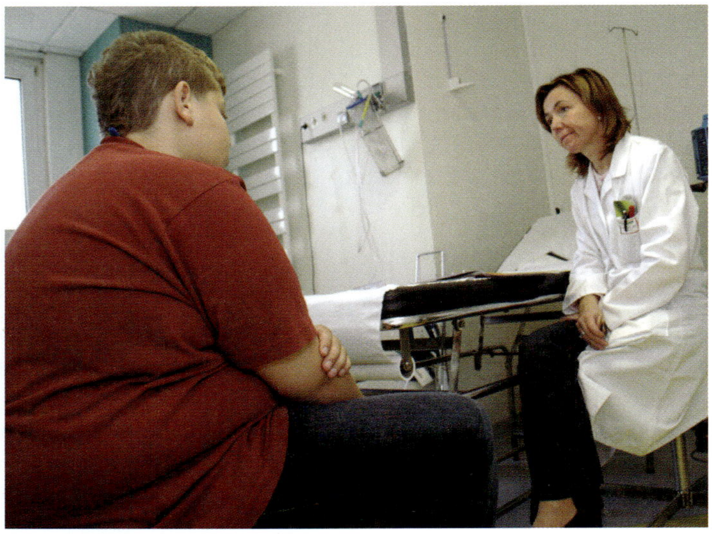

Fig. 7.5.

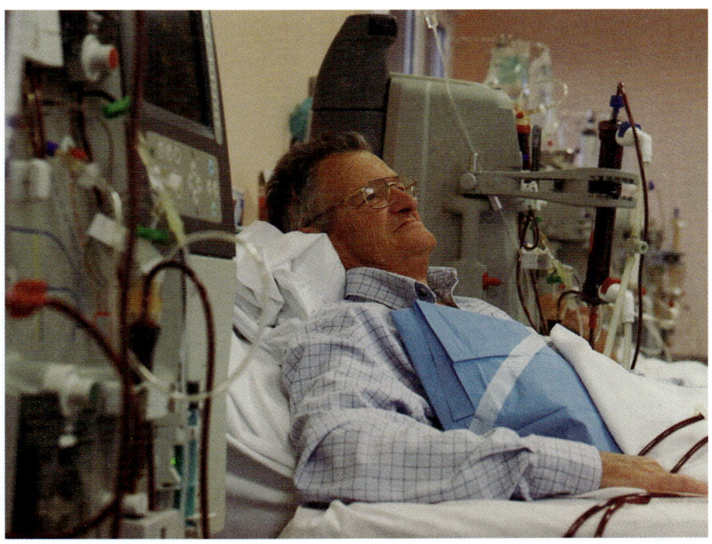

Fig. 7.6.

5. Fases de la relación de ayuda

La relación de ayuda es un proceso acumulativo de interrelación entre el paciente y el TCAE que se estructura según una serie de fases. Así, a lo largo del proceso, el enfermo ensaya nuevos comportamientos que permiten su crecimiento personal.

Las etapas del proceso de la relación de ayuda son las siguientes:

A. Acogida y orientación

Se inicia al establecer el **primer contacto** con el paciente y sirve de base para la relación de ayuda. En el primer encuentro, se debe poner especial interés en el saludo inicial, ya que puede ser decisivo para establecer o no la relación.

Entre las habilidades de acogida, deben estar las siguientes:

- **Aspectos físicos.** Mantener la distancia adecuada, controlar los movimientos corporales y las expresiones faciales, etc.
- **Aspectos psicológicos.** Capacidad de observación de aspectos verbales y no verbales, paciencia y firmeza para establecer los límites, comprensión empática, congruencia, respeto, etc.

Los cometidos del TCAE en esta etapa son:

- Facilitar un clima de **confianza,** aportando seguridad y utilizando técnicas de comunicación que posibiliten la relación.
- Favorecer la **expresión** de las necesidades de ayuda del paciente.
- Clarificar y definir los **papeles** y las **responsabilidades** que se asumen en la relación, tanto por parte del paciente como del profesional.
- **Informar** al enfermo sobre los recursos físicos (características de la unidad, normativa, rutinas y reglamentos), los recursos humanos (papeles y responsabilidad en los cuidados de los miembros del equipo de salud) y los objetivos de cuidados, para asegurar su participación e implicación en la relación de ayuda.

B. Clarificación y presentación del problema

Consiste en **atender las peticiones del enfermo** para que sea capaz de comprender y clarificar sus necesidades.

Las destrezas que ayudan al enfermo a la clarificación y presentación de su problema comprenden:

- El uso de la **escucha activa** y la **retroalimentación** sobre lo que expresa el paciente a través de su comunicación verbal y no verbal, y aceptación sin mostrar acuerdo o desacuerdo.
- La comprensión, el examen y la **definición de las necesidades** que plantea el enfermo.

Si la interrelación que establecen el TCAE y el paciente es eficaz, ambos pueden comprometerse en una alianza terapéutica en la que el profesional identifique los problemas y los recursos del enfermo, y este utilice sus potencialidades para resolver sus necesidades de forma positiva.

ACTIVIDADES

7. Realiza una investigación en Internet sobre las diferencias en los saludos según la cultura que consideremos.

8. ¿Qué aspectos psicológicos tendrás en cuenta en la fase de acogida y orientación de la relación de ayuda?

9. Indica las destrezas que ayudan al enfermo a presentar su problema.

IMPORTANTE

El **saludo** tiene dos componentes: el verbal y el no verbal o gestual.

En general, cuanto más afecto se demuestra en el saludo, mayor es la cercanía en el trato.

El saludo es diferente en función de la cultura y la tradición que consideremos.

RECUERDA

La **acogida** debe realizarse con total disponibilidad, atendiendo únicamente al paciente e invirtiendo el tiempo necesario para permitir la aceptación mutua.

ABC VOCABULARIO

Retroalimentación: consiste en favorecer la respuesta de la persona con la que se está hablando para recoger información y constatar que ha entendido el mensaje. Esto facilita la comprensión de sus necesidades, al compartir observaciones o preocupaciones.

C. Reestructuración

En esta etapa, el TCAE ayuda al paciente a realizar un **cambio de perspectiva** de su problema. Mediante la **confrontación**, el enfermo puede tomar conciencia de las incongruencias o ambigüedades entre lo que dice y lo que piensa, y enfrentarse a sus miedos, lo que le permitirá distinguir entre los problemas que tienen solución y aquellos que son irremediables.

Esta fase ayuda al enfermo a encontrar en sí mismo diferentes alternativas y otros procedimientos que le permitan llevar a cabo el cambio (objetivo primordial de la relación de ayuda).

Las **funciones del TCAE** durante esta fase comprenden:

- **Concienciar** al paciente de sus propias ambigüedades y hacerle ver las consecuencias de su comportamiento sobre sí mismo y sobre los demás.
- **Enseñar** al paciente diferentes métodos para afrontar sus problemas y solucionarlos.
- **Ayudar** al paciente a reconocer sus capacidades.
- Facilitar la **ayuda emocional** necesaria para solucionar las crisis de angustia que se pueden presentar en la confrontación.

TRATO CON EL PACIENTE

Algunos de los elementos que podemos confrontar con el paciente son:

- Conductas destructivas.
- Excesos, tergiversaciones o generalizaciones.
- Incoherencias entre el lenguaje verbal y no verbal.

D. Programar la acción

Consiste en elaborar junto con el paciente los objetivos y el plan de acción para que el cambio sea posible.

Los **objetivos** planteados deben ser concretos y adaptados a las necesidades del paciente, y deben exponerse de forma clara y realista.

Tras establecer los objetivos, el enfermo debe ponerlos en práctica, es decir, ejecutar el **plan de acción.** Para ello, es imprescindible que el paciente se sienta responsable del plan y adquiera un compromiso de cumplimiento con el TCAE.

Las **tareas del TCAE** en esta fase son:

- **Motivar** al paciente en el establecimiento de objetivos realistas y responsabilizarlo de su cumplimiento.
- **Evaluar** con el enfermo los miedos y la angustia que le impiden conseguir las metas propuestas y dirigir al paciente en caso de que se produzcan bloqueos en la ejecución por miedo al fracaso.
- **Respetar** la intimidad del paciente y responder a las demandas que exprese.

CLAVES Y CONSEJOS

El TCAE debe asegurarse de que el paciente dispone de los recursos necesarios para llevar a cabo los objetivos propuestos y de que dichos recursos son adecuados para solucionar el problema para el que han sido definidos.

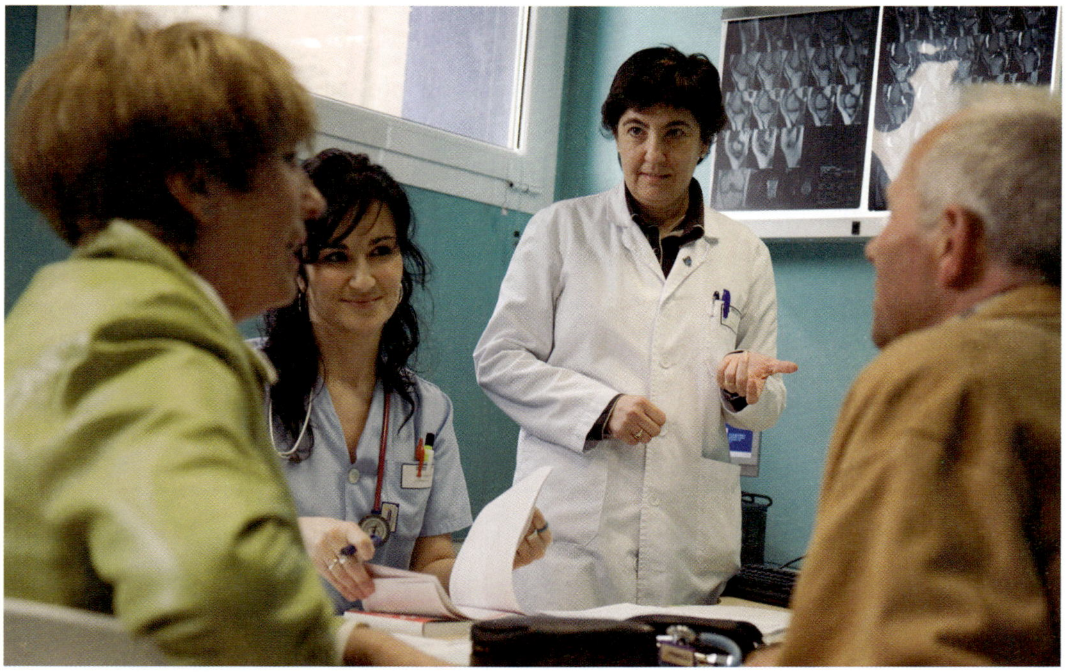

Fig. 7.7. El TCAE debe elaborar junto con el paciente unos objetivos y un plan de acción para que el cambio de perspectiva ante la enfermedad sea posible.

E. Etapa de evaluación

Sirve para comprobar si los objetivos se están cumpliendo y si son eficaces. Además, nos permite realizar reajustes y mejoras durante el proceso cuando los resultados no son los esperados.

La evaluación es un proceso general que comprende examinar el problema, los objetivos y el plan de acción, además de comprobar el grado de implicación y participación del paciente. Debe seguir un método y, por tanto, no permite improvisaciones.

A través de la evaluación, se toma conciencia de la capacidad para ayudar. Además, permite aumentar la confianza del sanitario, ya que gracias a ella puede conocer si su trabajo cumple las expectativas planeadas. Por otro lado, le facilita el control de la eficacia de los procedimientos usados en la interrelación establecida.

F. Etapa de separación

Es la fase en la que finaliza la relación. Cualquier separación genera un sentimiento de pérdida y da lugar a una reacción de duelo, tanto más profunda cuanto mayor sea la implicación de los participantes. El paciente puede manifestar estos sentimientos de duelo en forma de angustia, ansiedad y cierto miedo a la separación. Asimismo, es frecuente que se pongan en marcha algunos mecanismos de defensa, como la negación, la agresividad, la proyección, la regresión, etc.

El TCAE debe preparar al paciente para la separación desde el principio, favoreciendo en todo momento su autonomía. Algunas de sus **tareas** en esta fase son:

- **Explicar** las técnicas de autocuidado que el paciente debe realizar a partir de ese momento, responsabilizarlo de estas, e informarle sobre las redes de apoyo que pueden serle útiles.
- **Ayudar** al paciente a superar los comportamientos y las emociones derivados de su sentimiento de pérdida.

TRATO CON EL PACIENTE

Entre los consejos que se pueden ofrecer a los pacientes para superar la etapa de separación y el sentimiento de pérdida, destacan:

- Apoyarse en los amigos y familiares.
- Retomar las actividades cotidianas previas a la enfermedad.
- Llevar una dieta equilibrada y practicar ejercicio físico.

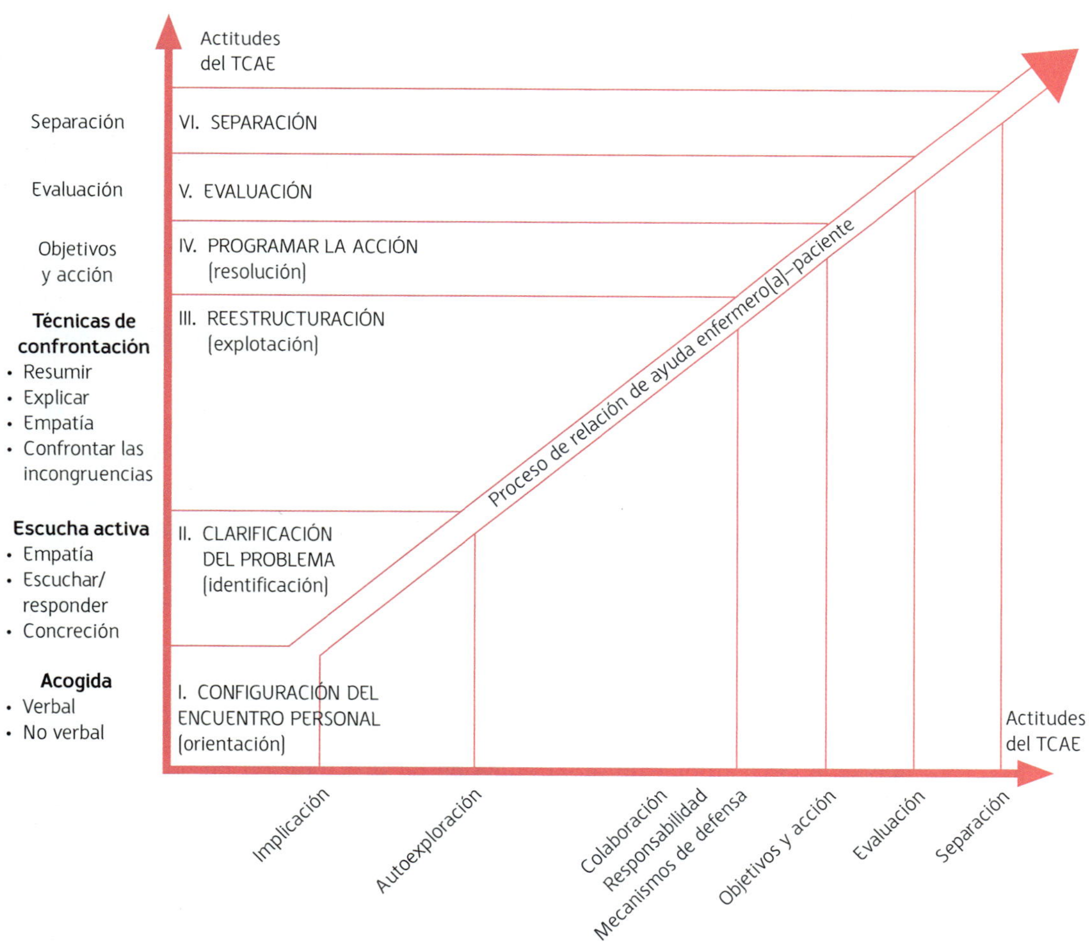

Fig. 7.8. Fases de la relación de ayuda (tomado de J. Cinabal, Interrelación del profesional de enfermería con el paciente*).*

IMPORTANTE

El sindicato de enfermería Satse defiende como uno de sus objetivos «humanizar la asistencia sanitaria». Para ello, asegura que, mejorando las condiciones laborales de los profesionales, «se humaniza el trato hacia los pacientes».

Entre las medidas que propone, encontramos la mejora de las condiciones de trabajo del personal de enfermería, una nueva clasificación profesional o la posibilidad de acceder a una jubilación voluntaria, anticipada y parcial.

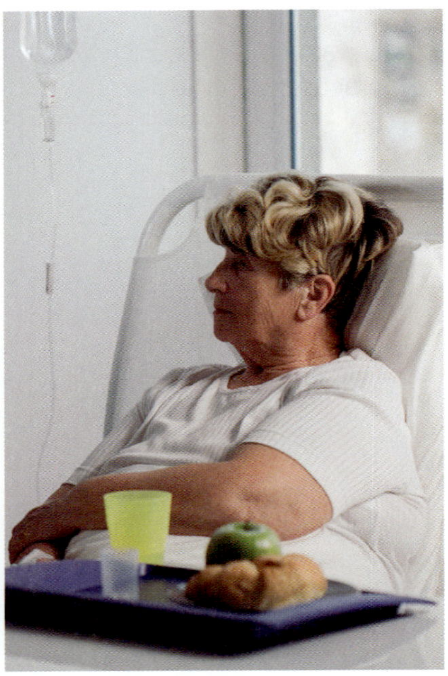

Fig. 7.9. El TCAE debe motivar al paciente y convencerlo de que alimentarse bien es fundamental en el proceso de recuperación.

PONTE A PRUEBA 3

D.ª Feliciana es una paciente de la planta de Traumatología en la que trabaja Martina como TCAE. D.ª Feliciana se cayó hace una semana y se fracturó la cadera. Hace tres días fue operada de la fractura y le colocaron una prótesis. Martina, como cada mañana, entra en la habitación 321, ocupada en este momento por D.ª Feliciana, para cumplir con sus tareas.

TCAE.—Buenos días, D.ª Feliciana, ¿qué tal se encuentra hoy?

Paciente.—Buenos días, Martina. Parece que la medicación comienza a hacer efecto y me encuentro un poco mejor, pero sin fuerzas para levantarme.

TCAE.—Me alegro, D.ª Feliciana. Veo que no ha desayunado nada. Debe hacer un esfuerzo para recuperar fuerzas.

Paciente.—Si lo entiendo, pero no tengo apetito.

TCAE.—Ya sabe que el médico le ha dicho que debe levantarse de la cama y empezar a caminar, y para eso tiene que comer algo. Además, creo recordar que ayer me comentó que hoy venían sus hijos a visitarla y les gustará verla levantada. Con un poco de esfuerzo por su parte y mi ayuda, lo conseguiremos.

Paciente.—Tengo miedo a volverme a caer, pero tienes razón, a veces el desánimo me vence. Sin embargo, debo esforzarme para curarme cuanto antes.

Martina ayuda a D.ª Feliciana a levantarse, la acomoda en el sillón y luego continúa haciendo la cama.

TCAE.—Bien, ya he terminado. Espero que pase un buen día y no dude en llamarme si necesita cualquier cosa. Hasta luego, D.ª Feliciana.

Paciente.—Gracias y hasta luego, Martina.

¿Qué actitudes de Martina humanizan la asistencia sanitaria que presta a D.ª Feliciana?

Claves de resolución:

Las claves para afrontar el caso debes buscarlas en las fases de la relación de ayuda.

Revisa tanto las habilidades (mantener la distancia adecuada, controlar los movimientos corporales y las expresiones faciales y observar los aspectos verbales y no verbales del paciente) como las funciones del TCAE (facilitar un clima de confianza, facilitar la comunicación de las necesidades del paciente e informar al paciente) en la fase de acogida y orientación.

Por otro lado, repasa las destrezas del uso de la escucha activa y la retroalimentación de la fase de clarificación y presentación del problema.

En cuanto a la fase de reestructuración, recuerda que algunas de las funciones del TCAE son enseñar al paciente a afrontar sus problemas y ayudarlo a reconocer sus capacidades.

Por último, observa que, en la fase de programar la acción, el TCAE debe motivar al paciente para establecer objetivos realistas y evaluar los miedos que lo paralizan para conseguir sus objetivos.

ACTIVIDADES

10. ¿Para qué sirve la confrontación en la etapa de reestructuración de la relación de ayuda?

11. Indica las características de los objetivos del plan de acción correspondiente a la relación de ayuda.

12. Explica las claves para conseguir la ejecución del plan de acción por parte del paciente.

6. Conflictos en la relación de ayuda

La relación de ayuda puede verse dificultada por:

- Las circunstancias que vive el enfermo y su capacidad para afrontarlas.
- Los procedimientos que el profesional de enfermería pone en marcha para crear una relación saludable.

Las barreras más importantes que pueden alterar la evolución de una relación de ayuda son las siguientes:

Conflictos en la relación de ayuda	
Manipulación	El paciente trata de influir sobre el TCAE mediante la alabanza, el cumplido, el elogio, el soborno, la agresión verbal, el desafío, las protestas o las acusaciones, para conseguir la satisfacción de sus exigencias. El TCAE debe saber distinguir y hacer frente a las conductas manipulativas de los pacientes, sin dejar de lado sus funciones ni abandonar sus cuidados.
Desplazamiento	El paciente dirige sus sentimientos negativos y hostiles hacia otro objetivo sustitutorio, que generalmente corresponde al TCAE. El TCAE debe mantener la calma, evitando involucrarse personalmente, y ofrecer al enfermo mecanismos para reconocer las causas de sus emociones y para canalizar su expresión.
Contratransferencia	Consiste en la proyección inconsciente de las vivencias del profesional de enfermería sobre el paciente. Puede interferir en la motivación y en la objetividad del profesional, y traducirse en actitudes de impaciencia. En estos casos, puede ocurrir que el TCAE proporcione cuidados que excedan u omitan las funciones propias de la relación de ayuda.
Proyección	El paciente adjudica a quienes lo rodean los deseos y emociones que son inaceptables para él y los hace responsables de sus conflictos y frustraciones personales. De esta manera, impide la posibilidad de construir una relación de ayuda basada en la confianza y disminuye su capacidad para encontrar soluciones a sus problemas. El TCAE debe ayudar al enfermo a tener una visión más realista de la situación, aunque manteniendo el respeto por los puntos de vista del paciente.
Transferencia	El paciente, inconscientemente, desplaza sentimientos, conductas y deseos infantiles sobre el TCAE. Se reviven los conflictos de la infancia, que generan mecanismos de defensa psicológicos de agresividad y hostilidad hacia el profesional. El TCAE debe reconocer estos problemas y actuar sobre sus causas.

Tabla 7.2. Diversos conflictos en la relación de ayuda.

ACTIVIDADES

13. Indica las diferencias entre la proyección y el desplazamiento como fuentes de conflicto en la relación de ayuda.

14. De entre todas las barreras en la relación de ayuda, señala cuál afecta al TCAE.

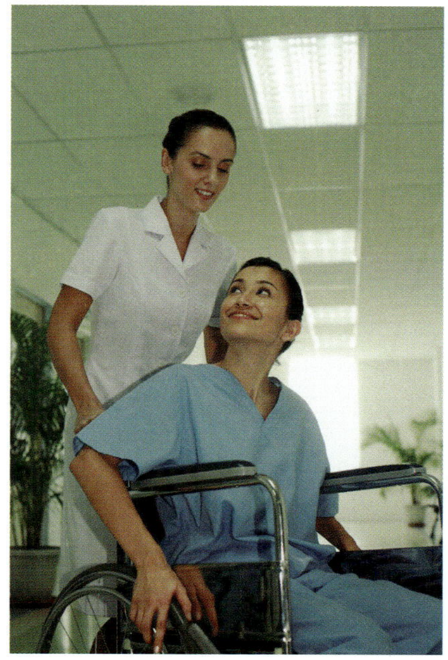

Fig. 7.10. La relación de ayuda se ve alterada cuando el paciente trata de influir sobre el TCAE mediante la alabanza o el elogio para satisfacer sus exigencias.

RECUERDA

Las barreras que alteran la evolución de una relación de ayuda son algunos de los mecanismos de defensa de la personalidad que el individuo pone en marcha de manera inconsciente para evitarse sufrimiento.

La relación de ayuda

- **Concepto** → Vínculo intenso entre TCAE y paciente para ayudarlo a hacer frente a su problema de salud.
- **Características** →
  - Ayuda exclusiva.
  - Asistencia definida.
  - Roles definidos.
  - Resuelve setimientos problemáticos del paciente.
  - Conlleva un crecimiento personal.
- **Objetivos** → La relación de ayuda debe conseguir que el paciente:
  - Exprese sus sentimientos.
  - Identifique y afronte los problemas.
  - Tome conciencia de que su conducta repercute en su estado físico y emocional.
  - Considere otros planteamientos.
  - Recupere su autoestima.
  - Acepte su situación.
  - Encuentre razones para dar sentido a su vida.
- **Funciones del TCAE** →
  - Ayudar al paciente a comunicar sus sentimientos.
  - Transmitir la información necesaria.
  - Favorecer la expresión de la ansiedad del paciente.
  - Facilitar al paciente la búsqueda de nuevos enfoques.
  - Tratar a los pacientes como personas únicas.
  - Enfrentar al paciente con la realidad.
  - Compensar la falta de relaciones humanas.
- **Para ponerla en práctica, se deben aplicar**
  - Actitudes →
    - Habilidad empática
    - Congruencia y autenticidad
    - Respeto cálido
    - Inmediatez
  - Técnicas →
    - Capacidad de escuchar
    - Confrontación
- **Fases** →
  - Acogida y orientación: decisiva para establecer la relación.
  - Clarificación y presentación del problema: usar la escucha activa y la retroalimentación.
  - Reestructuración: cambio de perspectiva.
  - Programar la acción: elaborar el plan.
  - Evaluación: se han cumplido los objetivos.
  - Separación: fin de la relación.
- **Conflictos** →
  - Manipulación: tratar de influir.
  - Desplazamiento: dirigir sentimientos negativos y hostiles.
  - Contratransferencia: proyectar vivencias del TCAE sobre el paciente.
  - Proyección: adjudicar a otro deseos o emociones inaceptables.
  - Transferencia: desplazar inconscientemente sentimientos infantiles hacia el TCAE.

TEST DE REPASO

Nota: todas las actividades deben realizarse en un cuaderno aparte.

1. **Una de estas no es una característica de la relación de ayuda:**
   - (a) Es exclusiva y única.
   - (b) Con roles poco definidos.
   - (c) Conlleva un crecimiento personal del paciente.
   - (d) Se estructura en una serie de fases.
2. **¿Cuál es el objetivo de la relación de ayuda en enfermería?**
   - (a) Establecer un vínculo afectivo con el paciente.
   - (b) Favorecer las relaciones interpersonales en el hospital.
   - (c) Conseguir fortalecerse tras el proceso.
   - (d) Ayudar al paciente a hacer frente a problemas emocionales.
3. **Para que el paciente identifique y afronte los problemas, el TCAE debe:**
   - (a) Enfrentar al paciente a la realidad de su enfermedad.
   - (b) Tratar a los pacientes como personas únicas.
   - (c) Transmitir al paciente la información necesaria.
   - (d) Compensar la posible falta de relaciones humanas.
4. **Cuando, en una relación de ayuda, el TCAE facilita al enfermo la búsqueda de nuevos enfoques a su problema, el paciente:**
   - (a) Aumenta sus posibilidades de afrontar las dificultades.
   - (b) Es capaz de aceptar una modificación de su esquema personal.
   - (c) Encuentra razones para darle un sentido a su vida.
   - (d) Recupera su autoestima.
5. **La actitud de comprender los sentimientos y los comportamientos del paciente es:**
   - (a) La inmediatez.
   - (b) El respeto cálido.
   - (c) La habilidad empática.
   - (d) La congruencia.
6. **La confrontación es una técnica de la relación de ayuda que:**
   - (a) Fomenta el rechazo del paciente.
   - (b) Pone en evidencia las incongruencias del paciente.
   - (c) Da pie a la justificación de posibles contradicciones del paciente.
   - (d) Considera al paciente como único e irrepetible.
7. **La fase de acogida y orientación de la relación de ayuda:**
   - (a) Favorece la expresión de las necesidades de ayuda del paciente.
   - (b) Conciencia al paciente de sus propias ambigüedades.
   - (c) Consiste en atender las peticiones del enfermo.
   - (d) Motiva al paciente para establecer objetivos realistas.
8. **Las funciones del TCAE de hacer ver al paciente las consecuencias de su comportamiento sobre sí mismo y los demás, ayudarlo a reconocer sus capacidades y facilitarle ayuda emocional son propias de una de estas fases de la relación de ayuda:**
   - (a) Programación de la acción.
   - (b) Clarificación del problema.
   - (c) Separación.
   - (d) Reestructuración.
9. **¿Cuál de estos es un consejo que se puede ofrecer al paciente para superar la etapa de separación?**
   - (a) Apoyarse en los amigos.
   - (b) Retomar las actividades cotidianas.
   - (c) Practicar ejercicio físico.
   - (d) Todas las anteriores.
10. **El conflicto de proyección en la relación de ayuda se caracteriza por que el paciente:**
    - (a) Trata de influir sobre el TCAE para conseguir la satisfacción de sus exigencias.
    - (b) Adjudica a quienes lo rodean los deseos y emociones que son inaceptables para él.
    - (c) Desplaza sus sentimientos y conductas sobre el TCAE reviviendo conflictos infantiles.
    - (d) Dirige sus sentimientos negativos y hostiles hacia el TCAE.
11. **La contratransferencia consiste en:**
    - (a) La proyección inconsciente de las vivencias del TCAE sobre el paciente.
    - (b) El paciente desplaza, inconscientemente, sentimientos, conductas y deseos infantiles sobre el TCAE.
    - (c) El TCAE recibe los sentimientos negativos y hostiles del paciente.
    - (d) El paciente hace responsable al TCAE de sus conflictos y frustraciones.
12. **Cuando el paciente trata de influir sobre el TCAE mediante la alabanza, el cumplido, el elogio, el soborno, la agresión verbal, el desafío, las protestas o las acusaciones para conseguir la satisfacción de sus exigencias, estamos ante un conflicto en la relación de ayuda de:**
    - (a) Proyección.
    - (b) Manipulación.
    - (c) Desplazamiento.
    - (d) Transferencia.

COMPRUEBA TU APRENDIZAJE

Nota: todas las actividades deben realizarse en un cuaderno aparte.

Comprender el concepto, las características y los objetivos de la relación de ayuda.

1. Lee atentamente esta definición de relación de ayuda de Carl Rogers y comenta sus ideas principales:

   «Toda relación en la que al menos una de las partes intenta promover en el otro el crecimiento, el desarrollo, la maduración y la capacidad de funcionar mejor y enfrentar la vida de manera más adecuada... En otras palabras, podríamos definir la relación de ayuda diciendo que es aquella en la que uno de los participantes intenta hacer surgir, en una o ambas partes, una mejor apreciación y expresión de los recursos latentes del individuo y un uso más funcional de estos.»

2. ¿Por qué decimos que una relación de ayuda es exclusiva y única?
3. En una relación de ayuda, el TCAE presta asistencia sanitaria y el paciente y sus familiares la reciben. ¿Estos papeles son intercambiables? Razona tu respuesta.
4. ¿Qué factores relacionados con el paciente favorecen la relación de ayuda?
5. Nombra esquemáticamente los objetivos de la relación de ayuda.
6. Explica, mediante un esquema, las funciones del TCAE en la relación de ayuda.

Dominar las actitudes y las técnicas para establecer una relación de ayuda terapéutica.

7. Relaciona en tu cuaderno cada punto de los apartados que aparecen a continuación con la actitud correspondiente de un TCAE necesaria para establecer una relación de ayuda terapéutica: la habilidad empática / la autenticidad / el respeto cálido / la inmediatez.
   - Está basada en la aceptación del otro y, en ella, el paciente es considerado un ser único e irrepetible.
   - Se trata de un proceso en el que el profesional asume el papel del paciente con la finalidad de comprender sus sentimientos, actitudes y comportamientos.
   - Es la capacidad del profesional de enfermería para concretar y aclarar la información que expresa el paciente respecto a diferentes hechos y centrarla en el presente.
   - Consiste en la congruencia entre lo que se dice, lo que se siente y lo que se piensa, y en no percibir la realidad solamente según nuestra propia personalidad.
8. Nombra las dos técnicas fundamentales que favorecen el establecimiento de una relación de ayuda adecuada y eficaz.
9. Nombra todas las etapas que constituyen una relación de ayuda.

Analizar las funciones del TCAE en la relación de ayuda.

10. ¿Qué tipo de información debe proporcionar el TCAE al paciente en la fase de acogida y orientación de la relación de ayuda?
11. Enumera las tareas del TCAE cuando programa la acción en una relación de ayuda.
12. Pon ejemplos de consejos que el TCAE puede ofrecer al paciente para superar el sentimiento de pérdida en la fase de separación de la relación de ayuda.

Diferenciar las fases de la relación de ayuda.

13. Completa en tu cuaderno:

    La etapa de presentación del problema de la relación de ayuda se fundamenta en ... del enfermo para que este sea capaz de comprender y ..., comprometiéndose ambos en una ... en la que el profesional identifica ... del enfermo y este utiliza ... para resolver sus necesidades de forma positiva.

14. Indica a qué etapa de la relación de ayuda corresponde cada una de las siguientes tareas:

    a) Comprobar si los objetivos se están cumpliendo.

    b) Ayudar al paciente a superar los comportamientos y emociones derivadas de su sentimiento de pérdida.

    c) Preparar al paciente para superar el sentimiento de pérdida al finalizar la relación.

    d) Concienciar al enfermo de sus propias ambigüedades y hacerle ver las consecuencias de su comportamiento sobre sí mismo y sobre los demás, facilitándole el soporte emocional necesario.

    e) Motivar al paciente en el establecimiento de objetivos realistas y responsabilizarlo de su cumplimiento.

Distinguir los conflictos que pueden aparecer en el transcurso de la relación de ayuda.

15. Comenta la siguiente conversación entre un paciente y un TCAE:

    TCAE.—Buenos días, Sr. López. ¿Cómo se encuentra hoy?

    Paciente.—Buenos días; pues estoy preocupado porque tengo un fuerte dolor de espalda.

    TCAE.—¡Eso no es nada! Yo también tengo la espalda destrozada y lo mejor es la natación. Yo estoy todo el día en la piscina. ¿Me decía usted?

    Paciente.—Nada, nada...

16. Indica las diferencias entre los conflictos de transferencia y contratransferencia que pueden aparecer en el transcurso de una relación de ayuda.

Nota: todas las actividades deben realizarse en un cuaderno aparte.

Juego de roles

Los alumnos simularán por parejas (asumiendo el papel de paciente y profesional), de forma improvisada, un diálogo con el que iniciar el proceso de ayuda de enfermería en las siguientes situaciones:

- Chica joven, de 19 años, que acude sola a urgencias con un fuerte dolor en la zona inferior derecha del abdomen y vómitos. Está muy asustada y dice estar sola porque sus padres han salido a pasar el fin de semana fuera de la ciudad.
- Varón de 20 años, futbolista, que acaba de ser intervenido de una rotura de menisco y cuya recuperación va a necesitar previsiblemente varios meses. Estaba a punto de fichar por un club de fútbol de categoría superior y teme que esta lesión impida la firma del nuevo contrato.

Deben utilizar el mayor número posible de actitudes y técnicas de la relación de ayuda que han estudiado.

Actitudes: habilidad empática, congruencia y autenticidad, respeto cálido e inmediatez.

Técnicas: capacidad de escuchar y confrontación.

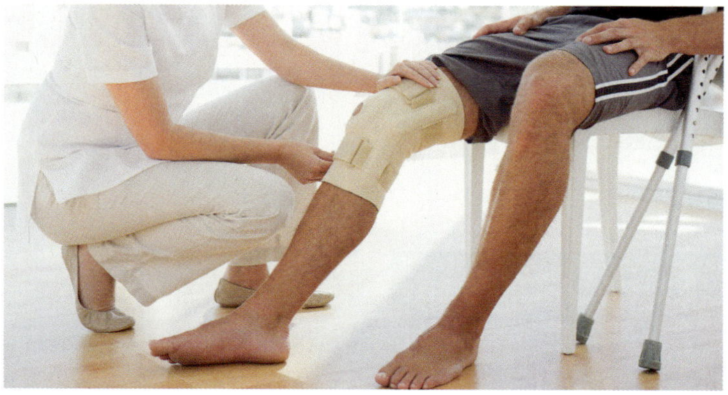

Ejemplos

Primer caso:

TCAE.—Hola, ¿cómo te llamas?

Paciente.—Marisa... *(Hace gestos de dolor.)*

TCAE.—¿Qué te pasa?

Paciente.—Me duele mucho la tripa. Tengo miedo. Igual tengo apendicitis y como me tengan que operar... igual me pasa algo... Me quedarán cicatrices... *(Llora.)*

TCAE.—No te adelantes a lo que puedas tener. Ahora mismo vendrá el médico para verte y ya te dirá qué te sucede. [Inmediatez] ¿Quién ha venido contigo? [Respeto cálido].

Paciente.—Nadie. Mis padres están fuera este fin de semana y no tengo a quién llamar.

TCAE.—Entiendo que te encuentres asustada, pero aquí estamos muchos profesionales que te vamos a ayudar [Habilidad empática].

Paciente.—¿Podríais avisar a mis padres?

TCAE.—Claro que sí, lo vamos a hacer enseguida. ¿Has dejado su teléfono a alguno de mis compañeros? [Respeto cálido].

Paciente.—No, si quieres te lo digo a ti. *(Hace un gesto de dolor mientras habla.)*

TCAE.—Claro, tomo nota ahora mismo. ¿Te duele mucho?

Paciente.—Sí, muchísimo... *(Llora.)*

TCAE.—*(Le coge la mano.)* Tranquila. Entiendo que te duele [Habilidad empática]. Mira, ya está aquí el médico, enseguida te va a explorar y seguro que te indicará lo necesario para calmar tu dolor. Mientras, me ocupo de que se avise a tus padres.

Segundo caso:

TCAE.—Hola, Miguel, ya ha pasado todo. ¿Cómo te encuentras?

Paciente.—Fatal. Estoy un poco atontado, pero con ganas de marcharme ya a casa.

TCAE.—Bueno, tranquilo. Yo entiendo que quieras irte, pero es un poco pronto. Te han operado hace pocas horas. [Habilidad empática e inmediatez].

Paciente.—Tengo muchas ganas de volver a jugar al fútbol. Ya me he perdido el entrenamiento de este sábado y no quiero perderme más. Si no, igual el entrenador no cuenta conmigo para los partidos de la liguilla.

TCAE.—Ya había oído que juegas al fútbol. ¿Eres bueno? [Capacidad de escucha].

Paciente.—Sí, creo que me va a fichar un equipo mejor. *(Intenta cambiar de posición y no puede hacerlo, hace un gesto de dolor.)*

TCAE.—Eso está muy bien [Capacidad de escuchar]. ¿Ya te ha explicado el médico cómo será tu recuperación? Te acaban de operar.... [Inmediatez].

Paciente.—No, pero no creo que sea mucho...

TCAE.—No vayas tan deprisa, que todo tiene su tiempo. Aquí no hay que correr tanto como en el campo.... [Inmediatez].

Paciente.—¡Ay...! ¡Cómo me duele ahora!

TCAE.—Ahora mismo le digo al enfermero que venga y vea si es necesario darte alguna medicación de las que ha indicado el médico para calmarte ese dolor [Capacidad de escuchar].

8
UNIDAD

Apoyo psicológico al niño y al adolescente enfermos

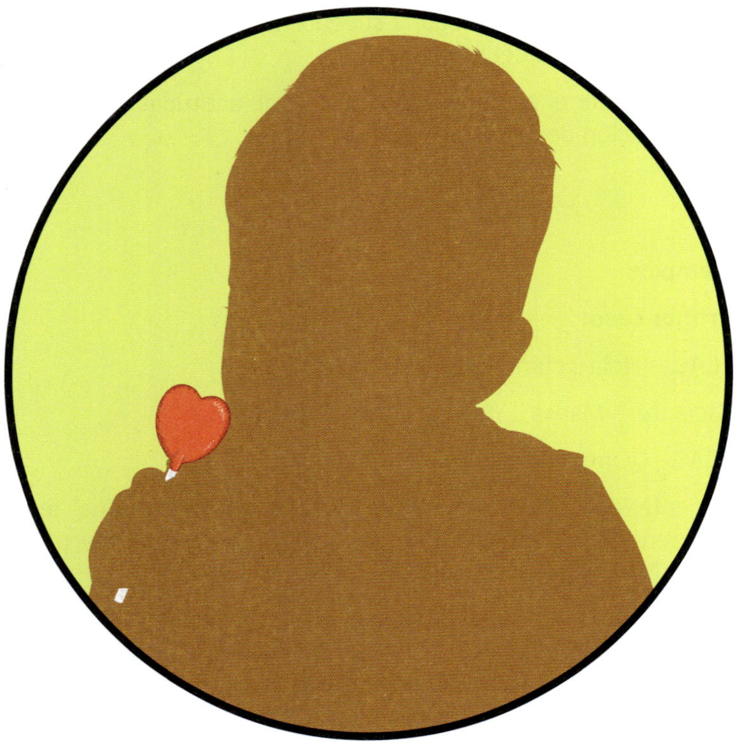

En esta unidad

APRENDERÁS A

- Conocer las vivencias de los niños y las percepciones de los adolescentes ante la enfermedad y la hospitalización.
- Analizar las reacciones de niños y adolescentes ante la enfermedad y la hospitalización.
- Reconocer el papel que tiene la familia en la evolución de la enfermedad del niño y el adolescente.
- Entender las medidas de apoyo prestadas por los profesionales sanitarios a niños, adolescentes y familias.
- Diferenciar los problemas más frecuentes en estos periodos de edad y sus repercusiones psicológicas.

ESTUDIARÁS

- El niño enfermo.
- El adolescente enfermo.
- La familia del niño y del adolescente enfermos.
- El apoyo psicológico de los profesionales sanitarios.
- Los problemas en la infancia y en la adolescencia.

Y SERÁS CAPAZ DE

- Suministrar cuidados y apoyo a niños y adolescentes valorando sus necesidades y las de sus familiares.
- Identificar los problemas más frecuentes en estas edades y sus necesidades de apoyo.

1. El niño enfermo

En lo que respecta a la enfermedad, los niños se diferencian de los adultos en el grado de madurez fisiológica y psicológica.

Los niños se enfrentan a la enfermedad de forma inevitable y este hecho puede ser vivido de muy diversas maneras, dependiendo fundamentalmente de la fase vital en la que se encuentren.

1.1. La enfermedad

La infancia comprende un periodo de la vida lleno de cambios.

El punto de vista de los niños en relación con la enfermedad y la salud es tremendamente variable y **depende de la etapa vital** que estén atravesando. Vamos a ver a continuación estas percepciones en niños y adolescentes detenidamente:

Etapa	Características psicosociales	Enfermedad
Primeros meses	• Se comunica por medio del llanto y de los movimientos corporales, que son de difícil interpretación. • Mira a su madre cuando esta le habla y reclama su atención. • Manifiesta miedo ante personas extrañas.	• No existe una idea de la enfermedad. • Ante molestias, aparecen el llanto y el movimiento corporal. • Es difícil identificar la causa del llanto.
Uno a tres años	• Presenta miedo ante los extraños y depende mucho de su madre para sentirse seguro. • Aparece el control voluntario de esfínteres. • Es egocéntrico. Son frecuentes las rabietas y parece incansable.	• Sus reacciones dependerán de las experiencias previas. • En caso de no haber tenido experiencias previas relacionadas con la enfermedad, su imaginación sustituirá al conocimiento.
Preescolar	• Expresa sus sentimientos y emociones por medio de palabras (conversaciones breves y vocabulario escaso; frases cortas). • Habla solo y demuestra gran imaginación. • Pregunta constantemente sobre el porqué de las cosas.	• La causa de la enfermedad se relaciona con mucha frecuencia con un mal comportamiento (desobediencia) y la separación se vive como el castigo merecido; por tanto, el niño se sentirá culpable. • La enfermedad reporta ventajas, como poder faltar a clase, recibir regalos, etc.
Escolar	• Emplea el pensamiento para experimentar acciones diversas. • Abandona el egocentrismo. • Se expresa de forma lógica y correcta, y controla sus sentimientos y emociones. • Colabora en las tareas del hogar y satisface sus necesidades de autocuidado.	• Es capaz de diferenciar entre salud y enfermedad. • Pide ayuda a los mayores cuando se encuentra mal. • Tiene en cuenta la opinión de los demás. • Reconoce los inconvenientes de la enfermedad.

Tabla 8.1. Enfermedad y etapas vitales del niño.

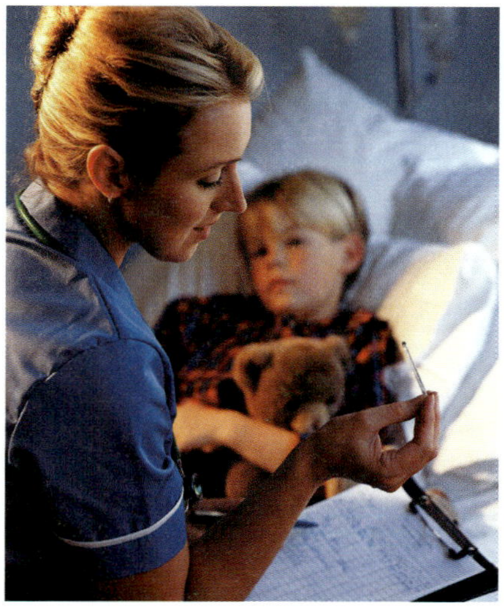

Fig. 8.1. Los niños pequeños no tienen conciencia de las causas y las consecuencias de la enfermedad.

ABC VOCABULARIO

Egocentrismo: se puede hablar de este término cuando la persona se considera el centro de atención de todos los pensamientos o actos de los demás.

RECUERDA

Las reacciones del niño ante la enfermedad vendrán muy condicionadas por las experiencias previas que hayan tenido él o algún conocido cercano, y también de lo que haya escuchado de sus mayores.

1.2. La hospitalización

CLAVES Y CONSEJOS

Es muy importante la sinceridad para poder establecer relaciones de confianza y cooperación con el niño en sus cuidados posteriores.

La hospitalización supone una experiencia traumática a cualquier edad y, en el niño, puede llegar incluso a alterar su crecimiento y desarrollo.

Cuando comienza a controlar sus funciones corporales y se siente independiente, los procedimientos en la hospitalización le obligan a ser **dependiente,** y esto provoca pérdida de control. El niño puede reaccionar, en consecuencia, con **actitudes difíciles,** como rabietas incontrolables y mal humor, **o pasivas,** como falta de interés o pasotismo.

El principal problema que se presenta ante la hospitalización es el temor del niño a ser abandonado. Se le debe explicar que sus padres van a volver.

Es frecuente que ante una separación se observen las siguientes etapas:

Protesta	Desesperación	Negación	Adaptación
Chilla y llora llamando a su madre; cualquier intento de calmarlo resulta inútil.	Está triste y poco activo. No acepta que se acerquen para confortarlo y demuestra poco afecto. Puede aparecer regresión: el niño se chupa el dedo o se acaricia el pelo.	Demuestra alegría e interés por el entorno, lo que parece indicar cierta mejoría. Aumenta su comunicación verbal. Parece despreocupado, ignora a la madre cuando esta vuelve a verle. Pueden aparecer regresión y represión.	El personal sanitario y los padres colaboran en el cuidado del niño. Este presenta actitudes positivas y equilibradas, en función de la etapa del desarrollo en que se encuentre.

Tabla 8.2. Reacciones del niño ante la separación.

En el hospital, se deben **explicar** las normas de funcionamiento y su finalidad, siempre teniendo en cuenta la capacidad de comprensión del niño, para que no presente ideas erróneas. El niño reacciona intensamente y se resiste a las experiencias dolorosas; por eso, también se le deben explicar los procedimientos a aplicar, dejando claro si van a resultar dolorosos o no.

A. La hospitalización y las etapas vitales del niño

Al igual que en el caso de la enfermedad, el significado de la hospitalización variará en función de la etapa vital que esté atravesando el niño.

IMPORTANTE

Existen conductas que nos indican que el niño está sintiendo dolor: los gestos, apretar los dientes, inquietud y agresividad.

Etapa	Hospitalización
Primeros meses	Los lactantes identifican a su madre y protestarán si se les separa de ella. Cambio en la rutina diaria.
Uno a tres años	Presenta ansiedad ante personas y entornos desconocidos (personal sanitario y hospital). Se siente inseguro y teme el abandono.
Preescolar	Esperará un tiempo para satisfacer sus deseos. Tolera mejor la separación de los padres (según madurez). Puede referir el dolor y su localización, pero no identifica su intensidad. Miedo a las intervenciones que supongan un cambio en la imagen física.
Escolar	Acepta las consecuencias de la hospitalización. La soledad se hace más llevadera con visitas, juegos y llamadas telefónicas. Tolera bien los procedimientos si se le explican previamente. En ocasiones puede llorar ante procedimientos dolorosos; debe procurarse, a continuación, respetar su privacidad. La vuelta al colegio será difícil si la enfermedad ha provocado alguna modificación física o si el retraso escolar es considerable.

Tabla 8.3. Etapas vitales del niño y hospitalización.

RECUERDA

En los hospitales, no se considera aconsejable que entren a visitar enfermos los niños menores de 12 años.

Cuando un niño está ingresado, esta norma condiciona mucho la relación con sus hermanos y amigos.

B. Factores que influyen en la enfermedad y en la hospitalización

Las reacciones del niño ante la enfermedad y la hospitalización no solo varían según la edad y la etapa vital, sino también en función de otros factores:

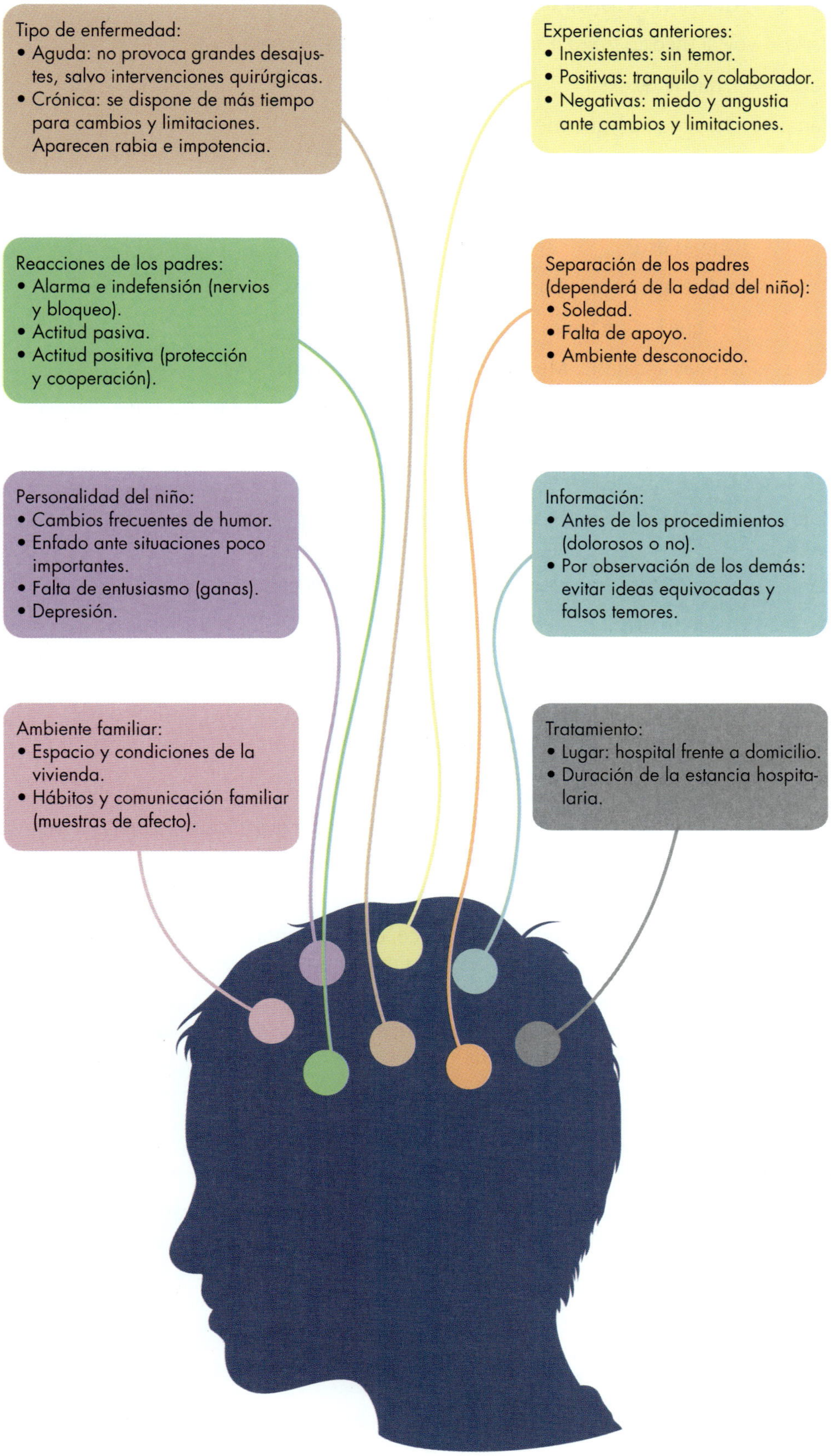

Fig. 8.2. Factores que influyen en la enfermedad y la hospitalización.

RECUERDA

Si es la primera vez que el niño padece una enfermedad o está hospitalizado, no mostrará temor alguno, y menos si está acompañado de sus padres.

Si no es la primera vez que experimenta estas situaciones, recordará su experiencia anterior y reaccionará en función de cómo transcurrió aquella vez.

IMPORTANTE

La forma de ser de las personas, al igual que sucede con su grado de madurez, influye en gran medida en la forma de reaccionar frente a los acontecimientos.

TRATO CON EL PACIENTE

La separación de los padres no es entendida por los niños de corta edad. Por ello, cuando el niño se queda solo en el hospital sufre por la falta de apoyo afectivo de sus padres y por estar rodeado de un ambiente que no conoce.

IMPORTANTE

Para facilitar el proceso de hospitalización, algunos centros permiten que los padres pasen más tiempo con los niños de corta edad y flexibilizan los horarios de visita.

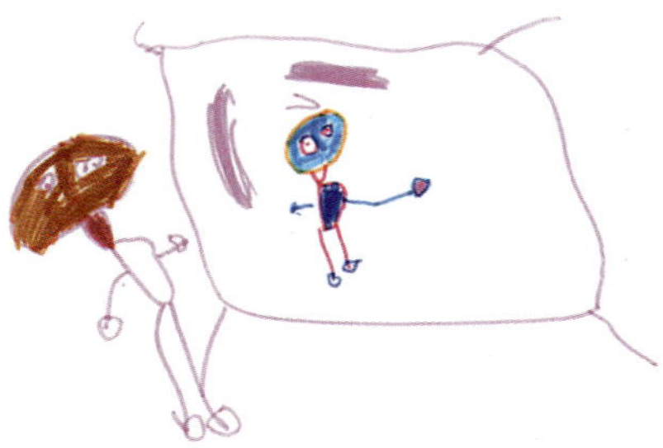

Fig. 8.3. La enfermedad vista por un escolar de 4 años.

RECUERDA

Las reacciones frente a la separación son más frecuentes en niños hasta los 4 años de edad, pero no son exclusivas de esta fase, por lo que pueden aparecer también de forma más tardía.

PONTE A PRUEBA 1

María es una escolar de 4 años, a la que le pedimos que nos cuente qué sucede cuando se encuentra enferma:

Madre.—¿Qué haces cuando te encuentras enferma?

María.—Voy al médico *(mira a su madre)* y... ¡me cura! *(Risas.)*

Madre.—¿Y qué le dices?

María.—Hola, vengo porque me duele la garganta.

Madre.—¿Qué te hace el médico?

María.—¡Aaahh! *(Abre la boca y señala hacia dentro.)*

Madre.—¿Qué es eso?

María.—Me dice que abra la boca y... me mira la garganta.

Madre.—¿Por qué? ¿Qué tienes ahí?

María.—Pues ¡las anginas!... Me manda un jarabe... y... ¡me cura!

Madre.—¿Qué más te hace el médico siempre que vamos a verle? *(Le hace una seña indicando la cabeza.)*

María.—Me pesa y me mide. Eso todas las veces, siempre.

Madre.—¿Recuerdas por qué fuimos otra vez al médico por algo diferente al dolor de garganta?

María.—¡Humm! *(Piensa un rato.)* Cuando me dolían los pies.

Madre.—¿Y qué te dijo?

María.—¡Que estaba creciendo!

Madre.—Dibújanos a un niño enfermo... *(Pasa un tiempo.)*

María.—Tiene la mano rota; el de al lado es el médico.

Madre.—¡Muchas gracias!

Fijándonos en la conversación mantenida con María, ¿qué aspectos destacarías de su relación con el médico? ¿Crees que demuestra miedo en algún momento?

Claves de resolución:

Cuando María cuenta lo que hace en el médico, es muy importante fijarse en la comunicación no verbal. El texto explica que María y su madre están riéndose.

A raíz de esta situación, deduce si la relación con el médico provoca estrés o confianza, teniendo en cuenta las experiencias anteriores que ha tenido María. Analiza si se desprende miedo de las expresiones que usa María.

ACTIVIDADES

1. ¿Qué significado tiene la frase «Los procedimientos en la hospitalización obligan al niño a ser dependiente»? Inventa un ejemplo en el que se pueda aplicar esta afirmación.

2. El adolescente enfermo

La adolescencia es el periodo de transición psicosocial y de maduración entre el niño y el adulto joven. Esta etapa viene precedida por la pubertad, que es la etapa de la maduración sexual, algo más temprana en las niñas que en los niños.

A. La enfermedad

La enfermedad en el adolescente cursa con una pérdida de independencia, lo que le ocasiona un fuerte impacto psicológico, puesto que le obliga a depender de los demás —los adultos—, lo que considera un paso hacia atrás en su desarrollo.

Por su capacidad de razonamiento, necesita continuamente ser informado de los cambios que se producen en el proceso patológico. Puede asimilar correctamente las limitaciones que la enfermedad le provoca y es consciente de la importancia de describir con detalles el problema que le ha surgido. Aparece, además, el miedo a las consecuencias de la enfermedad y a la muerte.

El adolescente es, por naturaleza, inseguro. Por ello, a veces parece dudar ante las situaciones que requieren una reacción inmediata. El comportamiento del adolescente se caracteriza, además, por la ambivalencia: ante una determinada circunstancia, puede reaccionar con gran madurez, como si fuera un adulto, o hacerlo como un niño. Es habitual que sufra cambios frecuentes de humor y de estado de ánimo.

RECUERDA

Los adolescentes poseen un particular sentimiento de invulnerabilidad que les hace creer que son diferentes del resto de las personas y que no les tocará sufrir las situaciones negativas por las que pasan los demás. Tienen una percepción irreal de su singularidad.

B. La hospitalización

En esta etapa en la que comienza la independencia, la hospitalización, como la enfermedad, supone un paso atrás: representa dependencia de los padres y adultos.

La separación de su grupo de amigos aumenta la sensación de aislamiento y, aunque pueda tolerarlo bien, implica un gran aburrimiento.

Las normas hospitalarias le resultan irritantes por la falta de libertad y de intimidad que suponen. Tiene que obedecer a extraños (profesionales sanitarios) y, por tanto, depender de ellos. Los horarios de visita son restringidos y, a veces, se le obliga a estar en reposo.

Dado que su capacidad de razonamiento es similar a la del adulto, requiere información sobre su estado de salud y la evolución de su enfermedad.

Colabora activamente en su tratamiento y siente especial preocupación por cualquier intervención que pueda dejar secuelas o que afecte a su imagen corporal.

CLAVES Y CONSEJOS

La conducta del adolescente hospitalizado puede oscilar entre una hostilidad manifiesta, como signo de rebeldía, y una absoluta pasividad, que pueden indicar negación y represión. Por otro lado, a veces trata de llamar la atención mediante quejas continuas o escasa comunicación, por la necesidad que tiene de reafirmarse.

PONTE A PRUEBA 2

Juan es un chico de 17 años que ha sufrido un traumatismo jugando al baloncesto y tiene una enorme contusión en la cara. Acude con su madre al servicio de urgencias del hospital de su zona. ¿Cuál crees que será la mayor preocupación de Juan ante su problema médico?

Claves de resolución:

Juan es un adolescente que está atravesando muchos cambios en su forma de pensar y actuar.

Esta etapa vital se caracteriza por la independencia, la inseguridad, la ambivalencia, los cambios frecuentes de humor y la preocupación por las secuelas de las enfermedades o por las alteraciones de la imagen corporal.

Analiza las características enumeradas brevemente y, teniendo en cuenta el problema actual de Juan, piensa cuál sería la más preocupante para él en este momento.

ACTIVIDADES

2. ¿En qué consiste la ambivalencia del adolescente? Escribe la respuesta en tu cuaderno.

3. En el adolescente, se puede presentar una reacción hostil en la hospitalización. ¿Cómo se caracteriza esta situación?

3. La familia del niño y el adolescente enfermos

IMPORTANTE

En los hospitales españoles, no suele haber plantas especiales para hospitalización de adolescentes con enfermedades no psiquiátricas. Esto supone que hasta los 15 años son ingresados en plantas de pediatría y, a partir de esa edad, en plantas para adultos. Esta circunstancia complica la integración y la aceptación de las normas hospitalarias por parte de los adolescentes.

La enfermedad del niño y del adolescente suele alterar la dinámica familiar. Los **cuidados especiales** o más minuciosos que pueden requerir suponen cambios en la organización, sobre todo si necesitan la presencia continua de alguien que los cuide o vigile y los padres trabajan.

La relación con los **hermanos** también se ve afectada. Si son mayores, participarán en su cuidado, con los cambios de horario que esto ocasiona. Si son de corta edad, van a quedar desplazados, porque el hermano enfermo será ahora el centro de atención.

La **hospitalización** agrava aún más el problema, porque la falta de tiempo debida a los viajes y estancias en el hospital dificulta mucho las tareas en casa.

Las **reacciones de los padres,** que vemos a continuación, repercutirán en la capacidad del niño o el adolescente para afrontar el problema:

Sobreprotección	Tiene lugar cuando los padres no dejan a sus hijos hacer nada por sí solos y creen ver riesgos y peligros por todas partes.
Tolerancia excesiva	Los padres satisfacen todos los caprichos de los hijos, sean cuales sean.
Escasa o incorrecta educación sobre la enfermedad	Es cuando los padres no quieren hablar de enfermedades ni de enfermos en casa, para que el niño «no sufra», o la información que le dan a este es incorrecta, normalmente a modo de amenaza («si no te comes todo, te voy a tener que llevar al médico y te pondrán un tubo para darte de comer»). Estas ideas no permiten que el niño se enfrente adecuadamente a la enfermedad y no favorecen la evolución de esta.
Ansiedad	En ocasiones, los padres manifiestan un gran nerviosismo ante la enfermedad de sus hijos y estos se dan cuenta de la situación y también se ponen nerviosos y se atemorizan.
Respuesta ajustada a la situación	Los padres reaccionan con entereza y razonando las consecuencias de la enfermedad, ayudan al niño a reaccionar adecuadamente, y escuchan y resuelven sus dudas con información ajustada, facilitando el proceso de adaptación.

Tabla 8.4. Reacciones de los padres ante la enfermedad de sus hijos.

PONTE A PRUEBA 3

Nicolás es un joven de 15 años que acude a su médico de cabecera acompañado de su madre. Lleva dos días sintiendo dolor en la ingle, pero no recuerda haber hecho ningún esfuerzo especial. Refiere que el dolor aparece y desaparece, sin que parezca estar asociado con las comidas o con movimientos bruscos.

Tras una exploración completa, se le prescribe una radiografía. Al analizar los resultados, su médico detecta que tiene una hernia inguinal. Su tamaño es relativamente importante y el médico aconseja que lo vea un especialista para que evalúe si es necesaria la intervención quirúrgica. La madre se pone muy nerviosa al mencionar esta posibilidad.

A raíz del comportamiento de la madre, ¿cómo crees que reaccionaría Nicolás?

Claves de resolución:

En primer lugar, debes intentar analizar la razón por la cual Nicolás ha esperado dos días para acudir al médico. Después, piensa si la región corporal afectada ha podido influir en este tiempo de espera.

Por último, tienes que valorar si el hecho de que la madre se ponga nerviosa puede influir en la reacción de Nicolás y cuál podría ser esta.

ACTIVIDADES

4. Busca en Internet la Carta Europea sobre los Derechos de los Niños Hospitalizados (Resolución del Parlamento Europeo Doc. A 2-25/86, DOCE, 13 de mayo de 1986).

Una vez localizada en la red, y tras su lectura, escribe en tu cuaderno los cinco derechos que te parezcan más importantes y explica por qué.

4. Apoyo psicológico de los profesionales sanitarios

De los apartados anteriores, se puede concluir que el niño sufre durante el proceso de la enfermedad y la hospitalización.

Sería interesante poder facilitar apoyo psicológico de acuerdo con las diferentes reacciones que vayan apareciendo.

Esta es una tarea complicada, en la que hay que tener en cuenta que:

- La **comprensión de la enfermedad** es muy variable y viene determinada por la educación recibida y por la edad.
- La **comunicación** no es fácil, sobre todo en niños de corta edad.
- Las **experiencias anteriores** tienen gran influencia en las actitudes y el comportamiento de los niños.

A. El apoyo psicológico y la edad del paciente

El estado de **desarrollo** varía de un niño a otro dependiendo de su edad y se producen cambios muy importantes en un corto periodo de tiempo:

Edad	Características de la atención
Meses	Para favorecer su evolución, se debe procurar que siempre haya una persona significativa que le ofrezca un entorno seguro y que al mismo tiempo le motive. La exploración ante cualquier signo de cambio o protesta debe ser detallada.
De uno a tres años	El niño posee una gran imaginación y tiende a percibir como peligroso todo lo que sea nuevo para él. Es preciso explicarle, siempre a su nivel de comprensión, todos los procedimientos que se le vayan a realizar y la finalidad de cada instrumento empleado. Para evitar la soledad, debe haber una persona que pase gran parte del día cerca de ellos.
Preescolar	Es necesario prepararle con antelación, adaptando las explicaciones a su nivel de comprensión e intentando evitar cualquier sentimiento de culpabilidad, característico de este periodo. También es necesaria la sinceridad en las explicaciones, para aumentar la confianza, y hay que explicar las normas hospitalarias, para favorecer la cooperación. Se debe elogiar cualquier logro o iniciativa que presente, para potenciar su autoestima y aumentar la sensación de control de la situación. En la hospitalización, se procurará facilitar las visitas en la medida de lo posible.
Escolar	El niño tolera bien las pruebas dolorosas, siempre que no estén directamente relacionadas con la esfera sexual. Hay que escuchar su opinión para organizar los cuidados a modo de cooperación. Si la estancia hospitalaria es larga, facilitar el contacto con el exterior y evitar el retraso escolar.
Adolescente	Es necesario tratar directamente con el paciente, no con los padres. Hay que favorecer su participación en la enfermedad y mantener su intimidad lo máximo posible.

Tabla 8.5. Apoyo psicológico según las etapas del desarrollo.

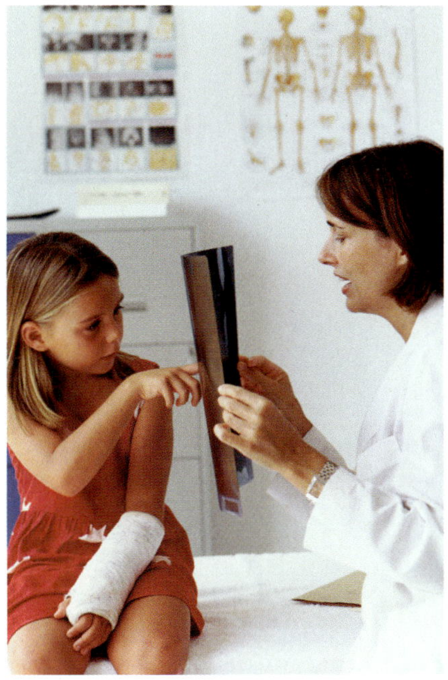

Fig. 8.4. La información que se brinde al niño sobre su enfermedad debe estar adaptada a su edad.

RECUERDA

A las plantas de pediatría suelen acudir voluntarios que realizan actividades lúdicas para los niños hospitalizados: actuaciones de payasos, magos, etc.

Consiguen arrancar sonrisas tanto a los pacientes como a sus padres, lo que ayuda en su recuperación.

CLAVES Y CONSEJOS

La sensación de soledad es un problema común en los menores hospitalizados, especialmente en los más pequeños.

Para contrarrestarla, es interesante planificar actividades y juegos que favorezcan su desarrollo, los estimulen y los mantengan distraídos.

B. Miedos frecuentes en el niño y el adolescente enfermos

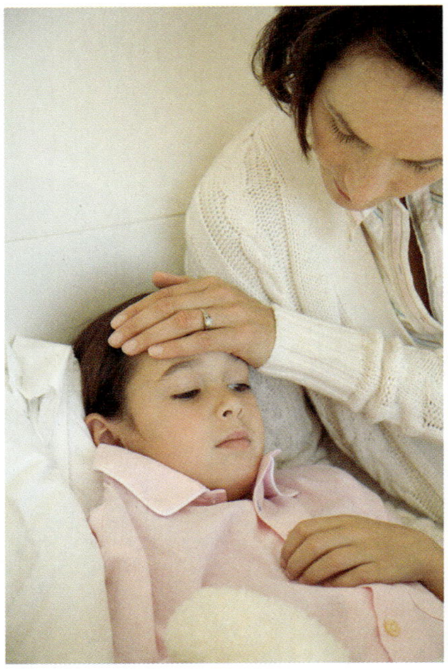

Fig. 8.5. En ocasiones, el niño, por miedo, no muestra su dolor. Será imprescindible en esos casos observar sus comportamientos.

Para mitigar el miedo, se debe **informar** con antelación, intentando que el niño o el adolescente controlen, al menos en parte, la situación y cooperen.

También se pueden utilizar técnicas de distracción, que permitan el **juego**, o de **relajación**, para que estén más tranquilos.

Los principales miedos que presentan los niños y adolescentes ante la enfermedad son:

Miedo	Medidas para superarlo
Daño físico	• **Niños pequeños:** calmarles, meciéndolos o acariciándolos. • **De uno a tres años:** les alerta el número de personas que intentan sujetarlos; explicarles la prueba con anterioridad y consolarles después. • **Preescolares:** entienden explicaciones adaptadas; practicar actividades de distracción. • **Escolares:** entienden términos científicos; pueden comprender el procedimiento si se les muestran gráficos o fotografías. • **Adolescentes:** comprenden el razonamiento con justificación; se sienten amenazados si se afecta la esfera sexual; agradecen la discreción en su terapéutica.
Dolor	• **Menores de 3 años:** observar sus conductas (llanto, apetito, sueño) y las respuestas fisiológicas asociadas (sudor, etc.). • **A partir de los 3 años:** son capaces de comunicar, siempre en función de su edad, la localización y la intensidad del dolor. Se les explicará con antelación si el procedimiento va a ser doloroso, para establecer un clima de confianza. No se debe engañar al niño con ideas falsas.
Separación de la familia	• **Hasta los 4 años:** sufren ante la separación de los padres, piensan que les han abandonado. En la fase de protesta activa, los sanitarios les comentarán que van a volver y se deberá permanecer a su lado. • **Escolares y adolescentes:** necesitan la presencia de alguien de su edad para superar la separación; se deberán flexibilizar las visitas y permitir objetos personales para que se sientan más cómodos y relajados (ambiente conocido y seguro).
Lo extraño y desconocido	El ambiente desconocido (hospital) y la gente extraña (profesionales) provocan miedo en el niño, además de la angustia de la separación. Se presentará al niño o al adolescente al personal sanitario que le va a atender y se le permitirá tener objetos personales (ambiente más favorable). En los adolescentes, el ambiente extraño produce recelo, no miedo.
Pérdida de control	Al realizar un procedimiento sin la colaboración del paciente, aparecerá la falta de control. Se le explicará lo que va a suceder y las consecuencias, se investigarán sus temores y se corregirán ideas erróneas. Si se explica el proceso, la ansiedad disminuye. Las situaciones más críticas suelen ser el ingreso hospitalario o los momentos previos a una prueba dolorosa o a una intervención quirúrgica.
Ingreso hospitalario	**Ante un ingreso programado:** como se conoce el entorno y los profesionales no aparecerá miedo, sino inquietud. Se le explicará qué profesionales le atenderán y se favorecerán las visitas. Se permitirán los objetos personales para crear un ambiente más seguro. Las explicaciones se adaptarán a la edad, motivo de ingreso y estado general. **Ante un ingreso no programado o de urgencia:** aparece mayor nerviosismo y los padres estarán angustiados, pero deben mantener la calma.

Tabla 8.6. Miedos ante la enfermedad en niños y adolescentes.

ABC VOCABULARIO

Protesta activa: reacciones extremas de los más pequeños para reclamar la atención de los profesionales y los familiares.

PONTE A PRUEBA 4

En la planta de pediatría de un hospital, hay ingresados dos pacientes con la misma patología: Gema, de 12 años, y Javier, de 7.

¿Crees que la atención que deben recibir de los profesionales de enfermería ha de ser idéntica en ambos casos?

Claves de resolución:

En ambos casos, estaríamos en la etapa escolar, pero las edades son muy diferentes y representarían los dos extremos de esta etapa.

Gema presentará mayor madurez que Javier.

La atención de enfermería comprende dar información, aplicar cuidados y planificar actividades.

Debes intentar adaptar estas tres fases al periodo vital de los dos casos.

CLAVES Y CONSEJOS

Los padres deberían recibir información lo más detallada posible acerca de la enfermedad de sus hijos y de las atenciones que requieren, porque muchas veces el enfoque que estos tienen interfiere en la labor de los profesionales sanitarios y resulta perjudicial para el proceso patológico.

PONTE A PRUEBA 5

Esteban es un niño de 7 años que está ingresado en la planta de pediatría de un hospital. Presenta un cuadro diarreico severo provocado por una gastroenteritis por *Salmonella enteritidis*. Tiene fiebre y vómitos profusos. Lleva dos días y va remitiendo el cuadro, pero se le está perfundiendo con suero por vía intravenosa para evitar la deshidratación.

Su madre está acompañándole desde el ingreso y el niño apenas se ha quedado solo. Ella está tranquila y pregunta a los profesionales por la evolución de su hijo, pero siempre en el pasillo, sin que él la escuche.

Sin embargo, el niño está asustado por lo que le pasa. Como es natural, se siente un poco avergonzado, porque en ocasiones ha manchado la cama con los vómitos o las heces y han tenido que ayudarle en su higiene, lo que le ha generado incomodidad. Además, fantasea con el suero, diciendo que es una «pócima mágica».

¿Qué apoyo psicológico pueden prestarle los profesionales?

Claves de resolución:

Esteban es un escolar que, ante la enfermedad, puede tener diferentes miedos (descritos en la Tabla 8.6) y, ante la hospitalización, podría experimentar soledad.

El acompañamiento de su madre durante la estancia hospitalaria evitará la soledad, pero el hecho de no oír las conversaciones del médico con la madre le podría generar miedo.

Sugiere alguna propuesta para reducir estos miedos.

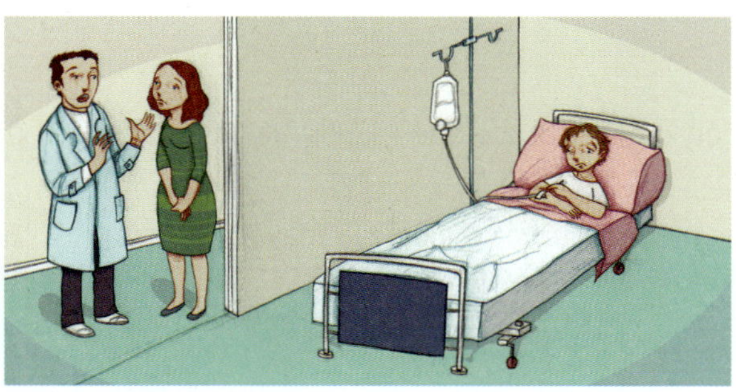

Fig. 8.6. La madre siempre habla con el médico en el pasillo, sin que Esteban les oiga.

IMPORTANTE

La información adaptada al nivel cognitivo del niño es fundamental para que este supere su enfermedad.

ACTIVIDADES

5. La comunicación con los niños de corta edad no es fácil. Inventa un ejemplo que ponga de manifiesto este hecho.

6. En tu opinión, ¿por qué la separación de la familia puede generar miedo en el niño?

5. Problemas en la infancia y la adolescencia

A continuación, veremos con detalle algunos de los problemas con importante impacto psicológico y las enfermedades más frecuentes en la infancia y la adolescencia.

5.1. Enfermedades frecuentes

Algunas de las enfermedades frecuentes en los niños, por las que pueden necesitar un ingreso hospitalario, son:

A. Gastroenteritis por rotavirus

Afecta principalmente a niños menores de 2 años.

Comienza con fiebre moderada y vómitos, y a las 24-48 horas se presenta una diarrea acuosa con un alto número de deposiciones. Puede provocar una deshidratación severa en el niño.

La primera infección es la más grave y el niño va desarrollando inmunidad protectora, de manera que las siguientes infecciones son más leves.

Existe la posibilidad de vacunar al niño, aunque no es una vacuna incluida, por el momento, en el calendario de vacunación obligatoria.

IMPORTANTE

El calendario de vacunación para la protección de los niños frente a diversas enfermedades infecciosas lo establece cada comunidad autónoma, siguiendo las directrices del Ministerio de Sanidad, Servicios Sociales e Igualdad.

B. Meningitis

Es una inflamación de las meninges o membranas que recubren el encéfalo y la médula espinal. Los síntomas más frecuentes son dolor de cabeza y rigidez de la nuca, que tienden a asociarse con fiebre, intolerancia anormal a la luz o a los sonidos y trastornos de la consciencia.

Puede ser de origen vírico o bacteriano. Las meningitis víricas suelen mejorar bien sin tratamiento y las bacterianas pueden ser muy graves. Las bacterias que provocan meningitis más frecuentemente son: *Haemophilus influenzae* tipo b, *Neisseria meningitidis,* o meningococo, y *Streptoccoccus pneumoniae,* o neumococo.

Las tres especies de bacterias se pueden transmitir por el aire y por contacto (tos, estornudos, besos, etc.). Para diagnosticarla, es necesario realizar una punción lumbar.

IMPORTANTE

Una punción lumbar es una técnica diagnóstica que consiste en la introducción de una aguja entre las vértebras lumbares L3 y L4 para recoger líquido cefalorraquídeo y analizarlo con el fin de diagnosticar una posible meningitis.

C. Bronquiolitis

Es una infección respiratoria aguda que afecta sobre todo a niños menores de 2 años. El agente que la provoca más frecuentemente es el virus respiratorio sincitial (VRS).

Habitualmente, comienza con mocos, tos intensa acompañada de vómitos, dificultad para respirar, rechazo de alimentación y fiebre. En la exploración, se detectan sibilancias.

Los bronquiolos se irritan y comienzan a segregar un moco denso y difícil de expulsar, con lo que se estrecha el interior de su diámetro y se dificulta la respiración. Se transmite de persona a persona y se contagia por las gotitas que se desprenden en la respiración a través de las manos o de objetos contaminados.

ABC VOCABULARIO

Sibilancias: sonidos agudos, como un silbido, que aparecen al expulsar el aire cuando las vías respiratorias están estrechadas.

D. Otitis media aguda

La otitis media aguda es una inflamación de la mucosa que recubre las cavidades del oído medio.

Es muy frecuente en niños menores de un año, con una incidencia mayor en los meses fríos, como las infecciones respiratorias. La otitis del oído medio suele aparecer como una complicación de un catarro de vías altas.

E. Varicela

Esta enfermedad infecciosa provocada por el virus varicela-zóster es más frecuente en niños; en la adolescencia y en la etapa de adulto se presenta más severa y con riesgo de complicaciones.

Tras una fase de latencia aparece un periodo prodrómico similar a una gripe con fiebre moderada. Después, brotan en la piel (primero en tronco, cuero cabelludo y cara, luego en el resto del cuerpo) pequeños granitos que se convierten en vesículas. Estas vesículas contienen un líquido claro (contagioso) y se transforman en costras (fase no contagiosa).

5.2. Accidentes en la infancia

Un accidente es un suceso ocasional que altera el orden normal de las cosas.

> La mayoría de los accidentes infantiles tienen lugar en el hogar. Su importancia viene dada por la elevada morbilidad y el elevado coste económico asociado.

La mejor actuación frente a los accidentes es la **prevención.**

A continuación, se mencionan algunos de los accidentes más comunes y las medidas de prevención que se pueden adoptar.

Tipo de accidente	Medidas a adoptar
Caídas • Desde la cuna o la cama. • Por las escaleras o terrazas. • Debido a suelos resbaladizos, calzado inadecuado, etc.	Las cunas han de tener barandillas en todos los laterales, subidas y ancladas con seguridad. Las caídas desde las camas se pueden evitar colocando una silla o un obstáculo alto que impida que el niño ruede y caiga. Se deben bloquear las escaleras, de manera que el niño no tenga acceso a ellas. Las terrazas deben estar cerradas mediante cerrojos o cerraduras que impidan el acceso de los más pequeños. Se debe procurar que los suelos no resbalen y que las suelas del calzado no tengan desgastado su dibujo.
Quemaduras • Por acción directa del fuego. • Por contacto con un objeto (líquido o sólido) a gran temperatura o abrasivo.	Vigilar en todo momento la presencia de los niños en la cocina y controlar de cerca y de manera continua todos sus movimientos. Evitar que se acerquen a los fuegos donde se está cocinando, procurar que no toquen sartenes o platos calientes, evitar que jueguen con cerillas, mecheros o cerca de los ceniceros y vigilar las llamas de las estufas o superficies incandescentes. Impedir que tengan acceso a productos químicos.
Heridas • Por objetos punzantes o cortantes.	Los niños deben estar alejados de los objetos punzantes y cortantes que se suelen manejar en la cocina, como cuchillos y tenedores. También constituyen un riesgo elevado las tijeras y cuchillas que se usan como material de costura o escolar.
Intoxicaciones o envenenamientos • Ingestión de medicamentos. • Productos de limpieza. • Inhalación de gases.	Evitar que los medicamentos estén al alcance de los niños; lo ideal sería reunir todos en un botiquín que esté cerrado con llave y a una altura suficiente como para impedir el acceso de los niños. Los productos de droguería deben guardarse siempre en sus envases originales, para evitar confusiones, y almacenarse en un armario cerrado, separados de los alimentos.
Accidentes eléctricos • Electrocuciones. • Incendios. • Quemaduras.	Instalar diferenciales que se desconecten automáticamente ante el riesgo de electrocución, tomas de tierra y protectores de enchufes.

Tabla 8.7. Accidentes en la infancia y medidas de prevención.

RECUERDA

Los niños menores de 3 años suben fácilmente las escaleras gateando, pero tienen dificultades luego para bajarlas. Es en ese momento cuando suelen producirse accidentes.

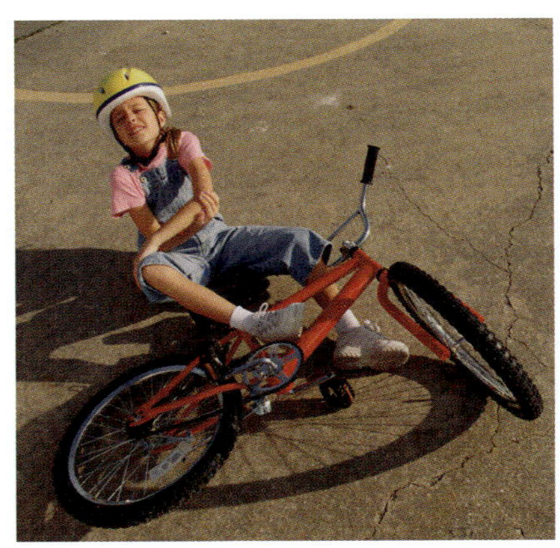

Fig. 8.7. La curiosidad, sumada a la inexperiencia, hace que ciertos tipos de accidentes sean frecuentes en la infancia.

5.3. Trastornos del comportamiento alimentario

La frecuencia de casos de trastornos del comportamiento alimentario va en aumento.

> Un trastorno del comportamiento alimentario es una alteración de la alimentación manifestada por una dificultad persistente para comer adecuadamente, sin que sea debida a otra enfermedad médica asociada.

El trastorno alimentario más destacado, sobre todo en adolescentes del sexo femenino, es la **anorexia nerviosa.**

Se caracteriza por una reducción de peso exagerada debida a una restricción calórica voluntaria.

La actitud de estas personas ante la comida es muy característica
• Presentan una preocupación obsesiva por la composición, el contenido calórico y el cocinado de los alimentos (revisan detenidamente la información de todas las etiquetas cuando hacen la compra o cuando van a cocinar).
• Si preparan la comida para toda la familia, lo hacen cuidadosamente, pero ellas comen solas, para que no se descubra su comportamiento alimentario. El procesado de los alimentos para la familia es más elaborado (frituras, rebozados, etc.), mientras que ellas se cocinan todo al vapor, cocido o a la plancha (sin aceite). Alegan que comen menos cantidad porque ya han comido en la cocina mientras guisaban.
• Trocean la comida en partes minúsculas y, una vez que el alimento está en la boca, lo mastican durante un largo periodo de tiempo antes de tragarlo.
• Sufren también alteraciones psicopatológicas que cursan con un trastorno de la percepción de su imagen corporal (se ven gordas pese a tener una delgadez extrema).
• Son extremadamente sensibles e introvertidas y muestran dependencia afectiva de algún miembro de la familia o del terapeuta.
• Son ansiosas y perfeccionistas; sus cambios de estado de ánimo son muy extremos. Son muy frecuentes las depresiones y los intentos de suicidio.
• Manifiestan hiperactividad para disminuir su peso corporal.
• Si, por algún motivo, por ejemplo una celebración familiar, comen más de lo habitual, se provocan el vómito para intentar compensar los excesos previos. También es muy frecuente el uso de laxantes como purgativos.

Tabla 8.8. Actitud de las personas con trastornos del comportamiento alimentario.

@ WEB

Visita la página de la Asociación en Defensa de la Atención a la Anorexia Nerviosa y Bulimia (ADANER):

www.adaner.org

En ella, podrás encontrar los datos más importantes de esta patología y la programación de charlas informativas para la población.

5.4. Embarazo en adolescentes

> El embarazo en adolescentes es un importante problema debido a la morbimortalidad asociada a los embarazos a esas edades y por los factores psicosociales que inciden en su control adecuado, ya que suelen ocultarlo a los adultos.

Ante una sospecha de embarazo, se realizará una entrevista con la paciente en privado, asegurándole el secreto profesional y tratando directamente la cuestión.

Se completará la historia clínica con datos sobre el último periodo menstrual, las relaciones sexuales y el uso de anticonceptivos.

Confirmado el diagnóstico, se informará a la paciente de su estado, ayudándole a aceptar y comprender las consecuencias de su situación.

Un profesional deberá informar, aunque sin animar a la paciente, acerca del riesgo y los beneficios de un aborto terapéutico, y del abandono después del nacimiento y la manutención y crianza del niño.

Se debe intentar compartir las decisiones con un adulto de confianza.

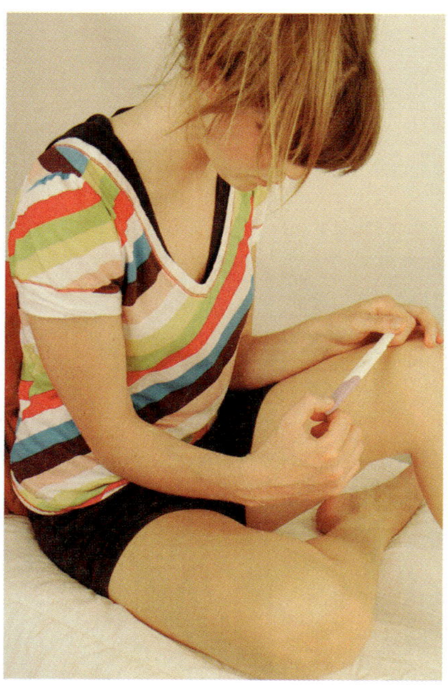

Fig. 8.8. El embarazo en adolescentes es de alto riesgo debido a la inmadurez orgánica de la madre.

PONTE A PRUEBA 6

Sandra es una estudiante de segundo de bachillerato, con buenas notas y con expectativas de estudiar un Ciclo Formativo de Grado Superior.

Tiene 16 años y está embarazada. Dará a luz en abril. El padre del niño es también adolescente de su misma edad.

Analiza las consecuencias que puede tener tanto en sus estudios como en su vida esta circunstancia para ella, su pareja y su familia, en el momento actual y en el futuro.

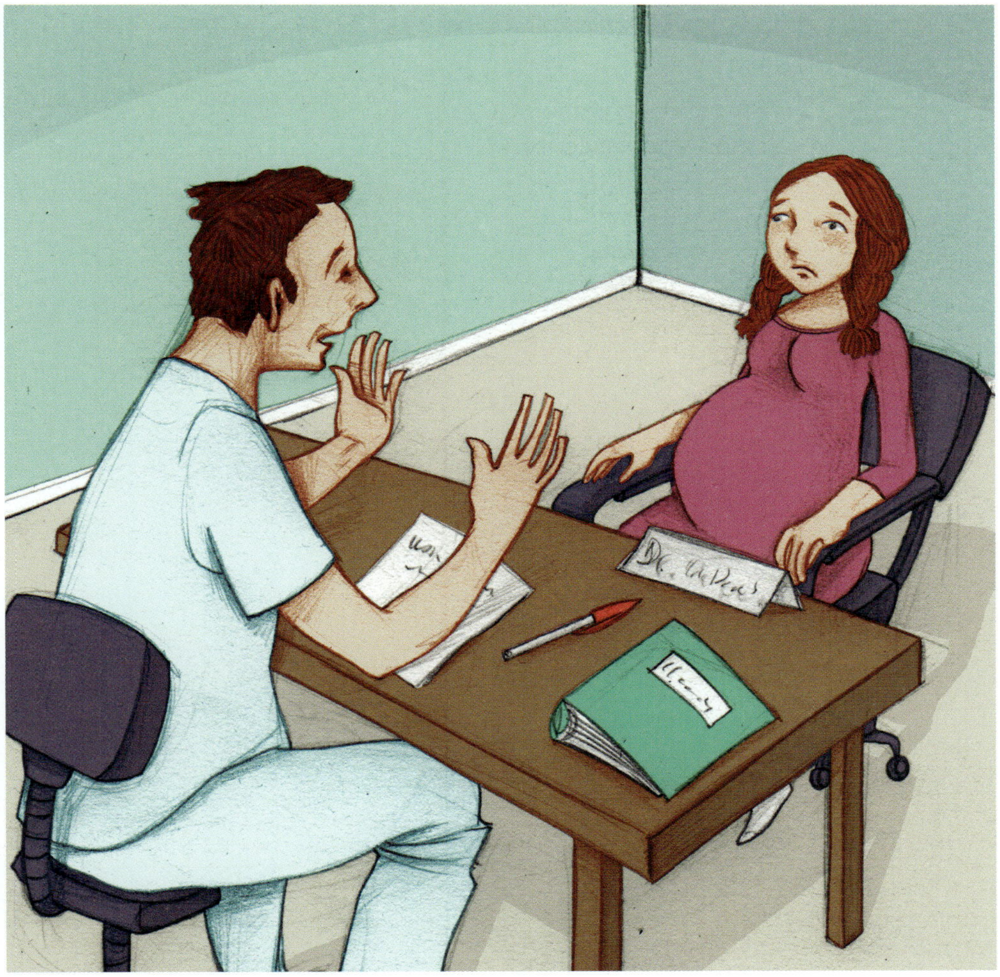

Fig. 8.9. Entrevista con una adolescente embarazada.

Claves de resolución:

Aunque el desarrollo del embarazo no presente problemas, el nacimiento supondrá cambios en el estilo de vida de la madre y menos tiempo para ella. Esto repercutirá en sus estudios y actividades. Piensa qué cosas se verán modificadas por la falta de tiempo (estudios, higiene personal, ocio...).

Razona si esta situación podrá repercutir en el resto de la familia y en la relación con su pareja.

IMPORTANTE

En el año 2008, nacieron en España 178 bebés de madres menores de 15 años.

Seis años más tarde, en 2014, nacieron en España 136 bebés de madres menores de 15 años.

En los datos provisionales de 2015, esta cifra ha aumentado a 517 nacimientos.

Según el Instituto Nacional de Estadística, se espera que el número de madres adolescentes vaya en aumento en la próxima década si se mantienen los comportamientos actuales.

ACTIVIDADES

7. ¿Cuáles son las consecuencias directas de caídas y quemaduras en la infancia?

8. Describe la reacción ante la comida de la persona que padece anorexia.

SÍNTESIS Apoyo psicológico al niño y al adolescente enfermos

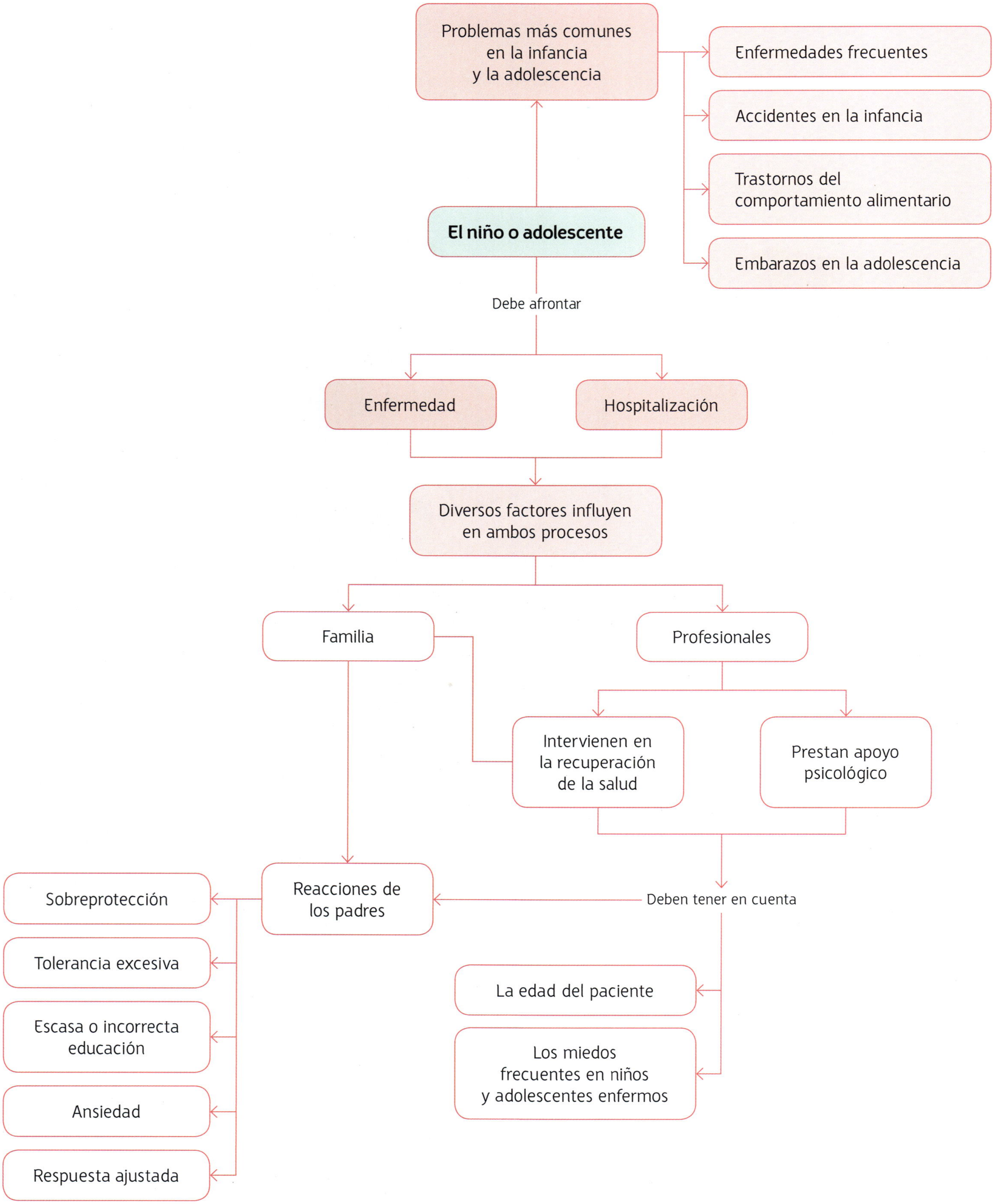

TEST DE REPASO

Nota: todas las actividades deben realizarse en un cuaderno aparte.

1. ¿En qué etapa del desarrollo del niño se reconocen los inconvenientes de la enfermedad?

(a) Primeros meses.
(b) Preescolar.
(c) Escolar.
(d) Adolescente.

2. Ante una separación, el niño protestará. Esta fase se caracteriza por:

(a) Tristeza y demostraciones de poco afecto.
(b) Llantos reclamando a su madre.
(c) Actitudes positivas, características de su etapa de desarrollo.
(d) Adaptación a la nueva situación.

3. Las reacciones ante la separación incluyen una fase de negación en la que el niño manifiesta:

(a) Alegría e interés por el entorno.
(b) Tristeza.
(c) Satisfacción e introversión.
(d) Gritos y llantos.

4. Cuando a un niño que ha tenido una experiencia anterior positiva se le ingresa en un hospital, presentará:

(a) Miedo y angustia.
(b) Indiferencia.
(c) Lloros y temor.
(d) Tranquilidad y se mostrará colaborador.

5. ¿Cuál de las siguientes reacciones de los padres podría considerarse positiva?

(a) Sobreprotección.
(b) Tolerancia excesiva.
(c) Respuesta ajustada.
(d) Ansiedad.

6. En el adolescente, la inseguridad se caracteriza por:

(a) La exageración de los sentimientos y emociones.
(b) La duda ante situaciones que necesiten una respuesta rápida.
(c) La búsqueda de la originalidad.
(d) La ambivalencia y los cambios frecuentes de humor.

7. Una de las reacciones psicológicas ante la enfermedad es el aumento de las demandas, que consiste en:

(a) Llamar continuamente la atención.
(b) Adoptar conductas de una etapa evolutiva anterior.
(c) Intentar pasar desapercibido.
(d) Participar progresivamente en los cuidados y tratamientos.

8. Cuando un niño aprieta los dientes y gira su cuerpo para evitar un procedimiento, está demostrando:

(a) Euforia (alegría desmesurada).
(b) Regresión.
(c) Resistencia.
(d) Colaboración.

9. La familia del niño le sobreprotege cuando:

(a) Le dan todos los caprichos, nunca le dicen que no a nada.
(b) Le contagian su ansiedad y nerviosismo.
(c) Evitan que se quede solo.
(d) No le dejan hacer nada por sí solo, ven peligros en todas partes.

10. ¿Cuál de los siguientes aspectos no puede constituir un miedo frecuente en el niño?

(a) Ambiente conocido.
(b) Presencia de personas ajenas a su entorno.
(c) Separación de la familia.
(d) Dolor o herida corporal.

11. ¿Cuál es la mejor medida de protección frente a los accidentes en la infancia?

(a) La curación.
(b) El temor a que ocurra algo malo.
(c) La prevención.
(d) La promoción de la salud.

12. ¿Qué accidente típico de la infancia puede definirse como «el ocasionado por la ingesta de medicamentos»?

(a) Las caídas.
(b) Las intoxicaciones.
(c) Las quemaduras.
(d) Los golpes.

13. ¿Cuál de las siguientes enfermedades típicas de la infancia se manifiesta con vesículas?

(a) Meningitis.
(b) Otitis.
(c) Varicela.
(d) Bronquiolitis.

Nota: todas las actividades deben realizarse en un cuaderno aparte.

Conocer las vivencias de los niños y las percepciones de los adolescentes ante la enfermedad y la hospitalización.

1. Analiza las fases de la reacción de un niño ante la separación de sus padres y señala una manera de disminuir su ansiedad.
2. Completa en tu cuaderno el siguiente texto:

   Hasta los cuatro meses, el niño percibe las cosas de forma ··· . La ··· alivia sus ··· , le da de comer y elimina sus ··· . El bebé estará ··· siempre que tenga una persona que haga lo que su ··· . A partir de los seis meses, los lactantes ··· a su madre, con la que mantienen un ··· afectivo grande. A los tres años, ese niño es ··· , busca la ··· inmediata de sus ··· . Presentan ··· ante personas que no conocen y ante un entorno ··· . El niño, ante la ··· , atraviesa varias etapas: ··· , desesperación, ··· y ··· . El preescolar relaciona la ··· de la enfermedad con un ··· y la separación como el ··· merecido.

Valorar las reacciones de niños y adolescentes ante la enfermedad y la hospitalización.

3. Uno de los factores que intervienen en las reacciones frente a la enfermedad y la hospitalización del niño es el tipo de enfermedad. Razona esta afirmación poniendo un ejemplo de los diferentes tipos de enfermedades a que hace referencia el texto.
4. Analiza las reacciones psicológicas ante la enfermedad y la hospitalización en los niños y adolescentes y relaciónalas en tu cuaderno con sus manifestaciones más comunes en las siguientes columnas:

   - Regresión
   - Resistencia
   - Protesta
   - Emoción extrema
   - Oposición
   - Colabora en cuidados
   - Aumenta demandas

   Llora ante la ausencia de su madre
   Llamadas continuas de atención
   Pasividad total
   Participa de su cuidado
   Se chupa el dedo
   Irritabilidad
   Aprieta los dientes
   Se acaricia el pelo
   No acepta una intervención

Reconocer el papel que tiene la familia en la evolución de la enfermedad del niño y el adolescente.

5. Uno de los estilos educativos que pueden tener los padres para con sus hijos es el permisivo (los padres dejan hacer al niño sin limitarle en sus actividades). Señala alguna ventaja y algún inconveniente que puede tener este estilo educativo en el afrontamiento de la enfermedad del niño.
6. Repite la actividad anterior para un estilo educativo autoritario (el padre manda y el niño obedece).
7. La educación que los padres hayan dado al niño sobre la enfermedad y sobre la hospitalización influye en la reacción de este cuando aparezca algún problema. Señala un ejemplo de información incorrecta y comenta cuál podría ser la reacción más probable ante los consejos que los padres dieron al niño.

Entender las medidas de apoyo prestadas por los profesionales sanitarios a los niños, adolescentes y familias.

8. Uno de los miedos más comunes en los niños ante la enfermedad es al daño o dolor físico y a las heridas corporales. Inventa un ejemplo de un niño que sufre este temor, delimita su edad y propón una manera de solucionar o paliar la angustia que provoca el procedimiento.
9. Investiga, preguntando en casa a tus mayores, cuáles son las características que diferencian un servicio de pediatría de cualquier otro servicio de un hospital (entorno, salas anexas, etc.). También te puedes fijar en una consulta de pediatría de un centro de salud y comparar con una consulta de medicina general.

Diferenciar los problemas más frecuentes en estos periodos de edad y sus repercusiones psicológicas.

10. En grupos de cuatro personas, investigad las características fundamentales de algunas enfermedades típicas de la infancia: sarampión, parotiditis y rubéola.
11. Elabora un mural, a partir de las exposiciones de la actividad anterior, sobre las enfermedades típicas de la infancia, e incluye el calendario vacunal de tu comunidad.
12. Busca información en la prensa acerca de las dietas que siguen los adolescentes o de los trastornos de la conducta alimentaria (obesidad, anorexia nerviosa, bulimia nerviosa, vigorexia). Con los artículos recolectados, se hará un debate en clase para analizar la situación actual de nuestro país en este sentido.
13. Busca en Internet información sobre las asociaciones de enfermos de trastornos de la conducta alimentaria (ADANER y otras) y analiza los pasos que se deben seguir ante la sospecha de una alteración de este tipo.
14. En la varicela, enfermedad frecuente en la infancia, se mencionan como etapas de la afección la fase de latencia y el periodo prodrómico. Ambas fases se estudian en la historia natural de una enfermedad. Investiga las fases que se incluyen en la historia natural de una patología, las características de cada una de ellas y el orden en el que transcurren.

Lectura

Hospitales «desestresores» para los pacientes más pequeños

La arquitectura de los nuevos hospitales del siglo XXI se adapta a las necesidades de los niños para favorecer su recuperación.

Los hospitales son lugares demasiado agresivos para los niños. Los niños no saben a dónde van, al contrario de los adultos, que ya tienen las habilidades para enfrentarse a algo que conocen. Eso hace que, especialmente en los casos de niños que tienen que pasar mucho tiempo en un hospital, sufran más durante sus estancias y, según algunos estudios publicados, tengan diferentes tiempos en su recuperación. Así, el hospital se puede convertir en un «agravante más» en la enfermedad de un niño, justo lo contrario de lo que se pretende.

Afortunadamente, en los últimos años se está produciendo una corriente de pensamiento que habla de la humanización de los hospitales. [...] Una de las impulsoras y promotoras de esta corriente en España es la arquitecta Elisa Valero: [...] «los hospitales están llenos de elementos estresores para los niños y nosotros hemos trabajado justamente para evitarlos, para lo que hemos empleado "desestresores selectivos"».

Elisa Valero trabaja con la Fundación Aladina para hacer los hospitales más «lúdicos» para los niños. Se trata, explica Valero a *ABC,* de adaptar los hospitales a los pequeños y de contar con elementos tan **«intangibles» como pueden ser la luz, los espacios e incluso el propio mobiliario.** Y se ha visto que, al igual que lo hace el tratamiento, «estos componentes influyen en el proceso de curación del paciente». Porque, añade Elisa, en los niños, todo lo «irracional» es «importante» y cosas que parecen «intangibles» apartan al niño de su «problema real».

La colaboración entre el estudio de arquitectura de Elisa Valero y la Fundación Aladina ha permitido dotar al Centro Makbut del Hospital Infantil del Niño Jesús de las mejores instalaciones y tecnología para la realización de trasplantes de médula ósea. [...] Además de los aspectos técnicos, el proyecto tiene como objeto añadido paliar, en la medida de lo posible, la sensación de aislamiento a la que están sometidos los niños inmunodeprimidos y que la calidad de los espacios les amabilice la estancia a ellos y a sus familiares.

Los nuevos hospitales generan así desestresores ambientales para los pacientes y sus familias, al introducir nuevos materiales.

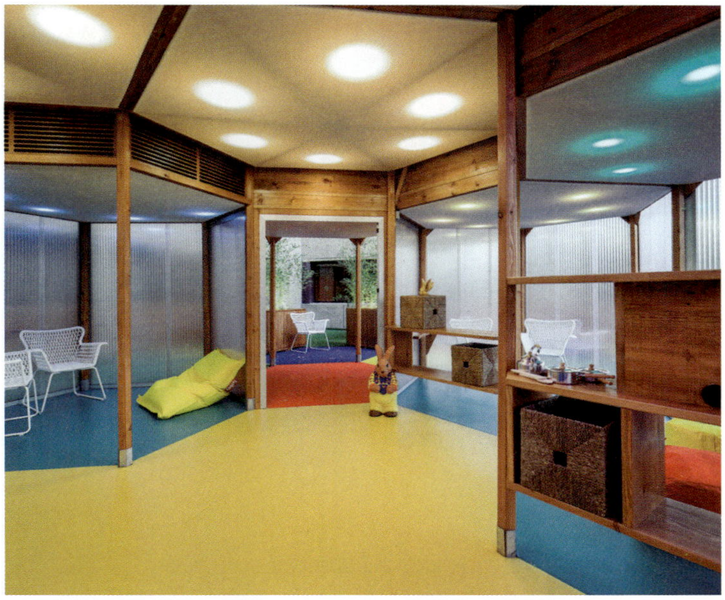

Los nuevos hospitales generan así desestresores ambientales para los pacientes y sus familias, al introducir nuevos materiales, como el Himacs, que permite redondear las esquinas y evitar los protectores de golpes, cabeceros que minimizan la presencia de los aparatos y acabados que, por medio del color y la geometría, conforman una percepción lúdica del espacio. «Todo resulta más agradable para el niño», señala Valero.

Y no se olvida de la importancia de la luz [...]. Se eliminan así los obstáculos visuales que separan las salas del exterior.

[...]

El juego, afirma Valero, **«le permite desarrollar habilidades y destrezas psicológicas y psicomotrices, además se conseguir una distracción positiva que haga olvidar, durante ese periodo de tiempo, su enfermedad».**

Cada vez hay más ejemplos de esta «pediatrización» de los hospitales [...].

www.abc.es/salud/habitos-vida-saludable/abci-hospitales-desestresores-para-pacientes-mas-pequenos-201608041413_noticia.htmlDIATRÍA

Preguntas

1. ¿Por qué piensas que el hospital puede ser un «agravante más» en la enfermedad?
2. ¿Qué significa esta frase: «En los niños, todo lo "irracional" es importante y cosas que parecen "intangibles" apartan al niño de su problema real»?
3. ¿Qué efectos tiene el juego en el proceso de la enfermedad?

9
UNIDAD

Apoyo psicológico al paciente anciano

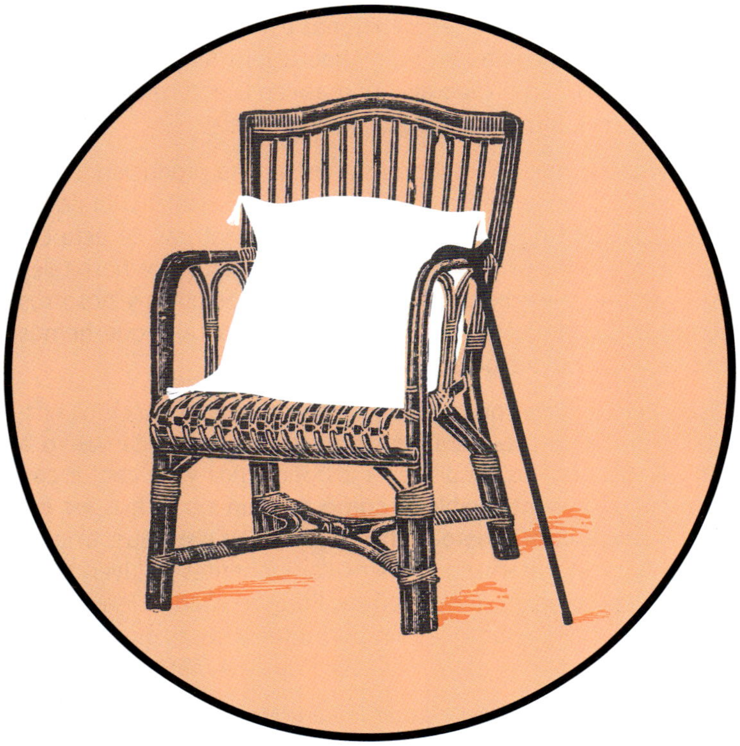

En esta unidad

APRENDERÁS A

- Identificar las características del proceso normal de envejecimiento y de la presentación de las enfermedades en los ancianos.
- Analizar la importancia de la evaluación geriátrica en la identificación y el seguimiento de problemas en los ancianos.
- Reconocer los distintos tipos de escalas para las áreas de evaluación.
- Reconocer los problemas psicológicos que generan algunas enfermedades en los ancianos: incontinencia, problemas osteoarticulares y demencias.

ESTUDIARÁS

- El envejecimiento y los ancianos.
- Los cambios típicos del envejecimiento.
- La evaluación geriátrica y sus diferentes áreas.
- Los problemas de salud en el anciano.
- Los recursos disponibles a esta edad.
- Los problemas psicológicos asociados más comunes en esta etapa.

Y SERÁS CAPAZ DE

- Detectar las necesidades de atención sanitaria y de apoyo de las personas mayores mediante el proceso de valoración geriátrica.
- Identificar las alteraciones fisiopatológicas existentes y los diferentes recursos disponibles para la atención sanitaria y el apoyo psicológico a estos pacientes.

1. Envejecimiento y ancianos

Hoy en día, no existe un acuerdo universal para establecer el inicio de la vejez, aunque todo el mundo tiene claro que la edad cronológica no es el único criterio válido para establecer este límite.

Normalmente, se toman como referencia los **65 años**, por ser esta la edad de jubilación en la mayoría de los países, aunque estas cifras también varían según la profesión.

La **gerontología** es la ciencia que se encarga de estudiar el envejecimiento, su evolución y sus características, es decir, estudia las modificaciones fisiopatológicas que sufren las personas mayores.

Se divide en gerontología clínica, o **geriatría**, que es la parte de la medicina que estudia los trastornos y enfermedades de la edad avanzada, y gerontología preventiva, o **gerocultura**, que se encarga del cuidado de los mayores para proporcionarles una vejez sana y feliz.

Para establecer el inicio de la vejez en una persona, se deben tener en cuenta los siguientes factores:

Edad cronológica	Es la cantidad de años que tiene una persona.
Edad biológica	Viene dada por los cambios físicos y fisiobiológicos que experimenta el individuo.
Edad funcional	Representa la capacidad de una persona, en relación con otras de su edad (cronológica), para desempeñarse en la sociedad.
Edad psicológica	Hace referencia a la capacidad de adaptación al entorno y a las conductas del individuo, considerando los cambios cognitivos, afectivos y de personalidad.
Edad social	Se refiere a la conducta social de un individuo, generalmente en relación con la capacidad laboral y de relaciones sociales.

Tabla 9.1. Factores para determinar el inicio de la vejez.

Los inconvenientes para delimitar el envejecimiento también se manifiestan a la hora de definir a una persona anciana y establecer **clasificaciones.** Por lo general, se consideran tres grupos de edad: **ancianos jóvenes,** entre 65 y 75 años; **ancianos,** entre 75 y 85 años, y **ancianos frágiles,** de edad superior a los 85 años.

Por otro lado, la gerontología establece unos criterios que definen al anciano frágil y alertan sobre los riesgos potenciales que este puede presentar:

- Edad elevada (mayor de 80 años).
- Presencia de varias enfermedades (pluripatología).
- Incontinencia urinaria.
- Dificultad en la deambulación y caídas frecuentes.
- Incapacidad recientemente adquirida.
- Trastorno cognitivo y afectivo.
- Alta hospitalaria reciente.
- Aislamiento social.
- Condicionantes económicos y sociales.

Además, independientemente de su edad, se considera:

- **Anciano sano** al que no padece ningún problema funcional ni social, ni presenta ninguna enfermedad crónica.
- **Anciano enfermo** a aquel que padece una enfermedad crónica.

IMPORTANTE

La Organización Mundial de la Salud (OMS) revela que la población mundial está envejeciendo a pasos acelerados. Entre 2000 y 2050, la proporción de mayores de 60 años se duplicará, y pasaría del 11 al 22%. En concreto, aumentará de 605 millones a 2.000 millones en medio siglo. Este cambio demográfico será más rápido e intenso en los países con ingresos bajos y medianos.

WEB

Según el INE (Instituto Nacional de Estadística), entre los años 1994 y 2014 la esperanza de vida al nacimiento de los hombres ha pasado de 74,4 a 80,1 años, y la de las mujeres, de 81,6 a 85,6 años.

Puedes consultar la evolución de este indicador en:

www.ine.es

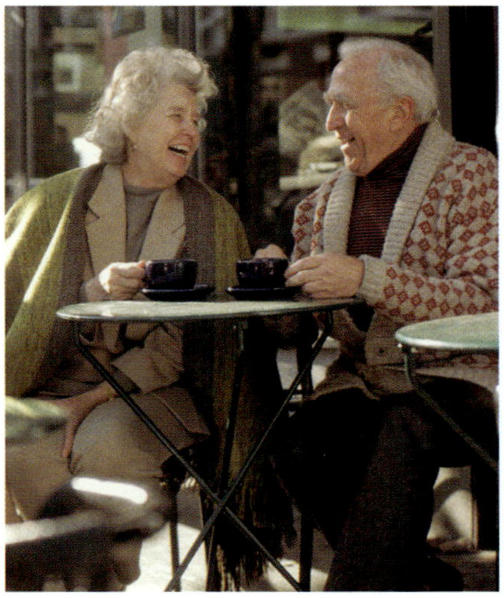

Fig. 9.1. La ancianidad no tiene por qué equivaler a una etapa de decadencia en la vida de una persona.

RECUERDA

En el lenguaje coloquial, envejecimiento equivaldría a decadencia, pero esta afirmación no siempre es correcta. Solo sería válida en el caso de ancianos frágiles.

CLAVES Y CONSEJOS

Sobre la esperanza de vida, la ciencia y la investigación, puedes leer los interesantes artículos «La ciencia quiere alargar tu vida... porque es más barato», «Hospitales catalanes contra la fragilidad» y «Vivimos más, pero no siempre mejor», todos ellos publicados en el diario *El Mundo*.

- **Anciano en situación de riesgo** al que presenta alguno de los siguientes factores: edad superior a 80 años, patología crónica invalidante, enfermedad en fase terminal, alta hospitalaria reciente, malnutrición, vive solo en su domicilio, en el que permanece confinado, aislamiento social, pobreza.

Considerando las dos primeras clasificaciones, el **anciano frágil** sería el mayor de 85 años en el primer caso y mayor de 80 en el segundo. Si nos fijamos en las dos últimas clasificaciones, vemos que el anciano frágil definido por la gerontología tiene varios puntos en común con el anciano en situación de riesgo definido en atención primaria.

Esto nos sirve para concluir que las denominaciones que se le dan al anciano no son excluyentes entre sí; en este caso, sería equivalente hablar de anciano frágil o de anciano en situación de riesgo: solo tendríamos que considerar el medio en el que desarrollamos nuestro trabajo para seguir una u otra denominación.

Si intentamos compaginar todas las clasificaciones, consideraremos frágil a un anciano no solamente según criterios cronológicos, sino también atendiendo a la presencia o no de patologías, la funcionalidad y la situación social.

Los **servicios sociales**, por su parte, clasifican a los ancianos en válidos y asistidos:

- Los **ancianos válidos** son aquellos que presentan autonomía para realizar las actividades básicas de la vida diaria.
- Los **ancianos asistidos** son aquellos que requieren la ayuda de otra persona para poder realizar sus actividades cotidianas.

En definitiva, no existe unanimidad a la hora de establecer una clasificación para personas ancianas. La idea más generalizada es aquella que considera como ancianos a las personas mayores de 65 años (criterio exclusivamente cronológico), a pesar de las limitaciones que puede acarrear el hecho de considerar un único criterio.

PONTE A PRUEBA 1

Eduardo es un anciano de 72 años al que su médico prescribió un control que incluía una analítica básica y un electrocardiograma.

Al volver a recoger los resultados de las pruebas, su médico le dice: «Está usted hecho un chaval; parece mentira, con los años que tiene. Tiene un corazón como un joven de 35 años».

¿A qué tipo de edades puede hacer referencia este comentario, según las clasificaciones que acabamos de estudiar?

Claves de resolución

Analiza detenidamente paso a paso las expresiones del médico.

El hecho de parecer un chaval indica que:

- No se han detectado limitaciones ni invalideces. Razona a qué edad se refiere, por tanto, esta afirmación.
- No existen cambios cognitivos ni de la personalidad. Concluye la edad que se pone de manifiesto en este caso.
- No presenta alteraciones en la relación con otras personas. Determina a qué edad se analizan estos cambios.

Cuando se mencionan los años que tiene Eduardo, el médico se refiere a un tipo de edad en concreto. ¿A cuál? Justifica tu respuesta.

Al comparar a Eduardo con un joven de 35 años, se están considerando aspectos físicos y fisiobiológicos. Explica qué edad está relacionada con estos datos.

ACTIVIDADES

1. ¿Qué criterio de clasificación se considera en la edad cronológica?
2. De los diferentes tipos de edad estudiados, ¿cuáles crees que tienen más importancia desde el punto de vista sanitario? Razona tu respuesta.

2. Cambios en el envejecimiento

La última etapa del ciclo vital es la vejez, caracterizada por una disminución de la capacidad de respuesta a situaciones estresantes, lo que hace que el anciano sea más susceptible a los problemas de salud.

En el proceso de envejecimiento, se dan cambios de todo tipo. Los veremos a continuación.

2.1. Cambios biológicos

Las alteraciones se deben a modificaciones de órganos y tejidos y a la disminución de su actividad funcional. Los cambios biológicos aparecen en todas las células y afectan a todo el organismo.

En la siguiente tabla, se resumen los cambios que sufre cada uno de los aparatos y sistemas del organismo.

Aparatos y sistemas	Cambios	Consecuencias
Sistema celular	• Retraso en la división y el crecimiento celulares. • Disminución del agua intracelular.	• Disminución gradual del número de células. • Mayor riesgo de deshidratación.
Sistema cardiocirculatorio	• Debilidad del músculo cardiaco y de las válvulas más fibrosas (aumentan grosor y rigidez). • Disminución de la elasticidad vascular. • Aumento de las placas de ateroma arteriales.	• Disminuyen la frecuencia y el gasto cardiacos y aumenta la presión arterial. • Puede aparecer hipotensión ortostática. • Alteraciones sanguíneas.
Aparato digestivo	• Reducción de secreciones y motilidad. • Pérdida de piezas dentarias y deterioro de la boca.	• Estreñimiento. • Desnutrición y deshidratación.
Aparato respiratorio	• Pérdida de elasticidad de los pulmones y de las vías respiratorias. • Disminución del tono muscular y del reflejo de la tos.	• Oxigenación ineficaz. • Aumento de la dificultad para expectorar.
Sistema urinario	• Velocidad de filtración disminuida, resistencia vascular aumentada y flujo sanguíneo reducido. • Menor capacidad y tono vesicales.	• Pérdida de la capacidad de concentrar orina. • Incontinencia urinaria. • En varones, aumenta el volumen de la próstata.
Órganos genitales	• Atrofia y secreciones disminuidas.	• Dolor al mantener relaciones sexuales.
Sistema musculoesquelético	• Atrofia muscular. • Desmineralización ósea. • Disminución en la estatura del individuo.	• Osteoporosis y artrosis. • Cifosis.
Sistema nervioso y órganos de los sentidos	• Respuestas tardías por degeneración neuronal y aumento del tiempo de conducción nerviosa. • Deterioro en los órganos relacionados con los sentidos.	• Disminución generalizada de la sensibilidad, temblor senil. • Presbicia, cataratas, glaucoma. • Disminución de la agudeza auditiva (presbiacusia). • Disminución del gusto, el olfato y el tacto.
Sistema endocrino	• Disminución de la secreción hormonal.	• Intolerancia a la glucosa.
Piel, cabello y uñas	• Piel más fina, frágil y arrugada. • El pelo se vuelve blanco, más delgado y quebradizo. • Las uñas se vuelven más quebradizas.	• Manchas en la piel. • Calvicie y aumento del vello facial. • Aparecen estrías por alteración de la matriz.

Tabla 9.2. Cambios biológicos debidos al envejecimiento.

RECUERDA

La disminución de sensibilidad puede dificultar la detección de heridas, roces o quemaduras, que tienen el peligro de infectarse si no se tratan a tiempo.

ABC VOCABULARIO

Filtración glomerular: es el paso de plasma a través de los glomérulos, que, tras varios procesos posteriores, formará la orina.

2.2. Cambios psicológicos

No existe una manera única de envejecer psicológicamente. En este proceso, influyen factores sociales, económicos y culturales.

Por regla general, el deterioro funcional gradual no suele ser bien aceptado, especialmente si no se han producido cambios internos en el sujeto.

Cambios en la personalidad	**Interiorización**	Las experiencias son procesadas varias veces, se produce una reflexión continua. Los hombres son más reflexivos y sentimentales, mientras que las mujeres se vuelven más tolerantes y abiertas.
	Modelos de adaptación	Unos piensan que para envejecer satisfactoriamente deben mantenerse activos. Otros que el envejecimiento lleva consigo la pérdida de vínculos laborales y sociales, y la vivencia de otras experiencias. Y otros creen que la persona debe hacer frente a situaciones nuevas, pero teniendo en cuenta sus características personales anteriores.
Cambios intelectuales	**Memoria**	El anciano presenta dificultades para recordar información que exija una recuperación compleja.
	Capacidad de ejecución de tareas simultáneas	Disminuyen la exactitud y la rapidez en la ejecución de tareas simultáneas, especialmente cuando han de hacerse en un periodo de tiempo corto y de una forma no habitual en el anciano.
	Rendimiento intelectual	Aumenta considerablemente cuando se concede más tiempo para la actividad o la respuesta, y cuando se lleva a cabo de la forma en la que el anciano está acostumbrado a hacerlo.
	Aprendizaje	Sigue existiendo aprendizaje en el anciano, pero con particularidades. Cuando se trata de explicar las actividades nuevas que debe realizar, como la toma de medicación al alta hospitalaria, se intentará no limitar el tiempo y la forma de ejecución.

Tabla 9.3. Cambios psicológicos debidos al envejecimiento.

ABC VOCABULARIO

La **hipotensión ortostática** cursa con una sensación de mareo al moverse rápidamente para cambiar de posición. Es debida a un cambio de presión.

Una forma de prevenirla es incorporarse por pasos: primero dejar colgando las piernas al borde de la cama; luego, sentarse apoyando las manos a ambos lados, y, por último, ponerse de pie.

PONTE A PRUEBA 2

Ana es una anciana de 80 años que se encuentra con su vecina en la escalera y le comenta que, de un tiempo a esta parte, nota que se marea al levantarse por las mañanas, que le cuesta mucho subir las escaleras y que tiene que volver a la tienda varias veces porque se le olvidan las cosas.

¿Crees que los síntomas que presenta Ana son normales para su edad? ¿A qué serán debidos? Cita alguna solución para estos síntomas.

Claves de resolución

Los cambios biológicos debidos al envejecimiento se detallan en la Tabla 9.2.

Debes comparar, en primer lugar, los datos descritos en el enunciado de este *Ponte a prueba* con los que figuran en la tabla para detectar si existe algún síntoma propio del envejecimiento.

Para conocer su origen, tienes que fijarte en el hecho de que mantener el mismo nivel de actividad que venía desarrollando hasta ahora, provoca en Ana la aparición de determinadas consecuencias que cuenta a su vecina. A raíz de esta afirmación, piensa en las causas de estas situaciones y en cómo se podrían solucionar.

ACTIVIDADES

3. Teniendo en cuenta los cambios biológicos que puede presentar un anciano, explica cómo sería su apariencia física.
4. ¿Cómo se podría potenciar el rendimiento intelectual en el anciano?
5. ¿Por qué crees que no debe limitarse el tiempo al explicar actividades nuevas al anciano?

2.3. Cambios sociales

La vida social del anciano, además de por las circunstancias personales, puede estar determinada por unos acontecimientos comunes en esta etapa y que condicionan sus relaciones: la jubilación, la viudedad y la soledad.

A. La jubilación

La mayoría de las veces, las personas se jubilan porque han llegado a una edad determinada y la ley les obliga a hacerlo. Pero hay casos en los que la jubilación viene marcada por las circunstancias del lugar de trabajo.

En algunos casos se anhela la llegada de la jubilación, en otros se espera con desconcierto y en otros se teme. Puede ir acompañada de experiencias positivas y negativas:

- Entre las **experiencias positivas**, destacan la sensación de liberación del trabajo o de la llegada del merecido descanso tras muchos años de trabajo y la posibilidad de tener más tiempo libre para dedicarlo a la familia, los amigos y las actividades de ocio que siempre se han deseado.
- Entre las **experiencias negativas**, pueden estar la pérdida de las relaciones sociales con los compañeros de trabajo y, como consecuencia, el aislamiento social; la falta de organización debida a la gran cantidad de tiempo libre del que se dispone; los problemas económicos derivados de la reducción de ingresos; los problemas en el ambiente familiar por una mala estructuración; la crisis de identidad, puesto que hasta ahora la persona tenía muy claro que «servía para» desarrollar un trabajo, etc.

> Desde el punto de vista sanitario, nos interesa saber cómo ha sido la acomodación a la nueva situación. En caso de ser negativa, puede aparecer una preocupación excesiva por la enfermedad o un abandono del autocuidado, aspecto que hay que tener en cuenta, ya que puede determinar un mayor riesgo de enfermar.

B. Viudedad

La pérdida de un miembro de la pareja suele acarrear problemas de adaptación social. La viudedad suele ser un proceso más esperado en las mujeres, por la menor esperanza de vida de los hombres.

> La viudedad lleva consigo un empeoramiento de la situación económica, sensaciones de soledad y aislamiento social y, a veces, cambios del lugar de residencia.

Al quedar un solo miembro de la pareja, se producen agrupamientos familiares (los ancianos se van a vivir con los hijos, por ejemplo) y, en algunos casos, existe un mayor riesgo de institucionalización.

Las viviendas no suelen estar adaptadas al grado creciente de dependencia física que sufren estas personas y, si se van a vivir con otros familiares, ven reducido su espacio vital: pasan de tener una casa a tener una única habitación.

C. Soledad

La jubilación viene acompañada de cambios en las relaciones sociales y la viudedad supone la pérdida de la pareja con la que se ha convivido.

> El anciano puede presentar sentimientos de soledad, que pueden tener a su vez consecuencias sobre la nutrición y en la aparición de trastornos afectivos, y sobre su salud en general.

Estos cambios sociales propios de la vejez pueden influir en el grado de dependencia del anciano.

@ WEB

El **Instituto de Mayores y Servicios Sociales** (Imserso) se ocupa de las prestaciones sociales que necesita el colectivo de personas mayores, y también les propone y facilita la realización de actividades lúdico-recreativas para favorecer su socialización.

Puedes encontrar más información en su web:

www.imserso.es

RECUERDA

El Imserso recoge, en su informe de 2015, información sobre los programas y actuaciones realizadas a lo largo de ese año. Entre los programas, destacan los de promoción de la autonomía personal y atención a las personas en situación de dependencia, los de promoción del envejecimiento activo (turismo y termalismo social y alternativas a la institucionalización) y los de innovación y apoyo técnico.

RECUERDA

El aislamiento viene marcado muchas veces por la falta de poder adquisitivo.

ACTIVIDADES

6. Busca en la página **www.eleconomista.es** el artículo «Toda Europa retrasa la edad de jubilación» (20/02/2010) y compara las edades de jubilación de los distintos países europeos. ¿Existe algún país en el que haya diferencia entre la edad de jubilación de hombres y mujeres?

7. Explica con tus palabras la relación que se da entre jubilación y soledad.

3. Valoración geriátrica

> **RECUERDA**
>
> Los apartados que sigue una valoración geriátrica coinciden con los de una historia clínica que se realice a cualquier edad.

La valoración geriátrica integral, global, completa o multifactorial es un proceso diagnóstico-terapéutico interdisciplinar y multidimensional. Consiste en identificar, describir, valorar y cuantificar a través de diferentes escalas los problemas biológicos, funcionales, psicológicos y sociales que pueden presentar los ancianos.

Su objetivo final es establecer un plan para el tratamiento y el seguimiento de cada caso, utilizando de la mejor manera posible los recursos disponibles para tal fin. Persigue con ello paliar la incapacidad y fomentar la independencia del anciano.

Es un proceso interdisciplinar, porque en él intervienen diferentes profesionales (médicos, enfermeras, auxiliares de enfermería, trabajadores sociales, etc.), y es multidimensional, porque abarca diferentes áreas del paciente (biológica, funcional, psicológica y social).

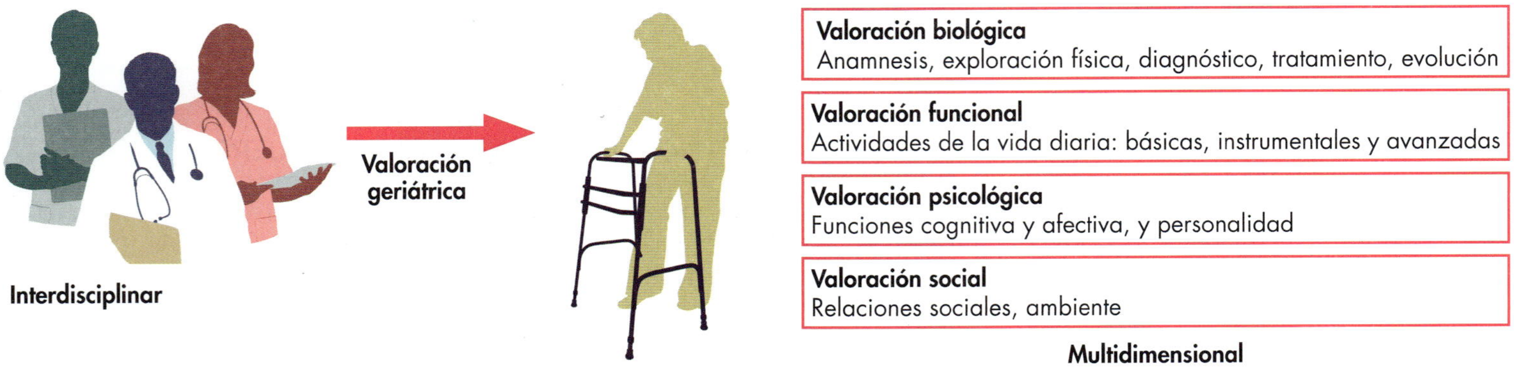

Fig. 9.2. Valoración geriátrica.

3.1. Valoración biológica

> La valoración biológica o médica está destinada a evaluar la salud física del individuo a través de su historia clínica.

Las fases de esta valoración se resumen en la siguiente tabla:

Fases de la valoración	Desarrollo
Anamnesis (en entrevista personal)	Se recogerán datos subjetivos: filiación del paciente, motivo de la consulta y enfermedad actual, antecedentes familiares y personales del individuo. Incluirá un repaso de todos los aparatos y sistemas (haciendo hincapié en síntomas considerados normales del envejecimiento), y de los fármacos que consuma habitualmente el paciente.
Exploración física	Recogerá datos objetivos directos, es decir, observables a simple vista (alteraciones), e indirectos, constatables por medio de exámenes o pruebas complementarias (análisis clínicos, radiografías, etc.).
Diagnóstico	Se basa en la anamnesis (datos subjetivos) y en la exploración física (datos objetivos). El diagnóstico médico se centra en la identificación de las patologías. El diagnóstico de enfermería se basa en la identificación de problemas que pueden prevenirse (problemas potenciales), solucionarse o reducirse (problemas reales) con el desarrollo de actividades de enfermería.
Plan de tratamiento y cuidados	El médico establecerá un plan de tratamiento. El profesional de enfermería determinará el plan de cuidados.
Evolución clínica	Recoge los cambios que van sucediendo en el proceso estudiado. Cada profesional los anota en sus registros para comunicarse con el personal de otros turnos.

Tabla 9.4. Fases de la valoración biológica.

> **CLAVES Y CONSEJOS**
>
> La anamnesis se realizará en un ambiente tranquilo, con buena iluminación y formulando preguntas cortas y abiertas. Los datos serán facilitados por el mismo anciano o por sus familiares, si es que existe alguna dificultad en la comunicación.

3.2. Valoración funcional

La valoración funcional evalúa la **situación funcional** del anciano.

Las enfermedades provocan pérdida de la capacidad funcional y, por consiguiente, de autonomía, y aparecen situaciones de incapacidad y a veces de minusvalía.

La **incapacidad** aparece cuando la actividad de un individuo se ve alterada por una limitación funcional. La **minusvalía,** según la OMS (Clasificación Internacional de Deficiencias, Discapacidades y Minusvalías), es la situación de desventaja de un individuo determinado a consecuencia de una deficiencia o discapacidad que le produce alguna limitación.

Las actividades de la vida diaria pueden clasificarse en tres grupos:

IMPORTANTE

La variabilidad interobservador es la que se presenta al comparar a diferentes observadores, mientras que la variabilidad intraobservador representa los valores de un solo observador en diferentes momentos.

Actividades de la vida diaria

- **Básicas:** comprenden autocuidados y motilidad, como, por ejemplo, comer, asearse, mantener el control de esfínteres, vestirse, desplazarse, etc.
- **Instrumentales:** son necesarias para vivir de manera independiente en la comunidad: tomar la medicación, manejar el dinero, llamar por teléfono, utilizar el transporte público, etc.
- **Avanzadas:** permiten al individuo desarrollar un rol social: desarrollo de aficiones (tocar un instrumento, bailar, cuidar las plantas, hacer manualidades), participación en actos comunitarios (acudir a las reuniones de vecinos, ir a actos religiosos), relaciones sociales, etc.

Fig. 9.3. Clasificación de actividades de la vida diaria.

El instrumento ideal para la valoración funcional sería aquel que considerara la opinión del paciente y la del cuidador, que recogiera aspectos biopsicosociales, que fuera sensible y que tuviera baja variabilidad inter- e intraobservador.

Las escalas de valoración funcional

Las escalas de valoración funcional determinan el grado de dependencia en la realización de las actividades de la vida diaria y mejoran el diagnóstico de la capacidad funcional al contrastarla con el uso de la historia clínica (anamnesis y exploración física).

Las escalas tendrán en cuenta las actividades que realiza el sujeto y no la posibilidad teórica de realizarlas. La información se obtendrá a partir de los datos referidos por el propio individuo o por su cuidador y solo cuando existan dudas se completará con datos de observación directa.

RECUERDA

A la hora de elegir una escala de valoración funcional, hemos de fijarnos en el objetivo para el que fue diseñada, el medio asistencial y qué es lo que mide. Se recomienda el uso de escalas conocidas y contrastadas (con validez y fiabilidad demostradas).

	Escala	Funciones que valora	Valoración/puntuación
Actividades básicas	Índice de Katz	Bañarse, vestirse, usar el retrete, movilizarse, continencia y alimentación.	Independiente o dependiente. Clasificación en ocho categorías según su grado de dependencia.
	Escala de Barthel	Comer, lavarse, vestirse, arreglarse, ir al retrete, traslado al sillón o la cama, deambulación y subir y bajar escaleras.	Independiente (10 puntos), necesita ayuda (5 puntos) o dependiente (0 puntos). Valoración total: 100 puntos, no hay dependencia; entre 60 y 100, anciano válido; menor de 50, con incapacidad.
	Escala de la Cruz Roja	Capacidad para realizar actividades básicas, deambulación y continencia.	Seis grados (desde 0, anciano totalmente normal, a 5, dependencia máxima).
Actividades instrumentales	Escala de Lawton	Uso del teléfono, ir de compras, preparación de la comida, cuidado de la casa, lavado de la ropa, uso de medios de transporte, control de la medicación y control del dinero.	Se puntúa 0/1, siendo 0 la incapacidad y 1 la capacidad.

Tabla 9.5. Escalas de valoración funcional más utilizadas.

3.3. Valoración psicológica

La valoración psicológica consiste en la evaluación de las **funciones cognitivas** (valoración de la salud mental), el estado emocional (función **afectiva**) y la conducta o personalidad de la persona anciana.

La **función cognitiva** viene determinada por la capacidad para realizar funciones intelectuales, como orientarse, recordar cosas o hacer cálculos:

- La **orientación** suele explorarse averiguando la fecha, la estación y el lugar donde vive y se encuentra el sujeto (orientación espaciotemporal).
- La **memoria** reciente se evalúa repitiendo palabras y, la tardía, interrogando sobre hechos del pasado lejano.
- La capacidad de realizar **cálculos** se evalúa proponiendo operaciones matemáticas simples.

Los trastornos en la función cognitiva comprenden desde cuadros benignos (olvidos) hasta cuadros graves (demencia).

La **función afectiva** centra su atención en dos problemas muy comunes, valorando los síntomas asociados:

- La **depresión**, que se manifiesta con tristeza, llanto, pérdida de interés, trastornos del sueño y el apetito, cambios de humor o astenia.
- La **ansiedad**, que es un estado de temor subjetivo indefinido acompañado de estado de alerta y síntomas neurovegetativos, como sudoración, temblores y sensación de asfixia. En el anciano, es más frecuente como síntoma que como enfermedad.

Detallamos a continuación las escalas más utilizadas en la valoración psicológica:

	Escala	Funciones	Valoración/puntuación
Valoración cognitiva	Cuestionario del estado mental de Pfeiffer	Valora la orientación, la memoria y el cálculo. Cada pregunta acertada se valora con un punto. Se contabilizan los errores.	De 5 a 7 errores, déficit cognitivo moderado; entre 8 y 10, severo. Se puede calcular el número de errores ajustado si se tienen en cuenta los estudios del individuo.
	Miniexamen cognoscitivo de Lobo	Tiene en cuenta la orientación, la fijación, la concentración y el cálculo, la memoria y el lenguaje, y la construcción. Se asigna una puntuación a cada respuesta correcta.	La puntuación máxima es de 35. Sospecha de déficit cognitivo cuando la puntuación sea inferior a 24.
	Escala de la Cruz Roja	Valora la orientación, las conversaciones, los trastornos del carácter o del humor y la incontinencia.	Clasifica al paciente en seis grados. El grado 0 indica persona totalmente normal, sin dificultades cognitivas, y el 5, vida vegetativa con máximo deterioro cognitivo.
Valoración afectiva	Escala de depresión de Yesavage	Valora la depresión y la paranoia. Las respuestas son dicotómicas. Se centra en los síntomas depresivos y en la calidad de vida.	Una puntuación de 0 a 5 indica normalidad; entre 6 y 9 puntos, depresión probable, y una puntuación de 10 o superior, depresión establecida.

Tabla 9.6. Escalas de valoración psicológica más utilizadas.

! IMPORTANTE

La película documental *Bicicleta, cuchara, manzana,* de Carles Bosch, de 2010, recoge dos años de la intensa lucha de Pasqual Maragall, su familia y su fundación en su lucha contra la enfermedad de Alzheimer.

El título de la película se refiere a los fallos de la memoria reciente del paciente y a su incapacidad para recordar esas tres palabras que le sugiere el terapeuta.

@ WEB

En la página web:

www.infogerontologia.com

podrás encontrar las principales escalas de valoración psicológica.

3.4. Valoración social

La valoración social explora las **relaciones sociales** que tiene el anciano y el ambiente estructural que le rodea.

Entre estas, se analizarán las **relaciones familiares** (naturaleza y calidad, si existen negligencias o abusos), la capacidad de la familia para identificar y satisfacer las necesidades del anciano y la identificación de los cuidadores dentro del núcleo familiar.

En este análisis, se clasifica el apoyo social en **apoyo social objetivo,** cuando se analizan las características de la red social, y **apoyo social subjetivo,** cuando se tienen en cuenta la satisfacción del anciano, la presencia de trastornos afectivos y el funcionamiento familiar.

La valoración del **ambiente estructural** que rodea al anciano tendrá en cuenta las condiciones de seguridad de la vivienda, la accesibilidad al transporte público y la existencia de servicios en las cercanías, como tiendas, centros médicos y otros.

La **escala** de recursos sociales del Older Americans Resources and Services (OARS) es la escala de valoración social más utilizada. La integración ambiental del anciano se evalúa mediante la escala de integración persona-ambiente.

! IMPORTANTE

La escala OARS proporciona información acerca de cinco aspectos: la estructura familiar y los recursos sociales, los recursos económicos, la salud mental, la salud física y las capacidades para la realización de actividades de la vida diaria. Evalúa las respuestas en una escala de seis puntos, desde excelentes recursos sociales (1) hasta deterioro social total (6).

3.5. Conclusiones

De lo anteriormente explicado, podemos concluir que la valoración geriátrica tiene los siguientes **efectos:**

- Aumenta la precisión del diagnóstico médico y de enfermería y los patrones de actuación.
- Mejora la situación funcional, afectiva y cognitiva.
- Diminuye el consumo de fármacos.
- Mejora las decisiones acerca de la ubicación más adecuada del anciano, disminuyendo la institucionalización y aumentando la utilización de los servicios domiciliarios.
- Reduce los ingresos hospitalarios y su duración.
- Disminuye la mortalidad.

PONTE A PRUEBA 3

Damián es un anciano de 85 años que acude a su centro de salud. Su médico le realiza una valoración geriátrica. Presenta las siguientes características: cifosis acentuada, anda arrastrando los pies, usa gafas y prótesis auditiva, vive con su mujer, es capaz de realizar actividades avanzadas de la vida diaria (se mueve sin problemas en su barrio), temblor de manos, pelo cano, posee una buena orientación espaciotemporal, tiene arrugas, su lenguaje es fluido, presenta lentigo (pequeño punto pigmentado en la piel).

Señala qué área de valoración identificará cada una de las manifestaciones anteriores y de qué manera.

Claves de resolución

Debes plantearte, en primer lugar, si las características enumeradas están relacionadas con algún aparato y/o sistema. En caso afirmativo, a continuación debes pensar en el tipo de procedimientos empleado para detectarlas, y, por último, qué tipo de valoración estudia esas características.

Si no están relacionadas con ningún aparato, analiza si están vinculadas con la capacidad de funcionamiento (actividades diarias) o con su orientación espacio-temporal y su capacidad de comunicación, o con sus relaciones sociales. Después, concreta el procedimiento que se ha seguido para identificarlas y el tipo de valoración que las describe.

ACTIVIDADES

8. ¿En qué consiste la anamnesis? Piénsalo y redacta la respuesta en tu cuaderno.
9. Enumera tres ejemplos de los distintos tipos de actividades de la vida diaria.
10. ¿Cómo puede valorarse la función cognitiva en la valoración psicológica?
11. ¿Qué tipo de apoyos sociales miden los instrumentos empleados en la valoración social?

4. Problemas de salud en el anciano

> Los problemas de salud en el anciano son diferentes de los del adulto en la forma de presentación, en las consecuencias que acarrean y en los factores que le rodean, que influyen claramente en el proceso.

Los problemas de salud en el anciano no se presentan de forma característica; esta diferenciación suele deberse a lo siguiente:

- No reconocer los síntomas por temer la enfermedad o los ingresos hospitalarios.
- Entender que los síntomas se deben a los cambios fisiológicos normales del envejecimiento y no considerarlos como problemas.
- Ignorar la importancia de algunos síntomas.
- Padecer deterioro cognitivo que modifica el procesamiento de la información.
- Padecer deterioro de los órganos de los sentidos y disminución de la percepción del dolor, que pueden dificultar la obtención de la historia clínica.
- Mostrar una presentación atípica de las enfermedades por los cambios propios del envejecimiento.
- Evidenciar una presencia conjunta de varias enfermedades, que pueden modificar la sintomatología.
- Consumir gran número de fármacos para otros problemas diagnosticados con anterioridad, que puede alterar la presentación de los síntomas.

El fenómeno de la cascada

Cuando un anciano que presenta **pluripatología** y **polifarmacia** acude a un servicio sanitario con un síntoma inespecífico, puede presentar el fenómeno de la cascada. Este fenómeno aparece cuando, ante unos síntomas, se establece un **diagnóstico equivocado** y, como consecuencia, un **tratamiento inadecuado** que origina unos efectos. El tratamiento corrector de estos efectos puede interaccionar con otro tratamiento que ya estaba siguiendo el anciano, provocando otros síntomas, de modo que se desencadene una cascada de alteraciones que pueden incluso llevar a una incapacidad.

RECUERDA

La presentación de forma atípica de algunas de las enfermedades más comunes de la vejez complica su diagnóstico.

IMPORTANTE

Es frecuente en los ancianos la presencia de varias enfermedades distintas que necesitan diferentes tratamientos. De ahí que se diga que el anciano presenta **pluripatología** y **polifarmacia.**

ACTIVIDADES

12. ¿Qué significa que el anciano presenta disminución de la percepción del dolor? Razona tu respuesta con un caso particular, las quemaduras.

PONTE A PRUEBA 4

Pablo es un anciano de 85 años que acude a su médico de atención primaria porque lleva dos días con un dolor de cabeza muy intenso.

En la anamnesis que le realiza el médico, Pablo refiere que está tomando cinco fármacos, «el de los dolores de rodilla, el que me protege el estómago, la crema de los granitos que me salieron en verano (pero que ya no tengo), lo de la próstata y las pastillas para dormir (aunque a veces se me olvida y duermo bien)».

Antes de recetarle otro fármaco, el médico valora si puede reducir los que ya consume.

A partir de estos datos, ¿crees que Pablo presenta pluripatología y polifarmacia? ¿Qué debería hacer su médico?

Claves de resolución

Investiga si los problemas descritos están relacionados con diferentes aparatos.

En caso afirmativo analiza si, aunque sean manifestaciones de diferentes aparatos, pueden estar relacionados entre sí. Si no es así, se podrían considerar patologías independientes. Si, en el caso de que haya más de un problema, ya se podría hablar de *pluripatología* (en sentido estricto), decide si existe o no en este caso.

Cuenta el número de fármacos que está tomando Pablo y valora si existe plurifarmacia.

En cada asistencia sanitaria se debe establecer una valoración del paciente, detectando problemas y preguntando por los fármacos que consume habitualmente. En este caso, Pablo explicita que está utilizando una crema para unos granitos que ya no tiene y que la pastilla de dormir a veces se le olvida, pero que, a pesar de eso, descansa. A raíz de estas afirmaciones, piensa si se podría modificar el tratamiento.

CLAVES Y CONSEJOS

Los pastilleros son unos accesorios muy útiles para recordar a los ancianos polimedicados los medicamentos que deben tomar diariamente.

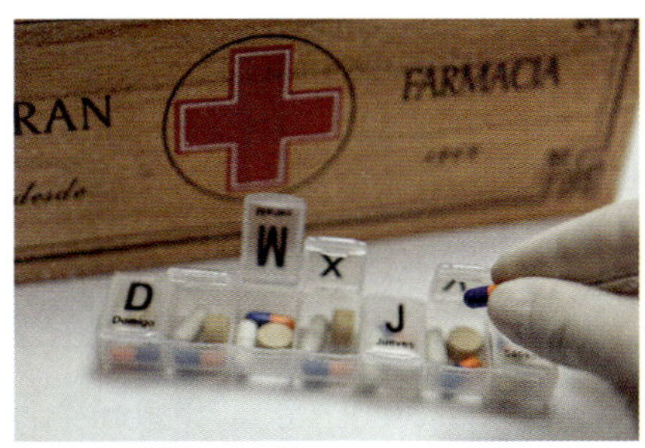

Fig. 9.4. Un pastillero semanal contiene siete recipientes, uno para cada día de la semana.

5. Recursos en la atención a los ancianos

La atención a los ancianos puede ser analizada desde el punto de vista sanitario y social. Estas dos áreas engloban a su vez recursos variados.

5.1. Recursos sanitarios

El área sanitaria divide sus prestaciones en atención primaria y especializada. De forma general, la atención primaria se lleva a cabo en los centros de salud y la especializada en los hospitales o centros de especialidades.

Los objetivos de una y otra en relación con los ancianos son los siguientes:

Atención primaria

- Promocionar la salud y prevenir la enfermedad, captando a todos aquellos considerados de riesgo.
- Establecer valoraciones y planes de actuación para controlar las patologías detectadas.
- Contribuir a la independencia del anciano, incluyendo el fomento del autocuidado, el cuidado informal y el apoyo a familias y cuidadores.

Atención especializada

- Ingresar a cualquier anciano que lo necesite, aunque su pronóstico no sea muy favorable.
- Valorar todos los problemas de salud que tenga para dar soluciones más adecuadas.
- Rehabilitarlo para conseguir la vuelta al domicilio en el menor tiempo y en las mejores condiciones.
- Planificar su atención para que el momento del alta no sea improvisado.

Fig. 9.5. Atención sanitaria primaria y especializada dedicada a ancianos.

A continuación, se exponen los recursos en los diferentes niveles de asistencia.

Recursos en atención primaria	**Consultas de medicina general y enfermería**	Control del tratamiento, revisiones periódicas de problemas previamente detectados y educación sanitaria para prevenir otros problemas.
	Atención domiciliaria	Se establece un plan de actuación y después se pautan visitas de seguimiento al domicilio para controlar la evolución de los problemas detectados (médicos y/o enfermeras).
Recursos en atención especializada	**Unidad de agudos**	Están ingresados ancianos con enfermedades agudas o con agudizaciones de enfermedades crónicas que no pueden ser atendidos en su domicilio (periodo corto: días).
	Unidad de media estancia, de convalecencia o de rehabilitación	Atiende a ancianos que necesitan rehabilitación para ser independientes, desde el punto de vista funcional, para volver a su domicilio.
	Unidad de larga estancia o de cuidados continuos	Destinada a ancianos que necesitan cuidados multidisciplinarios continuados que no pueden ser administrados en su domicilio (cuidados integrales, personalizados y continuos).
	Hospital de día	Durante el día, se administrará rehabilitación (física, psíquica y social), se hará terapia ocupacional, prevención y educación sanitarias, y asistencia social especializada. Es punto de atención intermedia entre el hospital y el domicilio.
	Consultas externas	Asisten a ancianos enviados por los médicos de familia o tras el alta hospitalaria.
	Servicio de atención domiciliaria	En este tipo de servicios, es importante la colaboración del anciano y su familia en los cuidados.

Tabla 9.7. Recursos sanitarios para la atención a personas ancianas.

RECUERDA

En la atención domiciliaria en atención primaria, ya en la primera visita se establece la valoración global de las necesidades y, basándose en esta, se programan las visitas y se determina si el profesional necesario es el médico o el personal de enfermería.

5.2. Recursos sociales

Los recursos sociales destinados a los ancianos engloban entidades muy variadas, tanto públicas como privadas o dependientes de organizaciones no gubernamentales.

Los siguientes son los más destacados:

Residencias de ancianos	Orientadas a la atención de ancianos con diferentes grados de dependencia. Se dividen en residencias de ancianos válidos y de ancianos asistidos. Las primeras están destinadas a los ancianos que pueden desenvolverse por sí mismos, mientras que las segundas son para quienes necesitan ayuda para la realización de las actividades básicas de la vida diaria. En la práctica, existen residencias mixtas. Según su financiación, pueden ser públicas o privadas (sin ánimo de lucro, con ánimo de lucro y concertadas). Sus objetivos son la prestación de cuidados continuados y el mantenimiento de la autonomía y la autoestima del anciano.
Hogares de ancianos	Dirigidos a ancianos independientes, que invierten la mayor parte del día en actividades ocupacionales, recreativas y de socialización. Pueden organizar visitas y excursiones guiadas, e incluso vacaciones a precios reducidos. Algunos de ellos poseen consultas médicas y departamentos de asesoría técnica para solucionar problemas de prestaciones o de pensiones.
Centros de día	Destinados a ancianos no válidos. Prestan servicios de rehabilitación de mantenimiento. Constituyen un punto de apoyo a los hospitales de día. La estancia en estos centros puede llegar a ser indefinida.
Servicios sociales de ayuda domiciliaria	Vinculados a los servicios sociales de los ayuntamientos. Comprenden actividades instrumentales de la vida diaria como limpieza de la casa, colada o compra. Estas tareas también pueden ser desarrolladas por personal voluntario.
Viviendas protegidas	Grupos pequeños de ancianos que conviven en una casa con una persona que los tutela. Estos ancianos ven favorecida su autoestima y evitan la soledad.
Acogida familiar	Prestada por familias que acogen en su casa a ancianos. Se ofrece una ayuda económica a la familia; esta deberá demostrar que tiene aptitudes para el trato y cuidado de personas mayores.
Servicio de lavandería	Recogen la ropa a domicilio y la devuelven limpia por un precio bajo.
Servicio de *catering*	Servicios de entrega de comida en el domicilio del anciano, adecuada en composición y cantidad a sus necesidades.
Teleasistencia	Asistencia para ancianos que necesitan ayuda específica en el desarrollo de alguna actividad o cuando sufren caídas. Normalmente, la lleva a cabo personal voluntario.
Servicios de bienestar	Comprenden la compañía, durante unas horas al día, en el domicilio, de personas que conversan con los ancianos, los acompañan a pasear, les llevan el periódico, etc.
Sistemas de ayuda económica	Comprenden todo tipo de prestaciones: las pensiones, las ayudas para la compra de material de apoyo al anciano (prótesis), etc.

Tabla 9.8. Recursos sociales para la atención a personas ancianas.

CLAVES Y CONSEJOS

El TCAE prestará asistencia en los diferentes recursos, realizando, entre otras, las funciones de higiene y aseo del paciente, facilitación de su movilidad y colaboración con otros profesionales a su nivel.

RECUERDA

Una importante desventaja de recursos sociales como las viviendas protegidas es que la **convivencia** entre desconocidos puede originar roces y situaciones violentas.

WEB

Son numerosos los artículos en prensa que tratan los recursos en ancianos. Busca, en el sitio web del diario *El País*, el artículo titulado «24.000 ancianos, en lista de espera para entrar en una residencia», que trata sobre las dificultades del acceso de los ancianos a los servicios sociales.

En el diario *El Mundo*, el artículo «Un "Uber" de asistentes sociales para la tercera edad» cuenta una interesante experiencia privada acerca de la asistencia a los ancianos.

ACTIVIDADES

13. ¿Qué prestaciones incluye una residencia de ancianos? ¿Y un centro de día? Identifica las diferencias que existen entre ambos.

14. ¿Qué condiciones debe tener una familia para poder acoger a un anciano?

6. Problemas psicológicos asociados

A continuación, presentamos las enfermedades que con más frecuencia pueden ocasionar problemas psicológicos en el anciano.

6.1. Incontinencia urinaria

La incontinencia urinaria consiste en la emisión involuntaria de orina por la uretra debido a la pérdida de la facultad de regulación voluntaria de los esfínteres vesical y uretral.

Los ancianos presentan numerosos factores de riesgo: la edad, la falta de actividad o la inmovilidad por un largo periodo de tiempo, las infecciones urinarias y otras enfermedades asociadas a demencias.

Las mujeres son más susceptibles de padecer incontinencia urinaria en edades avanzadas.

La incontinencia es un problema que genera importantes repercusiones:

- **Fisiológicas.** Favorece la aparición de infecciones urinarias, úlceras perineales y sepsis.
- **Psicológicas.** Quien la padece tiende al aislamiento, a la depresión y a un mayor grado de dependencia.
- **Socioeconómicas.** Mayor número de ingresos hospitalarios con riesgo de complicaciones, lo que genera un gasto elevado.

En la **historia clínica,** se recogerán antecedentes personales de patologías que puedan estar asociadas con este problema (diabetes, demencias o enfermedades neurológicas) y se realizará una anamnesis específica sobre la incontinencia (momento, forma de aparición, tiempo de evolución, frecuencia y cantidad de la pérdida, factores precipitantes, etc.) y el tipo de fármacos consumidos.

Es fundamental establecer la causa precisa para un abordaje terapéutico adecuado. El **tratamiento** comprenderá desde unas medidas generales para corregir factores precipitantes o enfermedades de base con medicación, suprimir excitantes y trabajar la educación del hábito de micción (cada dos horas de forma rutinaria), hasta el sondaje vesical en casos extremos.

RECUERDA

Existen cuatro **tipos principales de incontinencia:**

- Incontinencia de apremio o urgencia: deseos irrefrenables de orinar.
- Incontinencia de esfuerzo, estrés o tensión: los esfuerzos aumentan la presión abdominal, como la tos, la risa o los estornudos.
- Incontinencia por rebosamiento o paradójica: de aparición nocturna, al relajarse los esfínteres.
- Incontinencia verdadera, neurógena o refleja: eliminación imprevisible de orina.

6.2. Problemas osteoarticulares

Consideraremos a continuación los problemas más frecuentes en esta etapa.

A. Caídas en el anciano

Las caídas tienen una gran incidencia en la población anciana, además de generar diferentes tipos de **problemas:**

- Uno de los **problemas físicos** asociados a las caídas son las **fracturas** que ocasionan incapacidad física importante porque muchos ancianos no vuelven a recuperar el nivel funcional anterior a la caída.
- Entre las **consecuencias psíquicas,** se da el **miedo** importante a nuevas caídas, un estado de ansiedad continuo y la pérdida de confianza en sí mismos. Este estado puede extenderse a los demás miembros de la familia. Estas situaciones pueden llevar al anciano a una restricción de sus actividades, porque la familia le sobreprotegerá y no le permitirá hacer ciertas cosas.
- Los **problemas sociales** se traducen en la excesiva protección demostrada por las familias, que restringen la **autonomía** del anciano y provocan incluso aislamiento social.
- Desde el punto de vista **económico,** la fractura de cadera en ancianos, por ejemplo, supone un coste sanitario elevado, por el número de camas de agudos que ocupan y por las intervenciones necesarias.

En ancianos institucionalizados, también se ha observado que, tras las caídas, pueden aparecer trastornos del comportamiento que cursan con agresividad.

CLAVES Y CONSEJOS

En los ancianos, es importante aprender a caer y a levantarse: debemos entrenar al paciente para que pueda levantarse por sí mismo, con lo que evitaremos posibles complicaciones, como hipotermia, deshidratación, etc., que ocasionan la permanencia en el suelo durante un tiempo prolongado (lo que es causa frecuente de muerte en el anciano).

CLAVES Y CONSEJOS

En las caídas, si fuera necesario, se realizará fisioterapia y se facilitará el contacto con los servicios sociosanitarios. En los ancianos que viven solos, sería interesante informarles de cómo levantarse en caso de caídas.

Los **factores de riesgo** que intervienen en las caídas se pueden clasificar en dos: intrínsecos y extrínsecos:

- Los **factores intrínsecos** pueden ser debidos al envejecimiento normal, como causas fisiológicas (alteraciones de la vista o del sistema nervioso central), o debidos a alteraciones orgánicas y/o psíquicas, o a causas patológicas (neurológicas, cardiovasculares, musculoesqueléticas y consumo de fármacos).
- Los **factores extrínsecos** son los derivados de la actividad y del entorno del anciano (alfombras, espejos).

Teniendo en cuenta los factores más relevantes que aumentan el riesgo de caída, se puede establecer una clasificación de los ancianos según el riesgo que presentan:

Factores que inciden en el riesgo de sufrir caídas:
- Edad.
- Caídas previas.
- Alteraciones de la marcha.
- Falta de estabilidad.
- Fármacos que consumen.

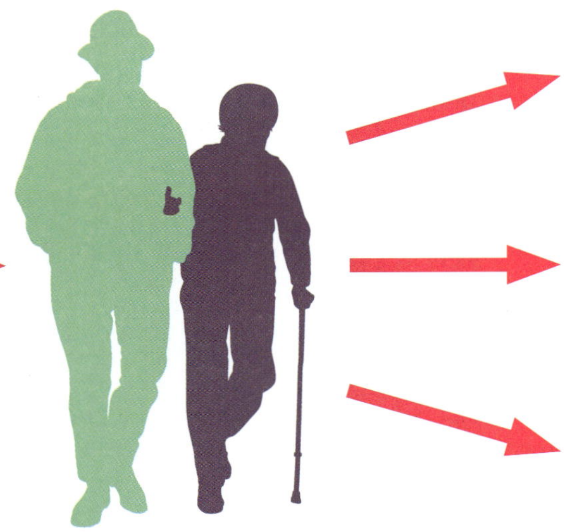

Ancianos de alto riesgo: mayores de 75 años con patologías crónicas, institucionalizados y con más de un factor de riesgo.

Ancianos de riesgo intermedio: entre 70 y 80 años, independientes, con un factor de riesgo.

Ancianos de bajo riesgo: menores de 75 años, sin patologías asociadas, con buena movilidad y que han podido sufrir alguna caída previa.

Fig. 9.6. Riesgo de sufrir caídas en ancianos.

Ante una caída, se realizará anamnesis detallada del tipo de caídas previas y los factores etiológicos:

- Una exploración completa, incluyendo exploración neurológica detallada.
- Una prueba del equilibrio y la marcha.
- Una valoración del grado de osteopenia.

El **tratamiento** estará basado en la causa de la caída (prevención) y de los signos clínicos que presente antes y después de esta. El tratamiento debe ser rápido y eficaz para evitar en la medida de lo posible complicaciones con las fracturas de cadera o hipotermia.

ABC VOCABULARIO

Osteopenia: trastorno de remodelación en el que existe pérdida de masa o densidad ósea.

La osteoporosis se define como una disminución de la densidad ósea en relación con la normalidad.

B. Osteoporosis

Provoca un aumento de fracturas periféricas y aplastamientos vertebrales relacionados con movimientos habituales o traumatismos mínimos. Tras la artrosis, la osteoporosis es la principal causa de morbilidad musculoesquelética en ancianos.

Entre los **factores de riesgo** de la osteoporosis, están la edad, la genética, factores hormonales (los estrógenos tienen efecto protector), nutricionales (el déficit de calcio aumenta el riesgo), hábitos de vida (alcohol, tabaco), fármacos y enfermedades relacionadas (malnutrición e inmovilización).

La osteoporosis afecta a la calidad de vida de la persona anciana, al bienestar psicoemocional y a la habilidad psicosocial.

La **exploración** atenderá a los puntos dolorosos, el peso y la talla, y la estática vertical. La prevención de la pérdida ósea es el mejor **tratamiento**, por lo que se ha de incidir en la importancia de la educación sanitaria para corregir hábitos insanos y actuar sobre los factores de riesgo de forma temprana con simples medidas generales.

C. Artrosis

La artrosis es una degeneración crónica no inflamatoria del cartílago articular.

Los **factores de riesgo** de esta enfermedad son la edad, el sexo (hasta los 55 años es ligeramente menos frecuente en la mujer), factores mecánicos (cierto movimiento que produzca sobrecarga articular), factores constitucionales (la obesidad se correlaciona con su gravedad) y factores genéticos.

La artrosis **limita la actividad** de las personas que la padecen. En ancianos, es causa de incapacidad y dependencia, lo que origina consecuencias psicológicas importantes. El anciano ve limitada su actividad y padece dolores continuos que pueden desencadenar un estado de depresión y tristeza.

El **diagnóstico** debe basarse en una valoración conjunta de los síntomas clínicos y los signos radiológicos que permita descartar otras enfermedades reumatológicas. Por este motivo, la valoración inicial comprenderá historia clínica, exploración física y estudios radiológicos y de laboratorio.

En la **historia clínica**, se recabarán datos sobre antecedentes familiares de enfermedades reumatológicas y exploración de todas las articulaciones (dolor a la palpación, dolor a la movilización, limitación del movimiento, signos inflamatorios, deformidades, acortamientos, posiciones incorrectas, crepitación o ruido producido en una articulación, y derrames articulares).

El **tratamiento** será sintomático e incluirá medidas de educación sanitaria (medidas higiénicas y ejercicios adaptados a la afectación de las articulaciones).

IMPORTANTE

La artrosis de la rodilla y la cadera contribuye a una considerable incapacidad y dependencia. Cursa con dolor ante una sobrecarga de la articulación. A medida que progresa la enfermedad, el dolor puede aparecer en reposo e incluso despertar al anciano por la noche.

6.3. Demencias

Las demencias son estados mentales que cursan con una pérdida de funciones psíquicas, que afectan a la memoria, la orientación espaciotemporal, el lenguaje, la capacidad de juicio, la personalidad y la adaptación al medio.

Pueden ser debidas a razones de naturaleza biológica (envejecimiento) o patológicas (degeneración, lesiones, trastornos vasculares, etc.).

La demencia interfiere en la actividad social y laboral del individuo.

La enfermedad de **Alzheimer** es el tipo de demencia más común en nuestro medio. Es un trastorno degenerativo del sistema nervioso, de etiología desconocida, probablemente multifactorial, ligado a una alteración genética vinculada al cromosoma 21, en el que se involucran también factores tóxicos, infecciosos e inmunológicos.

IMPORTANTE

Los aspectos biopsicosociales del anciano han de ser atendidos por un equipo multidisciplinar; para ello, debería existir una coordinación entre los distintos niveles de atención sanitaria y social, y entre ambos tipos de servicios.

PONTE A PRUEBA 5

Saúl es un anciano de 78 años al que se le diagnosticó la enfermedad de Alzheimer hace año y medio. En la actualidad, está ingresado en el servicio de traumatología tras sufrir una caída en casa. Presenta fractura de cadera.

Señala los problemas psicológicos que puede mostrar Saúl.

Claves de resolución

Según los datos del enunciado, hace año y medio que se le diagnosticó alzhéimer a Saúl.

Puedes investigar en la página web de una asociación de enfermos de alzhéimer cuáles son las manifestaciones más frecuentes de este tipo de demencia.

Debes enfocar tu búsqueda hacia los cambios en la memoria a corto plazo y la orientación temporo-espacial.

Debes recordar que, además, Saúl ha sufrido una caída que ha provocado una fractura de cadera, lo que puede tener también repercusiones psicológicas, que se han descrito anteriormente en el Apartado 6.2.A.

ACTIVIDADES

15. Identifica los problemas psicológicos asociados que pueden provocar la incontinencia urinaria y los problemas osteoarticulares.

SÍNTESIS Apoyo psicológico al paciente anciano

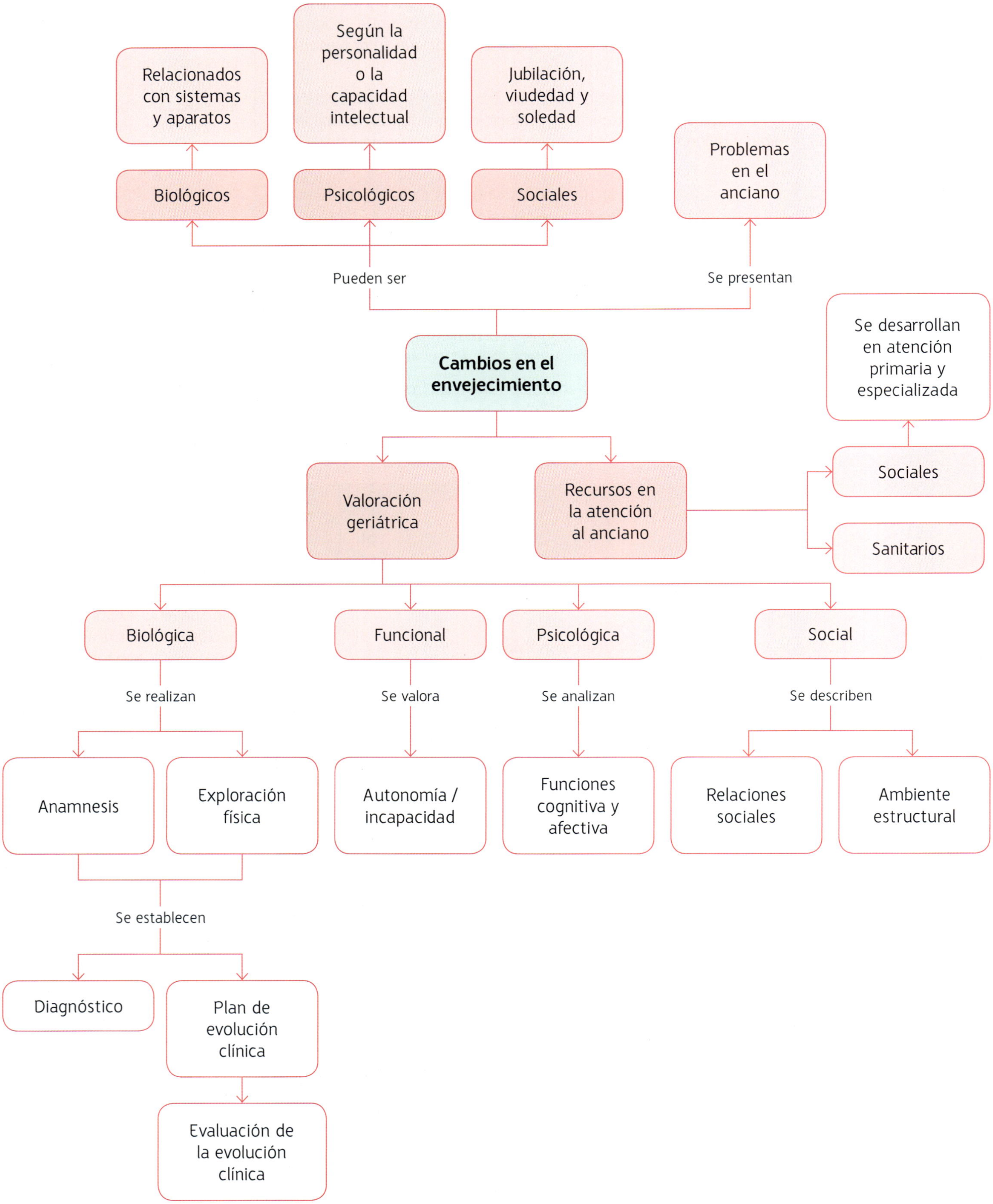

TEST DE REPASO

Nota: todas las actividades deben realizarse en un cuaderno aparte.

1. ¿Qué nombre recibe la ciencia que estudia las enfermedades de los ancianos?

a) Gerontología preventiva.
b) Gerontología clínica.
c) Gerocultura.
d) Gerofisiología.

2. Cuando hacemos referencia al número de años que tiene una persona, estamos hablando de su edad:

a) Funcional.
b) Social.
c) Cronológica.
d) Biológica.

3. ¿Qué denominación recibe el anciano que muestra autonomía para realizar las actividades básicas de la vida diaria?

a) Válido.
b) Asistido.
c) Frágil.
d) Joven.

4. En el anciano, el deterioro en los órganos de los sentidos puede dar lugar a:

a) Estreñimiento.
b) Presbicia.
c) Osteoporosis.
d) Incontinencia urinaria.

5. ¿Qué cambios intelectuales son típicos del anciano?

a) Pérdida de vínculos laborales.
b) Cambios en la memoria.
c) Rendimiento intelectual aumentado en espacios cortos de tiempo.
d) Atrofia muscular.

6. Entre las experiencias positivas de la jubilación, está:

a) La pérdida de relaciones sociales.
b) Los problemas económicos derivados de ingresos reducidos.
c) La sensación de liberación del trabajo.
d) Disponer de menos tiempo libre.

7. La viudedad:

a) Es más frecuente en las mujeres.
b) Disminuye la sensación de soledad.
c) Mejora las relaciones sociales.
d) Mejora la situación económica.

8. La valoración geriátrica es un proceso interdisciplinar porque:

a) Se analizan las áreas biológica, funcional, psicológica y social.
b) Intervienen diferentes profesionales.
c) Identifica, describe, valora y cuantifica diferentes problemas.
d) Siempre termina con la institucionalización del anciano.

9. En la anamnesis realizada en la valoración biológica del anciano, se recogen:

a) Datos objetivos.
b) Datos subjetivos.
c) Datos objetivos y subjetivos.
d) Resultados de la pruebas efectuadas.

10. ¿En qué grupo de actividades incluirías hacer manualidades?

a) Actividades básicas de la vida diaria.
b) Actividades avanzadas de la vida diaria.
c) Actividades instrumentales de la vida diaria.
d) Actividades compartidas de la vida diaria.

11. En la valoración psicológica, la memoria reciente se evalúa:

a) Preguntando sobre la infancia del anciano.
b) Pidiendo al anciano que repita algunas palabras.
c) Averiguando dónde vive el anciano.
d) Pidiendo al anciano que calcule una suma sencilla.

12. ¿Qué consecuencias psicológicas pueden detectarse en los casos de incontinencia?

a) Las infecciones urinarias.
b) Las caídas.
c) La tendencia al aislamiento.
d) La desorientación.

Nota: todas las actividades deben realizarse en un cuaderno aparte.

Identificar las características del proceso normal de envejecimiento y de la presentación de las enfermedades en los ancianos.

1. Inventa un ejemplo que explique los diferentes tipos de edades estudiados.
2. Analizando los cambios que se producen en el proceso de envejecimiento, señala a qué sistema o aparato se refieren estos cambios biológicos y en qué consisten: pelo blanco, hipotensión ortostática, osteoporosis, tolerancia a la glucosa, presbicia, cifosis, difícil expectoración, arrugas.
3. Investiga en tu entorno los recursos que existen dedicados a los ancianos. Establece una división en sanitarios y sociales y averigua las prestaciones que ofrece uno de ellos mediante una visita informativa.

Analizar la importancia de la valoración geriátrica en la identificación y seguimiento de problemas en los ancianos.

4. Con ayuda de un diccionario de términos médicos, define *dependencia* e *incapacidad*. Establece una comparación entre ambos términos y cita un ejemplo de cada uno y otro que sea común a los dos.
5. Recopila datos de prensa escrita o busca en Internet casos de demencia de Alzheimer. Debate en clase a partir de los datos recabados.

Reconocer los distintos tipos de escalas para las áreas de valoración.

6. La valoración psicológica se puede llevar a cabo con escalas como la de incapacidad mental de la Cruz Roja. Pensando en alguien conocido, de tu familia o de tu entorno, establece su valoración psicológica.

Escala de incapacidad mental de la Cruz Roja

0. Totalmente normal.
1. Ligera desorientación en el tiempo. Mantiene correctamente una conversación.
2. Desorientación en el tiempo. Olvidos ocasionales. Conversación posible, pero no perfecta. Trastornos del carácter. Incontinencia ocasional.
3. Desorientación. No puede mantener una conversación lógica. Confunde a las personas. Trastornos del humor. Frecuente incontinencia.
4. Desorientación. Claras alteraciones mentales. Incontinencia habitual o total.
5. Vida vegetativa con o sin agresividad. Incontinencia total.

7. Establece la valoración psicológica de la misma persona del ejemplo anterior teniendo en cuenta el siguiente cuestionario.

Cuestionario del estado mental portátil de Pfeiffer

1. ¿Qué día es hoy?
2. ¿Qué día de la semana es hoy?
3. ¿Cómo se llama este lugar (o este edificio)?
4. ¿En qué calle vive usted?
5. ¿Qué edad tiene usted?
6. ¿En qué fecha nació usted?
7. ¿Cómo se llama el rey que tenemos ahora en España?
8. ¿Quién mandaba en España antes que el Rey?
9. ¿Cómo se llamaba su madre de usted?
10. Si a 20 le quitamos 3, quedan ..., y si le quitamos 3 más, quedan ... (continuar hasta llegar a 2).

Sumar los errores. Restarle uno si solo tiene educación básica. Añadirle uno si terminó el bachiller superior. Anotar el total de errores ajustados: ... errores ajustados.

8. Relaciona en tu cuaderno las dos columnas siguientes señalando el área de valoración que identificaría los problemas que se citan a continuación:

• No maneja dinero	
• Anciano no satisfecho	
• Desorientación espacial	Biológica
• Presbiacusia	Funcional
• Mal funcionamiento familiar	Psicológica
• No utiliza el transporte público	Social
• Artrosis	
• Trastornos del lenguaje	

Reconocer los problemas psicológicos que generan algunas enfermedades en los ancianos: incontinencia, problemas osteoarticulares y demencias.

9. Otra de las demencias comunes en el anciano es la llamada *demencia senil.* Busca información sobre sus síntomas y compáralos con la demencia de Alzheimer estudiada (puedes usar información de otros módulos).

Nota: todas las actividades deben realizarse en un cuaderno aparte.

Lectura

Jóvenes que donan tiempo a los mayores

Begoña y Rosa se complementan.

Begoña tiene 88 años, una casa muy grande y vivía sola. Rosa tiene 23 años, es de Bilbao, estudia en Madrid y le espera un futuro como médico por delante. La Asociación Solidarios para el Desarrollo puso en contacto a estas dos mujeres para que ambas cubrieran sus necesidades. Con Rosa, Begoña ya no cena sola: «Tenía una cuidadora de día, pero se iba a las cinco de la tarde. Después de una operación importante, necesitaba compañía en la cena y durante la noche. Y el programa Convive me trajo a Rosa que, aunque tiene clases y prácticas, procura estar siempre a las nueve y media en casa para hacerme la cena y acompañarme». Para Begoña es, además, un placer poder hablar con alguien más joven «que me cuenta cosas de la universidad y del mundo digital, que yo desconozco por completo». Begoña está muy agradecida a esta asociación, no solo por facilitarle compañía, sino porque también se siente útil, al poder darle a Rosa facilidades para que siga estudiando.

[...]

Pero ¿qué es exactamente Convive? Carlos Miguélez, responsable de comunicación de la ONG Solidarios para el Desarrollo, describe brevemente la iniciativa: «Es una acción intergeneracional y solidaria basada en la convivencia de personas mayores que están solas con estudiantes universitarios». [...]

Adopta a un Abuelo

La Asociación Adopta a un Abuelo trabaja con los mayores que están más solos. En España, hay más de 329.000 mayores viviendo en cerca de 5.000 residencias y muchos no tienen a nadie. Esta comunidad solidaria está compuesta de jóvenes que quieren compartir parte de su tiempo combatiendo la soledad de estas personas. **Juntos crean crónicas de acercamiento a la realidad de nuestro tiempo.** Y, sobre todo, fabrican historias de afecto, cariño, comprensión y aprendizaje de la vida tanto para mayores como para voluntarios.

[...]

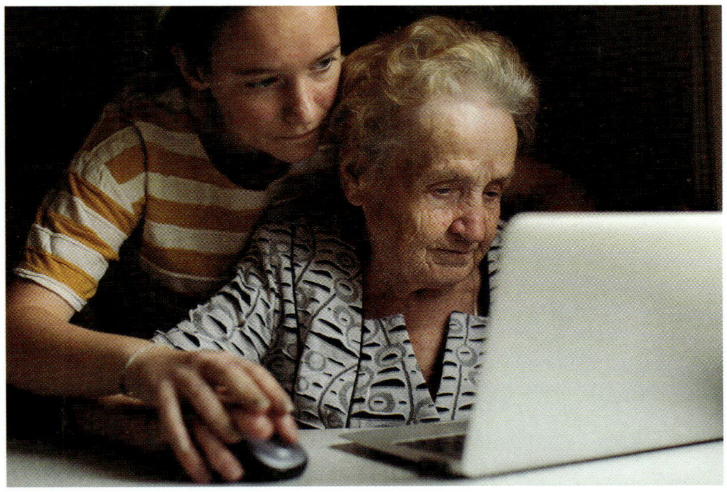

Desde la asociación resaltan que «hacemos que las personas mayores se sientan escuchadas, acompañadas y queridas». También se encargan de formar a los voluntarios para que sepan cómo tratar a los ancianos y qué deben hacer, o no, con ellos.

Historia viva

La Fundación Lo que de Verdad Importa ha puesto en marcha un programa para mantener viva la historia de nuestros mayores. La iniciativa pone en contacto a «equipos» de tres personas en los que **el mayor juega el papel de protagonista y los más jóvenes el de narradores.** María Franco, directora general de esta fundación, describe la dinámica del proyecto: «Durante seis meses, el más mayor va desgranando la historia de su vida, sacando fotos y recordando momentos importantes o que le han marcado, mientras los narradores recopilan todo el relato, que finalmente será editado en un libro del que se le regalarán diez ejemplares al protagonista. Con esta iniciativa, se mantiene viva parte de su historia y de la historia reciente de nuestro país y, además, los mayores se sienten escuchados y acompañados». [...]

ABC, 13/10/2016

Preguntas

1. Enumera todos los recursos que se mencionan en el texto.
2. Describe con tus palabras en qué consiste el programa Convive de la ONG Asociación Solidarios para el Desarrollo. ¿Qué beneficios consiguen ambas partes?
3. ¿Qué dos objetivos persigue la Asociación Adopta a un Abuelo?
4. ¿En qué consiste la iniciativa que ha puesto en marcha la Fundación Lo que de Verdad Importa?

10
UNIDAD

Apoyo psicológico al paciente crónico

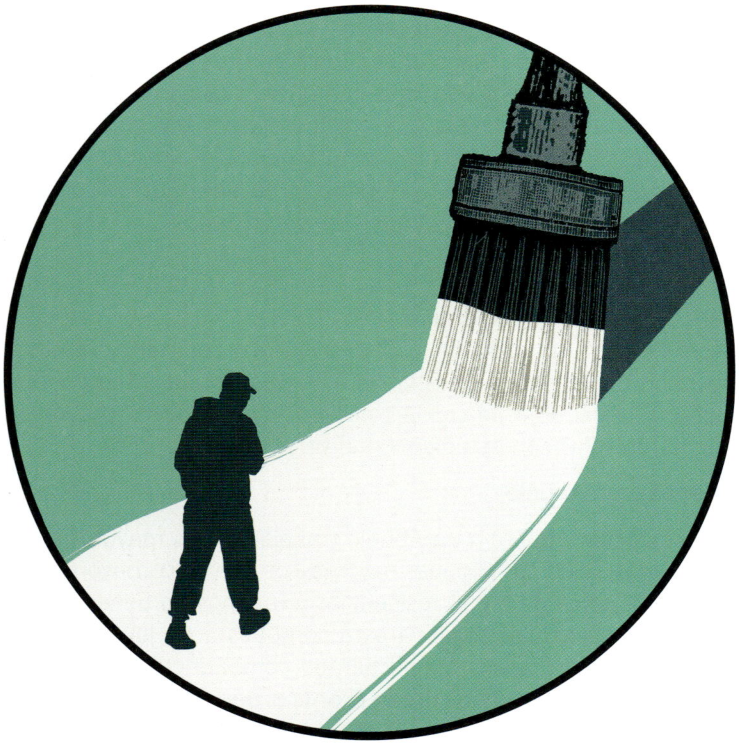

En esta unidad

APRENDERÁS A

- Reconocer las características generales de las enfermedades crónicas y valorar los problemas derivados de estas, así como las reacciones de los pacientes.
- Entender el protocolo que se debe seguir en algunas enfermedades crónicas, como la hipertensión arterial o la obesidad.
- Valorar la importancia de la prevención del sida y distinguir entre un enfermo de sida y una persona seropositiva.
- Reconocer las diferentes clases de drogas que existen y qué tratamiento se debe seguir en cada tipo de drogodependencia, así como los problemas de seguimiento que pueden aparecer.

ESTUDIARÁS

- Las características de las enfermedades crónicas.
- Las consecuencias de la cronicidad.
- Las reacciones psicológicas más frecuentes en los pacientes crónicos.
- La hipertensión arterial.
- La obesidad.
- El sida.
- Las drogodependencias.

Y SERÁS CAPAZ DE

- Promover hábitos de vida saludable en pacientes de diferentes grupos de riesgo.
- Apoyar psicológicamente al paciente a lo largo del proceso de su enfermedad.

1. Características generales

A lo largo de la historia, las tasas de morbilidad y mortalidad de las enfermedades infecciosas han sido muy elevadas.

Gracias a los grandes avances en medicina y tecnología, en la actualidad este tipo de enfermedades han reducido considerablemente sus valores de mortalidad y, en los países desarrollados, son las enfermedades crónicas las causantes de la mayoría de las demandas asistenciales.

> La enfermedad crónica es un proceso incurable, con una gran carga tanto desde el punto de vista económico como desde la perspectiva de dependencia social e incapacitación. Tiene una etiología múltiple y un desarrollo poco predecible.

IMPORTANTE

También se puede definir la enfermedad crónica como un trastorno orgánico que obliga a una modificación en el modo de vida del paciente y que es probable que persista largo tiempo.

Pueden destacarse una serie de características comunes a las enfermedades crónicas:

Larga duración	Irreversible, con periodos de remisión y recaídas.
Plurietiología y pluriefectividad	Producidas por diversos factores físicos, químicos, ambientales. Además, un factor de riesgo puede generar varios efectos sobre distintos problemas de salud.
Gran importancia social	Determinada por la repercusión socioeconómica, las incapacidades generadas en la población activa, el gasto sanitario ocasionado y las tasas de mortalidad.
Prevenibles	Se pueden modificar los factores de riesgo y se puede establecer una detección precoz (prevención primaria y secundaria, respectivamente).
Rehabilitación	Requiere una estrecha colaboración entre los profesionales de la salud y los pacientes y sus familias para modificar ciertos hábitos y aprender cuidados.

Tabla 10.1. Características de las enfermedades crónicas.

Por todas estas características, es importante poder diferenciar una enfermedad crónica de una aguda. En la siguiente tabla, podemos ver estas diferencias:

	Periodo de incubación	Comienzo	Causa	Duración	Pronóstico	Tratamiento	Recidivas	Invalidez
Enfermedad aguda	Corto	Repentino	Unicausal	Breve	Bueno	Eficaz	No	No suelen ser invalidantes
Enfermedad crónica	Largo	Variable	Multicausal	Constante	Insatisfactorio	Paliativo	Sí	Suelen ser invalidantes

Tabla 10.2. Comparación de enfermedad aguda con enfermedad crónica.

PONTE A PRUEBA 1

Alonso, de 38 años de edad, padece asma bronquial desde los 16 años.

Enuncia las características que debe tener su enfermedad para que sea considerada crónica.

Claves de resolución

Las características de una enfermedad crónica se desarrollan en la Tabla 10.1. Analiza con detalle las definiciones y responde a la situación planteada:

- Larga duración: hace referencia al tiempo de evolución de la patología.
- Plurietiología y pluriefectividad: tiene diferentes causas y efectos, respectivamente, sobre el organismo.
- Importancia social: engloba las repercusiones sociales de la enfermedad.
- Prevenibles: actuando sobre los factores de riesgo exógenos se podría alterar el momento de inicio y el desarrollo de la patología.
- Rehabilitación: diferentes profesionales colaboran con el paciente.

Así, la larga duración se justifica por el tiempo que ha pasado desde los 16 años hasta el momento presente (con 38 años). Continúa razonando cada una de las características.

VOCABULARIO

Recidivas: son aquellos síntomas que reaparecen una vez que la enfermedad se suponía curada.

ACTIVIDADES

1. Señala si las siguientes enfermedades son agudas o crónicas e identifica sus características:

   a) Diabetes *mellitus* tipo II.

   b) Gripe.

   c) Cáncer oral.

2. Consecuencias de las enfermedades crónicas

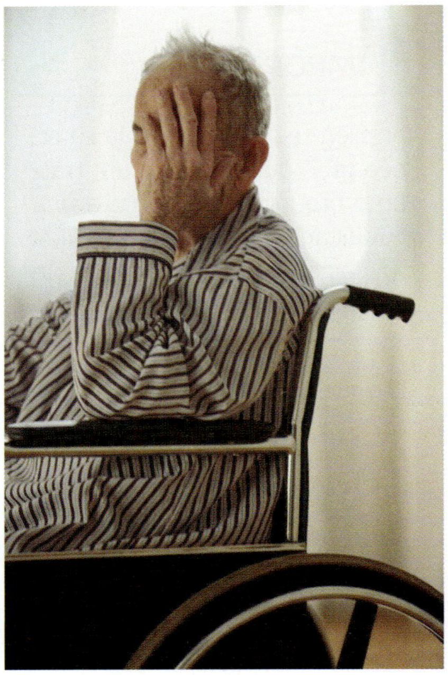

Fig. 10.1. Los pacientes crónicos tienden a pensar que suscitan rechazo y compasión en las personas que les rodean.

La mayoría de las enfermedades crónicas suelen afectar a los diferentes aspectos de la vida de los pacientes. En una primera fase, al igual que en las agudas, se producen importantes cambios en las actividades cotidianas. Los enfermos crónicos deben asumir que su trastorno puede durar toda la vida.

Tras el diagnóstico de un trastorno crónico, el paciente sufre un desequilibrio, porque se da cuenta de que su manera de afrontar los problemas no sirve en estos casos y siente ansiedad y miedo.

El paciente debe pasar por un periodo de adaptación, enfrentarse al tratamiento y relacionarse con los profesionales. Es habitual que adopte algunas de las siguientes estrategias para intentar solucionar los problemas tras el diagnóstico:

Negación	No reconoce la gravedad de su dolencia.
Minimización	Intenta restarle importancia a su trastorno, desatendiendo sus cuidados.
Búsqueda activa de información	Recopila y lee toda la información relativa a su trastorno en fuentes diversas.
Búsqueda de apoyo emocional	Trata de encontrarlo en las personas más cercanas a él: sus familiares y amigos.

Tabla 10.3. Actitudes del paciente ante un diagnóstico de enfermedad crónica.

Por otra parte, el diagnóstico de una enfermedad crónica supone un impacto emocional fuerte para cualquier persona y la desorientación es una situación bastante frecuente en estos casos.

Las reacciones que suelen aparecer en estas situaciones son:

Negación	El individuo intenta evitar las implicaciones de esta enfermedad y actúa como si se fuera a curar en poco tiempo.
Miedo	Este sentimiento puede aparecer y desaparecer a lo largo de la enfermedad, sobre todo si la patología cursa con recaídas.
Depresión	Puede ser beneficiosa para mejorar la implicación en el tratamiento, pero puede llegar a ser un obstáculo grave si provoca dependencia de los demás. En estos casos, es recomendable una intervención psicológica.
Ira	Cuando desaparece el miedo, el paciente siente que su enfermedad es injusta y presenta reacciones hostiles que pueden generar rechazo hacia los sanitarios y el tratamiento.

Tabla 10.4. Reacciones ante la enfermedad crónica.

! IMPORTANTE

Tras la adaptación, el paciente puede sufrir un periodo de crisis personal. En este proceso, pueden aparecer problemas físicos (debidos a la enfermedad: dolores; o derivados del tratamiento: vómitos), laborales (baja en el trabajo) y sociales (dificultades para restablecer las relaciones personales anteriores).

PONTE A PRUEBA 2

Celia acude a la consulta de su médico de cabecera a recoger el resultado de una analítica y este le diagnostica bocio. Cuando abandona la consulta, decide concretar una visita a otro médico. Tras la confirmación del diagnóstico por parte de este segundo profesional, nada más llegar a casa busca en Internet información sobre esta patología.

¿Qué estrategias ha puesto en marcha para superar el diagnóstico?

Claves de resolución

En una primera consulta se establece un diagnóstico a un paciente y si al salir decide acudir a otro médico, esto indica que no cree que el diagnóstico sea certero. Tras consultar con sus conocidos, contacta con otro facultativo. Revisando la Tabla 10.4 y determina qué nombre recibe la reacción de este paciente.

Después, cuando llega a casa, busca información. Es posible que todavía tenga dudas. Delimita qué estrategia está utilizando.

ACTIVIDADES

2. ¿Qué efectos puede tener la depresión en una enfermedad crónica? Cita un ejemplo.

3. Enfermedades crónicas

Una vez explicados los problemas y los sentimientos que pueden acarrear las enfermedades crónicas en general, pasaremos a ver algunas de las patologías más comunes.

3.1. Hipertensión

La tensión arterial es la presión que ejerce la sangre sobre las paredes de las arterias. Hablaremos de hipertensión arterial cuando la presión de la sangre sobre las arterias sea superior a la normal.

Por tanto, podemos definir la hipertensión arterial (HTA) como una elevación crónica de la presión arterial sistólica (PAS) igual o superior a 140 mmHg y/o de la presión diastólica (PAD) igual o mayor de 90 mmHg.

La tensión arterial de una persona no mantiene un valor constante a lo largo del día, sino que experimenta variaciones. Así, puede aumentar con el miedo o el ejercicio y disminuir en momentos de relajación o durante el sueño.

La HTA es una enfermedad crónica típica:

- Es una entidad de larga duración.
- En su origen intervienen diversos factores.
- Tiene gran importancia social por su elevada prevalencia y el número de consultas que genera.
- Es una enfermedad prevenible, ya que se pueden modificar algunos de los factores de riesgo que intervienen en su aparición.
- Requiere una colaboración de los profesionales sanitarios y los pacientes para establecer la implantación de hábitos de vida más saludables.

Se pueden establecer diversas **clasificaciones** de la HTA. Teniendo en cuenta la **etiología**, se diferencian dos clases de hipertensión:

- **Hipertensión primaria** o esencial, de causa desconocida (idiopática).
- **Hipertensión secundaria**, de causa clínicamente demostrable.

La mayoría de los casos de hipertensión pertenecen al primer tipo. La hipertensión secundaria presenta mejor pronóstico.

Si tenemos en cuenta la **severidad**, la HTA se puede dividir de la siguiente manera:

Categoría	Sistólica		Diastólica
Óptima	<120	y	<80
Normal	120-129	y/o	80-84
Normal alta	130-139	y/o	85-89
HTA de grado 1	140-159	y/o	90-99
HTA de grado 2	160-179	y/o	100-109
HTA de grado 3	≥180	y/o	≥110
HTA sistólica aislada	≥140	y	<90

Tabla 10.5. Clasificación de la presión arterial en consulta (mmHg).

La HTA es el factor de riesgo cardiovascular de mayor prevalencia en adultos.

Genera muchas consultas, que son resueltas fundamentalmente en atención primaria. Solo en aquellos casos en que aparecen complicaciones o que no se controlan adecuadamente, el tratamiento requiere una hospitalización y un control más riguroso.

@ WEB

La Asociación de la Sociedad Española de Hipertensión - Liga Española para la Lucha contra la Hipertensión Arterial se creó en 1995 tras la fusión de las dos sociedades. Tiene como objetivo principal dar a conocer temas relacionados con la HTA a la población en general:

www.seh-lelha.org

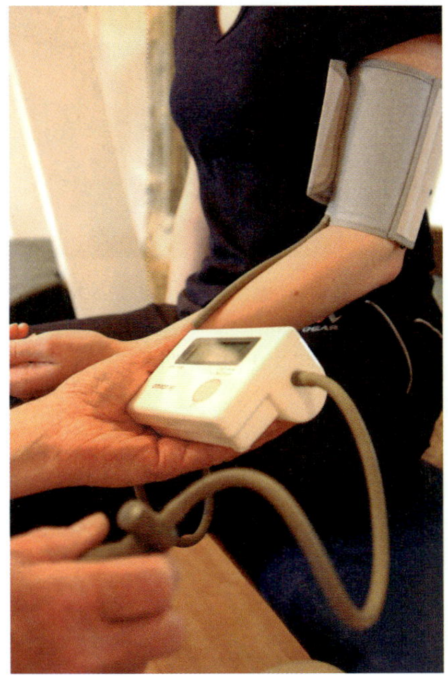

Fig. 10.2. El control de la tensión arterial resulta imprescindible en los casos de HTA.

! IMPORTANTE

En el libro *Hipertensión arterial 2020*, expertos de la SEH-LELHA estiman que en 2025 el número de hipertensos podría alcanzar la cifra de 588 millones. En España, en menores de 18 años, la prevalencia de esta enfermedad oscila entre el 3,5 y el 5%; en población adulta, supone un 40%; y, en mayores de 65 años, alcanza el 85%.

A. Factores de riesgo

El origen de la HTA viene determinado por la interacción de diversos factores. Entre los factores de riesgo de la hipertensión, destacamos:

Ingesta elevada de sal y otros componentes	El consumo de grasas saturadas, el colesterol, las proteínas y algunos iones (sodio) influyen en el incremento de la presión arterial.
Obesidad	La HTA es mucho más frecuente en personas con sobrepeso. Las personas que aumentan su peso sufren más incrementos de presión arterial a lo largo del tiempo que los que lo conservan. La presión arterial disminuye cuando bajan de peso.
Edad y sexo	Conforme aumenta la edad, aumenta la frecuencia de HTA. Más del 50 % de las personas mayores de 60 años la padecen. La HTA es más frecuente entre adultos y ancianos que entre jóvenes. Antes de los 35-40 años, la HTA es más frecuente en los hombres, mientras que a partir de los 65 años se hace más general.
Factores genéticos	Las investigaciones realizadas en mellizos sugieren que un porcentaje de las variaciones en la presión arterial puede obedecer a factores genéticos.
Factores psicológicos	Las alteraciones emocionales agudas elevan la presión arterial.
Otros factores	También influyen en la probabilidad de padecer HTA el consumo de alcohol y el de tabaco, el sueño, el ejercicio, el ruido, etc.

Tabla 10.6. Factores de riesgo de la HTA.

RECUERDA

En general, se acepta que una ingesta de sal superior a 8-10 g al día constituye uno de los factores más íntimamente asociados con la aparición de HTA.

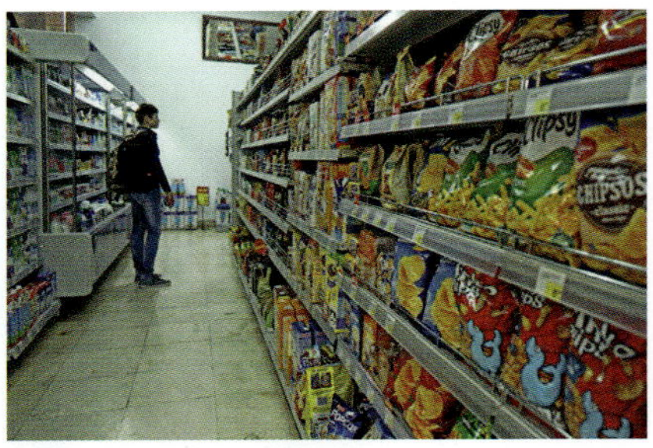

Fig. 10.3. La ingesta elevada de sal es un factor de riesgo para la HTA.

Todos los factores de riesgo citados se pueden englobar en dos grandes categorías:

- **Modificables:** la persona puede intervenir para tratar de reducirlos (disminuir o evitar el consumo de sal, alcohol, tabaco, etc.).
- **No modificables:** aquellos sobre los que no se puede actuar, como la edad, el sexo, los factores hereditarios, etc.

B. Síntomatología de la hipertensión arterial

Un porcentaje alto de individuos que padecen HTA refieren no presentar síntomas antes de la detección (asintomáticos). Muchos la descubren cuando aparecen complicaciones.

Aquellos individuos que son sintomáticos pueden presentar **síntomas** de índole muy diversa:

- Cardiovasculares: palpitaciones, dolor precordial.
- Cerebrales: mareos, vértigos, cefaleas.
- Psíquicos: ansiedad, depresión, insomnio.
- Otros: sudoración, sofocos, epístaxis.

ABC VOCABULARIO

Epístaxis: nombre médico que recibe el sangrado nasal común.

C. Diagnóstico

El diagnóstico de la HTA requiere un estudio integral para situar al individuo en una fase determinada de la enfermedad y conocer la causa o causas probables.

Se debe realizar un interrogatorio y una exploración física cuidadosos para determinar los antecedentes familiares, los hábitos, los antecedentes personales y los síntomas actuales relacionados con la HTA, y si ha existido historia previa de esta patología.

Posteriormente, se harán una analítica completa y un electrocardiograma. En casos concretos de sospecha de HTA secundaria, se pueden realizar también un ecocardiograma, una ecografía abdominal o pruebas radiológicas.

ABC VOCABULARIO

Ecocardiograma: trazado gráfico de los movimientos de las estructuras cardiacas.

D. Tratamiento

> El tratamiento adecuado estará basado en un buen diagnóstico, que evaluará si la hipertensión es primaria o secundaria, la influencia de los factores genéticos, la existencia de órganos dañados, el riesgo vascular y las características psicológicas del individuo.

Normalmente, se comienza por aconsejar unas medidas higiénicas generales y, si estas fracasan o no son suficientes, se introduce un tratamiento farmacológico. Estos dos tipos de terapia pueden ir o no acompañados de técnicas psicológicas, encaminadas a reducir el estrés ambiental.

El tratamiento se compone entonces de las siguientes fases:

1. Medidas higiénicas	Engloban consejos de salud generales, además de los específicos de esta dolencia: • Control periódico de la presión arterial. • Limitar el consumo de sal. • Disminuir el consumo de alimentos que aporten grasas saturadas. • Aumentar la ingesta de calcio, potasio y magnesio. • Mantener un peso adecuado. • Evitar, en la medida de lo posible, alteraciones emocionales agudas que pueden ocasionar estrés. • Reducir la ingesta de alcohol. • No fumar. • Realizar ejercicio físico moderado regularmente.
2. Tratamiento farmacológico	En la actualidad, existe una amplia gama de fármacos para el tratamiento de la HTA: • Diuréticos. • Bloqueantes betaadrenérgicos. • Vasodilatadores. • Bloqueadores de los canales de calcio. • Inhibidores de la enzima convertidora de angiotensina.
3. Técnicas psicológicas	Técnicas de relajación: • Relajación muscular progresiva. En un lugar tranquilo y sin ruido, el individuo relajado en posición decúbito prono. Regulariza la respiración y realiza tensiones y relajaciones de diferentes músculos del cuerpo, e imagina o recuerda una escena agradable. • Entrenamiento autógeno. La mente del individuo, de forma repetitiva, propondrá una serie de sensaciones corporales y llegará a autoconvencerse de que siente lo que su mente le dice. • Relajación hipnótica. Estado semejante al sueño, inducido por otra persona por medio de la sugestión. El sujeto puede ser influido por órdenes o mandatos, que tendrán por objeto su relajación. Programas de autocontrol: Comprenden una fase educativa (teoría y ventajas), una de autorregistro (generadores de estrés) y otra de enseñanza de habilidades de afrontamiento y solución de problemas (relajación autógena).

Tabla 10.7. Fases del tratamiento de la HTA.

> Este grupo de medidas pueden ser consideradas también preventivas, es decir, se pueden aplicar antes de la aparición de la enfermedad.

! IMPORTANTE

Existen estudios que demuestran que una sesión de ejercicio físico dinámico de intensidad moderada, como caminar deprisa o nadar suave, de unos 30 a 45 minutos de duración, produce en las personas con HTA una disminución de 10 a 20 mmHg de tensión arterial sistólica durante las horas posteriores, y esta respuesta puede prolongarse hasta nueve horas.

RECUERDA

Precauciones en la medición de la presión arterial en consulta:

- El paciente debe sentarse 3-5 min antes de tomar PA.
- Tomar al menos dos veces PA con el paciente sentado, calculando el valor promedio.
- En pacientes con arritmias, se deben tomar mediciones repetidas.
- Disponer de manguitos de diferentes tamaños.
- Colocar el puño a nivel del corazón.
- Medir PA en ambos brazos en la primera consulta. Si hay diferencias, tomar como referencia el brazo del valor más alto.
- En la primera consulta, ante sospecha de hipotensión ortostática, medir PA 1 y 3 min después de que el paciente asuma la bipedestación.
- En caso de medición convencional de PA, medir frecuencia cardiaca por palpación de pulsos (mínimo 30 segundos) tras la segunda medición de la PA con el paciente sentado.

E. Seguimiento y control

Una vez establecido el diagnóstico de hipertensión arterial, el inicio de un plan terapéutico (modificaciones del estilo de vida, tratamiento farmacológico o tratamiento psicológico) necesitará unos controles periódicos hasta conseguir el objetivo propuesto.

Este seguimiento suele ser establecido en los centros de atención primaria por los profesionales de enfermería y de medicina.

La periodicidad del seguimiento dependerá de las cifras de tensión arterial, la existencia de complicaciones cardiovasculares y la presencia de otras patologías o factores de riesgo asociados. En general, se recomiendan las visitas cada 4-8 semanas, que después se podrán ir distanciando.

> En pacientes bien controlados, el seguimiento del personal de enfermería se realiza cada tres o seis meses, y el del personal médico, anualmente. En casos de un mal control, se aconseja concertar una visita médica.

En cada uno de los controles de enfermería, se incluirá:

- Determinación de la presión arterial, en dos ocasiones en el brazo control (generalmente el derecho) y cálculo del promedio.
- Determinación de la frecuencia cardiaca, sobre todo cuando se toman fármacos que la puedan modificar.
- Control de peso en casos de sobrepeso u obesidad.
- Determinación del consumo de tabaco y alcohol; consejos para intentar reducirlos o eliminarlos.
- Detección de efectos secundarios del tratamiento.
- Valoración del cumplimiento terapéutico, el estilo de vida y el tratamiento farmacológico.
- Detección de síntomas que orienten a un daño visceral.
- Medidas de educación sanitaria del paciente y de los familiares.

ACTIVIDADES

3. Establece una tabla de comparación entre los factores de riesgo y las medidas higiénicas recomendadas en el tratamiento de la HTA.

4. ¿Cómo explicarías las siguientes características de una enfermedad crónica en la hipertensión arterial?:

a) Prevenible.

b) Plurietiología.

c) Pluriefectividad.

PONTE A PRUEBA 3

Federico es un paciente de 43 años diagnosticado de HTA hace cinco meses.

Hasta ahora, ha mantenido sus cifras de tensión arterial siguiendo solamente las medidas higiénicas prescritas. En la visita de hoy, se detecta un aumento de peso de tres kilogramos y en sus cifras de tensión (170/100 mmHg). Él refiere no haber modificado sus hábitos de vida y afirma haber seguido estrictamente las medidas higiénicas recomendadas.

¿Qué propuestas se le podrían hacer para intentar normalizar sus cifras de tensión arterial?

Claves de resolución

Primero deberías intentar verificar si Federico ha seguido las indicaciones que se le marcaron con anterioridad. Utiliza preguntas abiertas (que no se respondan con un sí o un no) sobre la dieta que ha seguido, su consumo de sal y otros minerales, la cantidad de alcohol ingerida, la actividad física que ha hecho, si ha fumado o si ha tenido algún problema importante que le haya podido provocar alteraciones emocionales significativas.

Si se confirma que ha seguido los pasos adecuados y las cifras han aumentado, es porque no han resultado suficientes y se debería prescribir un tratamiento farmacológico. Se le debe explicar este punto al paciente. Piensa en cómo transmitirías esta información. Utiliza frases cortas y fáciles de entender. Por último, el médico debería proponer el tratamiento farmacológico adecuado para ese caso.

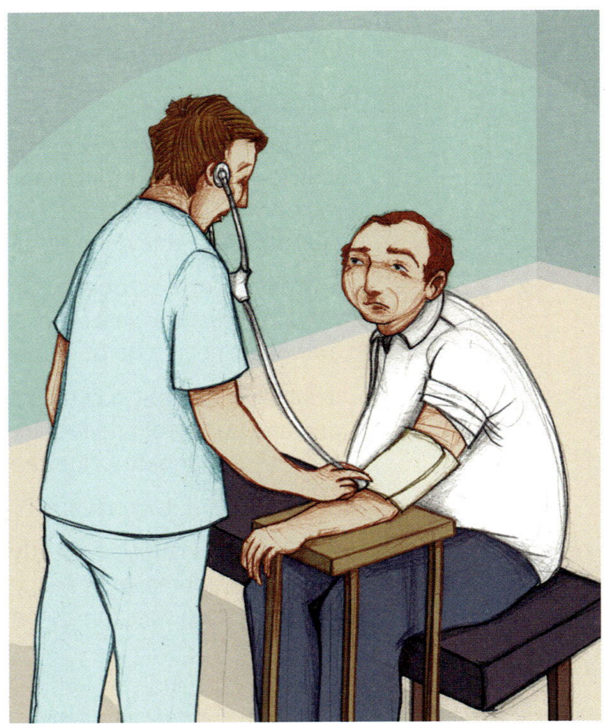

Fig. 10.4. En pacientes con HTA, es fundamental normalizar las cifras de tensión arterial.

3.2. Obesidad

> La obesidad se define como el exceso de peso debido a una acumulación de tejido adiposo.

La obesidad es una patología crónica típica de países desarrollados. Su gran importancia social se demuestra por las cifras de morbilidad asociada y el incremento de mortalidad que ocasiona.

Presenta las siguientes **características:**

- Suele mostrar periodos de remisión y recaídas que justifican su larga duración.
- Intervienen numerosos factores en su aparición.
- Es prevenible.
- Requiere la existencia de una colaboración conjunta entre profesionales sanitarios y pacientes.

Puede clasificarse siguiendo diferentes criterios:

Según su origen	Primaria: se produce por un balance calórico positivo, caracterizado por una ingesta excesiva de alimentos combinada con falta de actividad y ejercicio físico. Secundaria: debida a otras enfermedades (endocrinas) o al consumo de ciertos fármacos.
Según su distribución topográfica	Androide: la acumulación de grasa se centra en la facies, el cuello, el tronco y la parte superior del abdomen. Más frecuente en varones. Ginoide: la acumulación de grasa se da en la parte inferior del cuerpo, mitad inferior del abdomen, caderas, glúteos y muslos. Es más común en mujeres (y no conlleva un exceso de riesgo cardiovascular).
Según el pronóstico de la enfermedad	De larga evolución: se da en individuos que nacen con un peso normal, pero que en la edad escolar ya poseen un peso excesivo, que irá aumentando con la edad y con el número de embarazos en las mujeres. Del adulto: se da en individuos que tienen un peso normal, o incluso bajo, hasta los 20-40 años y que luego aumentan progresivamente de peso.

Tabla 10.8. Criterios de clasificación de la obesidad.

A. Factores de riesgo de la obesidad

Existen multitud de factores que intervienen en el origen de la obesidad. Veamos algunos de ellos:

Factores genéticos	Existe una relación entre el peso de los padres y el de los hijos. Solo el 10 % de niños serán obesos sin serlo ninguno de sus padres (frente a un 50 % cuando lo es un progenitor y un 80 % cuando lo son los dos).
Factores socioeconómicos	En los grupos más desfavorecidos económicamente, existe una mayor frecuencia de obesidad.
Factores psicológicos	Ciertos estados psicológicos (ansiedad, autoestima deficiente, depresión o inmadurez) están relacionados con la obesidad.
Hábitos alimentarios	Los individuos obesos presentan trastornos del comportamiento alimentario antes de que sean considerados como tales (comen más deprisa, lo que supone un aumento del umbral de saciedad).
Ejercicio físico	La obesidad es poco frecuente en individuos con actividad diaria elevada (por trabajo o aficiones). Suele aparecer frecuentemente, en cambio, en individuos sedentarios.

Tabla 10.9. Factores que intervienen en la obesidad.

RECUERDA

En el diagnóstico de la obesidad, se emplean nomogramas y tablas de referencia para establecer comparaciones.

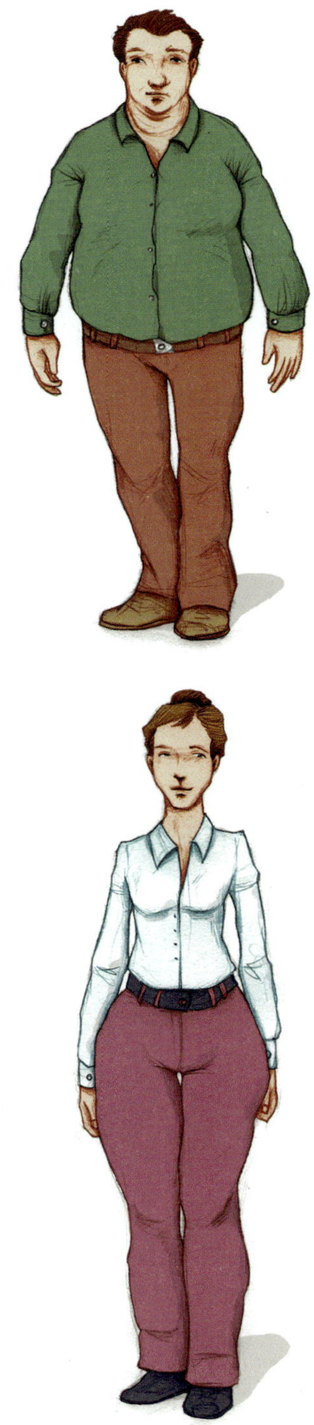

a)

b)

Fig. 10.5. a) y b) Obesidad androide («forma de manzana») y obesidad ginoide («forma de pera»).

B. Diagnóstico de la obesidad

El diagnóstico de la obesidad debería hacerse calculando el porcentaje de grasa del organismo. Los métodos más exactos para la estimación de la grasa corporal, como la medida de la densidad corporal, suelen ser muy costosos. Por eso, actualmente se utilizan otros más sencillos, como los siguientes:

Pliegues subcutáneos	Con lipocalibradores, se realizan las determinaciones en diferentes localizaciones (pliegues tricipital, bicipital, subescapular y suprailíaco).
Índice de masa corporal	Método recomendado por la Organización Mundial de la Salud (OMS) para valorar el grado de obesidad. Se calcula dividiendo el peso del individuo en kilogramos por la estatura en metros al cuadrado.
Índice cintura-cadera	Se obtiene dividiendo el perímetro abdominal, medido a nivel umbilical, por el perímetro de las caderas.
Comparación del peso del individuo con su peso ideal	Se establece mediante fórmulas; por ejemplo, cálculo del porcentaje que el peso actual del paciente representa sobre un peso ideal.

Tabla 10.10. Métodos para el diagnóstico de la obesidad.

IMC	Clasificación
<18,5	Peso insuficiente
18,5-24,9	Normopeso
25-26,9	Sobrepeso grado I
27-29,9	Sobrepeso grado II (preobesidad)
30-34,9	Obesidad de tipo I
35-39,9	Obesidad de tipo II
40-49,9	Obesidad de tipo III (mórbida)
>50	Obesidad de tipo IV (extrema)

Tabla 10.11. Índice de masa corporal (IMC) en hombres y mujeres.

C. Tratamiento de la obesidad

El tratamiento de la obesidad tiene como objetivo disminuir el peso y procurar que esa disminución se mantenga a lo largo del tiempo.

Existen multitud de métodos, que no se aplican aislados y que van desde simples medidas generales en relación con la comida hasta complicadas intervenciones quirúrgicas.

A continuación, vamos a ver más detalladamente en qué consiste cada uno de ellos:

Medidas generales	Incluyen recomendaciones sencillas, como no consumir alimentos de alto contenido calórico, no comer por la calle, comer a la misma hora y sin hacer ninguna otra actividad, masticar bien, saborear los alimentos haciendo pausas, etc.			
Dieta	Las recomendaciones dietéticas deben considerar los gustos del individuo y la presentación de los alimentos, y deben también ser redactadas en términos positivos (no con prohibiciones). Habrá que aumentar la frecuencia de las tomas y se tratará de evitar la monotonía. El consumo de alcohol debe restringirse al máximo.			
Ejercicio	Ejercicio constante, regular y progresivo (para pasar a formar parte de los hábitos). Lo más recomendable es caminar o andar rápido.			
Educación sanitaria	En los centros de atención primaria, podrían realizarse charlas adaptadas a las características de la población, dirigidas a amas de casa, centros escolares, centros de trabajo y residencias, entre otros.			
Tratamiento farmacológico	Los fármacos que quitan el apetito (anorexígenos) ya no se prescriben, por el peligro de efectos secundarios y de adicción. Actualmente, solo se utilizan en obesidades rebeldes que no ceden con medidas higiénicas.			
Tratamiento quirúrgico	Responde a tres patrones: por intervenciones restrictivas (disminución de la ingesta de alimentos), por intervenciones malabsortivas o por intervenciones mixtas.			
	Fijación mandibular: impide la ingesta de comidas voluminosas. Apenas se utiliza actualmente.	Gastroplastia vertical: reducción del volumen gástrico. Es el método más utilizado. Es el último recurso médico para tratar la obesidad mórbida (que causa enfermedades y puede producir la muerte).	Baipás intestinal: consiste en unir el estómago a las últimas porciones del intestino delgado, impidiendo así la absorción de la mayoría de los alimentos.	Técnicas mixtas: combinan las técnicas anteriores.
Tratamiento psicológico	Son técnicas conductuales (eficacia a medio y largo plazo no demostrada), encaminadas a modificar el tratamiento alimentario y a intentar mantener en el tiempo los beneficios conseguidos a corto plazo.			

Tabla 10.12. Técnicas para el tratamiento de la obesidad.

D. Seguimiento y control de la obesidad

Antes de proponer el tratamiento individualizado, se debe hacer una historia clínica y una exploración física para conocer los siguientes rasgos del paciente:

- El estado psicológico (emocional).
- El tipo de obesidad.
- Sus hábitos dietéticos.
- Si practica ejercicio físico.
- Los factores sociales y económicos que puedan influir en el proceso.
- Su actitud frente a la obesidad y el grado de motivación para perder peso.
- Las repercusiones clínicas y el riesgo vital.

En la fase inicial, las citas deben ser frecuentes, al menos durante el primer mes. Después, se pueden distanciar más. En el seguimiento, se tienen que reforzar positivamente los logros conseguidos.

PONTE A PRUEBA 4

Julia es una paciente de 38 años que presenta un IMC de 42 kg/m^2 en su primera visita a atención primaria.

Refiere que es obesa desde niña y que ha intentado todo tipo de dietas «milagrosas» para perder peso. Pero los resultados no fueron los esperados y en varias ocasiones, tras estos intentos, incluso aumentó el peso del inicio del tratamiento.

¿Cuál crees que será el tratamiento más adecuado en este tipo de obesidad?

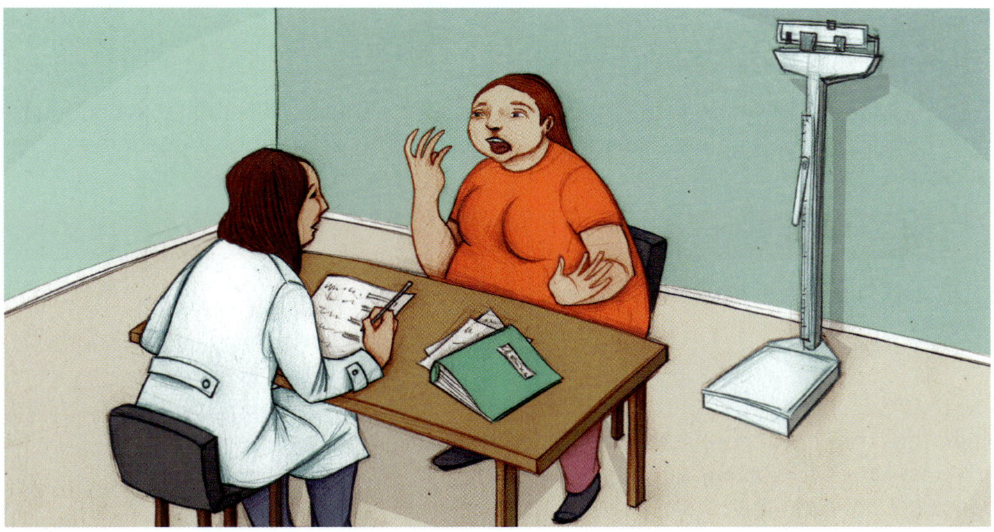

Fig. 10.6. El control de la evolución del tratamiento de la obesidad es fundamental.

Claves de resolución

Ante todo, es importante hacer ver a la paciente que la disminución de peso supondría beneficios para su salud (mayor agilidad, menos agotamiento, menos sobrecarga de las articulaciones, menos tensión arterial, menos riesgo cardiovascular, etc.), y después se deberían aplicar medidas generales sobre dieta y ejercicio.

A continuación, aunque ya haya probado sin éxito distintas dietas en otras ocasiones, deberías intentar elaborar un consejo dietético valorando sus gustos e intentando no recomendar en términos negativos (mediante prohibiciones), además de aconsejarle que realice ejercicio moderado.

Si las medidas anteriores fracasaran, el médico deberá valorar si es indicado el tratamiento farmacológico y, como última opción, se recurriría a la cirugía, explicando detalladamente los riegos de estas intervenciones.

WEB

La Sociedad Española para el Estudio de la Obesidad promueve iniciativas encaminadas a la prevención y el tratamiento de todos los problemas de exceso de peso. En su página web, puedes encontrar guías de práctica clínica muy interesantes:

http://seedo.es

ACTIVIDADES

5. ¿Qué conductas pondrían de manifiesto que ciertos estados psicológicos, como la ansiedad o la depresión, pueden ser factores de riesgo de la obesidad?

6. Investiga cuál es el procedimiento a seguir en la medición de los pliegues cutáneos.

3.3. Sida

RECUERDA

El curso de la infección es muy variable; algunos pacientes progresan a sida en un periodo inferior a 18 meses y otros permanecen asintomáticos durante más de 10 años.

IMPORTANTE

En la transmisión por vía sexual, el virus (en esperma o secreciones vaginales) contacta con el torrente sanguíneo del receptor por lesiones microscópicas durante la penetración.

El riesgo aumenta si hay infecciones genitales, úlceras o heridas, si la relación es anal (más traumática) y si se tiene la menstruación en ese momento.

El síndrome de inmunodeficiencia adquirida (sida) está producido por el virus de inmunodeficiencia humana (VIH).

Dos o tres semanas después del contagio aparece un cuadro que cura espontáneamente y que se asemeja al de la gripe: cursa con fiebre, sudoración, somnolencia, faringitis, etc. Con menor frecuencia, el cuadro es neurológico, con deterioro mental progresivo. Después, se produce la seroconversión (entre las 8 y las 12 semanas), en la que el virus disminuye mucho en sangre.

El periodo sin síntomas puede durar de meses a años.

El sida presenta las siguientes **características:**

- Es una enfermedad de incuestionable importancia social.
- Es incurable.
- Produce varios efectos sobre distintos problemas de salud.
- Es prevenible.
- Necesita rehabilitación.

Debido al deterioro inmunológico, aparece el complejo relacionado con el sida:

- Malestar.
- Fatiga.
- Pérdida de peso.
- Sudoración.
- Infecciones oportunistas y toda clase de complicaciones.

A. Transmisión y prevención

La transmisión del VIH se produce por tres vías: sexual, sanguínea y perinatal. A continuación, vamos a explicar cada una de ellas y las medidas de prevención que se pueden adoptar en cada caso:

	Transmisión	Prevención
Vía sexual	Mediante el contacto sexual (anal, vaginal u oral) entre mujeres y hombres, entre hombres y, con menos frecuencia, entre mujeres.	• Conocer bien a la pareja. • Evitar contactos sexuales con personas desconocidas. • Uso correcto del preservativo.
Vía sanguínea	Por transfusiones de sangre (hoy rigurosamente controladas) y por compartir instrumentos cortantes y punzantes contaminados (jeringuillas, agujas, cuchillas de afeitar, etc.).	• Controles en las donaciones sanguíneas. • Abandonar el consumo de drogas por vía parenteral o, en su caso, usar material estéril y evitar compartir jeringuillas y agujas. • En tatuajes y *piercings,* usar agujas desechables o estériles. • Evitar compartir cuchillas de afeitar y otros instrumentos cortantes.
Vía perinatal	Una madre infectada puede transmitir el virus a su hijo durante el embarazo, en el momento del parto o durante la lactancia.	Si se está embarazada o se sospecha que se pudiera estar, se debe acudir lo antes posible a un médico para hacerse la prueba del VIH/sida. Si el resultado da positivo, la mujer puede decidir interrumpir legalmente su embarazo o someterse a un tratamiento precoz que disminuya el riesgo de transmisión. Las madres infectadas deben evitar dar el pecho al recién nacido.

Tabla 10.13. Vías de contagio y métodos de prevención del VIH.

B. Diagnóstico y tratamiento

El diagnóstico en adultos se basa en dos pasos: el primero incluye un análisis de cribado, que se sigue de un análisis de confirmación:

- **Técnicas de cribado.** Se utilizan las técnicas de ELISA de cuarta generación, en las que se determinan simultáneamente anticuerpos, antígenos e incluso proteínas del propio virus.
- **Técnicas de confirmación.** Las más empleadas son el Western Blot y el Inmunoblot Recombinante, que detectan anticuerpos específicos frente a diferentes proteínas del virus.

Cuando una persona padece la infección pero no presenta síntomas de la enfermedad, recibe el nombre de seropositiva (VIH+).

> Toda persona enferma de sida es seropositiva, pero no todos los seropositivos son enfermos de sida.

El **tratamiento** está encaminado a la prevención de las infecciones oportunistas (según la infección de que se trate, variará el fármaco usado) y a tratar específicamente la enfermedad y las complicaciones o infecciones secundarias.

Se usan antirretrovirales; los más comunes son: zidovudina (AZT), didanosina (ddI) y lamivudina (3TC).

C. Educación sanitaria: campañas y programas de prevención

Las campañas destinadas a la prevención del sida tienen en cuenta las dos primeras vías de transmisión (sexual y sanguínea), porque no existen medidas para actuar sobre la transmisión perinatal. Las únicas actuaciones posibles en este caso son el tratamiento con antirretrovirales para impedir el contagio al feto durante el embarazo y evitar la lactancia materna.

Existen multitud de programas de educación sanitaria, destinados tanto al ámbito nacional como al ámbito autonómico, lo que nos da una idea de la gran importancia de la prevención en esta patología en concreto.

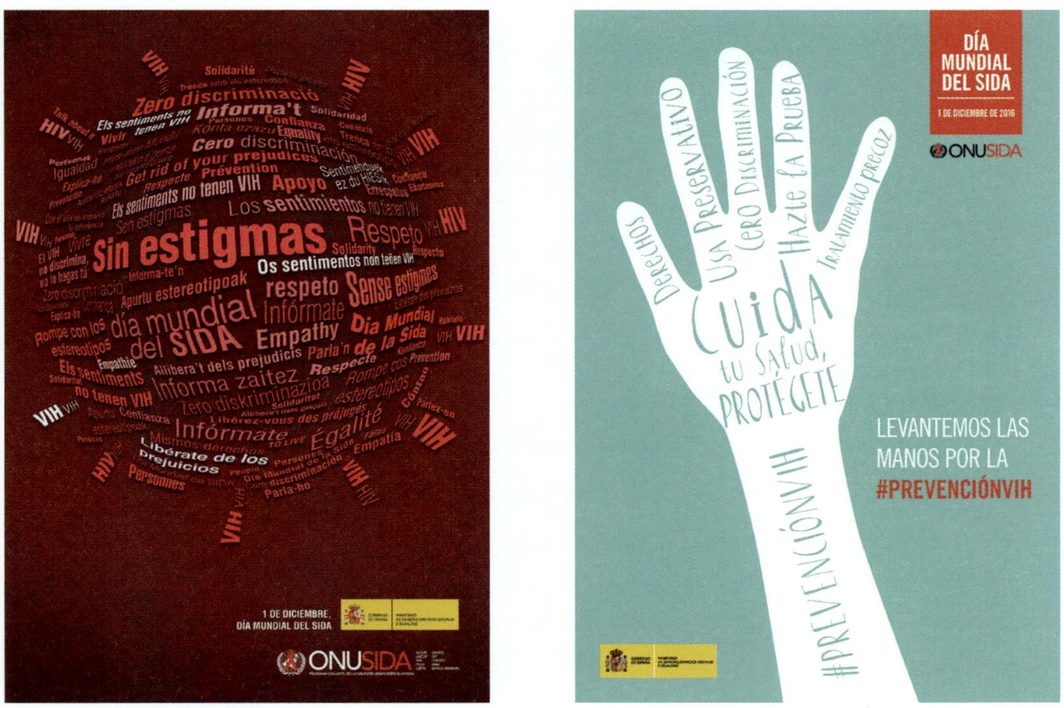

Fig. 10.7. El Ministerio de Sanidad, Servicios Sociales e Igualdad, a través del Plan Nacional sobre el Sida, diseña e implementa anualmente una campaña (con la colaboración de las CC. AA. y las ONG), dirigida a la población en general. Uno de los objetivos del Plan Estratégico de Prevención y Control del VIH y otras ITS 2013-2016 es incrementar los conocimientos frente a la infección del VIH y otras ITS, siempre promoviendo la igualdad de trato y la no discriminación de las personas afectadas. Para ello, los empodera con el fin de evitar la autoexclusión, fomentando habilidades que ayuden a afrontar el posible estigma y la discriminación.

RECUERDA

La prueba del VIH se oferta en España desde finales de la década de los ochenta en diferentes contextos y grupos de riesgo. Se puede llevar a cabo en centros de atención primaria y especializada. Antes de su realización, se debe informar al paciente y obtener, al menos, un consentimiento verbal. Al efectuar la prueba, se debe garantizar un entorno que respete la intimidad de la persona.

Puedes encontrar más información sobre el diagnóstico precoz en la página web del Ministerio de Sanidad:

www.msssi.gob.es

ACTIVIDADES

7. Busca campañas de prevención a nivel mundial.

4. Drogodependencias

> **IMPORTANTE**
>
> En el ámbito de las drogodependencias, es fundamental el papel que desempeña la prevención.
>
> En España, el Plan Nacional sobre Drogas es el organismo encargado de dirigir los diferentes programas de modificación de hábitos y de ayudar y coordinar a las diversas instituciones, tanto públicas como privadas, en el desarrollo de estos.

El consumo continuado de las sustancias denominadas drogas conlleva la aparición de diversas alteraciones funcionales del organismo y, en los casos más graves, la adicción, mediante la instauración de una tolerancia progresiva a esas sustancias y la aparición de dependencia.

La drogodependencia presenta las siguientes **características:**

- Se trata de una entidad crónica, puesto que surge tras el consumo continuado.
- No hay una única sustancia que produzca este cuadro.
- Tiene gran importancia social.
- Es prevenible.
- Para la desintoxicación, es necesario un periodo de rehabilitación.

Para el estudio detallado de este problema, es necesario definir algunos **términos:**

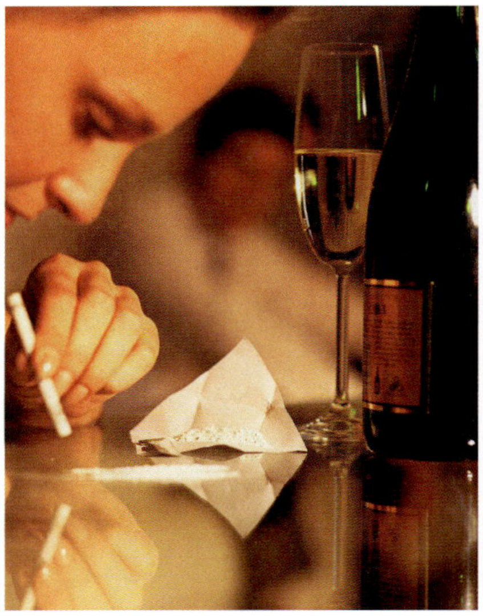

Fig. 10.8. Las drogodependencias constituyen un problema de salud pública muy importante.

Droga	Toda sustancia que, introducida en un organismo vivo, es capaz de modificar una o varias de sus funciones.
Dependencia	Suele presentarse tras el consumo continuado de algunas sustancias y se define como la pérdida de control frente a una sustancia y la necesidad de seguir consumiéndola a pesar de los efectos adversos que provoca. El tiempo que tarda en desarrollarse depende de la sustancia, las dosis, los intervalos entre estas e incluso la personalidad del consumidor. Se pueden clasificar en: • Dependencia psíquica o emocional: existen un sentimiento de satisfacción y un impulso psíquico que exigen la administración regular o continuada de la droga para producir placer o evitar malestar. • Dependencia física o adicción: el organismo vivo requiere realmente la presencia de la droga para el mantenimiento de su equilibrio y de su normal funcionamiento.
Síndrome de abstinencia	Conjunto de síntomas y signos que se presentan como consecuencia de la supresión brusca del consumo de la droga en los casos de dependencia física.
Tolerancia	Estado de adaptación caracterizado por la necesidad de una dosis mayor para provocar el mismo grado de efecto farmacodinámico.

Tabla 10.14. Conceptos básicos utilizados en el ámbito de las drogodependencias.

Clasificaciones de las drogas

Debido al gran número de drogas que hay, existen multitud de **criterios de clasificación.**

Según sus efectos sobre el sistema nervioso central (criterio farmacológico), las drogas pueden ser:

- Depresoras del sistema nervioso central (opio y derivados, hipnóticos, sedantes, tranquilizantes y alcohol).
- Estimulantes de las funciones nerviosas (cocaína, anfetaminas, tabaco).
- Psicodélicas (cannabis, LSD).

Desde un punto de vista **sociológico,** se las puede clasificar en:

- Institucionalizadas o legales (alcohol, tabaco y café).
- No institucionalizadas o ilegales (cannabis, opiáceos, cocaína y fármacos usados fuera del ámbito sanitario).

A continuación, veremos las diferentes sustancias más importantes y la terapéutica a seguir en cada caso.

> **@ WEB**
>
> Visita la página web del Plan Nacional sobre Drogas:
>
> **www.pnsd.msc.es**
>
> y analiza las actuaciones en prevención, asistencia y reinserción que allí se describen.

4.1. Tabaco

El humo de los cigarrillos contiene numerosos componentes tóxicos, entre los que destacan: alquitrán, nicotina, monóxido de carbono y sustancias irritantes respiratorias.

Existen numerosos estudios epidemiológicos que relacionan el consumo de tabaco con un amplio abanico de **enfermedades:**

- Cáncer de pulmón.
- Cáncer oral.
- Enfermedad pulmonar obstructiva crónica (EPOC).
- Enfermedades cardiovasculares.

> Según la OMS, un fumador es una persona que ha fumado diariamente durante el último mes cualquier cantidad de cigarrillos, incluso uno.

Las personas que, sin ser fumadoras, inhalan involuntariamente el humo del tabaco que consumen los fumadores en su entorno son conocidas como **fumadores pasivos.** De los resultados de diversos estudios, se puede concluir que un fumador pasivo expuesto al humo del tabaco durante una hora puede llegar a inhalar una cantidad equivalente al consumo de dos a tres cigarrillos (dependiendo de la cantidad de humo ambiental y de la ventilación del lugar) y que, en general, un fumador pasivo absorbe el equivalente a 0,1-1 cigarrillo/día.

La nicotina y el tabaco

Para reducir los efectos perjudiciales del tabaco, las empresas tabacaleras tomaron medidas tales como añadir filtros a los cigarrillos o utilizar papel más poroso y agujeros de ventilación en los filtros para disminuir la cantidad de humo.

Otra de las medidas es la elaboración de cigarrillos denominados *light,* que tienen el mismo tipo de tabaco y la misma cantidad de nicotina por peso que los otros, pero la disponibilidad de los componentes es menor cuando son fumados de manera similar. Sin embargo, la mayoría de los fumadores adictos a la nicotina realizan inhalaciones más frecuentes y/o profundas para conseguir la cantidad de nicotina a que están acostumbrados.

El contenido medio en nicotina y alquitrán de los cigarrillos está disminuyendo y se debería insistir en una reducción cada vez mayor.

A. Tratamiento

El tratamiento tiene como finalidad el abandono del hábito de fumar. El proceso consta de varias etapas. Prochaska y Di Clemente, teóricos del tema, consideran que son las siguientes:

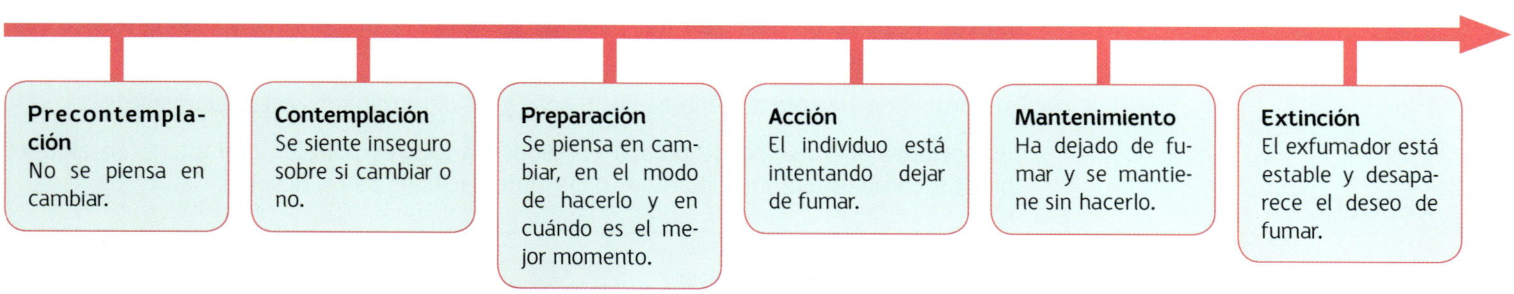

Fig. 10.9. Fases del proceso de abandono del tabaquismo.

En el proceso de abandonar el tabaco, se pueden dar recaídas. La mayoría de las personas que consiguen dejar de fumar definitivamente han necesitado pasar varias veces por alguna de estas fases.

En la evaluación de un paciente fumador, se incluirá en su historia clínica su estado actual de tabaquismo. La valoración en los casos en los que se pretende un consejo breve será diferente de la de aquellos en que el tratamiento ha de ser intensivo, por ejemplo, por fracasos anteriores.

En los pacientes preparados y que quieren dejar de fumar, es importante que se fije una fecha concreta, con preferencia en las dos semanas siguientes.

En los casos en los que aparezca el **síndrome de abstinencia**, se darán recomendaciones como las siguientes:

Medidas paliativas	• Ante el deseo muy fuerte de fumar: respirar profundamente tres veces seguidas, practicar técnicas de relajación, beber agua o zumos, masticar chicles, etc. • Ante el insomnio y el nerviosismo: evitar el café y las bebidas excitantes, tomar infusiones o un baño relajante, hacer ejercicio, realizar técnicas de relajación.
Tratamiento farmacológico	• Los productos sustitutos de la nicotina que se utilizan más frecuentemente son: chicles de nicotina, parches de nicotina, aerosol nasal e inhalador bucal (no comercializado en España). • Antidepresivos: nortriptilina y bupropión. • Antagonistas: mecamilamina y naltrexona. • Otros: ansiolíticos, clonidina, vareniclina.
Tratamientos no farmacológicos	• Acupuntura e hipnosis (de eficacia no suficientemente demostrada).

Tabla 10.15. Recomendaciones ante el síndrome de abstinencia.

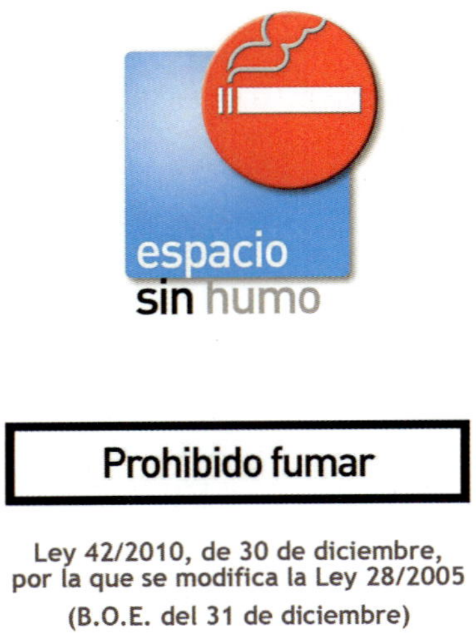
espacio
sin humo
Prohibido fumar
Ley 42/2010, de 30 de diciembre,
por la que se modifica la Ley 28/2005
(B.O.E. del 31 de diciembre)

Fig. 10.10. Desde el 1 de enero de 2011 se ha extendido la prohibición de fumar a todos los sitios públicos.

B. Seguimiento

La mayoría de las personas que dejan de fumar sufren recaídas en el primer año. Sería conveniente una actividad de seguimiento en las dos primeras semanas, por ser este el periodo más crítico en cuanto a las recaídas.

C. Legislación y lucha antitabáquica

La normativa vigente en España abarca diferentes aspectos:

- La publicidad destinada a fomentar el consumo de tabaco está totalmente prohibida en todos los medios de comunicación.
- Es obligatorio imprimir avisos y advertencias en el exterior de todos los paquetes de tabaco sobre la peligrosidad del consumo del tabaco.
- Se deben imprimir también los valores medios de emisión de alquitrán, nicotina y monóxido de carbono en paquetes de cigarrillos y anuncios. Las cifras serán visibles y figurarán en una cara diferente a la de las advertencias sanitarias.
- Se establecen los niveles máximos permitidos para el tabaco normal y para el tabaco bajo en nicotina y alquitrán.
- Está prohibida la venta a menores de 16 años y en determinados establecimientos.
- Restricciones al consumo de tabaco en todos los lugares públicos cerrados y en algunos abiertos, como los parques infantiles o las inmediaciones de un hospital.

RECUERDA

A la hora de prescribir un tratamiento para dejar de fumar, es primordial conocer la disposición o motivación del fumador para el cambio de su hábito.

Con este fin, se utiliza el test de Richmond. Una puntuación menor o igual a 4 indica baja motivación; entre 5 y 6, motivación media; y más de 7, motivación alta.

También se tendrá en cuenta la dependencia de la nicotina. Para su valoración, se usa el test de Fagerström, que tiene una puntuación máxima de 10. Los fumadores que obtienen un 8 o más son los más dependientes y los de 4 a 7 tendrán una dependencia media.

Test de Richmond

1. ¿Le gustaría dejar de fumar si pudiera hacerlo fácilmente? (0 = no; 1 = sí).
2. ¿Cuánto interés tiene usted en dejar de fumar? (Desde 0 = nada en absoluto; hasta 3 = mucho).
3. ¿Intentará dejar de fumar del todo en las próximas 2 semanas? (Desde 0 = definitivamente no; hasta 3 = definitivamente sí).
4. ¿Cree que dentro de 6 meses usted no fumará? (Desde 0 = definitivamente no; hasta 3 = definitivamente sí).

4.2. Alcohol

El consumo de bebidas alcohólicas es un fenómeno social generalizado y constituye un importante problema de salud pública.

Antes de tratar el diagnóstico y el tratamiento, vamos a aclarar ciertos términos:

Trastorno relacionado con el consumo de alcohol (TRA)	La OMS lo define como «cualquier deterioro en el funcionamiento físico, mental o social de un individuo, cuya naturaleza permita inferir razonablemente que el alcohol es una parte del nexo causal que provoca dicho trastorno». Engloba, por tanto, las alteraciones que genera el consumo de alcohol en pacientes alcohólicos y en consumidores no dependientes.
Síndrome de dependencia del alcohol (SDA)	Solamente incluye los efectos en personas dependientes.
Bebedor de riesgo	Es aquella persona que semanalmente consume por encima de 280 g de alcohol, en el caso del hombre, o de 168 g, en el de la mujer.

Tabla 10.16. Términos relacionados con el consumo excesivo de alcohol.

Existen multitud de **trastornos** relacionados con el consumo de alcohol:

- Alteraciones hepáticas y pancreáticas.
- Otras alteraciones gastrointestinales.
- Alteraciones hematológicas.
- Alteraciones cardiovasculares.
- Alteraciones neurológicas.
- Síndrome alcohólico fetal.

A continuación, se presentan de manera sintética las fases de diagnóstico, tratamiento y seguimiento del consumo del paciente que sufre un trastorno relacionado con el consumo de alcohol:

Diagnóstico (biaxial del alcoholismo)	• Exploración clínica orientada (ingesta de alcohol en ayunas y existencia de temblor o náuseas matutinos) a aparatos o sistemas alterados por el consumo de alcohol y una valoración psicológica (la historia alcohólica del paciente, su patrón de bebida, los trastornos de la conducta y una valoración del entorno del paciente). • Cuestionarios de detección: deben tener sensibilidad y especificidad elevadas y haber sido validados. • Analítica.
Tratamiento	Objetivo: conseguir la deshabituación del paciente alcohólico. En primer lugar, el paciente debe comprender su enfermedad y la necesidad de seguir un tratamiento y, después, seguirán las etapas de desintoxicación, deshabituación y seguimiento. • Desintoxicación: acompañada de un síndrome de abstinencia con o sin síntomas clínicos. • Deshabituación: combina el tratamiento farmacológico con técnicas psicosociales.
Seguimiento	Las visitas serán más frecuentes en las primeras fases e insistirán en la importancia de la abstinencia.

Tabla 10.17. Diagnóstico, tratamiento y seguimiento de los trastornos originados por el consumo de alcohol.

RECUERDA

Los cuestionarios de detección más usados son el CBA y el MALT.

Otro que se utiliza con frecuencia es el test de CAGE, que es muy simple; consta solo de cuatro preguntas y la respuesta afirmativa a una de ellas supone riesgo de alcoholismo:

Test de CAGE
1. ¿Alguna vez ha tenido que beber a primera hora de la mañana para sentirse en forma? 2. ¿Ha pensado en alguna ocasión que tenía que dejar la bebida? 3. ¿Se ha sentido en alguna ocasión a disgusto por la bebida? 4. ¿Le han molestado las observaciones que la gente haya efectuado acerca de su hábito enólico?

IMPORTANTE

Cuando se sospecha un consumo elevado de alcohol en un paciente (reconocido por este o no), se realizará un diagnóstico biaxial del alcoholismo, teniendo en cuenta de forma independiente los TRA y el SDA para determinar el tratamiento más adecuado.

ACTIVIDADES

8. Busca una frase que exprese el pensamiento de una persona que está intentando dejar de fumar para cada una de las fases que atravesará.

9. ¿Qué actividad le recomendarías a una persona que está dejando de fumar, pero tiene muchas ganas de encender un pitillo, para que no la haga?

10. ¿Es lo mismo desintoxicación que deshabituación?

4.3. Otras drogas

En este apartado, vamos a incluir el consumo de sustancias que generan dependencia y ocasionan un deterioro más acelerado de la salud de quien las consume.

A. Fármacos

Entre los fármacos que generan dependencia, destacan los opiáceos, los barbitúricos, las benzodiacepinas, las anfetaminas y los anorexígenos.

Nos centraremos en las benzodiacepinas, que son fármacos de efectos relajantes y sedantes. Tras una ingesta prolongada, su supresión genera síntomas de abstinencia.

El tratamiento consiste en una reducción gradual, ajustada a cada individuo, que variará la pauta cada semana. Además, se hacen intervenciones psicoeducativas, psicoterapias de apoyo o grupos de autoayuda.

IMPORTANTE

La heroína deriva de la morfina, que se obtiene de la amapola blanca *Papaver somniferum*, también denominada *adormidera* o *planta del opio*.

En el siglo XIX, los opiáceos eran remedios populares. Se usaban para calmar afecciones y dolores de diferente tipo, y se podían comprar sin prescripción médica en muchos comercios en EE. UU. y Europa.

B. Heroína

La vía de administración más común era la parenteral, pero, a raíz de la aparición del sida, se empezó a inhalar y fumar con mayor frecuencia.

Los consumidores de esta droga llevan asociado un elevado número de patologías; presentan gran cantidad de accidentes y su manejo y seguimiento médico es difícil, porque no suelen acudir a los controles pautados.

El tratamiento comprende diferentes programas y el objetivo principal es la abstinencia:

Programa	Contenido - información
Promoción del sexo seguro	Información sobre diferentes prácticas sexuales y sus riesgos e indicaciones sobre el uso correcto del preservativo. Pautas a seguir antes de la inyección de drogas y en su preparación (puntos de inyección, riesgos y limpieza de los utensilios y qué hacer en casos de sobredosis).
Intercambio de jeringuillas	Intercambio de jeringuillas usadas por otras estériles (paquete o kit antisida, con agua destilada para inyección, una toallita con desinfectante y un contenedor de plástico rígido para desechar la jeringuilla una vez usada). En las farmacias, se depositan las jeringuillas usadas en contenedores especiales y se distribuyen los paquetes.
Mantenimiento de metadona	Diagnóstico confirmado de dependencia de opiáceos. Firma del paciente tras conocer las condiciones generales y una autorización a una tercera persona (familiar) para la recogida del tratamiento. La persona autorizada recoge dosis orales de metadona y el paciente se someterá a controles periódicos para ajustar dosis y para asegurar que no consume otras sustancias. Se pretende la sustitución de la vía parenteral por la vía oral y la desintoxicación de dependientes a opiáceos a largo plazo.

Tabla 10.18. Programas de reducción de daños provocados por el consumo de heroína.

RECUERDA

La edad media de inicio de consumo de heroína en España en el periodo de 1995-2013 oscila entre 19 y 23 años.

Una vez pasada la fase de desintoxicación, la de deshabituación tiene un carácter psicosocial.

C. Cocaína

El consumo de cocaína suele ir asociado con el de grandes cantidades de bebidas alcohólicas y el de drogas de diseño. Los pacientes suelen presentar inestabilidad emocional.

El tratamiento farmacológico más generalizado es a base de antidepresivos tricíclicos. Es fundamental un tratamiento psicológico intensivo.

RECUERDA

La cocaína procede del arbusto *Erytroxilon coca*, que se cultiva fundamentalmente en el altiplano andino.

Su consumo comenzó en ambientes más selectos, por lo que se la denominó *droga de los ejecutivos*. En la actualidad, su consumo está en auge, en detrimento de la heroína.

D. Cannabis

Los preparados más conocidos de los derivados del cannabis *(Cannabis sativa)* contienen diferentes partes de la planta. La OMS tiene registrados más de 350 nombres para las preparaciones a base de cannabis.

El tratamiento de la dependencia es básicamente psicológico, mediante psicoterapia individual y grupal, aunque en ocasiones se pueden utilizar antidepresivos tricíclicos y neurolépticos.

El Código Penal español no prohíbe el consumo de cannabis. Esta flexibilidad legal ha permitido las investigaciones en el ámbito terapéutico.

En 2006, el Comité de Sanidad Pública de Cataluña presentó los primeros resultados del estudio sobre la utilización terapéutica del extracto de cannabis en pacientes que sufrían enfermedades diversas y crónicas, como esclerosis múltiple, neuropatías y pérdida de peso y del apetito.

E. Anfetaminas y drogas de diseño

Las drogas de diseño o de síntesis son derivados anfetamínicos con acción estimulante y psicodisléptica. El consumidor suele ser joven, entre 18 y 25 años; las toma en grupo, para mantenerse despierto durante muchas horas seguidas, generalmente asociadas a motivos festivos. En un porcentaje importante, se vincula al consumo de alcohol y, en menor medida, al de cannabis y cocaína.

En casos de intoxicación por drogas de diseño, el tratamiento será sintomático. Si han transcurrido menos de cuatro horas, se debe hacer un lavado gástrico; si se ha superado ese tiempo, se administra carbón activado y se acidifica la orina. En casos de hipertermia (el efecto somático más grave es el golpe de calor), se procederá a un rápido enfriamiento por métodos físicos, hidratación correcta, diuresis forzada y traslado urgente a un centro sanitario.

PONTE A PRUEBA 5

Manuel es un joven de 28 años que decide ingresar en un programa de desintoxicación. Refiere ser fumador de tabaco rubio desde los catorce años. Fumaba entre 5 y 10 cigarrillos los primeros años y, en la actualidad, entre 15 y 20.

A los 16 años, comenzó a fumar porros (cannabis) esporádicamente, hasta convertirlo en un hábito de todos los fines de semana.

Desde los 18 años, consume «de vez en cuando» fármacos psicoactivos sin control médico. A los 20, decidió probar el «pico» (heroína) «porque por probar no se pierde nada». Desde entonces, es consumidor habitual. También probó las «pastis», pero no son lo suyo; recurre a ellas cuando no tiene dinero para «un viaje más molón».

¿Qué terapia será más adecuada en este caso? ¿En qué consumo se debería centrar esta terapia? ¿Cuál sería en este caso el «mal menor»?

Claves de resolución

Estamos ante un ejemplo claro de policonsumo, que suele ser bastante común.

El tratamiento debería dar prioridad al problema más grave. ¿Cuál sería este en tu opinión?

Recopila la información que deberías darle a Manuel sobre los riesgos para su salud y los programas que existen para evitarlos.

Piensa en cómo abordar el consumo de las otras sustancias y valora cuál sería la terapia más adecuada en este caso.

Señala también cuál sería el problema menos grave.

RECUERDA

Las anfetaminas se usaron en algunos colectivos para permanecer despiertos y activos durante periodos de tiempo prolongados. Actualmente, se consumen en forma de pastillas o comprimidos y se combinan con las drogas de diseño.

RECUERDA

Los trastornos asociados al consumo de diferentes drogas no son un hecho aislado; son una situación bastante común en los jóvenes en la actualidad.

ACTIVIDADES

11. ¿Por qué el consumo de heroína puede llevar aparejado el riesgo de sida y, en cambio, el de cocaína no?

12. ¿Cuál es el perfil típico de una persona que consume drogas de diseño?

- **Enfermedad crónica**
  - Tiene las siguientes características generales:
    - Larga duración
    - Plurietiología y pluriefectividad
    - Gran importancia social
    - Prevenibles
    - Rehabilitación
  - Produce las siguientes consecuencias:
    - Negación
    - Minimización
    - Búsqueda activa de información
    - Búsqueda de apoyo emocional
  - Provoca diferentes reacciones psicológicas:
    - Negación
    - Miedo
    - Depresión
    - Ira

- **Algunos ejemplos de patologías crónicas**
  - Hipertensión arterial
  - Obesidad
  - Drogodependencias
  - Sida
  - Para analizarlas estudiaremos detenidamente:
    - Etiología y factores de riesgo
    - Clasificaciones
    - Sintomatología
    - Diagnóstico
    - Tratamiento
    - Seguimiento y control

TEST DE REPASO

Nota: todas las actividades deben realizarse en un cuaderno aparte.

1. Una enfermedad crónica se caracteriza por que tiene muchos factores de riesgo que intervienen en su aparición. Esta circunstancia recibe el nombre de:

a) Plurietilogía.
b) Pluriefectividad.
c) Rehabilitación.
d) Importancia social.

2. ¿Cuál de las siguientes estrategias para solucionar un problema crónico no aparece en los pacientes?

a) Búsqueda de apoyo emocional.
b) Búsqueda activa de información.
c) Búsqueda de un tratamiento alternativo.
d) Minimización.

3. Una de las reacciones psicológicas típicas de los pacientes crónicos es la ira, que se manifiesta por:

a) Evitación de las implicaciones de la enfermedad.
b) Reacciones hostiles y rechazo hacia los sanitarios.
c) Osteoporosis.
d) Insuficiencia renal.

4. Entre las medidas higiénicas para el tratamiento de la hipertensión arterial, se encuentra:

a) Evitar alteraciones agudas como el estrés.
b) La relajación muscular progresiva.
c) Consumir bloqueantes betaadrenérgicos.
d) El entrenamiento autógeno.

5. En la obesidad androide la grasa se acumula en:

a) Extremidades superiores.
b) Cuello, tronco y parte superior del abdomen.
c) Extremidades inferiores.
d) Cadera y glúteos.

6. El conjunto de síntomas y signos que aparecen como consecuencia de la supresión brusca de la droga recibe el nombre de:

a) Síndrome de abstinencia.
b) Tolerancia.
c) Dependencia psíquica.
d) Rechazo.

7. Una de las medidas de prevención en la vía de transmisión sanguínea es:

a) Compartir cuchillas de afeitar.
b) Utilizar agujas estériles en tatuajes.
c) Evitar dar el pecho al recién nacido.
d) Uso correcto del preservativo.

8. El periodo de incubación en el caso de una enfermedad crónica es:

a) Corto.
b) Largo.
c) Repentino.
d) Variable.

9. Los individuos que nacen con un peso normal y luego va aumentando con la edad tienen una obesidad:

a) Primaria.
b) Ginoide.
c) Del adulto.
d) De larga evolución.

10. ¿Qué etapa está atravesando una persona que quiere dejar de fumar cuando se siente inseguro sobre si cambiar o no su hábito?

a) Mantenimiento.
b) Contemplación.
c) Acción.
d) Preparación.

11. ¿Qué es un fumador pasivo?

a) Una persona que inhala involuntariamente el humo del tabaco.
b) Una persona que dejó de fumar hace tres años.
c) Una persona que fuma más de quince cigarrillos al día.
d) Una persona que está comenzando a fumar.

12. ¿Qué debe hacerse ante un golpe de calor por consumo de drogas de diseño?

a) Facilitarle una bolsa de agua caliente.
b) Abrigar al individuo.
c) Darle de beber algo caliente.
d) Enfriar por medios físicos.

COMPRUEBA TU APRENDIZAJE

Nota: todas las actividades deben realizarse en un cuaderno aparte.

Reconocer las características generales de las enfermedades crónicas y valorar los problemas derivados de estas, así como las reacciones de los pacientes.

1. En la siguiente tabla, se recogen las principales causas de mortalidad en España correspondientes al año 2013, publicadas por el Ministerio de Sanidad. Recopila las tasas de mortalidad de cada una de estas causas. Basándote en estos datos, agrupa las enfermedades crónicas y debate sobre los valores obtenidos.

Causas de muerte	Total defunciones
Cáncer	107.136
Enfermedades del corazón	79.284
Enfermedaess cardiovasculares	27.850
Enfermedades crónicas de las vías respiratorias inferiores	15.387
Enfermedad de Alzheimer	12.775
Accidentes no intencionales	9.987
Diabetes *mellitus*	9.391
Neumonía e influenza	8.421
Nefritis, nefrosis y síndrome nefrótico	7.007
Enfermedad hipertensiva	4.617
Enfermedad crónica del hígado y cirrosis	4.456
Suicidio	3.873
Enfermedad de Parkinson	3.491
Enfermedad vascular intestinal	2.943
Septicemia	2.917
Resto de causas	90.884
TOTAL	390.419

2. Entre las estrategias de afrontamiento de las enfermedades por parte de los pacientes, se encuentra la negación. Relaciona este término con otras unidades temáticas de este módulo.

Entender el protocolo que se debe seguir en algunas enfermedades crónicas, como la hipertensión arterial o la obesidad.

3. En la definición de hipertensión arterial, se dan unos valores ($\geq$140/90 mmHg). Investiga y recopila información para responder a las siguientes preguntas:

   a) ¿Crees que estas cifras han sido siempre las mismas?

   b) ¿A qué podría deberse el cambio?

   c) ¿Permanecerán constantes estas cifras?

4. Busca información (puedes utilizar la explicada en otros módulos profesionales) y elabora un protocolo con los pasos que deben seguirse para una correcta toma de la tensión arterial.
5. Con la información recogida para la actividad anterior, explica cuáles son los errores más frecuentes en la toma de la tensión arterial.
6. Investiga si tienes algún conocido con hipertensión arterial. ¿Cuáles son los pasos que se siguieron en su tratamiento?
7. En función de los datos de peso y talla de cinco compañeros, calcula su índice de masa corporal. Saca conclusiones a partir de los resultados obtenidos para cada uno de ellos.
8. Investiga en las revistas alguna noticia sobre «dietas mágicas». Debate en clase sobre los problemas que pueden causar y sus beneficios.

Valorar la importancia de la prevención del sida y distinguir entre un enfermo de sida y una persona seropositiva.

9. Realiza un análisis detallado de todas las actividades diarias que desempeñas desde que te levantas hasta que te acuestas. Divídelas en aquellas que pueden ser consideradas mecanismos de transmisión del sida y aquellas que no lo son.
10. Busca información de diferentes campañas de prevención del sida. Analiza la información conseguida. Elabora murales y folletos con las ideas clave.

Reconocer los diferentes tipos de drogas que existen y qué tratamiento se debe seguir en cada tipo de drogodependencia, así como los problemas de seguimiento que pueden aparecer.

11. Realiza una encuesta en clase para ver el número de fumadores. Redacta su historia tabáquica incluyendo:

    a) Edad de inicio del consumo.

    b) Años consumiendo.

    c) Tipo de tabaco.

    d) Número de cigarrillos.

    e) Diferencia entre consumo entre semana y fines de semana.

    f) Dinero semanal que supone el consumo.

12. Analiza el consumo de alcohol entre semana y durante los fines de semana de un adulto tipo y de un adolescente. Establece una comparación y conclusiones a partir de los resultados.
13. Busca recortes en prensa de los diferentes tipos de drogas y analiza y discute las noticias más relevantes.
14. Establece una comparación entre el consumo de benzodiacepinas y el de éxtasis.

Nota: todas las actividades deben realizarse en un cuaderno aparte.

Lectura

La lucha de los pacientes con dolor crónico contra su sufrimiento constante, invisible y silencioso

Imaginen durante un momento sufrir dolor todo el tiempo, de la mañana a la noche, cuando charlan, caminan, se van a la cama o emprenden cualquier acto banal, rutinario. Todo el tiempo, siempre. Y que ese padecimiento comience repentinamente y quizá no termine nunca.

–Estoy aquí, hablando contigo de la forma más natural del mundo, y siento dolor.

Rosana Cervera [...] es paciente de dolor crónico, un mal invisible que afecta a más de 6 millones de españoles y al 20% de la población mundial. [...]

–¿En qué consiste el dolor crónico?

–Consiste en sentir dolor permanente durante más de seis meses. Nace de un montón de patologías diferentes y no está considerado como una enfermedad en sí en este país. [...]

–¿Cuándo empezó a tener dolor crónico?

–A raíz de un accidente. Un coche me tiró cuando iba en bicicleta. No fue nada muy cruento, pero luego, al complicarse y ver que no se curaba, me diagnosticaron una enfermedad neurológica rara que se llama síndrome de dolor regional complejo. El cerebro no se entera de que el pie se ha curado y la lesión se mantiene en el tiempo. Tu extremidad se hincha y cambia de color como si siguiera afectada. [...]

–¿Qué tratamiento recibe?

–Terapia física, farmacológica y psicológica. [...]

–Siendo un dolor invisible, me imagino que resulta muy difícil explicárselo a los demás, como pasa con las enfermedades mentales.

–Yo siempre digo que este síndrome es invisible, raro y ladrón. Y te roba muchos momentos: te pierdes una boda, pierdes un trabajo que tenías, un proyecto y, al final, te das cuenta de que te ha robado la vida. [...] Subo al autobús en invierno y nadie se da cuenta de que necesito estar sentada, y he recibido miradas de soslayo [...] ¿Y qué haces? Te levantas. Ese es uno de los principales problemas, la invisibilidad, y eso que, dentro de lo que cabe, mis síntomas son evidentes, con el pie hinchado, pero hay enfermedades, como la fibromialgia, durísimas. [...]

–¿Cómo se sufre psicológicamente el dolor crónico?

–Tu colchón de ánimo se ve afectado. Todos tenemos un estándar de ánimo, unos más alto y otros más bajo, pero el dolor lo va restando. [...]

–Y el psicólogo, ¿cómo le ayuda?

–Hay tendencia a la depresión. El psicólogo trata de hacer algo que nos vendría bien a todos y es que le cuentas lo que te pasa de manera aséptica, porque incluso cuando hablas con un ser querido hay cosas que no le dices y, sin embargo, el psicólogo es una persona imparcial. [...]

–Antes ha explicado que el dolor crónico le ayudó a tener más empatía. Aunque suene a lugar común, ¿valora también más la vida ahora?

–Sí. Total y absolutamente. He aprendido a valorar muchas cosas, entre otras la cantidad de tiempo que he perdido con gente que no me importaba. [...] También hay otra lección, y es aprender a pedir, aunque siempre hayas sido muy independiente, como yo. Te vuelves dependiente en cierta forma y eso es una lección de humildad.

–¿De humildad?

–Claro. Para pedir, tienes que ser capaz de reconocer que no puedes hacer algo y eso es humildad. Decirte: «Hija, que no puedes con todo, pero no pasa nada». [...]

–¿Qué le diría a alguien a quien diagnosticaran dolor crónico ahora mismo?

–Que vaya a una Unidad del Dolor, que, en el 70% de los casos, el síndrome de dolor regional complejo [su enfermedad neurológica] se cura en el plazo de un año, una cifra maravillosa que a mí no me ha tocado. [...]

–¿Humaniza el dolor?

–Sin duda. Y también tiene un detector de mentiras. [...] Sabes enseguida cuándo estás hablando con alguien que sí intenta saber lo que te pasa. Y al revés, igual. Eres más humano porque, cuando dejas atrás el victimismo, te das cuenta de que el sufrimiento ajeno es igual que el tuyo.

ABC, 8/7/2016

Preguntas

1. ¿Por qué el dolor de Rosana es crónico?
2. ¿Presenta las características de una enfermedad crónica?
3. ¿Qué tratamiento lleva Rosana?

11 UNIDAD

Apoyo psicológico al paciente oncológico

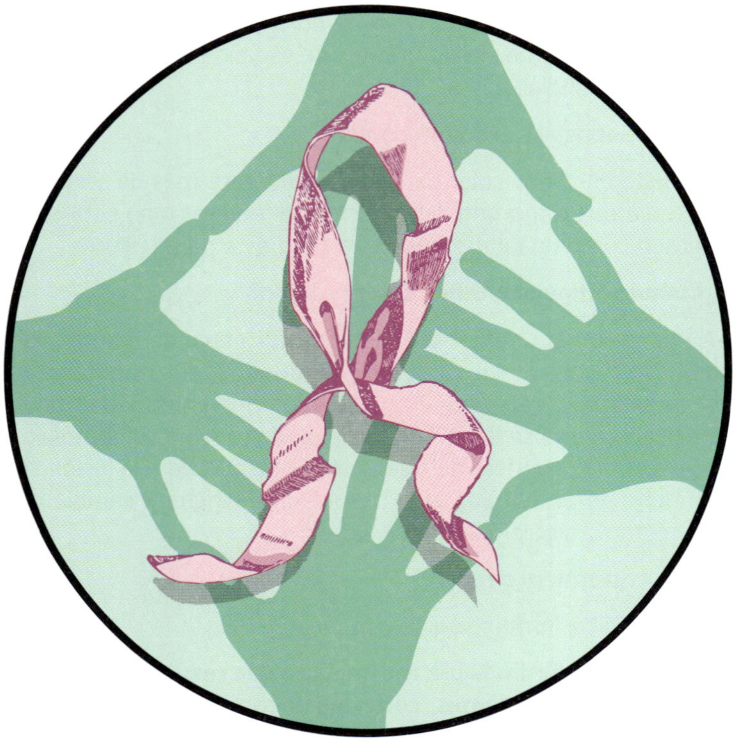

En esta unidad

APRENDERÁS A

- Definir las características generales del cáncer.
- Identificar los diferentes tratamientos que existen en oncología y sus repercusiones en la salud de los pacientes.
- Valorar la importancia de las medidas de prevención del cáncer.
- Reconocer las consecuencias sociales y psicológicas que puede ocasionar.

ESTUDIARÁS

- Las generalidades del cáncer.
- Los factores de riesgo y las medidas de prevención del cáncer.
- Las consecuencias psicosociales del cáncer.
- Los cuidados que precisa el paciente oncológico.

Y SERÁS CAPAZ DE

- Conocer las medidas de prevención del cáncer, las modalidades de tratamiento y sus efectos secundarios y consecuencias.
- Apoyar psicológicamente al paciente y a la familia en la evolución de su enfermedad.

1. Generalidades del cáncer

La ciencia que se dedica al estudio del cáncer es la **oncología.**

El cáncer se produce cuando una célula se reproduce de forma anormal y desordenada.

La **multiplicación celular** normal está controlada por distintos mecanismos. Cuando estos se alteran, las células se dividen sin control, dando lugar a masas celulares anormales o tumores.

Un **tumor** es el resultado de un crecimiento celular anormal, una masa de tejido nueva que recibe el nombre de neoplasia.

Los tumores pueden ser:

- **Benignos.** Tumores que no representan un riesgo para la vida.
- **Malignos.** Tumores cancerosos.

Los siguientes son algunos de los términos clave relacionados con la multiplicación celular:

Hiperplasia	Aumento del número de células de un tejido o un órgano (fisiológica: mamas en el embarazo, por ejemplo).
Metaplasia	Sustitución de un tipo de células por otro (reversible y adaptativo, como respuesta a un factor irritativo, o si se mantiene en el tiempo una lesión premaligna).
Hipertrofia	Aumento del tamaño de las células.
Atrofia	Disminución del tamaño normal de las células, por desgaste o falta de utilización.

Tabla 11.1. Conceptos más importantes relacionados con la multiplicación celular.

A. Epidemiología

El cáncer constituye una de las principales causas de muerte en los países desarrollados.

Las tasas de mortalidad españolas hacen referencia a varios tipos de cáncer, como podemos ver a continuación:

Mortalidad de los tipos de cáncer más frecuentes (2013)			
Hombres		**Mujeres**	
Pulmón	8,84 %	Mama	3,40 %
Colon	3,49 %	Colon	2,58 %
Próstata	2,91 %	Pulmón	2,16 %
Vejiga	2,11 %	Páncreas	1,51 %

Tabla 11.2. Porcentajes de mortalidad debidos a diferentes tipos de cáncer, por sexo (fuente: Sociedad Española de Oncología Médica).

! IMPORTANTE

Hasta hace poco tiempo, se pensaba que el **diagnóstico de cáncer** suponía, tras un periodo más o menos largo, una muerte segura. El cáncer era entonces una enfermedad incurable. Hoy en día, el cáncer puede curarse y, por tanto, no debe tratarse al paciente oncológico como si fuera un paciente terminal.

@ WEB

Visita la página de la Asociación Española contra el Cáncer para ver información sobre las diferentes campañas:

www.aecc.es

B. Etiología

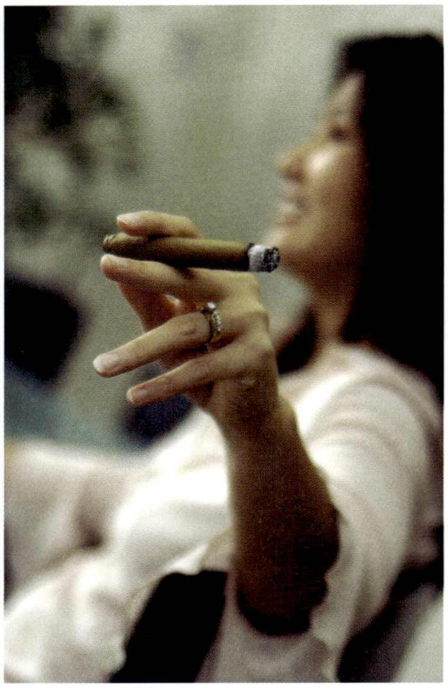

Fig. 11.1. Un fumador tiene diez veces más posibilidades de padecer un cáncer de pulmón que una persona no fumadora.

En el desarrollo del cáncer, intervienen determinantes endógenos y exógenos:

- **Factores endógenos.** Los genes que se localizan en los cromosomas son los responsables de nuestras características hereditarias. Los genes tendrán la información necesaria para la multiplicación celular. Cuando estos genes sufren alteraciones, pueden dar lugar al desarrollo de un cáncer, en cuyo caso reciben el nombre de oncogenes.
- **Factores exógenos.** Existe riesgo aumentado de esta enfermedad con los siguientes factores:

Tabaco	Influye en la aparición de cáncer de pulmón, boca, esófago, vejiga, riñón y páncreas.
Dieta	El consumo elevado de grasa está relacionado con un aumento de cáncer de colon y de mama, y el de conservas y de ahumados, con cánceres digestivos. Una dieta rica en fibra y vitamina C parece tener efecto protector.
Alcohol	Tiene un efecto cocarcinógeno con el tabaco en los cánceres de boca, faringe, laringe y esófago.
Radiaciones	Efecto cancerígeno de la luz solar por la radiación ultravioleta (rayos UV-B). La capa de ozono protege de este tipo de rayos.
Ciertas profesiones	Algunas actividades de riesgo son: la minería, el vidrio, la cerámica y las industrias textil y química.
Fármacos	Ciertos estrógenos sintéticos, algunos quimioterápicos e inmunosupresores pueden dar lugar a tumores.
Virus	La asociación entre virus y tumores en el ser humano se establece con los virus de Epstein-Barr, hepatitis B, virus del papiloma y virus del herpes simple tipo II.

Tabla 11.3. Factores exógenos que pueden determinar la aparición de cáncer.

PONTE A PRUEBA 1

María es una joven de 23 años, rubia, de ojos verdes, que suele quemarse a veces con el sol. Se va de vacaciones dentro de dos días a la playa en Mallorca y acaba de consultar las previsiones para estos días, que indican que el nivel de rayos UVA será de 5. Acude entonces a comprar un fotoprotector solar.

¿Qué deberá considerar para elegirlo? ¿Cuál será el protector más adecuado?

Claves de resolución:

En la elección de un fotoprotector, hay que tener en cuenta varios factores:

- Persona a quien va dirigido: niños, adultos o ancianos.
- Fototipo: determinado por las características de la pigmentación de la piel, los ojos, el cabello y la capacidad para adquirir un bronceado.
- Zona de aplicación: cuerpo, cara, cuello, calva.
- Tipos de piel: normal, seca, grasa.
- Índice ultravioleta.
- Otros: lugar geográfico, altitud, estación del año, agua, nieve o arena, y hora del día.

María es una persona adulta que, por sus características físicas, está incluida dentro del fototipo II. Relaciona los datos que se conocen de María con los factores a tener en cuenta a la hora de elegir un fotoprotector.

Fototipo	I	II	III	IV
Se broncea	Nunca	A veces	Siempre	Siempre
Se quema	Siempre	A veces	Rara vez	Nunca
Color pelo	Pelirrojo	Rubio	Castaño	Negro
Color ojos	Azul	Azul/verde	Gris/marrón	Marrón

Tabla 11.4. Tabla para el cálculo del fototipo.

UVA	Fototipo I	Fototipo II	Fototipo III	Fototipo IV
1-3	15-20	15-20	15-20	15-20
4-6	30-50	30-50	15-20	15-20
7-9	50 +	30-50	15-25	15-20
10 o más	50 +	50 +	30-50	15-20

Tabla 11.5. Tabla para el cálculo del factor de protección solar.

C. Sintomatología del cáncer

> La mayoría de los tumores pasan desapercibidos en las primeras fases. No obstante, su diagnóstico temprano es un factor determinante en su posible curación.

Lo normal es que aparezcan síntomas debido a los siguientes factores:

- El efecto masa, cuando el tumor ocupa un espacio antes vacío o perteneciente a otro órgano.
- Porque se liberan sustancias a la sangre, habitualmente hormonas.
- Porque se producen trastornos metabólicos y hematológicos, como anemia (disminución de hematíes), leucopenia (disminución de glóbulos blancos) y trombocitopenia (disminución de plaquetas), que pueden ocasionar cansancio, infecciones y hemorragias, respectivamente.

Dependiendo de la localización del tumor, los síntomas pueden variar. En la siguiente tabla, se puede ver un resumen de los cánceres más frecuentes y sus síntomas más comunes:

Tipo de cáncer	Síntomas
Pulmón	• Tos persistente. • Dificultad respiratoria. • Ronquera.
Estómago	• Dolor abdominal. • Vómitos (a veces con sangre). • Pérdida de peso.
Colon	• Alteraciones intestinales: – Diarrea. – Estreñimiento.
Mama	• Nódulos. • Secreciones anormales. • Retracción del pezón.
Piel	• Lunar que crece. • Lunar que cambia de color. • Herida que no cura.
Próstata	• Infecciones urinarias recurrentes. • Dificultad para la micción.

Tabla 11.6. Síntomas de los principales tipos de cáncer.

D. Diagnóstico del cáncer

> Ante la aparición de un bulto o la presencia de un síntoma que no desaparece tras tratamiento, el paciente debe acudir al médico.

Ante la sospecha de un cáncer, se debe hacer:

- Una historia clínica completa del enfermo.
- Una exploración física detallada.
- Un estudio radiológico.
- Pruebas de laboratorio, que pueden ir acompañadas de una biopsia.

Ante la confirmación del diagnóstico, se averiguará de qué tipo de cáncer se trata y su extensión (estadio), y se analizarán sus efectos en la salud del paciente.

Después, se seleccionará el tratamiento más adecuado en cada caso.

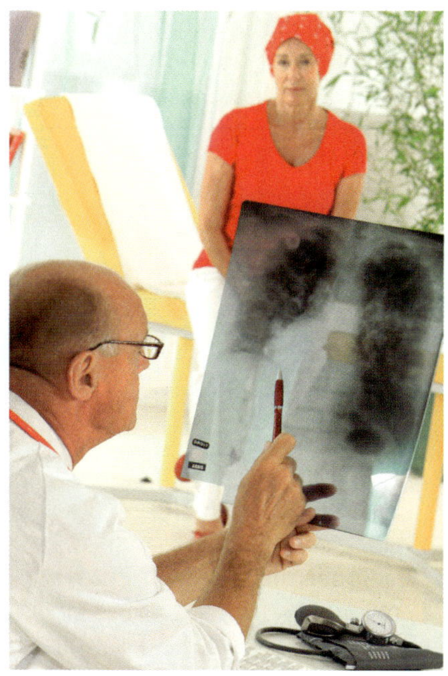

Fig. 11.2. En la mayoría de los cánceres es determinante la detección precoz de los tumores.

E. Tratamiento del cáncer

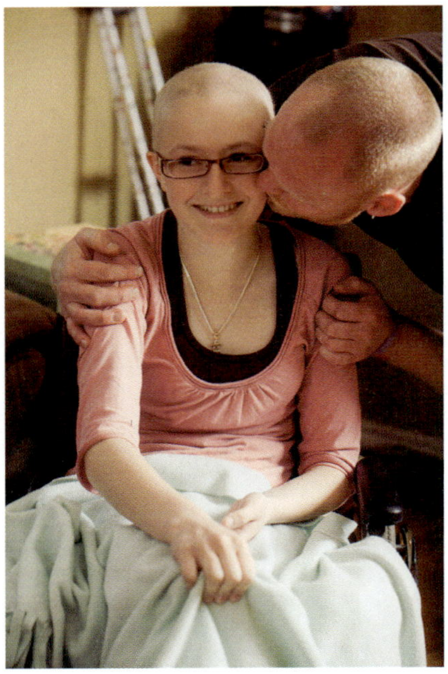

Fig. 11.3. Uno de los efectos secundarios más habituales de la quimioterapia es la caída del pelo.

El objetivo principal del tratamiento es eliminar o destruir todas las células cancerígenas que existan.

Existen varias posibilidades de tratamiento; se elegirán una o varias en función del paciente, el tipo de cáncer, la localización y la extensión.

	Definición y tipos	Efectos secundarios
Cirugía	• Curativa. Extirpación del tumor limpiando bien la zona (resección) para asegurar que no quedan células malignas. • Paliativa. Extirpación no completa del tumor por su tamaño o extensión (existen numerosas metástasis). • Paliativa citorreductora. Extirpación para reducir el tamaño de un tumor que posteriormente va a ser tratado por quimioterapia o radioterapia (aumenta la eficacia del tratamiento posterior). • Preventiva. Extirpación de lesiones precancerosas. • Diagnóstica. Extirpación para obtener una biopsia.	Comunes a cualquier cirugía. Además, tiene importante carga emocional debido a la alteración de la imagen corporal. Los enfermos más afectados son los laringuectomizados (sufren extirpación de la laringe), los que precisan una colostomía (ano artificial) y las mujeres a las que se les extirpa una mama.
Quimioterapia	Administración de uno o varios fármacos citotóxicos capaces de impedir la proliferación y el crecimiento celular. Permite una progresiva reducción de la masa tumoral. El tratamiento se administra en ciclos. El periodo entre ciclos permite la recuperación de las células normales.	No distinguen tipos de células (actúan sobre las células, que se reproducen a gran velocidad). Se reproducen a una velocidad elevada las células del folículo piloso (aparece caída del pelo), las de la médula ósea (aparecen anemia, leucopenia y trombocitopenia) y las del tracto digestivo (aparecen alteraciones gastrointestinales).
Radioterapia	Uso de radiaciones ionizantes que provocan cambios en los tejidos, sobre los que actúan alterando su multiplicación (preserva el órgano tratado). Mediante la simulación, se localiza y determina el tamaño del tumor haciendo marcas sobre la piel. Unos días más tarde comienza la irradiación con control acústico y visual del paciente. Se aplica diariamente unos minutos durante unas cinco o seis semanas. • Teleterapia. La fuente de irradiación está alejada del cuerpo. • Braquiterapia. El material radiactivo se inserta en contacto con el tumor.	Dependen de la cantidad de radiación y de la región corporal afectada. Los más comunes consisten en enrojecimiento e incluso quemaduras en las zonas superficiales cercanas al tumor, que desaparecen al cesar el tratamiento (radiodermitis).
Hormonoterapia	Administración de hormonas y antihormonas en algunos tumores que crecen bajo la influencia de estímulos hormonales.	Derivados del aumento hormonal: en hombres, aparece feminización; en mujeres, aparecen síntomas menopáusicos.

Tabla 11.7. Tipos de tratamiento del cáncer y sus efectos secundarios.

! IMPORTANTE

Cuando la **quimioterapia** se administra conjuntamente con la cirugía, puede ser: anterior a esta, para reducir el tamaño del tumor y facilitar la intervención, o posterior, para destruir las células malignas que hayan podido quedar en el organismo tras la intervención.

ABC VOCABULARIO

Radiodermitis: lesión cutánea provocada por la exposición repetida de la piel a las radiaciones ionizantes. Cursa con enrojecimiento de la zona y descamación.

F. Seguimiento y control

Una vez que el cáncer se ha diagnosticado y tratado, el paciente acudirá a revisiones cuidadosas periódicamente, en las que se investigará cualquier síntoma sospechoso.

El seguimiento y control de esta patología, en contra de lo que sucede en la mayoría de las enfermedades crónicas, no suele presentar problemas, seguramente debido a las graves consecuencias que puede provocar su abandono.

Las revisiones son necesarias para confirmar el estado del paciente, controlar los efectos secundarios del tratamiento y detectar cualquier incidencia de forma temprana.

Es normal que el paciente sienta preocupación e intranquilidad ante las revisiones. En condiciones normales, a medida que pasa el tiempo el temor va disminuyendo. Pero hay personas que no afrontan las revisiones de forma adecuada, que cada vez son más difíciles. En estos casos se debe pedir ayuda a psicólogos especialistas en cáncer.

En las revisiones es importante:

- Continuar con los controles médicos.
- No tomar medicación sin consultar con el médico u oncólogo.
- Compartir preocupaciones con los seres queridos.
- Consultar ante cualquier nuevo síntoma o cambio.

RECUERDA

Antes del diagnóstico confirmado, el paciente está preocupado por los síntomas que padece. En el diagnóstico, el paciente se somete a varias pruebas y siente incertidumbre por los resultados de estas. En el tratamiento, el paciente centra su atención en los efectos de las medidas terapéuticas, tanto los deseados como los secundarios.

PONTE A PRUEBA 2

Pedro es un hombre al que le diagnosticaron cáncer de pulmón con 43 años. Desde el momento del diagnóstico hasta la operación, pasaron treinta días. Le extirparon casi la mitad del pulmón derecho en la intervención y más tarde le administraron quimioterapia.

¿Qué efectos secundarios crees que pudieron aparecer en este caso?

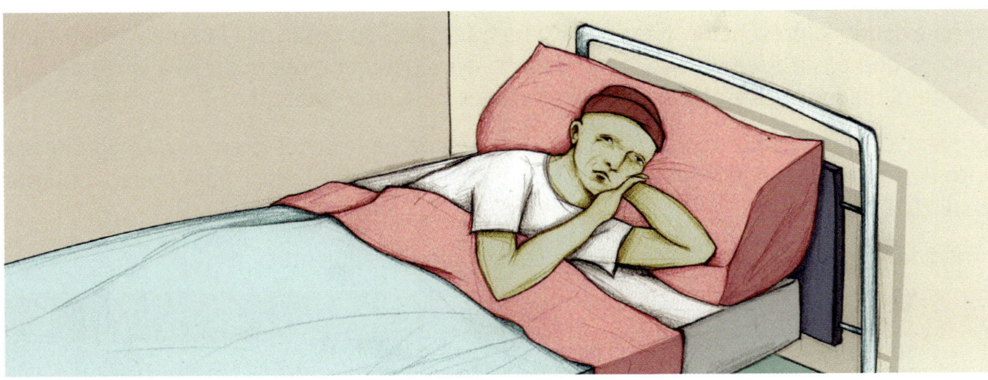

Fig. 11.4. Pedro en el hospital tras la intervención.

Claves de resolución:

Los efectos secundarios de los diferentes tratamientos del cáncer se detallan en la Tabla 11.7. Fíjate en los que aparecen en los tratamientos que se le han administrado a Pedro, cirugía y quimioterapia, y trata de explicar lo que le puede suceder.

ACTIVIDADES

1. ¿Qué síntomas suelen presentar los enfermos de cáncer de pulmón?
2. Explica la siguiente afirmación: los efectos secundarios de la quimioterapia son sistémicos, mientras que los de la radioterapia son locales.
3. Explica por qué el seguimiento y control de los pacientes oncológicos no suele presentar problemas.

2. Prevención del cáncer

La importancia de una prevención, un diagnóstico y un tratamiento precoces de esta entidad patológica justifican su estudio de forma independiente.

A. Prevención primaria

Consiste en la actuación sobre los factores de riesgo que pueden influir en el desarrollo de la enfermedad, como se explica en la siguiente tabla:

Factor de riesgo	Medidas preventivas
Tabaco	Evitar el inicio del hábito tabáquico y conseguir su abandono en personas fumadoras.
Dieta	Consumir frutas, verduras y cereales con alto contenido en fibra, hacer un consumo moderado de alcohol y restringir los ahumados, las conservas y la ingesta de sal.
Radiaciones	Uso de medidas de protección adecuadas en centrales nucleares, cremas con factores de protección elevados en exposiciones a rayos solares, restricción del consumo de productos clorofluorocarbonados.
Medio laboral	Prevención de riesgos laborales y medidas de protección adecuadas, centrándose en las fuentes de emisión, las vías de exposición y las rutas de diseminación. Las medidas incluirán accesos restringidos, uso de equipos de protección individual, no fumar, ingestión de alimentos en zonas determinadas, etc.

Tabla 11.8. Factores de riesgo de cáncer y medidas de prevención.

RECUERDA

El **carcinoma invasor de cuello uterino** es una enfermedad de transmisión sexual causada por el virus del papiloma humano (VPH).

Existe una vacuna para las niñas y mujeres jóvenes que las protege contra los cuatro tipos de VPH que causan la mayoría de los cánceres de cuello uterino.

En España, se autorizó su comercialización a partir de septiembre de 2007.

B. Prevención secundaria

Si no ha existido la prevención primaria o si ha fracasado, se desarrolla la enfermedad tumoral y tenemos que pasar a la prevención secundaria, para detener o ralentizar el avance del cáncer mediante el diagnóstico y el tratamiento precoces de la enfermedad.

La prevención secundaria engloba la detección precoz de lesiones premalignas y el descubrimiento de tumores malignos en estadios tempranos (no diseminados), para poder aumentar la probabilidad de curación.

Las medidas específicas para cada tipo de cáncer son las siguientes:

ACTIVIDADES

4. Investiga en qué consisten las medidas de prevención secundaria para el cáncer de mama.
5. Valora la importancia de la prevención en el cáncer.

Tipo de cáncer	Medidas preventivas
Cáncer de mama	• Autoexploración mamaria mensual, aunque presenta baja sensibilidad de detección. • Examen clínico mamario anual, a partir de los 40 años. • Mamografía bianual, a partir de los 50 años. • A partir de los 35 años, exploración clinicomamaria y mamografía anual en mujeres con antecedentes familiares en primer grado de cáncer de mama diagnosticado en periodo premenopáusico.
Cáncer de cuello de útero	• Vacunación contra el virus del papiloma humano. • Realización de citologías. Inicialmente, entre los 18 y los 65 años, dos citologías con un intervalo de un año entre ambas, y posteriormente, cada tres años hasta los 35 años, y cada cinco años de los 36 a los 65 años. A las mujeres de más de 65 años que no se hayan practicado ninguna citología en los últimos cinco años, se les deberían practicar dos citologías con un año de intervalo entre ambas.
Cáncer de endometrio	• Evaluación adecuada de todo sangrado vaginal posmenopáusico y recomendación de un interrogatorio clínico anual a partir de los 50 años de edad.
Cáncer de colon y recto	• Tacto rectal anual en personas de más de 40 años. • Sigmoidoscopia y colonoscopia cada 3-5 años a partir de los 50 años. • Determinación de sangre oculta en heces en mayores de 50 años.

Tabla 11.9. Tipos de cáncer y medidas de prevención (algunas de las edades referenciadas varían en función de la comunidad autónoma).

3. Consecuencias psicosociales del cáncer

El diagnóstico de cáncer provoca un gran impacto emocional e incluso problemas psicosociales que pueden ir variando a lo largo del desarrollo de la enfermedad.

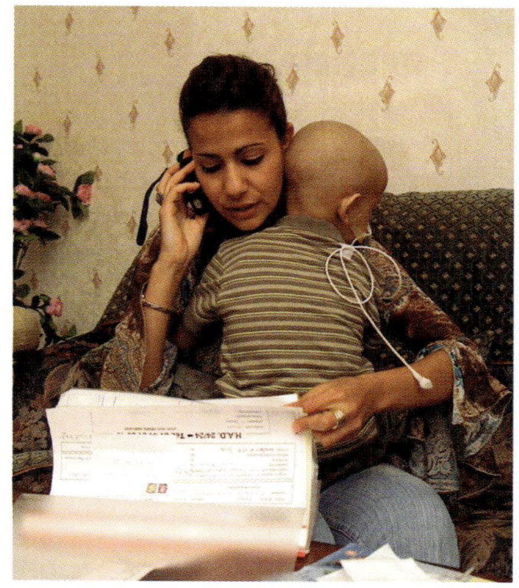

Fig. 11.5. El cáncer afecta directamente a la rutina de los miembros de la familia del enfermo.

A. Problemas sociales del cáncer

Los problemas sociales vienen determinados por el cambio de hábitos de vida y afectan a diferentes ámbitos:

- **Ámbito laboral.** Suele solicitarse la baja por enfermedad y más tarde la invalidez.
- **Ámbito económico.** La baja laboral afecta directamente a los ingresos.
- **Ámbito familiar.** Los problemas laborales pasan a la esfera económica y repercuten en el ambiente familiar. Algunos miembros de la familia que antes no trabajaban pueden verse forzados a hacerlo. El cambio de roles afecta a las relaciones con los miembros de la familia.
- **Ámbito social.** Es habitual que el enfermo sienta temor al rechazo y, a veces, vergüenza, por lo que reduce sus salidas de casa y evita el contacto con los demás, lo que aumenta su aislamiento y soledad.

B. Problemas psicológicos del cáncer

Las consecuencias emocionales más comunes son las siguientes:

Estrés	Se caracteriza por la incertidumbre frente al diagnóstico (consecuencia de la imposibilidad de predecir acontecimientos futuros), la pérdida de control de la situación (indefensión), la disminución de la autoestima (más acusada cuando existen cambios en la imagen corporal debidos a la cirugía: mastectomía) y sentimientos negativos (miedo, depresión y ansiedad).
Tristeza	Se manifiesta por lloros frecuentes y puede ir acompañada de una confusión mental o, a veces, de la sensación de no sentir nada.
Síntomas depresivos	Aparecen en la mayoría de los pacientes de cáncer, pero solo un 25-30 % de estos necesitan tratamiento. Se manifiestan generalmente en tres momentos: al conocer el diagnóstico, en las recaídas y ante los efectos secundarios del tratamiento.
Ansiedad	Acompañada de nerviosismo, inquietud e insomnio ante el tratamiento o una prueba médica, o ante la incertidumbre que genera la enfermedad.
Reacciones hostiles	Suelen dirigirse contra la propia familia y el personal sanitario; son debidas a la impotencia ante la situación y denotan tristeza contenida.
Culpabilidad	Por considerarse una carga para los demás.

Tabla 11.10. Consecuencias psicológicas del cáncer.

Los enfermos de cáncer utilizan diferentes estrategias frente a la enfermedad y al estrés originado por esta. Las más comunes son:

Negación	Piensa que él no tiene cáncer realmente, sino que su diagnóstico es erróneo.
Evitación	No quiere saber nada de su enfermedad, trata de no hablar de ella.
Comparación positiva	Intenta pensar con optimismo, recordando casos similares al suyo que se curaron.
Espíritu de lucha	Para combatir la incertidumbre, busca activamente información sobre su enfermedad.
Desesperanza-indefensión	Piensa que no puede controlar ningún aspecto de la enfermedad.
Resignación	Acepta su enfermedad y se resigna.

Tabla 11.11. Estrategias habituales de los pacientes ante el cáncer.

IMPORTANTE

La existencia de **recaídas** provocará la repetición de todas las estrategias de este ciclo desde su inicio de forma mucho más acusada, y con peor pronóstico y estado de ánimo, puesto que el paciente ya ha experimentado el fracaso anterior.

4. Cuidados del paciente oncológico

RECUERDA

Ante un **tratamiento con quimioterapia,** el pelo puede volverse más fino o caerse por completo. Terminado el tratamiento, vuelve a crecer, a veces con color o textura diferente. La caída puede afectar a cualquier localización.

Ante los problemas descritos, se deben aplicar **cuidados** que se pueden englobar en tres categorías: los destinados a mantener sus necesidades básicas cubiertas, a solucionar las dudas surgidas a raíz de la elección terapéutica y los cuidados psicológicos.

Los cuidados destinados a cubrir las **necesidades básicas** comprenden higiene adecuada, alimentación correcta y bienestar físico, así como proporcionar un entorno agradable y tranquilo en el que el paciente se sienta cómodo.

Los cuidados destinados a **solucionar dudas** apuntan a aquellos problemas y temores originados por el tratamiento prescrito. Pueden ser los siguientes:

Cirugía	
Temor a la operación y a la posible alteración de la imagen corporal	Se debe procurar reducir el temor a la operación y a las consecuencias sobre la imagen corporal (rechazo).
Quimioterapia	
Anemia, leucopenia y trombocitopenia	Se deben intentar detectar los primeros síntomas sospechosos para evitar complicaciones.
Vómitos	Realizar ingestas numerosas y poco copiosas, beber líquidos antes y después de las comidas (no durante estas), comer lentamente, masticar bien y tomar antieméticos (fármacos que evitan el vómito).
Caída del cabello	Lavarse la cabeza una vez por semana, llevar el pelo corto, usar cepillos para cabello suave, evitar tintes y permanentes, usar poco calor en el secado.
Radioterapia	
Radiodermitis	Limpieza detallada de la zona con jabones suaves, uso de cremas hidratantes y evitar los tejidos que no transpiren bien. Productos cicatrizantes de polvo de colágeno.

Tabla 11.12. Dudas surgidas en el paciente ante las diferentes terapias.

Los **cuidados psicológicos** más habituales apuntan a los siguientes problemas:

Problema	Solución
Estrés	Informar al paciente sobre todos los aspectos de la enfermedad, los tratamientos y sus efectos, y resolver las dudas que este plantee.
Tristeza	Dar tiempo para asimilar el diagnóstico. Solicitar la información necesaria. Ambiente con seres queridos y expresión de los sentimientos.
Depresión	Dedicar más tiempo y apoyo a la familia. Para evitar las limitaciones de las actividades por efecto del tratamiento, ponerlas en práctica los días en los que el paciente no esté cansado.
Ansiedad o nerviosismo	Se presentan ante la administración del tratamiento, por lo que se explicarán detalladamente las causas para evitar estas reacciones.
Hostilidad y enfado	Se tratará de ver el lado positivo de la nueva situación, por ejemplo, el mayor tiempo libre, y buscar actividades adaptadas al momento.
Culpabilidad o impotencia	Pueden aliviarse si las actividades se adaptan individualmente y si se explican los efectos y las consecuencias de la enfermedad.

Tabla 11.13. Propuestas de solución a los problemas psicológicos más habituales del enfermo de cáncer.

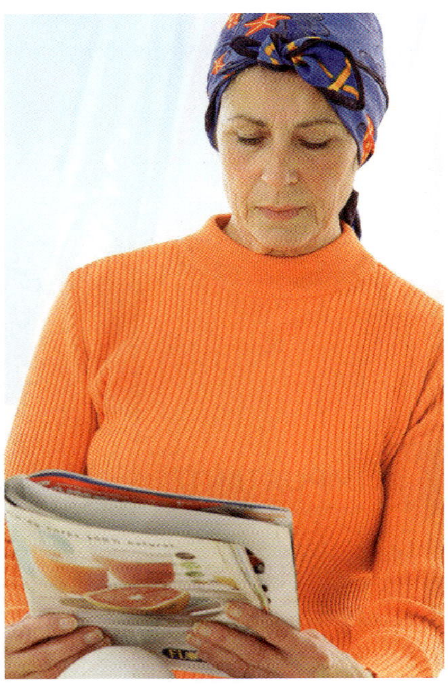

Fig. 11.6. Algunas personas llevan pañuelos, gorros o pelucas, mientras que otras prefieren dejarse la cabeza descubierta.

Grupo de apoyo

El apoyo grupal es la ayuda que presta un grupo estructurado de unos pocos miembros que interaccionan entre sí y que tienen un objetivo común.

Estos grupos están integrados por un profesional sanitario, personas que padecen la enfermedad y familiares de estas. A la hora de constituir un grupo, se han de tener en cuenta los objetivos (que determinarán el modelo de grupo), el tipo de neoplasia, la fase de la enfermedad y las características de las personas que participarán en el grupo.

Los **objetivos** comprenderán:

- Facilitar la expresión de sus sentimientos y experiencias.
- Informar sobre su enfermedad.
- Fomentar el apoyo entre participantes.
- Mejorar las estrategias de afrontamiento para solucionar problemas.

Una vez definidos los objetivos del grupo, se determinará el número de sesiones, su duración y el número de participantes.

El profesional sanitario (líder del grupo) deberá guiar en todo momento a los participantes para conseguir los objetivos propuestos en un principio. Deberá ser experto en comunicación y ser sensible a los problemas de los participantes. Distribuirá los contenidos de las sesiones en grandes grupos, por ejemplo, sesiones de educación sanitaria, comunicación con los participantes y debate y resolución de los problemas planteados por ellos. La participación en estos grupos es totalmente voluntaria.

Los estudios realizados hasta el momento demuestran que existe una mejora en la adaptación y la calidad de vida de los pacientes y de sus familias.

Conocidos los beneficios aportados por este tipo de terapias, sería interesante fomentar la participación de los enfermos y la formación de los profesionales sanitarios en este aspecto para poder actualizar los conocimientos acerca del cáncer.

IMPORTANTE

En un **grupo de apoyo**, el número de sesiones variará en función del estadio de la enfermedad. La duración suele ser superior a una hora y media y el número de participantes suele oscilar entre seis y veinte.

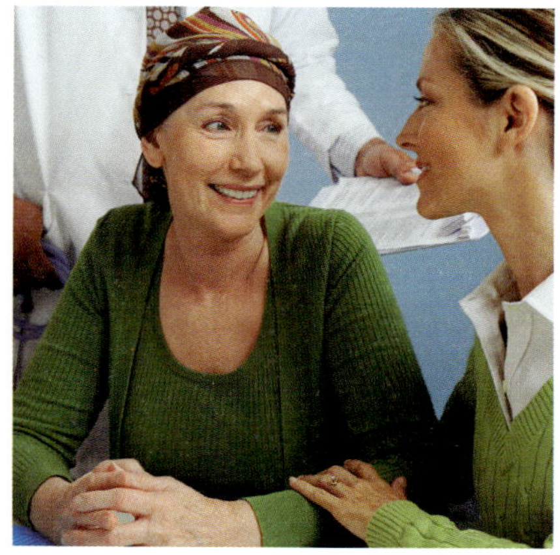

Fig. 11.7. El profesional que dirija los grupos de apoyo debe ser experto en comunicación.

Musicoterapia

La musicoterapia consiste en el uso de la música y la danza para provocar cambios en el estado de ánimo del paciente con una finalidad terapéutica. Los estudios realizados en España basados en este método observaron ciertos efectos positivos, como la desaparición de síntomas físicos. Se sugiere entonces que la música puede disminuir la percepción del dolor mediante la distracción, los cambios de humor y la relajación.

En la actualidad, la ayuda que se ofrece a los enfermos está centrada en los problemas físicos debidos a la enfermedad o a su tratamiento. Esta situación favorece que el enfermo mantenga un papel pasivo, como mero receptor del tratamiento, lo que puede alimentar sentimientos de impotencia y dependencia que no lo ayudan a superar la dolencia.

Sería deseable que el enfermo tuviera un papel más activo en el tratamiento; esto se conseguiría con una información detallada al inicio de la enfermedad y en cualquier estadio crítico, mostrando una actitud abierta a la comunicación y comprensión de los problemas detectados. En resumen, se creará un clima de confianza entre el sanitario y el enfermo que le permita exponer dudas y experiencias. Este es el fin que se persigue, por ejemplo, en los grupos de ayuda.

RECUERDA

En la **musicoterapia**, son necesarios estudios más detallados que consigan detectar diferencias significativas entre grupos de control y grupos de estudio, pero las expectativas son alentadoras.

ACTIVIDADES

6. ¿Cómo pueden repercutir los problemas laborales de un enfermo de cáncer en su ambiente familiar?

7. ¿A qué pueden ser debidas las reacciones hostiles en los enfermos de cáncer?

8. Enumera los objetivos de los grupos de ayuda en pacientes oncológicos.

Al estudiar el cáncer, detallamos su

- Epidemiología
- Etiología — analizando
  - Factores endógenos
  - Factores exógenos
- Sintomatología
- Diagnóstico
- Tratamiento
  - Cirugía
  - Quimioterapia
  - Radioterapia
  - Hormonoterapia
- Seguimiento y control

La prevención del cáncer puede ser

- Primaria
- Secundaria

Las consecuencias psicosociales del cáncer incluyen

- Problemas sociales
- Problemas psicológicos — como
  - Estrés
  - Tristeza
  - Depresión
  - Ansiedad
  - Hostilidad
  - Culpabilidad

Los cuidados del paciente oncológico se centran en tres grandes áreas

- Sus necesidades
- Sus problemas y dudas
- Los cuidados psicológicos requeridos

TEST DE REPASO

Nota: todas las actividades deben realizarse en un cuaderno aparte.

1. ¿Qué nombre técnico recibe el aumento del número de células de un tejido u órgano?

a) Metaplasia.
b) Hiperplasia.
c) Hipertrofia.
d) Atrofia.

2. ¿Cuál de los siguientes síntomas puede aparecer en el cáncer de piel?

a) Dificultad para la micción.
b) Estreñimiento.
c) Tos persistente.
d) Lunares que aumentan de tamaño.

3. La cirugía preventiva en el cáncer consiste en:

a) Extirpar lesiones precancerosas.
b) Extirpación completa del tumor.
c) Simulación del tumor.
d) Radiar el tumor.

4. ¿Qué tratamiento del cáncer se debe administrar en ciclos?

a) Cirugía.
b) Quimioterapia.
c) Radioterapia.
d) Hormonoterapia.

5. ¿Qué nombre recibe el tratamiento contra el cáncer en el que el material radiactivo se inserta en contacto con el tumor?

a) Quimioterapia.
b) Braquiterapia.
c) Teleterapia.
d) Hormonoterapia.

6. La mamografía es:

a) Una medida de prevención primaria para el cáncer de mama.
b) Una medida de prevención primaria para el cáncer de colon.
c) Una medida de prevención secundaria para el cáncer de colon.
d) Una medida de prevención secundaria para el cáncer de mama.

7. ¿Cuál de las siguientes medidas de prevención se emplea para detectar tempranamente el cáncer de recto?

a) Autoexploración mamaria.
b) Vacunación contra el virus del papiloma humano.
c) Tacto rectal.
d) Citologías.

8. Las reacciones hostiles en un enfermo de cáncer son debidas a:

a) Considerarse una carga.
b) La impotencia ante su situación.
c) Los cambios en la imagen corporal.
d) La falta de tiempo libre.

9. ¿En qué consiste la comparación positiva?

a) En buscar casos similares que se curaron.
b) En compararse con otra persona, pero solo en los aspectos positivos.
c) En buscar casos similares que terminaron con el fallecimiento de la persona.
d) En buscar una persona que afronte la vida de forma positiva.

10. ¿A qué puede deberse la sensación de rechazo que experimentan los pacientes con cáncer?

a) A un efecto secundario de la radioterapia.
b) A un cambio en la imagen corporal.
c) A un grupo de apoyo.
d) A la personalidad de sus familiares.

11. La radiodermitis es un efecto secundario del tratamiento de cáncer. ¿De qué tipo de tratamiento?

a) Hormonoterapia.
b) Radioterapia.
c) Cirugía.
d) Quimioterapia.

12. ¿Cuál de las siguientes afirmaciones no es un objetivo de los grupos de apoyo?

a) Facilitar la expresión de sentimientos.
b) Informar sobre la enfermedad.
c) Tratar los efectos secundarios.
d) Fomentar el apoyo entre participantes.

COMPRUEBA TU APRENDIZAJE

Nota: todas las actividades deben realizarse en un cuaderno aparte.

Definir las características generales del cáncer.

1. Tras analizar los términos relativos a la división celular que se han explicado al inicio de esta unidad, ¿cuál crees que aparecería de forma predominante en el cáncer?
2. Analiza y explica la sintomatología de un cáncer de colon.
3. En el lenguaje coloquial, un tumor siempre es sinónimo de cáncer. Desde el punto de vista sanitario, y tras analizar el apartado de generalidades del cáncer, ¿crees que esta afirmación es correcta? Razona tu respuesta.
4. Explica con tus palabras qué significan los siguientes síntomas que pueden aparecer en enfermos de cáncer: tos persistente, nódulos, retracción del pezón e infecciones urinarias recurrentes.
5. Indica en tu cuaderno si las siguientes afirmaciones son verdaderas o falsas y razona tus respuestas. Recuerda, para ello, la Tabla 11.4.

   a) Las personas de color de pelo rubio se queman a veces.

   b) Las personas de color de pelo castaño se broncean siempre y se queman siempre.

   c) Las personas con ojos marrones rara vez se broncean.

   d) Las personas de pelo negro nunca se queman.

Identificar los diferentes tratamientos que existen en oncología y sus repercusiones en la salud de los pacientes.

6. Entre los efectos secundarios de los distintos tratamientos del cáncer, están la caída del pelo y la alteración de la imagen corporal. Señala a qué tratamiento se refiere cada uno de ellos, en qué consiste cada tratamiento y las causas de estos efectos secundarios.
7. Define con tus propias palabras qué es la radiodermitis y explica algún cuidado que pueda ayudar en el proceso de su curación.
8. Explica qué es una biopsia y cuál es su utilidad.
9. Relaciona en tu cuaderno las columnas que figuran a continuación teniendo en cuenta los efectos secundarios de las distintas terapias del cáncer.

• Radioterapia	Alteración de la imagen corporal
• Hormonoterapia	Caída del pelo
• Cirugía	Feminización en hombres
• Quimioterapia	Quemaduras superficiales

Valorar la importancia de las medidas de prevención del cáncer.

10. Una de las medidas de prevención del cáncer cutáneo es el uso de fotoprotección solar. Con las Tablas 11.4 y 11.5, calcula tu fototipo y establece qué factores de protección deberías usar si fueras a una zona con índice 3 de rayos UV.
11. Dada la importancia de la prevención en el cáncer, ¿qué medidas de prevención primaria debería seguir una mujer? ¿Y de prevención secundaria?
12. Señala qué factores de riesgo de cáncer posees y qué medidas de prevención contra esta enfermedad deberías tomar (puedes guiarte con las explicaciones de la unidad).
13. Relaciona en tu cuaderno las columnas que figuran a continuación teniendo en cuenta las pruebas o situaciones que puedan ayudar a la prevención del cáncer:

• Tacto rectal	Cáncer de mama
• Mamografía	Cáncer de colon
• Fumador de 30 cigarrillos al día	Cáncer de endometrio
• Citología	Cáncer de pulmón

Reconocer las consecuencias sociales y psicológicas que puede ocasionar el cáncer.

14. Una de las estrategias de afrontamiento de los enfermos del cáncer es la evitación. ¿En qué consiste? ¿Qué finalidad tiene?
15. Los grupos de ayuda son un tipo de terapia que se utiliza en varias patologías. ¿Has oído hablar de alguno? ¿Cuáles son sus características?

PRÁCTICA FINAL

Nota: todas las actividades deben realizarse en un cuaderno aparte.

Lectura

¿Puede un test genético prevenir el cáncer de mama?

[...] El cáncer de mama es el tumor más frecuente en las mujeres occidentales. Según las estadísticas, una de cada ocho mujeres lo tendrá a lo largo de su vida [...]. En España, se diagnostican alrededor de 26.000 de estos tumores cada año [...], pero, a pesar de la incidencia, si se detecta a tiempo, es curable en un 90 % de los casos. Aunque aún no existe tratamiento preventivo ni vacuna para esta enfermedad, sí que hay estilos de vida que minimizan los factores de riesgo [...] y algunas acciones que podemos realizar para que, en caso de padecerlo, el diagnóstico sea precoz y, por tanto, más fácil de combatir.

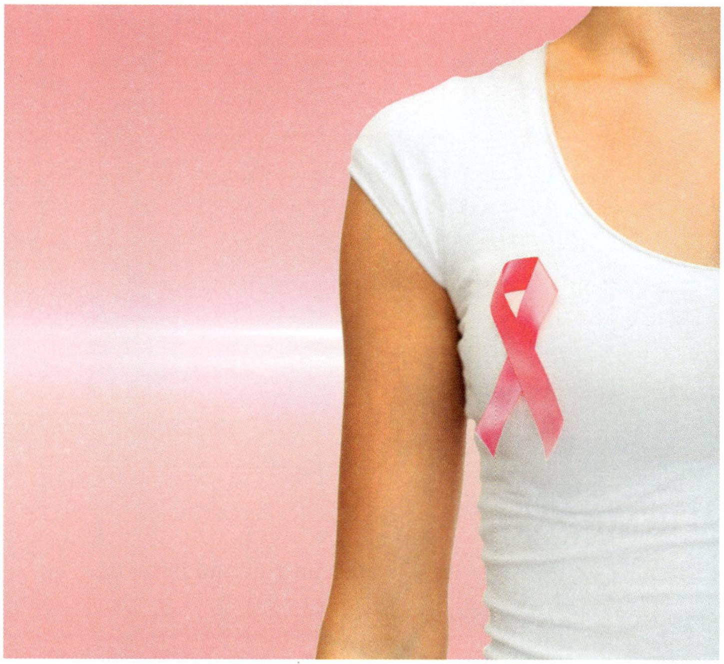

1. ¿Qué tipo de dieta ayuda?

Un estudio publicado en el *British Journal of Cancer* [...] observó que, «siguiendo la dieta mediterránea, se reducía la influencia de determinados tipos de tumores en la mama». [...] Además, aconseja no beber ni fumar, reducir la ingesta de hidratos de carbono y elevar el consumo de pescado, sobre todo azul. También recomienda añadir «cierta actividad física, que puede ser, por ejemplo, caminar a ritmo rápido durante 45 minutos al día, seis días a la semana».

2. ¿Cómo puedo autoexplorarme?

[...] Para realizar la autoexploración mamaria, hay que colocarse ante un espejo [...]. Primero, hay que dejar los brazos rectos y pegados al cuerpo para girar el tronco a ambos lados y, así, observar si hay algún bulto o algún cambio en el color o textura de la piel. Después, se deben levantar los brazos para comprobar si el contorno de los pechos es uniforme y si se elevan del mismo modo. Tras este paso, y mejor tumbada, hay que palpar cada mama con la mano contraria usando la yema de los dedos y realizar movimientos circulares desde la parte externa hacia el pezón, que habrá que apretar para comprobar si sale algún líquido. La autoexploración concluye en las axilas. [...]

[...] Los mejores días para realizar la exploración son desde el momento en el que baja la regla hasta «siete u ocho días después» de la finalización de la menstruación, indica la doctora Lluch.

3. Exploración médica, ¿a partir de qué edad?

[...] Si se han cumplido 45 años, la oncóloga Lluch insiste en la importancia de acudir a las campañas de diagnóstico precoz, de carácter público y gratuito, puestas en marcha en todas las comunidades autónomas. En algunas regiones, están dirigidas a mujeres mayores de 45 [...] y, en otras, a las que han llegado a los 50 [...].

4. Y ¿cuándo es recomendable hacerse un estudio genético?

«Si hay cáncer de mama o de ovario en la familia, sobre todo en la madre o las hermanas, las probabilidades de un tumor son mayores, pero tampoco hay que generar alarma», cuenta Lluch. Los análisis averiguarán si la paciente ha heredado la enfermedad o si sufre una mutación genética, que eleva hasta un 80 % la posibilidad de que el cáncer se desarrolle. [...]

Para Lluch, existen otros factores de riesgo ante los que hay que estar atenta: haber tenido la regla muy joven, no tener hijos, no darles el pecho, sufrir alteraciones atípicas en la glándula mamaria, una menopausia tardía o haber recibido terapia hormonal sustitutiva contra la menopausia durante más de cinco años. El diagnóstico precoz, como ya hemos visto, es crucial. [...]

http://elpais.com/elpais/2016/10/18/buenavida/1476797630_315235.html

Preguntas

1. ¿Qué alimentos serían buenos para protegernos frente al cáncer?
2. En tu opinión, con qué frecuencia se debe realizar la autoexploración mamaria. Contrasta tu opinión con la de tus compañeros.
3. ¿Qué aspectos, en el estilo de vida, son importantes para la prevención, además de la alimentación?

12
UNIDAD

Apoyo psicológico al enfermo terminal

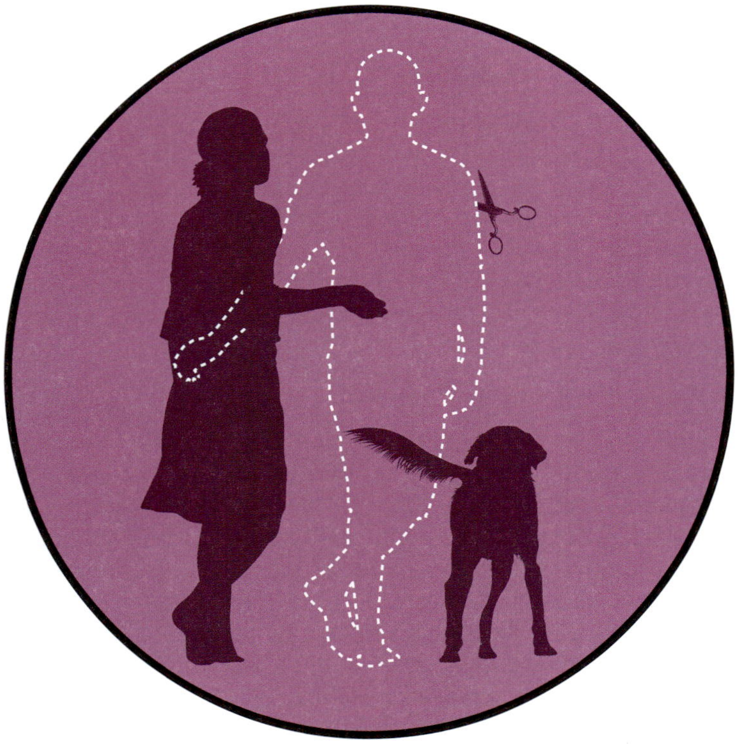

En esta unidad

APRENDERÁS A

- Entender las fases por las que pasa un enfermo terminal.
- Reconocer las etapas de duelo.
- Analizar temas de actualidad, como la eutanasia y la donación de órganos.

ESTUDIARÁS

- Al enfermo terminal.
- Las etapas que atraviesa y las reacciones psicológicas del enfermo terminal.
- Los cuidados que precisa el enfermo terminal.
- El duelo.
- La eutanasia.
- Las donaciones.

Y SERÁS CAPAZ DE

- Colaborar con el enfermo y la familia para asimilar el desenlace.
- Preparar psicológicamente a la familia para las etapas de duelo.
- Valorar la posibilidad de la donación de órganos y procurar, en la medida de lo posible, una muerte sin sufrimiento.

1. El enfermo terminal

El miedo a la muerte viene dado generalmente por la incertidumbre que esta ocasiona. Aunque pueda parecer un sentimiento lógico, pocas personas se atreven a confesarlo en público y prefieren evitar este tema de conversación.

La **enfermedad terminal**, según la Sociedad Española de Cuidados Paliativos, tiene las siguientes características:

- Una enfermedad avanzada, progresiva e incurable.
- Falta de posibilidades razonables de respuesta al tratamiento específico.
- Presencia de numerosos problemas o síntomas intensos, multifactoriales y cambiantes.
- Gran impacto emocional en el paciente, la familia y el equipo terapéutico, muy relacionado con la presencia, explícita o no, de la muerte.
- Pronóstico de vida inferior a seis meses.

IMPORTANTE

Las enfermedades que cumplen los criterios establecidos por la Sociedad Española de Cuidados Paliativos para ser consideradas **terminales** son el cáncer, el sida, las enfermedades de la motoneurona, la insuficiencia específica orgánica (renal, cardiaca, hepática, etc.), aunque la atención se dirige mayoritariamente a los enfermos de cáncer en estadios terminales.

1.1. Etapas del enfermo terminal

Kübler-Ross, una de las mayores expertas mundiales en cuidados paliativos, considera que los enfermos terminales atraviesan **cinco etapas** teóricas en su relación con la enfermedad.

Estas etapas no siempre se suceden en el mismo orden ni tienen la misma duración, ya que dependen de factores como la personalidad del paciente y la gravedad de su caso. Además, hay situaciones extremas en las que no se dispone ni de tiempo ni de capacidad para enfrentarse a este proceso.

Son las que se exponen a continuación, y nos servirán como guía orientativa de los cuidados que pueden ser precisos en cada momento de la enfermedad.

RECUERDA

En la **fase de negación**, son frecuentes expresiones como «no, esto no me puede estar pasando a mí», «yo no tengo esa enfermedad», «el médico se ha debido de equivocar», «me han debido de cambiar los análisis».

A. Negación (rechazo de la verdad)

Cuando se confirma el diagnóstico de la enfermedad mortal, la mayoría de los enfermos rechazan esta realidad. No reconocen que el diagnóstico sea certero, piensan que es erróneo y comúnmente buscan otra opinión que les confirme que se trata de un error.

La negación inicial dejará paso a una aceptación parcial de la realidad (normalmente, cuando otros profesionales confirman el diagnóstico inicial).

B. Ira y rabia (reconocimiento de la verdad)

El paciente se vuelve poco tolerante, irascible y acusa injustamente a los demás de la situación que él padece. Esta fase es difícil de afrontar para todas aquellas personas que rodean al paciente y, para la familia, es especialmente dolorosa.

Los profesionales sanitarios deben ser más pacientes y racionalizar las cosas de forma que el enfermo no se aleje de la realidad.

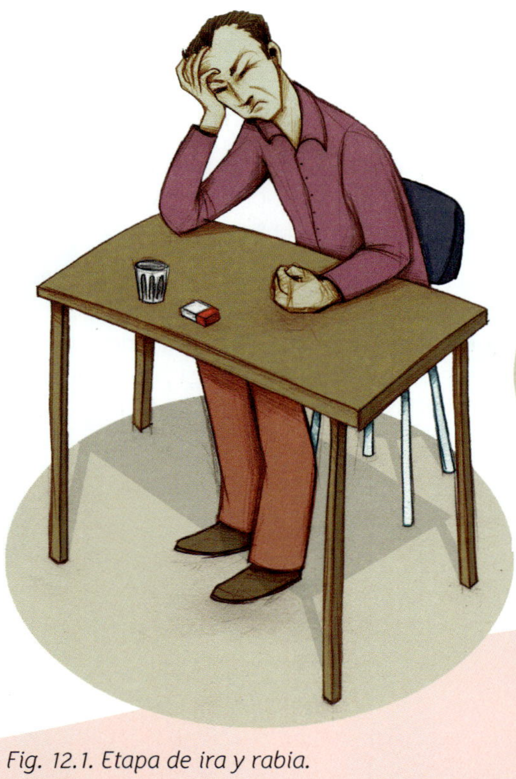

Fig. 12.1. Etapa de ira y rabia.

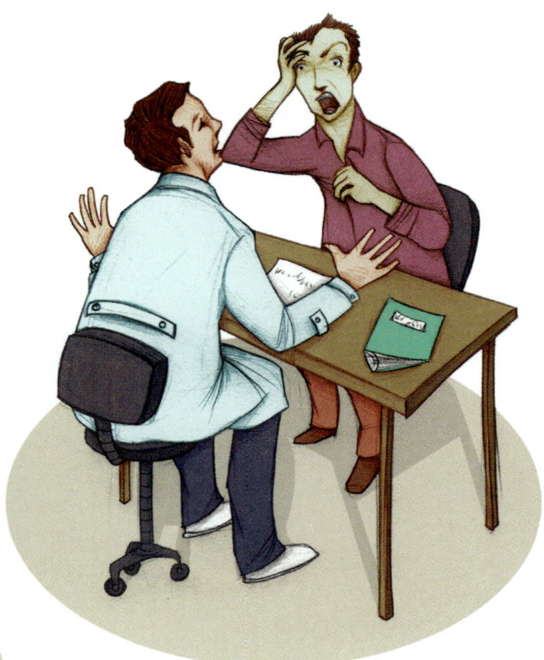

Fig. 12.2. Etapa de negación.

RECUERDA

Llegado el momento definitivo, algunos pacientes plantean pactos o negociaciones. Por ejemplo, quieren asistir a una reunión importante para ellos (boda, bautizo, comunión) o solucionar problemas con cierta persona antes de morirse: «Me voy a morir, pero quiero ver tomar la comunión a mi nieto», «estoy muriéndome, pero antes tengo que hablar con...»

C. Negociación (compromiso con la verdad)

El enfermo intenta alargar su vida o eliminar las molestias o dolores que la enfermedad le genera. Sigue el tratamiento prescrito y, a veces, reclama soluciones radicales.

Otras personas establecen un pacto, piden que se les conceda algún deseo a cambio de algo. Suelen ser promesas religiosas. Son intentos de retrasar los hechos durante algún tiempo. Una vez llegado el evento de referencia (el pactado), sufren un debilitamiento físico y emocional.

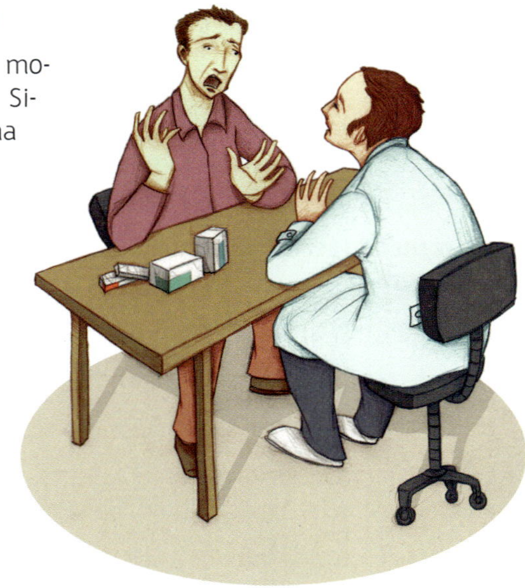

Fig. 12.3. Etapa de negociación.

IMPORTANTE

Las **etapas psicológicas** del enfermo terminal no solo las atraviesa este, sino también la familia. Pero puede suceder que no lo hagan simultáneamente, es decir, que el enfermo esté en la fase de depresión y la familia en la fase de negación.

D. Depresión (abatimiento ante la verdad)

El enfermo es consciente de que su enfermedad sigue avanzando y de su debilidad progresiva. Tiene un sentimiento de pérdida; es una reacción depresiva relacionada con los acontecimientos que se van a ir desarrollando en un futuro próximo.

El deterioro físico suele ser la principal causa de depresión, por lo que en esta fase los profesionales sanitarios prestarán cuidados paliativos y manifestarán apoyo y comprensión hacia el enfermo.

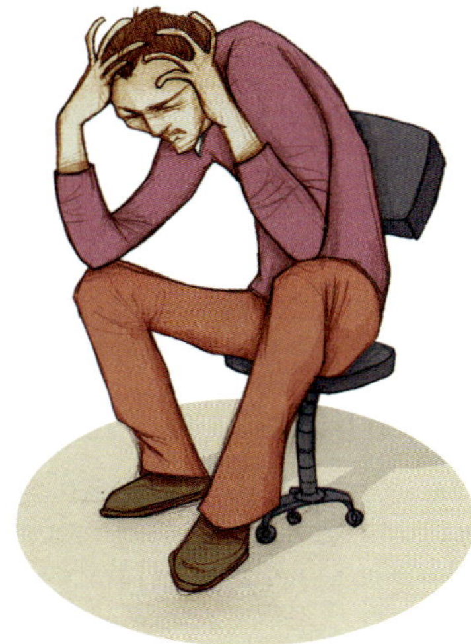

Fig. 12.4. Etapa de depresión.

E. Aceptación (reconciliación con la verdad)

El paciente asume que su final está cerca y que no hay solución. La depresión anterior deja paso a una etapa que está casi desprovista de sentimientos.

En esta fase, es muy importante respetar los deseos del paciente. A veces, desean estar solos, y otras, sin embargo, quieren estar rodeados de familiares y amigos. Si fuera preciso, se deberían flexibilizar las normas, permitiendo más visitas en estos casos.

En esta etapa, la familia es la más necesitada de apoyo y comprensión.

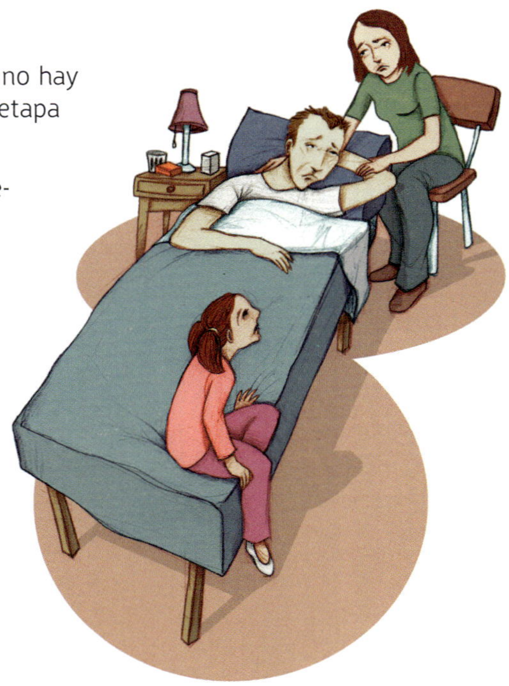

Fig. 12.5. Etapa de aceptación.

ACTIVIDADES

1. ¿Por qué piensas que un paciente, al ser diagnosticado de cáncer, puede buscar una segunda opinión médica? ¿Qué nombre recibiría la fase que está atravesando?

1.2. Reacciones psicológicas

Además de los sentimientos descritos en las distintas fases, son también frecuentes otras reacciones psicológicas, entre las que destacan la regresión, la interiorización y el miedo.

- La **regresión** consiste en la vuelta a comportamientos ya superados en otras etapas vitales. El paciente demanda la satisfacción inmediata de sus deseos, se vuelve descuidado en la higiene personal, se enfada o acusa a las personas que lo rodean. Son reacciones debidas a que el enfermo se siente extremadamente dependiente de los demás para todo.
- La **interiorización** se caracteriza por sentimientos de aislamiento social y familiar que dificultan la comunicación con el enfermo.
- El paciente puede presentar diversos **miedos:** a lo desconocido (se tienen muchas dudas sobre la situación); a la soledad, porque piensa que se tiende a evitar a los enfermos, y más si se están muriendo; a la pérdida del autocontrol, por la creencia general de que la enfermedad progresa, debilitándole, y al sufrimiento y al dolor.

Para paliar los **miedos del paciente terminal,** será fundamental crear un clima de confianza y de sinceridad que permita que exprese sus preocupaciones, acompañarlo el mayor tiempo posible, para que sienta que nos interesamos por él y que nos tiene cerca si nos necesita, y promover que tome decisiones, para que sienta que controla aspectos de su enfermedad.

PONTE A PRUEBA 1

Serafín es un anciano de 87 años al que hace dos meses se le diagnosticó una enfermedad terminal. Ayer mantuvo la siguiente conversación con su hijo Vicente:

Serafín.—Es una pena, pero creo que no voy a poder ver a Zaida (hija de nueve años de Vicente) el día de su comunión, porque no tengo fuerzas. Lo he pedido, pero... no sé si llegaré a ese día.

Vicente.—No digas tonterías. Tú siempre has sido un hombre muy fuerte, esto no tiene importancia. Es un pequeño bache del que pronto vas a salir, ya lo verás.

¿Qué etapa está atravesando Serafín? ¿Y Vicente? En esta situación, ¿podría aparecer algún problema?

Claves de resolución:

Debes fijarte en lo que dice cada uno de los protagonistas para identificar la fase que están atravesando.

Serafín refiere que ha pedido poder ver a Zaida el día de su comunión. Con esta frase, se pone de manifiesto que ha establecido un pacto intentando alargar su vida. ¿De qué fase es característico?

Vicente le dice que esta situación no tiene importancia. Negando la situación, ¿en qué fase se encuentra?

Ambos protagonistas están en fases diferentes, ¿qué problemas podrían surgir?

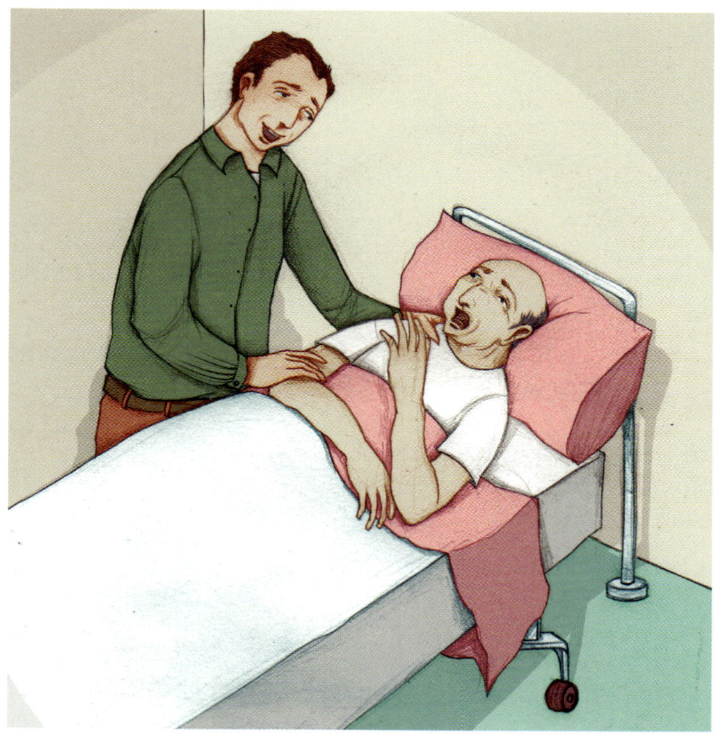

Fig. 12.6. El apoyo emocional es fundamental en la enfermedad terminal.

ACTIVIDADES

2. Indica si las siguientes afirmaciones son verdaderas o falsas, recordando las etapas que atraviesa un enfermo terminal:

a) El paciente asume que su final está cerca en la etapa de reconocimiento de la verdad.

b) En la fase de rechazo a la verdad, los enfermos piensan que el diagnóstico es erróneo.

c) Los profesionales deben racionalizar las cosas en la etapa de reconocimiento de la verdad.

d) Si se intenta retrasar los hechos durante algún tiempo, se está atravesando la etapa de compromiso con la verdad.

e) En la etapa de reconciliación con la verdad es muy importante respetar los deseos del paciente.

1.3. Cuidados

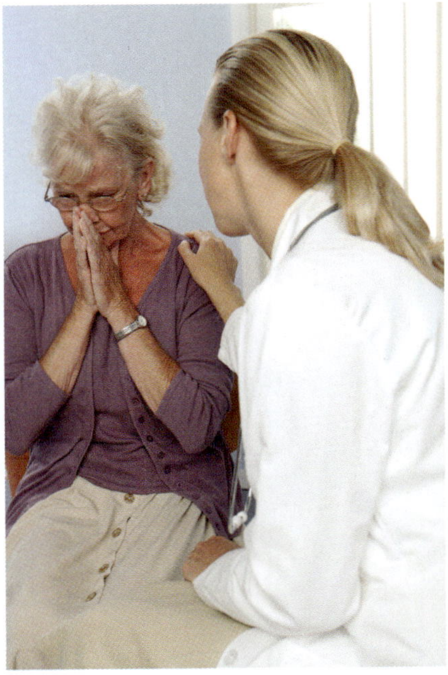

Fig. 12.7. Una información sincera y clara puede ayudar en la toma de decisiones del enfermo y su familia.

> Los profesionales de la salud reciben una formación eminentemente curativa; están acostumbrados a ver enfermedades y a prescribir un tratamiento para curarlas. Por eso, ante un enfermo terminal el profesional siente un cierto grado de impotencia, al no poder solucionar la situación.

A la hora de establecer una pauta terapéutica con un enfermo terminal, hemos de tener en cuenta tres aspectos fundamentales:

- La comunicación con el enfermo y su familia.
- El control de los síntomas que presente el paciente.
- El apoyo psicoemocional.

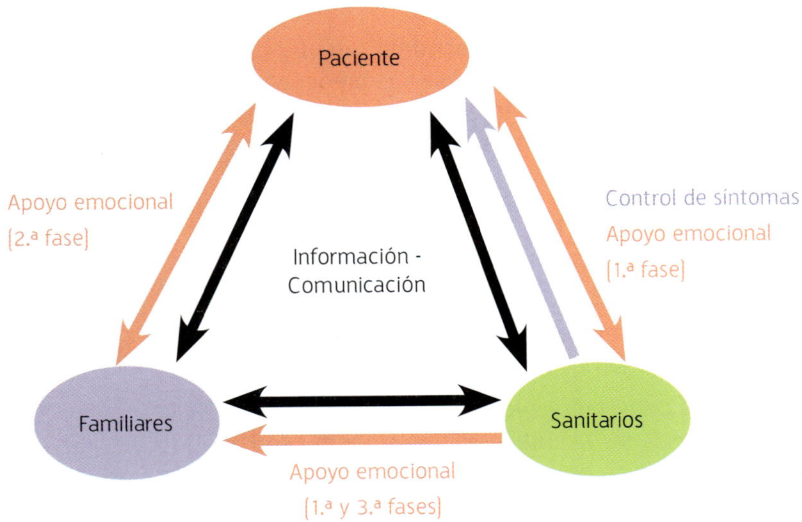

Fig. 12.8. Pilares del tratamiento del enfermo terminal.

A. Información y comunicación

Tras recibir el diagnóstico confirmado, el paciente llegará a casa y le surgirán preguntas sobre su situación. Es bueno que apunte todas sus dudas y preocupaciones para poder consultarlas en la siguiente visita.

A partir de ahí, dada la naturaleza de su estado, es recomendable establecer una **relación de confianza mutua** entre el paciente y el profesional sanitario. No solo se debe hablar de los síntomas, el tratamiento y los posibles efectos secundarios o las potenciales complicaciones, sino también de los aspectos psicológicos y sociales que puedan causar temor o ansiedad en el paciente.

La **comunicación** entre el paciente terminal y los profesionales sanitarios debe ser en todo momento **sincera,** se demostrará confianza para aumentar así su eficacia. El profesional médico tiene obligación legal de informar de la situación pormenorizadamente a la familia y al enfermo. Además, una información **detallada** facilita la toma de decisiones posteriores y aclara muchas dudas del paciente, reduciendo así su ansiedad.

Lo que ocurre en algunos casos es que la familia no quiere revelar al paciente su verdadera situación para evitarle un mal rato. Ante estas situaciones, los profesionales deben saber hasta dónde conoce el enfermo su enfermedad.

De cualquier forma, no hay que olvidar que la información sobre la enfermedad ha de tener en cuenta la situación particular de cada paciente y que esta información la facilita siempre el médico. El TCAE, como profesional del área de enfermería, puede informar sobre los cuidados, pero no sobre la enfermedad o su tratamiento.

La **información** debe ser **clara** (el paciente tomará decisiones), **completa** y **asumible** (no genera desconfianza hacia la familia y los sanitarios). El paciente debe percibir que el tratamiento propuesto es proporcional a lo que él conoce sobre su enfermedad.

RECUERDA

Los errores más frecuentes en la información y la comunicación están asociados a:

- Utilización de métodos inadecuados. Pueden ser verbales, como las mentiras, los silencios o los tecnicismos, y no verbales, como las prisas o los malos gestos.
- Utilización de actitudes erróneas. Por ejemplo, el paternalismo excesivo, restar protagonismo al paciente impidiendo el correcto afrontamiento por su escasa participación.
- Falta de formación. Entender la comunicación como un proceso unidireccional, sin dejar participar al paciente.
- Falta de apoyo personal y de trabajo en equipo.

B. Control de los síntomas

El control de los síntomas se refiere al seguimiento de la pauta terapéutica prescrita.

Dependiendo de la enfermedad de base, se seguirá un tratamiento u otro. De manera general, en los enfermos terminales no hay que olvidar que hay que administrar también cuidados paliativos para evitar el sufrimiento innecesario.

El dolor es el síntoma más temido por los enfermos y sus familiares.

Los analgésicos son la pieza fundamental en el tratamiento del dolor. La Organización Mundial de la Salud (OMS) publicó en 1986 unas normas para el uso efectivo de los analgésicos en el control del dolor. Se basan en una escalera de varios peldaños que se corresponden con la categoría de analgésicos: analgésicos periféricos o no opioides, opioides débiles y opioides potentes. En 2006, se revisaron estas normas.

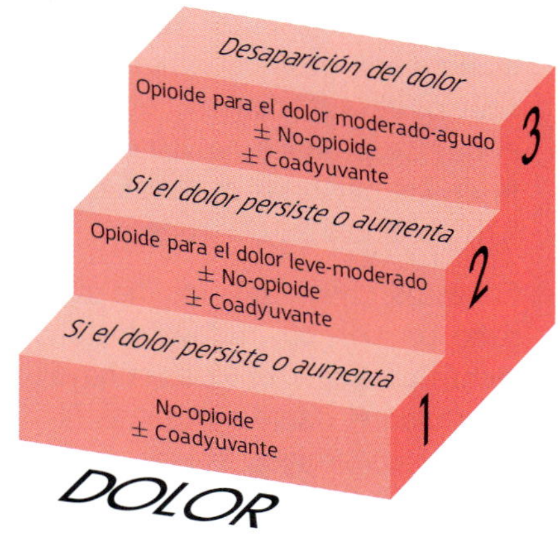

Fig. 12.9. Escalera analgésica de la OMS.

C. Apoyo psicoemocional

El apoyo psicoemocional consiste en acompañar al enfermo y a su familia en todo el proceso de la enfermedad.

Acompañar incluye informar, escuchar, cuidar, enseñar y apoyar a todas las personas que van a participar en el proceso.

Este apoyo resulta fundamental, porque permite a los familiares colaborar en el cuidado del enfermo terminal.

Se deberá explicar la situación con un lenguaje sencillo, se resolverán dudas y se intentará evitar en la medida de lo posible las complicaciones.

Dependiendo de la fase de la enfermedad, el apoyo se da en una u otra dirección (Fig. 12.7):

- En una **primera fase**, los profesionales sanitarios prestan apoyo a la familia y al enfermo. Sería conveniente que la familia reaccionara pronto y empezara también a auxiliar al miembro enfermo.
- En una **segunda fase**, la familia presta apoyo a su enfermo. Se necesitan mutuamente; sabe que, si necesita amparo, la familia estará disponible.
- En la **última fase**, el paciente necesita apoyo de su familia, y esta de los profesionales. Si el proceso se ha desarrollado correctamente, la familia se siente satisfecha y orgullosa.

Lo más común es que los cuidados a estos enfermos se presten en un hospital, pero existen otras alternativas, como la hospitalización a domicilio. Esta opción se utilizará en aquellas familias que deseen que el enfermo fallezca en casa, rodeado de personas conocidas y de sus pertenencias. Ambas opciones tienen sus ventajas e inconvenientes:

RECUERDA

Uno de los problemas más serios que pueden surgir con la **hospitalización a domicilio** es que existan conflictos familiares que puedan dar lugar a situaciones de gran ansiedad y tensión con el enfermo, e incluso de abandono de sus cuidados.

Morir en el hospital	
Ventajas	**Inconvenientes**
Rotación de profesionales.	Rodeado de otros pacientes.
Cuidados profesionales expertos.	Rodeado de profesionales sanitarios.
Tratamientos necesarios muy específicos.	Puede haber desacuerdo de los familiares con los profesionales.
El hospital está perfectamente equipado.	Ambiente desconocido.
El paciente tiene a su disposición los recursos sanitarios que necesite.	Reglas poco flexibles.

Morir en casa	
Ventajas	**Inconvenientes**
Rodeado de familiares.	Claudicación familiar.
Rodeado de amigos.	Cuidados familiares básicos.
Rodeado de objetos personales.	No se pueden administrar ciertos tratamientos.
Ambiente conocido.	Conflictos familiares.
No existen reglas.	Recursos económicos bajos.

Tabla 12.1. Ventajas e inconvenientes de pasar la última fase de una enfermedad terminal en casa o en el hospital.

1.4. El duelo

> El duelo es un sentimiento que aparece tras la muerte de un ser querido; constituye una reacción adaptativa normal ante la pérdida.

Puede ser más o menos intenso, dependiendo, entre otros factores, de la relación afectiva con el fallecido y de los problemas socioeconómicos que la pérdida ocasione.

El proceso del duelo puede dividirse en varias fases, que varían según los distintos autores que se consideren. De forma general, se pueden distinguir tres **etapas:**

- ***Shock* e incredulidad.** La persona está aturdida, no puede creerse la situación, se comporta como si la muerte no se hubiera producido (negación). En otros casos, aparece una hiperactividad.
- **Preocupación.** Aparece insomnio, tristeza, introversión, pérdida de apetito, rabia, etcétera.
- **Resolución de la pérdida.** La persona recupera el interés por nuevas actividades y relaciones.

A. Duelo patológico

El duelo puede convertirse en patológico cuando no se reconoce que la muerte ha existido y se actúa como si nada hubiera pasado, o cuando la intensidad y duración en el tiempo son excesivas; por ejemplo, asociado a conductas suicidas o síntomas psicóticos.

Normalmente, el duelo patológico va asociado a unos **factores de riesgo**, como pueden ser: muerte inesperada, traumática, pérdidas múltiples, sentimiento de responsabilidad por la muerte, intensa dependencia del individuo fallecido, problemas económicos, depresiones u otras enfermedades mentales.

Los profesionales de la salud deberían conocer con antelación la existencia de estos factores para poder canalizar con mayor éxito el apoyo a estas personas, sin olvidar que normalmente tales situaciones se pueden desencadenar en el entorno sanitario, pero se desarrollan fuera de este.

Las actuaciones, por tanto, irán encaminadas a la prevención de posibles reacciones patológicas mediante la observación del ambiente que rodea a la persona que va a fallecer.

RECUERDA

Entre los diferentes **tipos de duelo**, cabe destacar el llamado «duelo desautorizado», que es el que se produce habitualmente en las personas mayores que han perdido a su cónyuge.

En estos casos, cuando ha pasado un tiempo, todavía insuficiente para que el viudo/a haya concluido el duelo normal, la familia y los amigos le reprochan que siga triste, porque la persona que ha fallecido era mayor también y es lógico que haya muerto.

PONTE A PRUEBA 2

Remedios perdió a su marido hace cuatro años por un cáncer de páncreas de evolución muy rápida y, a los seis meses, a uno de sus hijos, de 35 años, de una hepatitis vírica fulminante.

En la actualidad, Remedios se encuentra sumida en una tristeza profunda, llora todos los días, acude al cementerio al menos una vez por semana y sus conversaciones siempre giran alrededor de estas pérdidas.

Vive sola, no realiza ninguna actividad fuera de casa y apenas se relaciona, salvo con sus otros hijos, que acuden a verla frecuentemente y a ayudarla, pues su situación económica es muy precaria, ya que su pensión de viudedad es muy escasa.

¿Qué tipo de duelo ha desarrollado Remedios? Explica qué factores influyen en él.

Claves de resolución:

Remedios sufrió su última pérdida hace tres años y medio y sigue sumida en la etapa de duelo. Cuando el duelo perdura tanto tiempo, ¿cómo pasa a denominarse?

Piensa un poco en las circunstancias de los fallecimientos, el tiempo transcurrido entre ellos y las condiciones actuales de Remedios (estado emocional y económico). ¿Qué factores influirán en este duelo?

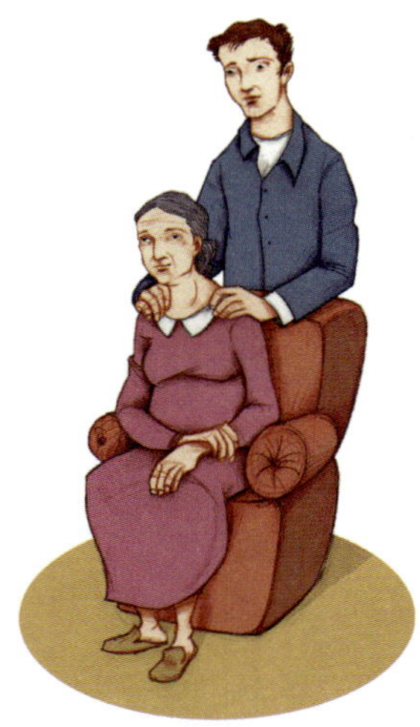

Fig. 12.10. Remedios cuenta con el apoyo de sus hijos, que la visitan con frecuencia.

ACTIVIDADES

3. Inventa una conversación donde se pongan de manifiesto los miedos que sufre un paciente con cáncer.

4. ¿Qué características ha de tener la información que presten los sanitarios al paciente con cáncer?

5. ¿En qué se diferencia el duelo normal del duelo patológico?

2. La eutanasia

La eutanasia son los procedimientos que tienen como finalidad proporcionar una muerte digna a una persona.

La eutanasia puede ser **directa** (cuando se adelanta la muerte de una persona con una enfermedad que no tiene cura) o **indirecta** (cuando se llevan a cabo procedimientos terapéuticos que pueden causar la muerte como efecto secundario).

Además, la eutanasia directa puede dividirse en:

- **Eutanasia activa.** Aquella que ocasiona la muerte directa de la persona para evitar su sufrimiento. Por ejemplo, por medio de una inyección letal.
- **Eutanasia pasiva.** No se trata de una acción, sino de una omisión de una medida terapéutica o instrumento de apoyo que podría prolongar la vida de la persona, para precipitar así su muerte. Por ejemplo, dejando de administrar una determinada medicación.

En España, la eutanasia activa es ilegal. La asociación Derecho a Morir Dignamente (DMD) pretende, entre otros objetivos, la legalización de la eutanasia. Los principales fines que persigue esta asociación son:

- La promoción del derecho de toda persona a disponer con libertad de su cuerpo y de su vida, y a elegir el momento y los medios para finalizarla libre y legalmente.
- Defender el derecho de los enfermos terminales a morir sin sufrimiento, si este es su deseo expreso.

Ante la controversia creada, algunos autores proponen que la persona firme con antelación un documento en el que exprese su voluntad acerca de las medidas médicas que desea recibir o no en caso de padecer una enfermedad terminal o irreversible que la haya conducido a un estado en el que no pueda expresar su voluntad. Este documento recibe el nombre de **testamento vital** o documento de voluntades anticipadas.

Cada persona puede redactar su propio testamento vital indicando las medidas que considere oportunas. También existe un modelo propuesto por la asociación Derecho a Morir Dignamente. Este testamento puede anularse en cualquier momento.

PONTE A PRUEBA 3

Tu compañera de clase te comenta que ha encontrado una noticia en la prensa relacionada con la eutanasia.

El protagonista de la noticia es Gerardo, un hombre de 55 años que hace tres años sufrió un accidente de moto en el que quedó parapléjico. Recibe cuidados en su casa y quiere ponerse en contacto con alguna asociación que lo ayude a morir.

En el caso de que alguien pudiera ayudarlo, ¿de qué tipo de eutanasia estaríamos hablando? Si hubiera redactado un testamento vital, ¿su situación ahora podría ser diferente?

Claves de resolución:

Debes tener en cuenta que, aunque no se concrete en el texto, Gerardo vive en España, pero la legislación de cada comunidad autónoma puede ser diferente. Después, piensa en la situación de Gerardo y valora el tipo de eutanasia que podría solicitar en su estado.

El hecho de haber firmado con antelación el documento de últimas voluntades podría influir en la situación actual, pero recuerda que el testamento vital puede revocarse en cualquier momento. Considerando esta circunstancia, ¿habría que modificar en algún aspecto tu respuesta anterior?

ACTIVIDADES

6. Busca en la prensa escrita o en Internet noticias de casos conocidos de eutanasia.

@ WEB

El **testamento vital** pretende facilitar la toma de decisiones llegado el caso, aunque también es cierto que muchas veces entra en controversia con la legislación vigente en un determinado momento y lugar. En España, Cataluña fue la primera comunidad autónoma en regular legalmente el derecho a suscribir un testamento vital, en el año 2000.

Puedes descargar un modelo de testamento vital en:

www.eutanasia.ws

3. Las donaciones

La donación consiste en tomar órganos o tejidos sanos de una persona para trasplantarlos en otra que los necesite.

España es **líder mundial en donación de órganos** desde hace mas de 20 años. En el año 2015, se efectuaron el 17,6 % de todas las donaciones de órganos en la Unión Europea y el 6,7 % de todas las registradas en el mundo.

La donación es un hecho altruista que permite vivir y mejorar la calidad de vida de personas que necesitan un trasplante.

Actividad de donación y transplantes

	Año 2013	Año 2015
Donantes efectivos de órganos	1655	1851
Trasplante renal	2552	2905
Trasplante hepático	1093	1162
Trasplante cardiaco	249	299
Trasplante pulmonar	285	294
Trasplante pancreático	92	97

Tabla 12.2. Actividad de donación y trasplante en los años 2013 y 2015 en España.

La Ley de Trasplantes en España no exige que los hospitales pidan el consentimiento a los familiares para la donación de los órganos. Sin embargo, la Organización Nacional de Trasplantes (ONT) asegura que el consentimiento se pide aunque la ley no lo exija.

Cuando una persona desea donar puede hacerse la tarjeta de donante, que aunque no tiene validez legal sí es válida para que los familiares conozcan su intención. Existen diferentes organismos y asociaciones que facilitan los trámites para poder emitir estas tarjetas.

En cada centro hospitalario, un coordinador de trasplantes detecta los posibles casos de donantes entre las muertes encefálicas y pide permiso a la familia para la donación.

En el caso de que la persona fallecida fuese donante en vida y la familia se niegue a dar su consentimiento, no se lleva a cabo la donación.

A. Donante vivo

Un donante vivo es una persona que dona en vida órganos, o parte de ellos, cuya extracción es compatible con la vida y cuya función puede ser compensada por su organismo.

La extracción se realizará si se cumple que:

- El donante es mayor de edad, en plenas facultades mentales y con un estado de salud adecuado.
- La extracción del órgano o parte de él es compatible con la vida y su función puede ser compensada por el organismo del donante.
- El donante, tras ser informado de las consecuencias de su decisión, firma su consentimiento.

El órgano extraído será trasplantado a otra persona para mejorar su pronóstico o sus condiciones de vida. Además, las extracciones de órganos en donantes vivos se deben limitar a situaciones en las que haya grandes posibilidades de éxito y no se altere el libre consentimiento del donante.

Será necesario un informe del comité de ética del hospital trasplantador. Nunca se extraerán órganos si media interés económico, social o psicológico.

@ WEB

Visita la página de la Organización Nacional de Trasplantes:

www.ont.es

En el apartado de *Información al ciudadano,* podrás encontrar información sobre la tarjeta de donante.

Además, en el apartado de información especializada, podrás ver definiciones importantes relacionadas con la donación para ampliar tus conocimientos.

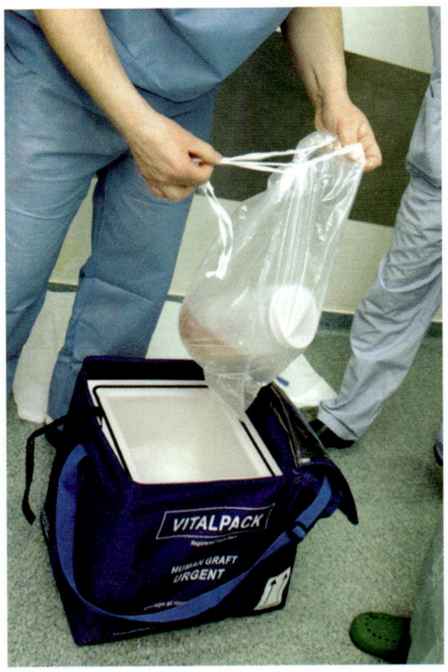

Fig. 12.11. La donación de determinados órganos, como los riñones, es compatible con la vida del donante.

RECUERDA

En agosto de 2009, se realizó el primer trasplante de cara en España (el séptimo de estas características en el mundo).

B. Donante fallecido

> Un donante fallecido es aquella persona difunta de la que se pretenden extraer órganos.

En este caso, debe cumplirse que:

- La persona fallecida no haya dejado **constancia expresa** de su oposición a que después de su muerte se realice la extracción de órganos.
- La persona que da la conformidad para la extracción compruebe si el interesado hizo patente su voluntad y examine la documentación y las pertenencias personales que el difunto llevaba consigo.

> La extracción de órganos de donantes fallecidos solo podrá hacerse previa comprobación y certificación de la muerte realizadas de acuerdo con la legislación vigente.

En los casos de muerte accidental o cuando medie una investigación judicial, antes de efectuarse la extracción se deberá obtener la autorización del juez, previo informe del médico forense.

Por norma general, para que la donación de órganos de una persona fallecida se lleve a cabo deberán cumplirse unos **criterios.** Los más básicos son:

- Diagnóstico de muerte cerebral.
- Consentimiento familiar.
- Valoración de las pruebas sanguíneas.
- Cuidados que mantengan los órganos en estado óptimo que cumplan unos criterios generales y específicos (para el órgano que se quiere trasplantar).

Para evitar casos en los que los familiares decidan cuando el paciente todavía está vivo, un grupo de expertos han determinado unas condiciones a tener en cuenta antes de la decisión sin **consentimiento** explícito:

- El consentimiento por parte de los familiares para la donación de órganos en pacientes vivos se limitará a los casos de coma vegetativo persistente.
- Deberán usarse solo órganos sin los cuales el paciente podría seguir vivo.
- Se hará solo después de que los familiares hayan decidido retirar todas las medidas de soporte vital del paciente.
- Se debe estar seguro de que al quitar el soporte vital el paciente fallecerá en breve.
- Debe haber razones que hagan creer que obtener el órgano antes de la muerte es mejor que esperar a que el paciente fallezca.
- El consentimiento debe ser firmado por un familiar o un amigo designado por el paciente o por la ley.
- Un médico diferente del que lleva al paciente y que no trabaje directamente con él tiene que estar seguro de que la persona que recibe la información entiende lo que se le dice y que no hay coacción ni conflicto de intereses que condicionen la decisión.
- La familia no puede obtener un beneficio económico con la donación.
- Debe hacerse publicidad de los casos para que la gente que esté en contra de las actuaciones de este tipo pueda manifestar públicamente sus opiniones.

ACTIVIDADES

7. ¿Cuál es la función del coordinador de trasplantes?

RECUERDA

Según información de la ONT, en ocasiones se pierden órganos potencialmente válidos para el trasplante por la llamada **barrera familiar.**

WEB

Para comparar la situación de España con otros países en cuanto a donación de órganos, consulta la siguiente nota de prensa:

https://goo.gl/EgX6ac

Y, para conocer por qué España es líder mundial de trasplantes, puedes leer el artículo de prensa que encontrarás en el siguiente enlace:

https://goo.gl/lG7Qso

IMPORTANTE

No hay que olvidar que las condiciones mencionadas para los casos en que el paciente aún está con vida son opiniones de expertos, que se pueden tener o no en cuenta, pero **siempre se deberá cumplir la legislación vigente.**

- **Enfermo terminal**
  - Etapas
    - Negación
    - Ira y rabia
    - Negociación
    - Depresión
    - Aceptación
  - Reacciones psicológicas
    - Regresión
    - Interiorización
    - Miedos
  - Cuidados
    - Información y comunicación
    - Control de los síntomas
    - Apoyo psicoemocional
  - Duelo
    - Etapas del duelo
    - Duelo patológico

- **Eutanasia**
  - Activa
  - Pasiva

- **Donaciones**
  - Donante vivo
  - Donante fallecido

TEST DE REPASO

Nota: todas las actividades deben realizarse en un cuaderno aparte.

1. En la definición de enfermo terminal propuesta por la Sociedad Española de Cuidados Paliativos se indica que deben existir problemas multifactoriales y cambiantes. Esto quiere decir que:

(a) Existen muchos factores de riesgo.
(b) Existen pocas posibilidades de éxito del tratamiento.
(c) El pronóstico de vida es inferior a seis meses.
(d) La enfermedad es incurable.

2. ¿En qué etapa del enfermo terminal este intenta alargar su vida estableciendo un pacto?

(a) Negociación.
(b) Negación.
(c) Ira y rabia.
(d) Aceptación.

3. ¿Qué sentimientos aparecen en el enfermo terminal cuando atraviesa la fase de reconocimiento de la verdad?

(a) Depresión.
(b) Rabia.
(c) Incredulidad.
(d) Alegría.

4. ¿En qué consiste la regresión?

(a) La preocupación.
(b) La resolución de la pérdida.
(c) La vuelta a comportamientos superados en etapas vitales anteriores.
(d) La introversión.

5. ¿Cuál es el síntoma más temido por los enfermos terminales y sus familiares?

(a) La diarrea.
(b) La demencia.
(c) El vértigo.
(d) El dolor.

6. ¿Cuántas fases se distinguen en el apoyo psicoemocional?

(a) Una.
(b) Dos.
(c) Tres.
(d) Cuatro.

7. Entre las ventajas de morir en el hospital, ¿cuál de las siguientes figura?

(a) El ambiente desconocido.
(b) El hecho de que no existen reglas.
(c) Los cuidados profesionales de los expertos.
(d) La claudicación familiar.

8. En el proceso del duelo se pueden distinguir tres etapas. ¿Cuál es la primera?

(a) La resolución de la pérdida.
(b) La preocupación.
(c) La incredulidad.
(d) La introversión.

9. Si se deja de administrar una medicación de forma consciente a un paciente terminal y, como consecuencia de este hecho, el paciente fallece, estaremos ante un caso de:

(a) Eutanasia pasiva.
(b) Eutanasia activa.
(c) Duelo normal.
(d) Duelo patológico.

10. ¿Qué nombre recibe el documento que pretende facilitar las decisiones de los familiares en los casos de enfermedades terminales y que el paciente debe realizar mientras viva?

(a) Testamento del paciente a sus herederos.
(b) Últimas voluntades.
(c) Testamento vital.
(d) Derecho a morir dignamente.

11. ¿Qué tipo de trasplante es el más frecuente en España?

(a) Hepático.
(b) Cardiaco.
(c) Pulmonar.
(d) Renal.

12. ¿A qué organismo pertenecen las siglas ONT?

(a) Organismo Nuevo de Trasplantes.
(b) Organización Nacional de Trasplantes.
(c) Organización Naval Transatlántica.
(d) Organización Nosológica de Trasplantes.

COMPRUEBA TU APRENDIZAJE

Nota: todas las actividades deben realizarse en un cuaderno aparte.

Entender las fases por las que pasa un enfermo terminal.

1. Explica en qué consiste la etapa de reconocimiento de la verdad y señala expresiones típicas de esta diferentes a las vistas en la unidad.
2. En la etapa de negociación, ¿qué sucede cuando se aproxima la fecha del acontecimiento pactado? Razona por qué se produce este hecho.
3. ¿Cuáles son los miedos que pueden aparecer en un enfermo terminal? Inventa ejemplos donde se pongan de manifiesto estos miedos.
4. Indica si las siguientes afirmaciones son verdaderas o falsas a la hora de valorar el lugar elegido para la muerte del enfermo terminal. Razona tus respuestas.
   a) Morir en casa tiene como ventaja que el ambiente es conocido y que se está rodeado de objetos personales.
   b) Morir en el hospital tiene la ventaja de que es un lugar perfectamente equipado para cualquier incidencia o cambio que pueda darse en un momento determinado.
   c) Morir en casa tiene el inconveniente de que las reglas son poco flexibles.
   d) Morir en el hospital tiene el inconveniente de que solo se administran cuidados básicos por parte de la familia.
5. Estableced un debate en clase. Formad dos grandes grupos para ver las ventajas y desventajas de la muerte en casa o en el hospital. Analiza las opiniones más destacadas.
6. Basándote en la actividad anterior, en tu opinión, ¿qué importancia pueden tener el ambiente y las personas que rodean al enfermo terminal en su proceso?
7. Entre los errores más frecuentes en la información-comunicación, están los tecnicismos, los malos gestos y el proceso unidireccional. Explica cada uno de ellos y cita un ejemplo.

Reconocer las etapas de duelo.

8. El apoyo psicoemocional consiste en acompañar al enfermo y a su familia. Puede atravesar varias fases. Indica cuál es el sujeto activo y cuál el pasivo en cada una de ellas. Puedes servirte de la siguiente tabla:

Fases	Sujeto activo	Sujeto pasivo	Justificación (una frase que enlace las dos columnas anteriores)
1	Profesionales sanitarios.	Familia y enfermo.	Los profesionales sanitarios prestan apoyo a la familia y al enfermo.
2	...	...	...
3	...	...	...

9. Ante la muerte de un ser querido, se desencadena un proceso de duelo. El duelo puede ser normal o convertirse en patológico o complicado. ¿Qué signos determinarían que el duelo de una persona es patológico?

Analizar temas de actualidad como la eutanasia y la donación de órganos.

10. Completa el siguiente texto en tu cuaderno:

    La ... incluye los procedimientos que tienen como finalidad proporcionar ... a una persona. Existen ... tipos de ... . La ... ocasionaría la ... directa de la persona para evitar ... ; mientras que la ... consiste en una ... de una medida ... que podría prolongar la ... de la persona.

11. En grupos de cuatro alumnos, analizad la opción de la eutanasia en los siguientes casos (un grupo a favor y otro en contra):
    a) Enfermo con cáncer terminal y gran sufrimiento.
    b) Enfermo consciente con tetraplegia.
    c) Enfermo inconsciente conectado a un respirador.
12. En los mismos grupos de cuatro alumnos de la actividad anterior, y analizando el ejemplo del testamento vital, redactad el que podría ser el testamento vital de cada caso.
13. Investiga si en tu comunidad autónoma existe alguna reglamentación que permita el uso del testamento vital.
14. Visita la página web de la asociación Derecho a Morir Dignamente y compara la normativa vigente en dos comunidades autónomas diferentes fijándote en los siguientes aspectos:
    a) Legalidad o permisividad.
    b) Documento aportado (único o posibilidad de hacer uno personal).
    c) Personas que avalan el documento.
15. Recopilad datos de prensa escrita o búsqueda en Internet de casos de donación de órganos y pasos que seguir para hacerse donante. Analizad las circunstancias de cada caso: tipo de donación, consentimiento, órganos donados, etc. Si a raíz de todos los datos quisieras ser donante, ¿qué harías?

Nota: todas las actividades deben realizarse en un cuaderno aparte.

Lectura

Suicidio asistido: ¿un debate real y necesario?

El debate acerca de la eutanasia resurge cada cierto tiempo en los medios de comunicación como consecuencia de determinados casos muy concretos sobre pacientes terminales que solicitan de los poderes públicos ayuda para acabar con su vida, como es el de Brittany Maynard.

Sin perjuicio de que la mirada hacia dichos casos no puede hacerse más que desde la compasión y la prudencia, al tratarse de situaciones extremadamente comprometidas y de historias desgarradoras, no por ello puede caerse en el equívoco, muchas veces emocional y poco racional, de pretender resolver el problema mediante la despenalización de la eutanasia o el auxilio al suicidio. El Derecho debe aspirar a algo más que a resolver casos que se presentan de manera muy excepcional y abordar los problemas de una manera global, atendiendo a los efectos que dicha decisión pueda producir en el conjunto de la sociedad.

La despenalización de la eutanasia constituiría desde una perspectiva general un craso error de nuestro sistema jurídico, y ello al margen de lo que puedan ser consideraciones éticas, morales o, incluso, ideológicas, por dos motivos principales: en primer lugar, el debate acerca de la despenalización de la eutanasia, muy rico desde una perspectiva puramente teórica, no es tan necesario como pretende presentarse en la realidad, porque precisamente la eutanasia está prácticamente despenalizada, al menos en sus formas de eutanasia pasiva y activa indirecta, en nuestro ordenamiento jurídico. Acortar la vida de un paciente terminal con el propósito principal de aliviar el dolor no constituye un ilícito en España (el denominado doble efecto).

Además, las formas más controvertidas, la eutanasia activa directa y el auxilio al suicidio, reciben por el Código Penal un trato extremadamente benévolo, de manera que nadie ingresaría en prisión por llevar a cabo un homicidio por compasión a petición de un enfermo terminal. Nuestro ordenamiento jurídico es consciente de que los casos que habitualmente se presentan en la realidad no merecen excesivo reproche penal. Por ello, lo que realmente está prohibido en nuestro sistema jurídico serían políticas públicas o privadas de eutanasia que, por cierto, pueden mostrarse preocupantes en tiempos de recortes económicos.

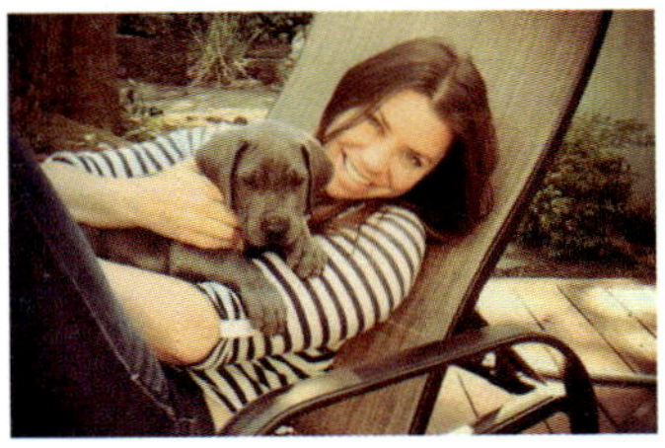

Fig. 12.12. Brittany-Maynard, la joven enferma de cáncer que murió por suicidio asistido en Oregon, el día de su boda.

En segundo lugar, el recurso a la libertad de las personas como fundamento de dicha despenalización es falaz, ya que detrás de esta despenalización se encierra el fracaso del sistema sanitario que, despreocupándose por la dignidad del enfermo terminal, opta por facilitarle el recurso más cómodo y barato en lugar de ofrecerle los recursos necesarios (fundamentalmente cuidados paliativos) para vivir con plenas garantías el final de su vida. A este respecto, es curioso comprobar cómo la práctica unanimidad de los profesionales que trabajan en el ámbito de los cuidados paliativos consideran que el principal problema no es el de la despenalización de la eutanasia, sino el de la universalización de los cuidados paliativos, meta de la que aún nos encontramos muy lejos. Hablar de libertad cuando al paciente se le aboca a decidir por la opción eutanásica no parece muy loable y defendible.

En definitiva, apostemos primero por universalizar dichos cuidados y que estos estén al alcance todos nuestros enfermos y hablemos después de la despenalización de la eutanasia. Comenzar el debate por esto último supone un flaco favor a los enfermos terminales y al propio sistema de salud, principal conquista del Estado social.

Federico de Montalvo Jääskeläinen, vicepresidente del Comité de Bioética de España, *ABC*, 09/10/2015

Preguntas

1. En tu opinión, ¿la eutanasia es un tema actual?
2. ¿Qué tipos de eutanasia están despenalizados? Intenta explicar cada uno de ellos con un ejemplo.
3. ¿Qué consideración de la eutanasia hace el Código Penal?
4. Recuerda en qué consisten los cuidados paliativos. ¿Qué significa su universalización?

13
UNIDAD

La promoción de la salud

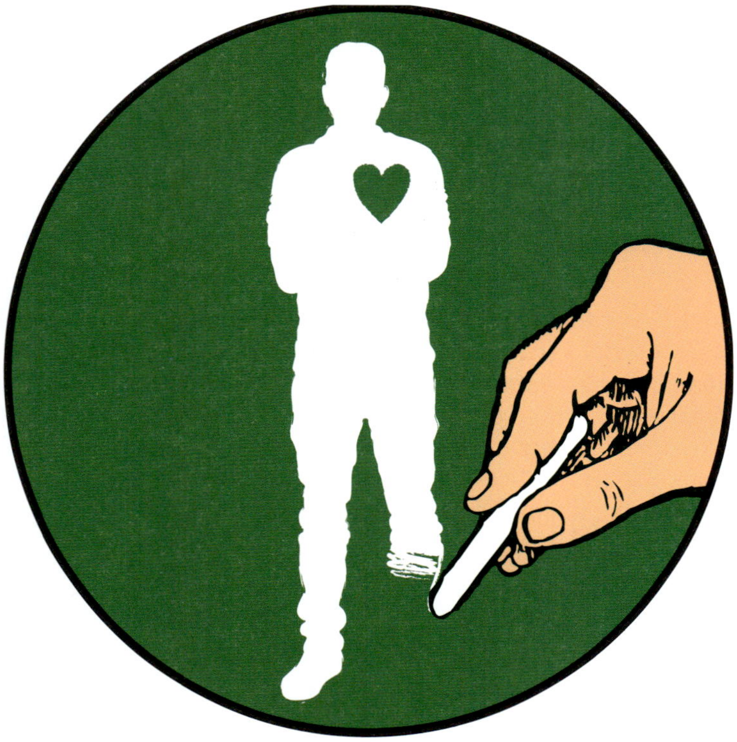

En esta unidad

APRENDERÁS A

- Explicar las características fundamentales de los programas de promoción de la salud.
- Describir las características elementales de los programas de prevención de enfermedades específicas.
- Enumerar los objetivos que debe reunir todo programa de promoción de la salud.

ESTUDIARÁS

- La promoción de la salud y su importancia en relación con los factores determinantes de la salud.
- La diferencia entre el concepto de promoción de la salud y otros próximos, como el de educación para la salud y el de prevención de la enfermedad.
- Los planteamientos participativos y los planteamientos centrados en la conducta individual.
- El interés que tienen las fuentes de información para la promoción de la salud.

Y SERÁS CAPAZ DE

- Distinguir las actividades específicas de la educación sanitaria, identificando niveles y valorando su importancia.
- Describir las características de los estilos de vida saludables y la importancia del compromiso personal y social.

1. ¿Qué es la promoción de la salud?

Pensemos, por ejemplo, en un programa sobre la alimentación, sobre el consumo de tabaco o acerca de los accidentes de tráfico. Intuitivamente, podemos percibir que estamos hablando de una serie de actuaciones para dar a conocer algo que en principio es obvio a la población: **«lo bueno que es estar sano».**

> La promoción de la salud la componen los procesos que permiten a las personas incrementar el control sobre su salud para mejorarla.

La promoción de la salud hace especial hincapié en los determinantes de la salud, es decir, en el conjunto de factores personales, sociales, económicos y ambientales que determinan el estado de salud de los individuos o poblaciones.

No obstante, la mayoría de las veces, las personas no se ponen enfermas por ser descuidadas o inconscientes. Pensar así sería, de alguna forma, culpabilizar a las víctimas. Lejos de esto, suelen ser las **condiciones sociales** el primer factor de muchas patologías, y las que moldean nuestra manera de pensar, nuestra cultura, nuestro acceso a los medios materiales, etc.

A. La promoción de la salud en la historia

La promoción de la salud ha estado siempre presente. Pero solo desde hace algo más de un siglo se la ha considerado una función de los servicios sanitarios. En la actualidad, despierta más interés que nunca, debido al cambio que se ha producido en las causas de enfermedad (morbilidad) y de muerte (mortalidad) en la sociedad y al mejor conocimiento de las condiciones sociales que intervienen.

B. La importancia de la promoción de la salud

La promoción de la salud asume la **defensa de nuestros intereses** y nos devuelve el **control sobre nuestra propia salud**, al abrirnos los ojos cuando no somos suficientemente conscientes de que se nos escapan los factores que la determinan.

La promoción de la salud es necesaria por la dificultad que existe para modificar la realidad de las principales causas de enfermedad y de muerte. Pensemos de nuevo en problemas como los infartos de miocardio, el cáncer de pulmón o los accidentes de tráfico y comprenderemos la situación. Para evitar estos problemas sanitarios, pueden más la **colaboración ciudadana** y la **prevención** que la tecnología médica, que solo actúa cuando el problema se ha declarado.

La salud se considera un recurso para la vida diaria y no el objetivo de la vida.

> La promoción de la salud no se centra en las personas con riesgo de padecer enfermedades específicas, sino en las actuaciones hacia los determinantes de la salud (ingresos económicos, alimentación, trabajo, vivienda, etc.), combinando enfoques diversos, pero complementarios, como pueden ser la comunicación, la educación, la legislación, las medidas fiscales o el desarrollo comunitario, entre otros.

De esta manera, procura implicar a la población, al reconocer que es precisa su participación activa en todas las fases: en la definición de los problemas y en la toma de decisiones para ello. Pone en marcha medidas de autoayuda y autocuidado, que son aquellas que llevan a cabo los no profesionales sanitarios con el fin de movilizar los recursos necesarios para promover, mantener o restaurar la salud de los individuos y de las comunidades.

No es un servicio médico, aunque los profesionales sanitarios tienen en ella un papel muy importante.

RECUERDA

La educación para la salud es la principal herramienta de la promoción de la salud; aquí consideraremos, en muchas ocasiones, ambos conceptos como sinónimos.

No obstante, la educación para la salud comprende las oportunidades de aprendizaje creadas conscientemente para mejorar el conocimiento de la población en relación con la salud y el desarrollo de habilidades personales que conduzcan a esta a nivel individual y de la comunidad. De esta forma supone una definición menos extensa, que deja la movilización social y la abogacía por la salud para la promoción de la salud.

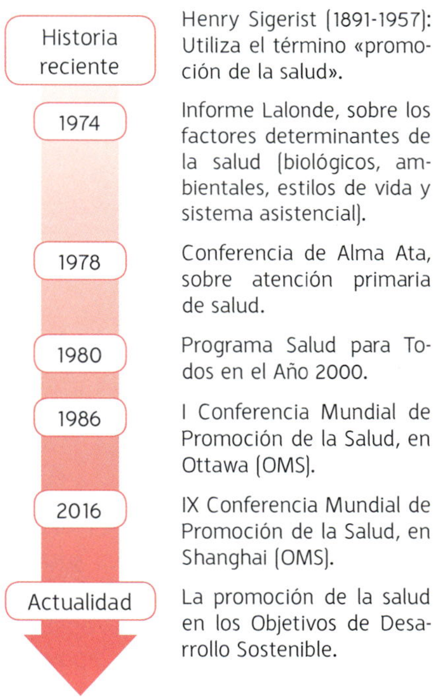
Historia reciente
Henry Sigerist (1891-1957): Utiliza el término «promoción de la salud».
1974
Informe Lalonde, sobre los factores determinantes de la salud (biológicos, ambientales, estilos de vida y sistema asistencial).
1978
Conferencia de Alma Ata, sobre atención primaria de salud.
1980
Programa Salud para Todos en el Año 2000.
1986
I Conferencia Mundial de Promoción de la Salud, en Ottawa (OMS).
2016
IX Conferencia Mundial de Promoción de la Salud, en Shanghai (OMS).
Actualidad
La promoción de la salud en los Objetivos de Desarrollo Sostenible.

Fig. 13.1. La promoción de la salud a lo largo de la historia.

C. La promoción de la salud y la sociedad

En muchas ocasiones, las **conductas** que mantienen las personas o los **contextos** en los que viven no son saludables. Hay que tener en cuenta que muchas de las conductas son el resultado de su aprendizaje a lo largo de la vida. Estos mecanismos de aprendizaje son conscientes e inconscientes. Nuestra necesidad de pertenencia a los grupos o la imitación de las personas a las que admiramos nos impulsan a adoptar determinadas conductas.

Este aprendizaje se desarrolla en múltiples contextos: en la familia, en los grupos de amigos, en el trabajo, etc.

Además, no debemos olvidar que no podemos reducir los factores que condicionan la salud a las conductas individuales. También dependemos de **factores colectivos.**

> Las condiciones socioeconómicas relacionadas con los ingresos, la educación y el empleo son el origen de gran parte de la buena o mala salud.

Ya el Informe Lalonde (1974) sostenía que las condiciones ambientales y los estilos de vida son factores determinantes para la salud más importantes que la biología o la asistencia médica. Y subrayó la paradoja de que la gran mayoría de los recursos económicos se dirijan a este último apartado.

Pero las conductas y los contextos de las personas pueden cambiar y beneficiar su salud. La realidad demuestra la eficacia de la promoción de la salud. No obstante, conviene tener presente que la promoción de la salud, la mayoría de las veces, es un **proceso lento.** No es como dar un antibiótico y tomar la temperatura de vez en cuando. Se parece, más bien, a trabajar la tierra en otoño e invierno y esperar a la primavera a que los cultivos den sus frutos.

D. La promoción de la salud es una cuestión de todos

Es importante destacar que la promoción de la salud es una cuestión que incumbe a **toda la población,** no solo a los profesionales sanitarios.

La promoción de la salud
Conduce al concepto de **apoderamiento** (empoderamiento) o control de los factores que determinan la vida de las personas.
Comprende oportunidades de aprendizaje creadas conscientemente para mejorar la **alfabetización** y la mejora de habilidades sanitarias de la población.
Actúa en defensa activa o en **abogacía de la salud,** procediendo con autoridad para influir en las decisiones de las comunidades y de los Gobiernos en materia de salud.
Requiere **equidad** entre países, zonas geográficas y clases sociales, como un derecho humano fundamental en salud.
Necesita de la **participación** y el compromiso de la comunidad en la planificación y la gestión de la promoción de la salud.

Tabla 13.1. La promoción de la salud y la sociedad.

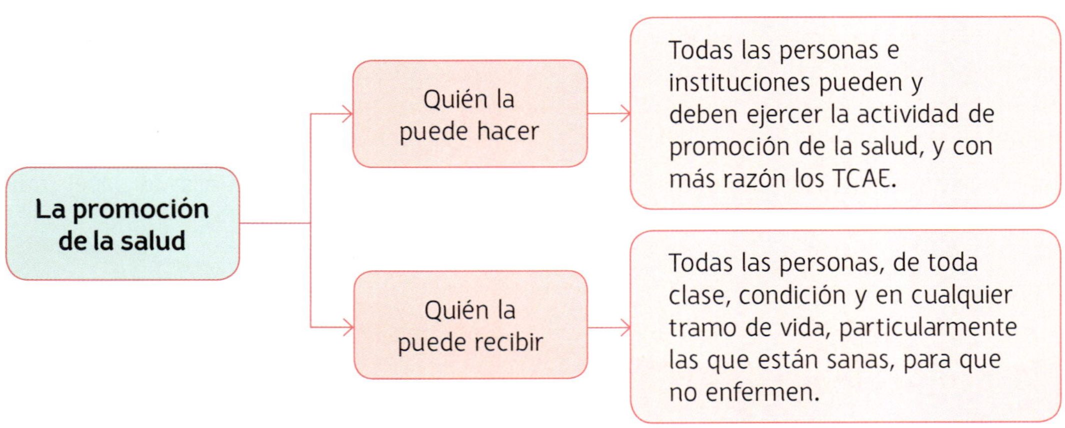

! IMPORTANTE

Cualquier actividad de una persona, con independencia de su estado de salud real o percibido, encaminada a promover, proteger o mantener la salud, tanto si dicha conducta es o no objetivamente efectiva para conseguir ese fin, es una conducta orientada hacia la salud.

@ WEB

En la página web del Ministerio de Sanidad, **www.mssi.gob.es,** encontrarás un glosario básico relacionado con la promoción de la salud. También la Declaración de Helsinki sobre Salud en Todas las Políticas (OMS).

ABC VOCABULARIO

Abogacía por la salud: es una combinación de acciones individuales y sociales destinadas a conseguir compromisos políticos, aceptación social y apoyo de las instituciones para un determinado objetivo o programa de salud.

Empoderamiento: del inglés *empowerment,* se emplea con el sentido de *conceder poder* a un colectivo para que, mediante su autogestión, mejore sus condiciones vida.

PONTE A PRUEBA 1

Un periódico cualquiera, en un día cualquiera (*El País*, 18-10-2016)

Amalia abre el periódico buscando noticias que tengan que ver con la promoción de la salud y que le permitan elaborar un comentario desde este punto de vista. Indaga sobre hechos cotidianos que tienen lugar ante nosotros sin que reflexionemos siquiera sobre ellos, y que ahora quiere subrayar.

Ella es TCAE y se ha comprometido a participar en unas actividades organizadas por un centro de información juvenil, donde la han invitado para hablar de salud. Se ha comprometido con una idea: mirar un solo periódico (la fecha previa a su intervención) y mostrar, en primer lugar, la gran variedad de acontecimientos que nos afectan a diario y, en segundo lugar, centrarse en uno para comentarlo con más detalle. Hoy, como todos los días, la prensa trae donde elegir.

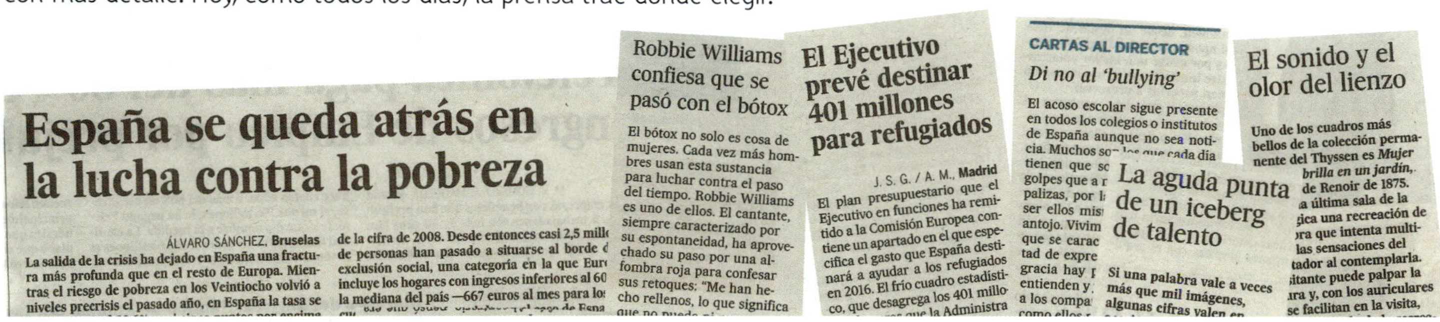

Fig. 13.2.

Amalia hojea un rato el periódico y considera que ya es suficiente. El azar ha hecho que hoy no se hable de lo más habitual (tabaco, alcohol, ejercicio físico, alimentación, etc.), pero ella conoce la Declaración de Helsinki sobre Salud en Todas las Políticas y desde ese punto de vista orientará su charla: se centrará en el artículo «España se queda atrás en la lucha contra la pobreza», que es bastante interesante. En esencia, este viene a decir que la salida de la crisis ha dejado en España una fractura social más profunda que en el resto de Europa, lo que sitúa a 2,5 millones de personas al borde de la exclusión. Esto no debe ser pasado por alto desde la perspectiva de la promoción de la salud, puesto que la relación entre ambas viene de antiguo. Pero es que, además, tal como señala la OMS, no solo debe ser entendida en términos económicos, sino como una combinación de factores en la que los ingresos son un elemento más. Amalia relaciona entonces todas las noticias: crisis económica, alimentación, preocupación excesiva por la imagen corporal, guerras, desigualdades de género, refugiados, acoso escolar, integración social, enfermedades crónicas, etc.

Claves de resolución

Busca en tu casa y trae a la clase un recorte de prensa que tenga que ver con la promoción de la salud. Todos los días se publica algo, seguro. Haz un breve comentario sobre por qué has elegido esa noticia, expresando tu propio punto de vista sobre el tema y utilizando las ideas de esta unidad didáctica.

ACTIVIDADES

1. Elabora en grupo una tabla con diez profesiones y dos aportaciones específicas que podría hacer cada una a la promoción de la salud. Por ejemplo:

Arquitectos	Construir viviendas saludables. Tomar medidas para reducir los accidentes laborales en la construcción.
Mecánicos de motos	Hacer propaganda sobre la disminución del ruido. Fomentar el uso del casco.
Agricultores	Cuidar los riesgos de la autocontaminación por plaguicidas al fumigar. Evitar los accidentes con vehículos y maquinaria.

2. También en grupo, organiza junto a tus compañeros un torbellino de ideas sobre temas de los que se podría ocupar la promoción de la salud. Por ejemplo: reducir los accidentes de tráfico, tomar el sol con mucha precaución, evitar los accidentes infantiles, etc.

A continuación, intenta recabar el mayor número de propuestas posibles, y ya tendremos ocasión en la siguiente unidad de pensar en el diseño de una campaña o en las medidas que se podrían promover para cada uno de los temas propuestos.

2. Protección de la salud, prevención de la enfermedad y promoción de la salud

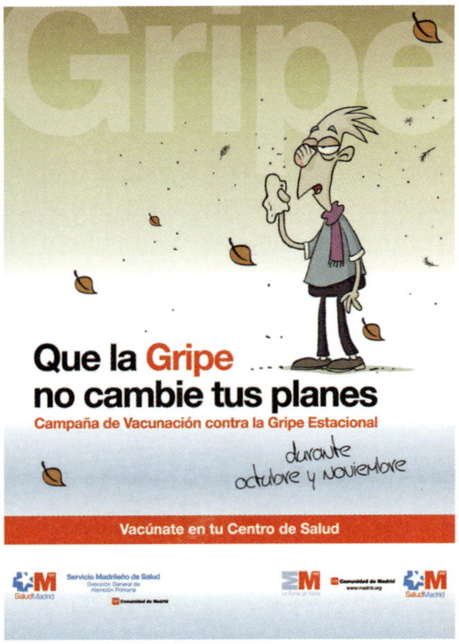
Gripe
Que la Gripe
no cambie tus planes
Campaña de Vacunación contra la Gripe Estacional
durante
octubre y noviembre
Vacúnate en tu Centro de Salud

Fig. 13.3. Campaña de vacunación contra la gripe de la Comunidad de Madrid.

La promoción es diferente de la protección de la salud y de la prevención de la enfermedad. Sin embargo, aunque se trata de tres **conceptos** distintos, no son contradictorios, sino **complementarios,** y necesarios para que podamos añadir **años a la vida y vida a los años,** es decir, para que aumentemos su calidad.

Protección	Es un **derecho social** básico que requiere actuaciones legislativas del Gobierno para facilitar el acceso a los servicios de salud, protegernos de los alimentos en mal estado, de la venta de cigarrillos a menores o que nos obliga a ponernos el cinturón de seguridad en los coches, bajo penas de multa o sanción al infractor.
Prevención	Consiste en **evitar, detener o atenuar** las consecuencias de una determinada enfermedad (por ejemplo: accidentes, diabetes, asma, anorexia, etc.). Puede ser de tres tipos: • **Prevención primaria,** cuando intentamos disminuir el número de pacientes que sufren este tipo de enfermedades ligadas a factores de riesgo. • **Prevención secundaria,** cuando logramos un diagnóstico precoz de los casos existentes y el inicio inmediato del tratamiento. • **Prevención terciaria,** cuando tratamos los problemas y secuelas que se asocian a la enfermedad ya declarada.
Promoción	Es la toma de **conciencia de los problemas,** fundamentalmente en personas sanas, y no solo la actuación por obligación o ante factores de riesgo. Supone, por ejemplo, comprar y cocinar comida saludable, inspirada en la dieta mediterránea, no fumar y circular siempre con prudencia. Hacemos esto porque estamos convencidos de que es mejor para nosotros y para los que nos rodean, y nuestra conducta es consecuencia de la promoción de la salud y, a su vez, tiene efectos promotores de esta.

Tabla 13.2. La salud y la enfermedad: protección, prevención y promoción.

Evidentemente, nuestros hábitos y conductas de salud pueden estar relacionados con uno o varios de los conceptos expuestos. Por ejemplo, ponerse el casco en la moto es, al mismo tiempo, un acto de protección de la salud, de prevención primaria de la enfermedad y de promoción de la salud, mientras que no hay una ley que nos obligue a lavar la verdura en casa antes de consumirla y esta es una manera de actuar que tiene más que ver con la prevención primaria y con la promoción de la salud.

CLAVES Y CONSEJOS

Los libros, Internet, las revistas científicas, los congresos y jornadas, los anuarios y las encuestas son fuentes de información que nos ayudan en la tarea de promoción de la salud.

EJEMPLO

Amalia trabajaba en un centro de salud donde desarrollaban un programa de prevención de trastornos de la conducta alimentaria, fundamentalmente con las familias. Hace unos cinco años propuso, en el equipo de atención primaria, ampliarlo al ámbito educativo y, tras su estudio, se aceptó, y Amalia se puso en contacto con los centros educativos de su zona.

El desarrollo del programa y lo que pasó a partir de ese momento constituyó su primera experiencia en este tipo de actividades. Mantuvieron reuniones con los profesores del área de educación física y elaboraron un plan de prevención para que, sin hablar de los propios trastornos, los alumnos desarrollaran la autoestima, las habilidades sociales, la actitud crítica y los estilos de vida saludables. Al mismo tiempo, acordaron observar aquellos comportamientos o cambios que pudieran hacer pensar en un trastorno en la alimentación.

En conclusión: fueron dos años de experiencia, modesta pero importante. Es relativamente frecuente que muchos profesionales de la salud tengan, al igual que Amalia, un primer acercamiento a la promoción de la salud a través de actividades preventivas, quizá porque estas emanan típicamente del sector sanitario.

ACTIVIDADES

3. Plantea tres ejemplos de cada uno de los siguientes conceptos: prevención primaria, secundaria y terciaria. También otros tres ejemplos de *protección de la salud*.

3. Las conductas saludables y los procesos participativos

> La promoción de la salud necesita identificar cuáles son las conductas saludables que pueden reducir las causas de enfermedad y muerte en la población para actuar sobre ellas y modificarlas en sentido positivo.

Hay quienes, desde la promoción de la salud, ponen el énfasis en la **modificación de la conducta,** y quienes lo hacen en los **procesos participativos.**

Estos dos tipos de enfoque, a los que podríamos denominar respectivamente *tecnológico* y *participativo,* pueden ser complementarios dependiendo del problema a resolver.

Quienes participan del **primer enfoque** esperan encontrar una herramienta técnica (una teoría, un modelo, un protocolo, una guía, etc.) que permita explicar y modificar las conductas saludables.

Los partidarios del **segundo enfoque,** por su parte, piensan que la participación es algo más que una herramienta, ya que tiene un carácter añadido, que es el de ser emancipadora, pues considera a las personas responsables de sus propios destinos.

Podemos y debemos participar. En España, la participación en salud se encuentra reconocida en la legislación. Su máxima expresión son los consejos de salud, como órganos de participación de la población en el sistema sanitario. Las funciones que la ley les atribuye son las de asesorar, proponer, evaluar, verificar y orientar. No tienen un carácter decisorio, sino consultivo.

La participación es un derecho y, además, es útil. Es una exigencia derivada del reconocimiento de que la salud se desarrolla en los grupos sociales y para su modificación es necesaria, técnicamente, la colaboración de estos. También supone el reconocimiento de un derecho democrático, más allá de que sea o no útil.

Hay muchas formas de participar. Conviene saber que la participación es un proceso, que puede ir de menos a más, en el que existen grados en forma de escalera participativa con muchos peldaños.

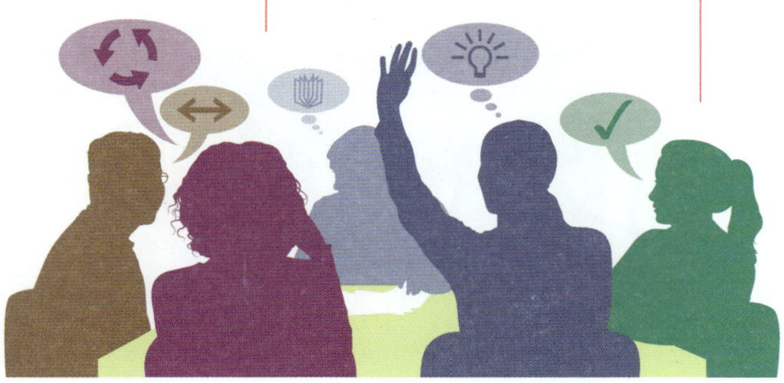

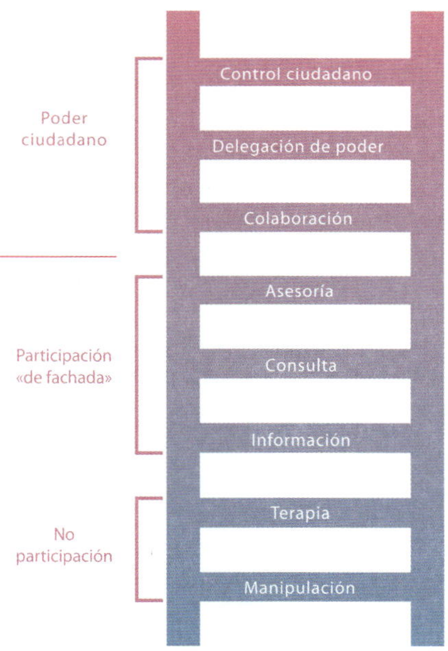

Marcos colectivos. Son muchas las tareas colectivas que pueden proporcionar marcos adecuados para la participación en salud: educación para la salud en la escuela, en la mujer, programas preventivos concretos y diagnósticos de salud de zona, entre otros.

El perfil de una persona participativa en salud. Las personas jóvenes, que viven en zonas urbanas, solteras, de nivel socioeconómico elevado, con estudios universitarios, de profesiones cualificadas, con una tendencia a no acudir mucho a consulta médica, con inquietudes culturales y buenas relaciones interpersonales, parecen las más participativas en salud.

Parece que no es tan fácil. Lo cierto es que, aunque todo el mundo está de acuerdo en la necesidad de la participación comunitaria en la salud y parezca fácil de llevar a cabo, existen al respecto muchas dificultades que hay que vencer entre los mismos profesionales de la salud y en la propia sociedad.

Fig. 13.4. Procesos participativos en la promoción de la salud.

ACTIVIDADES

4. Forma un grupo junto a compañeros que vivan cerca de tu casa e identifica una iniciativa comunitaria en tu barrio que tenga que ver con la promoción de la salud. Prepara un pequeño informe y preséntalo junto a tu grupo al resto de la clase.

5. Investiga en tu casa sobre la hipertensión arterial y la obesidad. Haz tu pequeña campaña de promoción de la salud aconsejando su control en tu familia. Comenta tus resultados en clase.

PONTE A PRUEBA 2

El nuevo equipo de atención primaria de Amalia está planteando un programa de educación para la salud en la escuela junto a los centros educativos de su zona de influencia. Ella participa, animada por su experiencia anterior.

Juan, el coordinador médico del equipo, reflexiona sobre el particular y explica que no estaremos solos en este cometido y que encontraremos gente interesada entre profesores, padres y alumnos.

Carmen, la trabajadora social, insiste en que el protagonismo esté centrado en la comunidad, de forma que se repartan las iniciativas entre las instituciones, los servicios y el tejido social, y que seamos conscientes del nivel del que partimos.

Esperanza, enfermera, advierte de que no debemos tener prisa y que los procesos sociales son lentos. Hay que evitar el voluntarismo, no «quemarse», y aceptar la respuesta dispar del conjunto de los compañeros, sabiendo que algunos colaborarán en ocasiones específicas y otros, que son escépticos, no van a participar.

Amalia ha tomado su decisión, sabe que es una tarea más de su profesión y participará activamente. Pero en todas las reuniones que han tenido ha opinado que conviene facilitar el consenso interno y que nadie del equipo se oponga. Ella está muy implicada preparando la primera reunión formal con profesores y padres. Han hecho la convocatoria al respecto, sin exclusiones. Quieren que circule la información, dar a conocer lo que tienen elaborado y pedir la opinión de todos. Han de hacer ver que el protagonismo está en la comunidad educativa y no en los técnicos, y que se debe crear un grupo que impulse las iniciativas.

Juan insiste en que las primeras intervenciones deben decidirse en el grupo interdisciplinar. Y que los temas que finalmente se trabajen con los alumnos han de referirse a problemas sentidos por este grupo y por los propios escolares. Deben ser sencillos, garantizar un buen resultado y hacer lo posible por implicar a la mayor cantidad de personas.

Una vez que los procesos se han puesto en marcha, se trata de tener una relación normalizada entre profesionales de la salud, de la educación y los propios padres, con un protagonismo compartido.

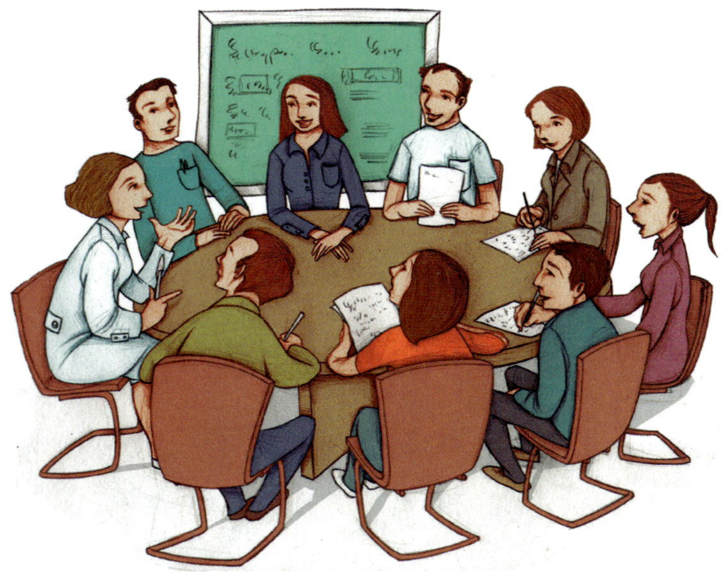

Fig. 13.5.

Claves de resolución

En un debate en clase, muestra tu acuerdo o desacuerdo con las siguientes frases, que están relacionadas con el texto anterior. Arguméntalo.

- Amalia es un quijote, la gente no tiene tiempo de ocuparse de su salud.
- Si fuma, debe irse del grupo; quien realiza promoción de la salud debería ser un ejemplo en todo.
- Ella defiende las medidas frente al tabaquismo (Ley 42/2010), pero no vería realista que fumar fuese ilegal. No entiendo la diferencia.
- Yo digo que hay que vivir deprisa y quemar la vida, y que Amalia es una aburrida.
- Amalia coarta mi libertad.
- Dice que el alcohol es el enemigo público número uno y lo veo exagerado.
- Yo creo que el tabaco no es exactamente una droga y ella sonríe. ¿Qué opinará?
- No estoy de acuerdo con ella; yo creo que la preocupación por la salud es una cosa de personas mayores.
- En realidad, yo pienso que la salud está más en manos de los médicos que en las mías.
- Además, yo estoy bien informado de lo que es importante para mí; no necesito a Amalia.

@ WEB

Para ver recomendaciones sobre cómo iniciar un proceso de participación comunitaria desde un centro de salud, puedes consultar el programa de actividades comunitarias en atención primaria en la página web:

www.pacap.net

ABC VOCABULARIO

Escuela promotora de salud: se define como aquella que refuerza constantemente su capacidad de ser un lugar saludable en el que vivir, aprender y trabajar.

4. Tres generaciones en educación para la salud

Se puede hablar de tres **formas de llevar a cabo la educación para la salud**, o de tres generaciones evolutivas en su desarrollo.

Estas van desde lo más simple o primitivo hasta lo más evolucionado, desde la mera información hasta la participación e implicación de la comunidad en la educación para la salud, pasando por las acciones tendentes a cambios en las conductas relacionadas con el cuidado de la salud.

- **Educación para la salud informativa.** Transmite a la población lo que es correcto, desde quien entiende y tiene la autoridad (el profesional sanitario) al que no entiende (el ciudadano de a pie o el paciente), para que siga las **recomendaciones médicas** relacionadas con la promoción de la salud. En algunas ocasiones, es lo menos que se puede hacer. Pero esta forma de actuar tiene limitaciones en promoción de la salud, entre otros motivos porque la gente, aunque sabe perfectamente lo que es perjudicial para su salud, fuma, conduce sin cuidado o no se alimenta adecuadamente.
- **Educación para la salud centrada en la conducta.** Explica, desde la psicología, por qué la gente se comporta como lo hace, poniendo énfasis en la **modificación de los hábitos personales.** Supone un paso más a partir del modelo informativo. Las teorías predominantes desde estas perspectivas son las conductistas, el condicionamiento vicario de Bandura, la dinámica de grupos, los estudios sobre la motivación (teoría de Maslow, del *locus* de control, etc.), sobre la actitud (Fishbein, comunicación persuasiva, etc.) y otros, como el modelo de creencias de salud.
- **Educación para la salud participativa.** Este enfoque queda definido por la evidencia demostrada de que, con la participación, las personas adquieren una mayor capacidad para identificar los problemas y resolverlos, y que en cada fase el **compromiso y la implicación de la comunidad** son factores clave del éxito. Los planteamientos que se siguen en esta unidad didáctica y en la siguiente tienen una orientación fundamentalmente participativa, aun reconociendo las importantes aportaciones de algunos de los modelos aquí presentados.

CLAVES Y CONSEJOS

Para estos casos, resulta una metodología útil lo que se conoce como *investigación-acción participativa,* en la que los miembros de la colectividad colaboran en la identificación de objetivos y en todo el proceso que conduce a la resolución de los problemas identificados y su evaluación.

WEB

El Ministerio de Sanidad tiene un sistema de información y educación para la salud:

http://sipes.msc.es

La Unión Internacional de Promoción de la Salud y Educación para la Salud agrupa a profesionales que desarrollan actividades en este campo:

www.iuhpe.org

ACTIVIDADES

6. Elabora carteles con el Código Europeo contra el Cáncer y colócalos en las paredes del instituto. Puedes encontrarlo en la página de la Agencia Internacional de la Investigación contra el Cáncer (IARC).

7. Busca información en Internet sobre el aprendizaje vicario y aplícalo a un caso de educación para la salud. ¿Crees que se podría trasladar, por ejemplo, a la capacidad que tiene un cantante famoso de ser imitado por los jóvenes? Justifica tu razonamiento.

8. Busca información en la Red y explica el siguiente esquema sobre la comunicación persuasiva y la teoría general de la comunicación. Aplícalo a la educación para la salud. Mira, por ejemplo, cómo se puede utilizar para el fomento de la lactancia materna.

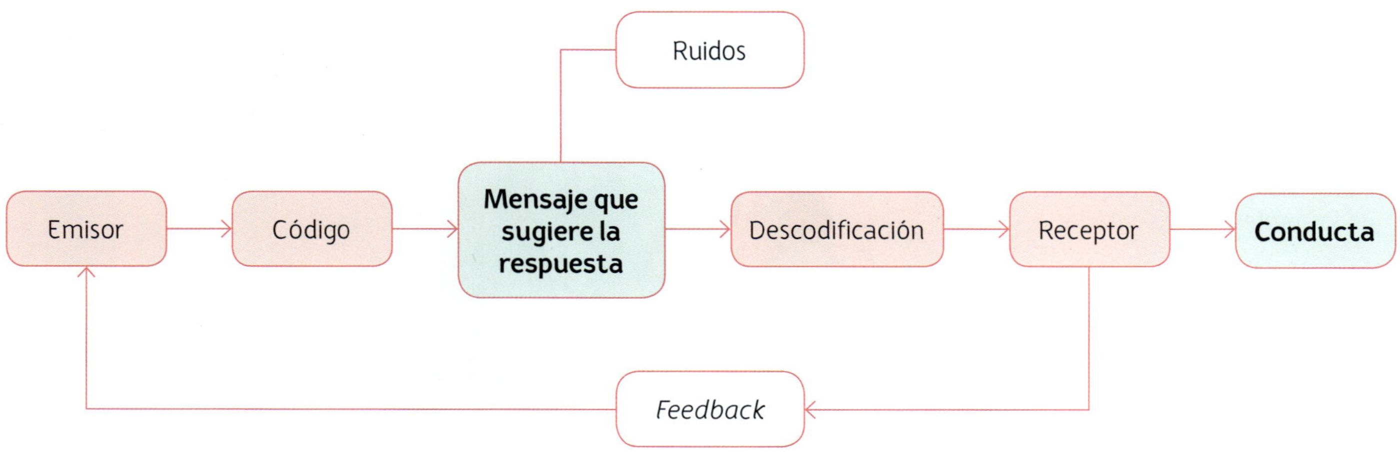

PONTE A PRUEBA 3

La primera reunión del plan de educación para la salud en la escuela, planteado en el caso práctico anterior, se realizó entre profesores de todos los centros educativos de la zona, padres, representantes de los distintos consejos escolares y profesionales sanitarios del centro de salud. Tuvo lugar en el mes de septiembre, con treinta asistentes. Amalia estuvo presente.

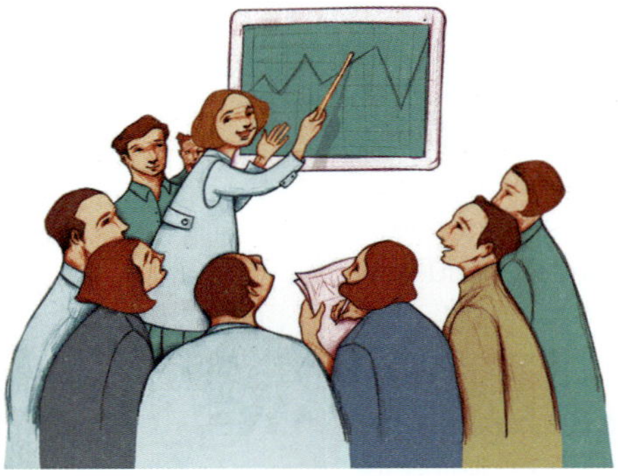

Fig. 13.6.

Acordaron:

1. **Desarrollar un programa para promover la autoestima del alumnado y capacitar para que puedan tomar sus propias decisiones.**
2. **Mejorar el entorno físico del centro escolar mediante la elaboración de medidas de salud y seguridad.**
3. **Fomentar lazos sólidos entre el centro, el medio familiar y la comunidad.**
4. **Establecer relaciones de colaboración entre las escuelas de primaria y de secundaria asociadas para elaborar programas de educación para la salud.**
5. **Conferir al profesorado un papel de referencia en salud y potenciar su papel protagonista, facilitándole la formación en promoción de salud.**
6. **Aprovechar el potencial educativo, fomentando la estrecha colaboración entre los servicios educativos y sanitarios.**
7. **Hacer posible que el currículo en promoción de salud proporcione oportunidades para aprender y comprender, así como para adquirir hábitos esenciales de vida.**

Concretarán más en las próximas reuniones. Redactaron un acta y levantaron la sesión tras dos horas y media de reunión, que resultó muy participativa. Amalia tiene cada vez más interés en estudiar y profundizar en este tema.

Amalia comprobó en las siguientes reuniones del grupo de trabajo que, a lo largo de un año, fueron muchos los logros conseguidos:

- Identificaron un problema, lo concretaron y lo formularon con los interesados. El grupo, en el mes de octubre, decidió trabajar con escolares la higiene bucodental, la alimentación y el ocio y el tiempo libre, en distintos tramos de edad. Los grupos participantes eran los de los profesores voluntarios.

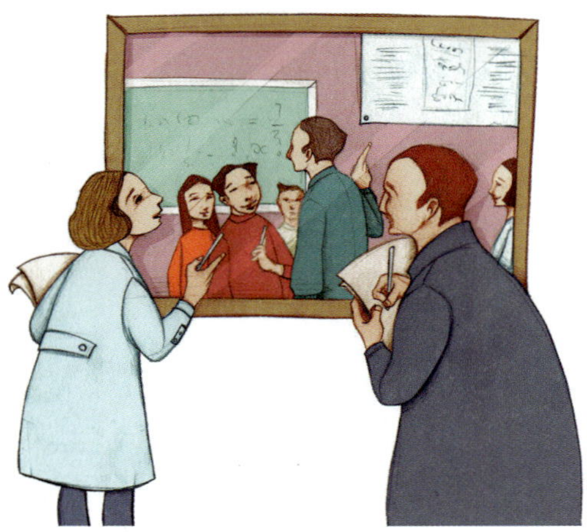

Fig. 13.7.

(Continúa)

RECUERDA

En la educación para la salud en la escuela, es relevante:

- Su marco teórico.
- Su importancia.
- Las diferentes formas de plantearla.
- Los hábitos higiénicos de los escolares.
- El sistema educativo.
- La atención primaria de salud.
- La comunidad y los padres.
- La formación de los profesionales.
- La programación, los métodos y los medios.
- Las unidades didácticas.
- La evaluación.
- La influencia positiva sobre los hábitos.
- El papel de cada uno en todo ello.

WEB

Puedes encontrar criterios de calidad para el desarrollo de proyectos y actuaciones de promoción y educación para la salud en el sistema educativo *(Guía para las administraciones educativas y sanitarias)* en la página web del Ministerio de Sanidad, Servicios Sociales e Igualdad:

www.msssi.gob.es

PONTE A PRUEBA 3 (Continuación)

- Analizaron la realidad. Entre octubre y enero elaboraron y pasaron encuestas, y sus resultados fueron discutidos, lo que les permitió ir tomando conciencia del problema y de lo que había que cambiar. Disponían, pues, de datos en tablas y gráficos. Y conocían los centros y a las personas.
- Elaboraron un plan de actuación. Entre enero y marzo diseñaron siete unidades didácticas adecuadas para los escolares, según temas y edades.
- Lo pusieron en práctica. Las desarrollaron los profesores, con los escolares, durante diez semanas, con alguna colaboración de los profesionales del centro de salud.
- Controlaron el curso de los acontecimientos y los resultados. Levantaron actas de las reuniones que fue teniendo el grupo de trabajo a lo largo del año, aproximadamente cada quince días. Y pasaron nuevas encuestas tras la actividad educativa con los escolares, a mediados de mayo, que compararon con las primeras.
- Interpretaron los acontecimientos. Los datos que fueron obteniendo decían bastantes cosas, tanto de los procesos vividos como de los hábitos escolares. Los analizaron durante el mes de junio y comprobaron resultados significativos en los grupos que habían trabajado la higiene bucodental. Algo más discretos fueron los de los grupos que se centraron en alimentación y en el ocio y el tiempo libre. Profesionales, padres y alumnos estaban muy satisfechos.
- Evaluaron. Finalmente llegaron a una conclusión después del programa de promoción de la salud. Habían cambiado bastantes cosas, incluso en ellos mismos. Y había merecido la pena.

Fue un año de intenso trabajo y una auténtica transfusión de vida y de conocimiento. Amalia ha avanzado mucho desde sus primeras actuaciones. El curso próximo continuarán las actividades de este grupo de trabajo.

Claves de resolución

A continuación, discutid sobre los casos prácticos anteriores e intercambiad puntos de vista, de manera sintética y como para llegar a una conclusión general.

Dividíos en grupos de seis personas y nombrad un coordinador. El tema propuesto es si te ves en el papel de Amalia y por qué. Tenéis seis minutos, un minuto aproximadamente para que cada persona exprese su punto de vista. Al final, el coordinador hace un resumen en su grupo. Se reúnen los coordinadores y seguimos el mismo procedimiento. El resumen final se comunica a su pequeño grupo y finalmente a toda la clase.

¿Te ves en el papel de Amalia? ¿Por qué?

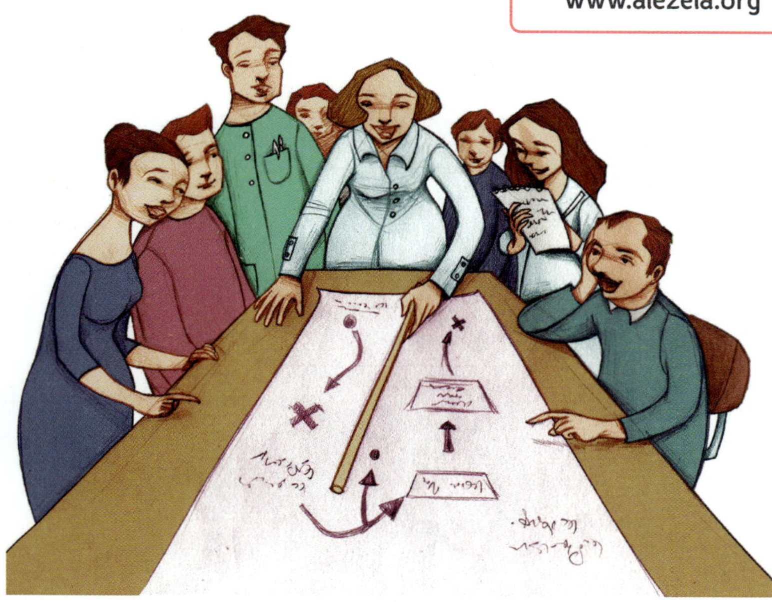

Fig. 13.8.

WEB

Para saber más sobre la Red de Escuelas para la Salud en Europa, puedes navegar por la web.

Consulta también el Plan de Educación para la Salud en la Escuela de tu comunidad autónoma.

RECUERDA

Podemos consultar las siguientes revistas científicas que nos ayudan en la tarea de promoción de la salud:

- *Revista Española de Salud Pública:*

  http://scielo.isciii.es

- *Atención Primaria:*

  www.semfyc.es

- *A Tu Salud:*

  www.alezeia.org

ACTIVIDADES

9. Realizad, con ayuda del profesor, un *role-playing* que simule una reunión de los participantes en este caso práctico, en cualquiera de sus momentos.

Repartid papeles. Resaltad sus rasgos más característicos. Discutid el papel de cada uno.

SÍNTESIS La promoción de la salud

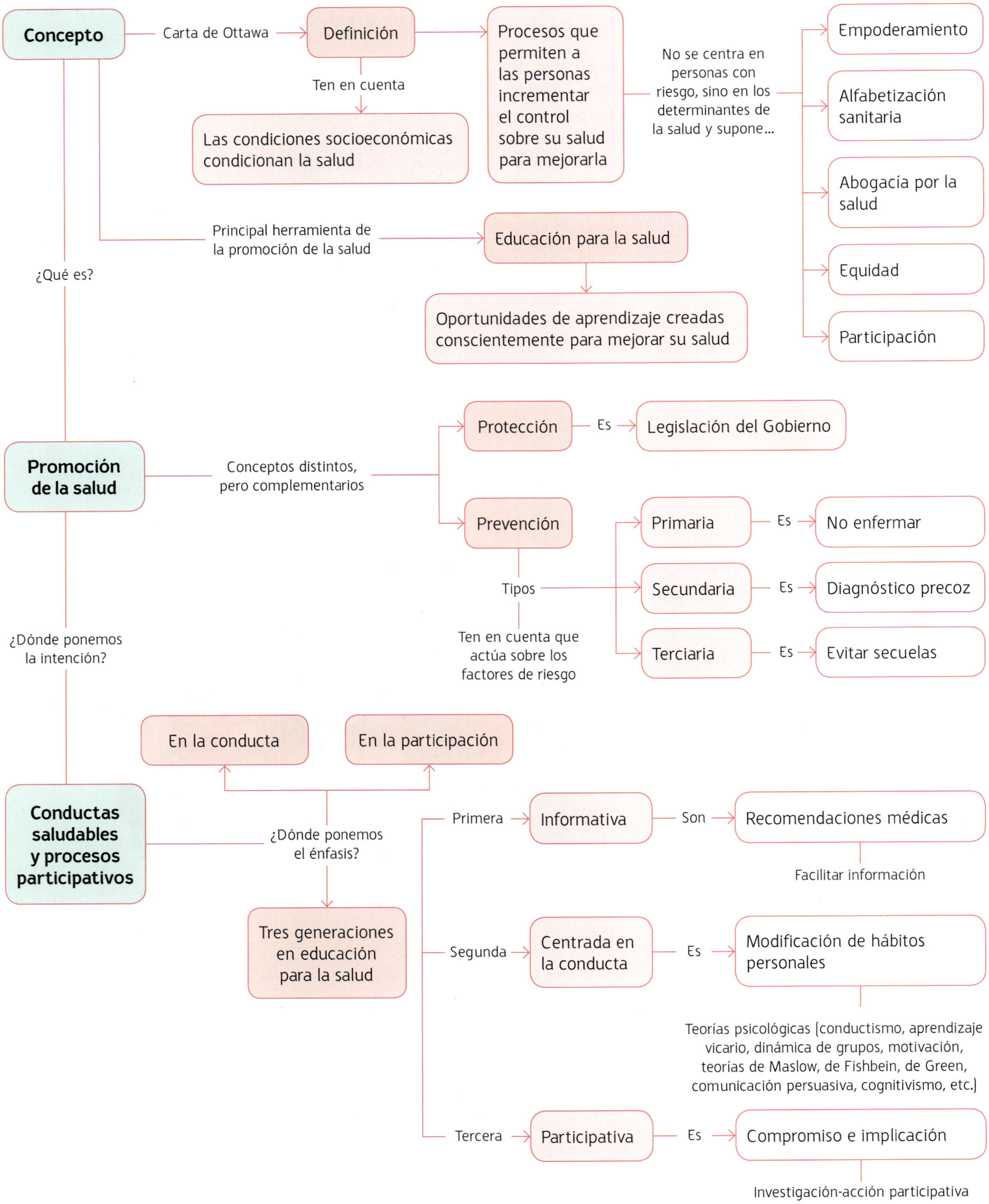

TEST DE REPASO

Nota: todas las actividades deben realizarse en un cuaderno aparte.

1. La promoción de la salud es:

ⓐ La autoayuda y el autocuidado.
ⓑ La disminución del número de pacientes que padecen una determinada enfermedad.
ⓒ El proceso que permite a las personas incrementar el control sobre su salud.
ⓓ La legislación en materia de salud.

2. «La mayoría de las personas se ponen enfermas por ser descuidadas o inconscientes». Este comentario lo encuentras relacionado con...

ⓐ Culpabilizar a la víctima.
ⓑ El uso del miedo como recurso educativo.
ⓒ Hablar claro para que la gente aprenda.
ⓓ La necesidad de restar derechos y asistencia a quienes tienen conductas insanas.

3. Respecto a la promoción de la salud, señala la respuesta falsa:

ⓐ Asume la defensa de nuestros intereses.
ⓑ Nos devuelve el control sobre nuestra propia salud.
ⓒ En la sociedad actual, resulta fácil modificar las principales causas de enfermedad.
ⓓ Para evitar los problemas sanitarios, puede más la colaboración ciudadana que la tecnología médica.

4. Cuando logramos un diagnóstico precoz de los casos existentes de una enfermedad y el inicio inmediato del tratamiento, hablamos de:

ⓐ Prevención primaria.
ⓑ Prevención secundaria.
ⓒ Prevención terciaria.
ⓓ Promoción de la salud.

5. Un anuncio en la radio que avisa sobre la necesidad de la protección solar en verano puede ser considerado:

ⓐ Educación para la salud informativa.
ⓑ Educación para la salud centrada en la conducta.
ⓒ Educación para la salud participativa.
ⓓ Protección de la salud.

6. Tomar conciencia de los problemas, fundamentalmente en personas sanas, y no solo actuar por obligación o ante factores de riesgo, tiene que ver con...

ⓐ La protección de la salud.
ⓑ La promoción de la salud.
ⓒ La prevención de la enfermedad.
ⓓ Todas las anteriores son ciertas.

7. Si te proponen acudir a una reunión para discutir sobre el estrés en tu centro de trabajo, lo encuentras relacionado con:

ⓐ La educación para la salud informativa.
ⓑ La educación para la salud centrada en la conducta.
ⓒ La educación para la salud participativa.
ⓓ La protección de la salud.

8. En el aprendizaje vicario hay procesos de imitación, aprendiendo de modelos. Esto no tiene nada que ver con...

ⓐ Los padres y educadores, como modelos a imitar por los niños.
ⓑ La educación para la salud.
ⓒ La promoción de la salud.
ⓓ El efecto antibiótico de un medicamento.

9. Si hablamos de «salud en todas las políticas» (Declaración de Helsinki), nos estamos refiriendo fundamentalmente a que...

ⓐ Hay que tener en cuenta las implicaciones en la salud que tienen las decisiones que se toman.
ⓑ Poder disfrutar del más alto nivel de salud posible es uno de los derechos fundamentales de todo ser humano.
ⓒ Reconocemos que los Gobiernos tienen una responsabilidad con la salud de la población.
ⓓ Todas las anteriores son ciertas.

10. Una de las siguientes características no suele acompañar a los resultados de los procesos de promoción de la salud. Señala cuál:

ⓐ Eficacia.
ⓑ Rapidez.
ⓒ Aumento de la participación ciudadana.
ⓓ Empoderamiento.

COMPRUEBA TU APRENDIZAJE

Nota: todas las actividades deben realizarse en un cuaderno aparte.

Explicar las características fundamentales de los programas de promoción de la salud.

1. Enumera y explica los factores determinantes de la salud (Informe Lalonde) y desarrolla dos ejemplos para cada uno de ellos.

2. Explica en tu cuaderno las siguientes proposiciones con dos ejemplos de cada una:

Proposición	Ejemplos
La promoción de la salud implica a la población en su conjunto y en el contexto de la vida diaria, en lugar de dirigirse a grupos de población con riesgo de enfermedades específicas.	• ... • ...
La promoción de la salud se centra en la acción sobre las causas o determinantes de la salud para asegurar que el ambiente que está más allá del control de los individuos sea favorable a la salud.	• ... • ...
La promoción de la salud combina métodos o planteamientos diversos, pero complementarios, sobre comunicación, educación, legislación, medidas fiscales, cambio organizativo y desarrollo comunitario.	• ... • ...
La promoción de la salud aspira a la participación efectiva de la población, favoreciendo la autoayuda y animando a las personas a encontrar su manera de promocionar la salud de las comunidades a las que pertenecen.	• ... • ...
Aunque la promoción de la salud es básicamente una actividad del ámbito de la salud y del ámbito social, y no un servicio médico, los profesionales sanitarios, especialmente los de atención primaria, desempeñan un papel importante en apoyarla y facilitarla.	• ... • ...

Describir las características elementales de los programas de prevención de enfermedades específicas.

3. Resalta la diferencia entre promoción y educación para la salud. Pon ejemplos.

4. Distingue entre protección de la salud, prevención de la enfermedad y promoción de la salud. Pon ejemplos.

5. Diferencia entre prevención primaria, secundaria y terciaria. Pon ejemplos.

6. Busca información complementaria y describe, mediante ejemplos, las características de la prevención primaria, la secundaria y la terciaria en:

   a) El VIH/sida por vía sexual.

   b) Los accidentes infantiles: productos tóxicos, quemaduras, asfixias, caídas, medicamentos, electricidad, fuego, accidentes de tráfico, etc.

Enumerar los objetivos que debe reunir todo programa de promoción de la salud.

7. Destaca las diferencias entre una educación para la salud informativa, una centrada en la conducta y una participativa. Pon ejemplos.

8. Aporta dos ejemplos para cada uno de los siguientes conceptos:

   a) Empoderamiento.

   b) Alfabetización sanitaria.

   c) Abogacía de la salud.

   d) Equidad.

   e) Participación comunitaria en salud.

9. Explica las características de un programa de educación para la salud sobre higiene bucodental en el ámbito escolar desde la perspectiva:

   a) De cualquier modelo centrado en la conducta.

   b) De la investigación-acción participativa.

10. Enumera dos revistas profesionales que publiquen artículos de promoción de la salud. Da también el nombre de la asociación internacional que agrupa a los profesionales que trabajan en este campo.

11. Localiza en Internet un artículo de revista científica sobre educación para la salud. Imprímelo. Léelo. Contesta a las siguientes preguntas:

    a) ¿Cuántos autores lo firman y dónde trabajan?

    b) ¿De qué trata y qué describe?

    c) ¿Cuál es su enfoque en relación con esta unidad?

    d) ¿A qué conclusiones llega?

Nota: todas las actividades deben realizarse en un cuaderno aparte.

Debate

¿Cómo llevar a cabo la educación para la salud?

Actividad: posiciónate y defiende tu punto de vista. Estudia esta tabla individualmente. Consulta al profesor lo que no entiendas. Subraya tu opción para cada una de las cuestiones y concluye con la que predomina en tu manera de ser. En ese lugar estás y traduce tu forma de pensar. Abriremos un debate entre toda la clase para que expliques y defiendas tu postura.

Ten en cuenta: este no es un debate entre una opción correcta y otra equivocada. Ambos enfoques no son excluyentes y pueden ser complementarios, dependiendo de la naturaleza del problema y de los objetivos propuestos. Pero conviene que sepas dónde estás situado.

	Opción A Educación para la salud orientada hacia la modificación de conductas	Opción B Educación para la salud participativa
Cuestión 1. ¿Cómo ves el mundo?	Yo creo que el conocimiento de los factores que determinan la salud (biología, sistema asistencial, estilos de vida y medioambiente) proviene de las ciencias físicas y naturales.	Yo creo que las ciencias sociales aportan una perspectiva diferente para el estudio de los factores que determinan la salud, ya que los estilos de vida y los relacionados con el medioambiente tienen intencionalidad y significados propios.
Cuestión 2. Para ti, los contextos y los estilos de vida...	Son datos observables identificados por el profesional y no influidos por su manera de pensar o de sentir (porcentajes, medidas con instrumentos, etc.).	Son fruto de la interacción entre las personas y el medio, así como de las contradicciones de cada momento concreto, lo que da lugar a la resolución de un problema y al enunciado de otro nuevo.
Cuestión 3. Mi interés es disponer de...	Leyes universales que me expliquen los estilos de vida y cómo mejorarlos, sabiendo que si sigo la teoría y una guía paso a paso resolveré los problemas.	Ocasiones para solucionar los problemas, que no siempre están subordinados a leyes universales, sino a la capacidad de la gente para hacerse dueña de su propio destino y cambiar la sociedad.
Cuestión 4. Mi guía principal...	Son los objetivos planteados, que me indican el rumbo a seguir tras el estudio de la situación inicial y que son la mejor garantía para conseguir un determinado producto.	Es la reflexión sobre los procesos que van produciéndose desde que nos ponemos en marcha en un grupo de trabajo, intentando comprender lo que va sucediendo y reformulando, paso a paso, lo necesario.
Cuestión 5. El mejor método para conocer la realidad es...	Utilizar datos numéricos, encuestas, ficheros, historias clínicas, test psicométricos, etc.	Utilizar cuestionarios abiertos, entrevistas, observar la realidad y tomar notas, analizando actas y diarios personales.
Cuestión 6. Las teorías del aprendizaje que prefiero son...	Las que informan y prescriben, desde el entendido al profano, y las que explican el cambio de las conductas individuales.	Las que tienen en cuenta la interacción social, de forma que no pueden entenderse los estilos de vida si no se sitúan en su contexto sociohistórico.
Cuestión 7. Los modelos que me parecen mejor son...	Los conductistas, cognitivistas, aprendizaje vicario, *locus* de control, teorías de la acción razonada, de las actitudes, motivación, comunicación persuasiva, *precede-proceed,* creencias de salud, etc.	Los relacionados con la investigación-acción participativa.
Cuestión 8. Las personas tienen un papel...	De receptores del conocimiento y constructores de este para el cambio individual.	De utilizadores del conocimiento para el cambio social, pues, si los principales problemas de salud tienen un origen social, orientarnos hacia el cambio de la conducta individual no tiene mucho sentido.
Cuestión 9. El papel de la comunidad...	Es el de cliente, población diana y contexto para entender los problemas.	Es el de protagonista. Se trabaja *con* la gente y no únicamente *para* la gente.
Cuestión 10. La educación para la salud...	Cumple un papel de autoridad, diciéndole a la gente lo que debe hacer.	Cumple un papel de organizadora de proyectos participativos de grupo en la comunidad.

14
UNIDAD

Los ámbitos, los métodos y la programación en promoción de la salud

En esta unidad

APRENDERÁS A

- Enumerar los colectivos organizados de personas donde pueden desarrollarse actividades de promoción de la salud.
- Explicar los métodos y medios en educación para la salud.
- Trabajar con supuestos prácticos de promoción de la salud, debidamente caracterizados, identificando las actividades a realizar. Seleccionar los materiales de apoyo en función del colectivo al que se dirigen, simulando y ejemplificando las estrategias de promoción de la salud.
- Elaborar una memoria final.

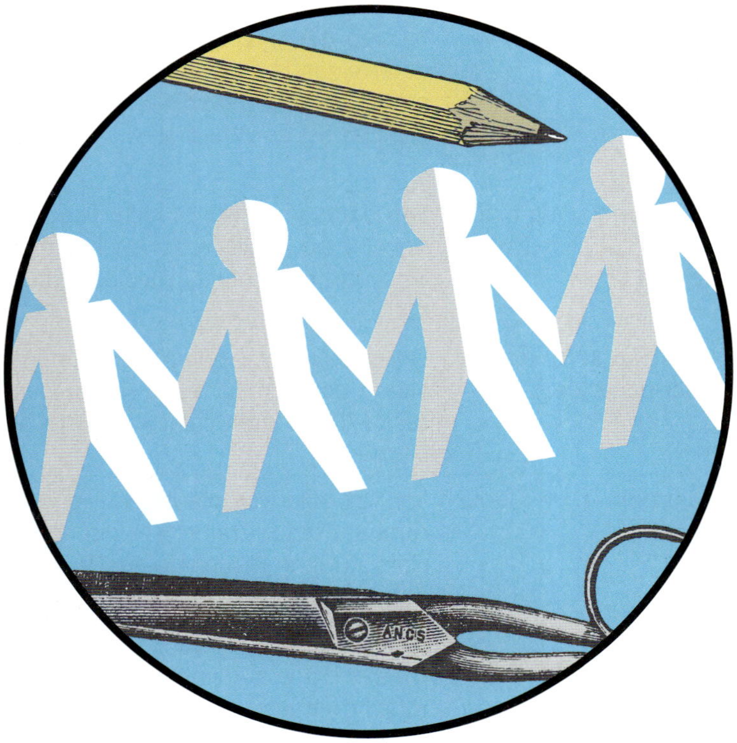

ESTUDIARÁS

- Los diferentes escenarios donde tiene lugar la promoción de la salud, a lo largo de la vida de las personas.
- La redacción de un proyecto de educación para la salud y las dificultades que conlleva.
- La importancia de un informe final sobre un proyecto realizado.

Y SERÁS CAPAZ DE

- Promover hábitos de vida saludables a través de actividades programadas.
- Ser parte de un equipo interdisciplinar para el desarrollo de programas de promoción de la salud.

1. Ámbitos de aplicación de la promoción de la salud

La promoción de la salud tiene lugar en los contextos en los que transcurre la vida de las personas, en los diferentes lugares y momentos.

La promoción de la salud nos resulta **útil** a **cualquier edad.** La necesitamos en **todos los contextos** imaginables: en nuestros primeros juegos, en la adquisición de nuestros primeros hábitos higiénicos, para evitar un accidente doméstico, en la escuela, con los amigos, cuando salimos de fiesta, al enamorarnos, cuando nos sacamos el carnet de conducir, en nuestra familia, cuando nos estresan los estudios o el trabajo, cuando nos planteamos tener hijos, para prevenir un cáncer de mama o próstata y cuando, finalmente, nos hacemos mayores y necesitamos añadir vida a los años.

La gran diversidad de circunstancias que cabe imaginar en la sociedad real da lugar a que los ámbitos de aplicación de la promoción de la salud también sean múltiples:

Ámbito	Contextos o colectivos de aplicación
Comunidad	• **Consejos de salud de área y zona,** como órganos de participación, similares a los consejos escolares en educación. • **Diagnóstico de salud participativo.** Se trata de un análisis de la situación de la salud de una zona concreta, en el que se recoge información y se propone un plan de actuación para resolver los problemas detectados, todo ello con la participación de la comunidad.
Medios de comunicación	**Campañas de información o sensibilización** sobre problemas concretos. Pueden mejorar, en general, la alfabetización sanitaria de la población. Son puntos de interés: la formación básica de periodistas, la intervención de un experto, el *marketing* social, la colaboración con el sistema sanitario, etc.
Adultos	• **Educación permanente,** con la red de educación de adultos. • **Mujeres,** con posibilidad de colaborar con la red de centros de la mujer. Ejercicio físico, hábitos tóxicos, alimentación, revisiones ginecológicas, cáncer de mama, vacunaciones, enfermedades de transmisión sexual, embarazo u osteoporosis son temas de interés.
Escuela	Importancia reconocida desde hace mucho tiempo, en el marco de una **escuela saludable.** Contenidos posibles: higiene bucodental, alimentación, ocio, prevención de drogodependencias, educación afectivo-sexual, contexto higiénico del centro, etc.
Consulta médica	El **autocuidado,** la **autoayuda** o la **visita a domicilio** son temas interesantes.
Trabajo	• La **prevención de riesgos laborales** estudia los factores de riesgo específicos relacionados con cada actividad. • La población **inmigrante** puede presentar problemas específicos, incrementados por las diferencias culturales.
Hospital	Los **hospitales promotores de salud,** en conexión o no con el nivel primario, no renuncian a estas tareas. Además, hacen recomendaciones terapéuticas, informan al paciente, reducen la ansiedad ante las intervenciones, facilitan la donación de órganos, etc.
Pacientes crónicos	Diabetes, hipertensión, obesidad, artritis, bronquitis, adenoma de próstata, infartos, etc., son objeto de la promoción de la salud.
Drogodependencias	Desde la **detección precoz** a la **rehabilitación** y en todas las edades.
Otros ámbitos	Embarazos no deseados, sida, alimentación, preparación maternal, lactancia, manipuladores de alimentos, personas mayores, vacunaciones, prevención de accidentes, etc.

Tabla 14.1. Ámbitos de aplicación de la promoción de la salud.

ABC VOCABULARIO

Comunidad: grupo específico de personas que a menudo viven en una zona geográfica definida, comparten la misma cultura, valores y normas, y están organizadas en una estructura social conforme al tipo de relaciones que han desarrollado a lo largo del tiempo.

@ WEB

Puedes encontrar una *Guía para el diagnóstico local participativo* en la web de la Organización Panamericana de la Salud.

Puedes encontrar información sobre la promoción de la salud en el lugar de trabajo en el Instituto Nacional de Seguridad e Higiene en el Trabajo.

ACTIVIDADES

1. Elige alguno de los ámbitos de aplicación de la promoción de la salud mencionados en la tabla y busca información en Internet sobre diferentes experiencias y recomendaciones. Imprímela y preséntala al conjunto de la clase.

2. Los métodos y los medios en la promoción de la salud

RECUERDA

Los métodos directos suelen dirigirse a individuos o a grupos concretos y son más eficaces en función del grado de cercanía entre los participantes.

Los métodos indirectos suelen estar dirigidos a individuos, a grupos o a la población en general.

La promoción de la salud tiene diversas maneras de realizarse y se lleva a cabo a través de diferentes canales.

Los **métodos** son las diferentes formas de que dispone la promoción de la salud para hacer llegar a la población el contenido de su mensaje educativo.

Los **medios** son los recursos educativos: cualquier material elaborado con la intención de facilitar los procesos de enseñaza-aprendizaje.

Los conceptos de métodos y medios son instrumentos sin finalidad en sí mismos. El medio depende del método y ambos del programa, según los modelos y puntos de vista que estudiamos en la unidad anterior.

2.1. Clasificación de los métodos

Los métodos suelen clasificarse en unidireccionales y bidireccionales o, en términos análogos, en **directos** e **indirectos.** La diferencia entre unos y otros hace referencia a la distancia en el espacio y en el tiempo, y a la interrelación de quien emite el mensaje y quien lo recibe:

IMPORTANTE

La comunicación mediante un cartel en una pared es un método indirecto o unidireccional, mientras que el diálogo es directo o bidireccional, pues la información circula entre el emisor y el receptor en ambos sentidos.

Método	Medios didácticos o recursos educativos	
Directo La relación entre el educador y quien recibe el mensaje es inmediata.	• Diálogo. • Clase. • Debate. • Dinámica de grupo. • Interacción entre las personas en procesos participativos.	
Indirecto La relación entre los participantes no es inmediata.	Visuales	• Carteles y murales. • Folletos. • Tebeos. • Pegatinas. • Fotografías. • Diapositivas. • Cartas. • Prensa.
	Audiovisuales	• Cine. • Vídeo. • Televisión. • Internet y aplicaciones móviles. • Perfiles en las redes sociales (WhatsApp, Facebook, Twitter, Instagram, Youtube, Google +, etc.).
	Sonoros	Radio.

Tabla 14.2. Métodos directos e indirectos en la promoción de la salud.

RECUERDA

La ludificación o gamificación (uso de técnicas propias de los juegos) puede ser útil en promoción de la salud.

A todo ello, en un listado ya inicialmente interminable, habría que añadir la interesante posibilidad de los materiales elaborados por la propia comunidad sin más límite que la creatividad.

En principio, son preferibles los métodos directos en los programas participativos, aunque no deben ser los únicos, ya que es clara la importancia, por ejemplo, de una carta, que es un método indirecto, para convocar una reunión.

2.2. Los medios y materiales

> Los materiales educativos son parte del programa de educación para la salud y responden a objetivos de aprendizaje previamente establecidos.

Los medios y materiales pueden ser entendidos como sinónimos del canal por el que se transmiten los mensajes (lo que queremos decir lo hacemos a través de charlas, carteles, pegatinas, vídeos, televisión, radio, Internet, etc.).

Utilizaremos textos, figuras o sonidos, organizados con subrayados, preguntas, ejercicios o actividades. Y tendremos un soporte que será la voz, el papel, una cinta de vídeo, un ordenador o un teléfono inteligente.

Todo ello interacciona con el receptor en un determinado entorno que facilita o dificulta el aprendizaje.

2.3. Criterios de calidad en los materiales

En la actualidad, los recursos didácticos en educación para la salud no están suficientemente explotados. Todo indica, más bien, la necesidad de profundizar en el desarrollo de sus tecnologías, en su teoría, en las experiencias prácticas y en la confección de materiales, que son escasos y muchas veces obsoletos.

> Es importante que los profesionales de la salud puedan disponer de materiales adecuados al enfrentarse con un programa de educación sanitaria. Cuando los consigan, deben conocer bien su manejo para los objetivos para los que han sido diseñados.

Para la elaboración de materiales didácticos nuevos, así como para la evaluación de los ya existentes, o simplemente para la selección de materiales para una actividad o programa, se han de observar una serie de criterios de calidad:

- **Perspectiva comunitaria.** Deben desarrollarse desde la perspectiva de la comunidad, según sus habilidades y recursos, y ser relevantes para sus propios intereses.
- **Integrados.** Han de formar parte integral del programa intencionado de educación sanitaria, no ser empleados aisladamente, sino recordando que son parte de este y no su totalidad.
- **Relacionados.** Es necesario que estén relacionados con un sistema de prestación de servicios de salud, capaz de poner a disposición del ciudadano lo que se anuncia en los mensajes, evitando crear insatisfacción por no cumplir con la demanda.
- **Pruebas.** Resulta muy conveniente hacer pruebas piloto con los materiales que han de ser utilizados, con el fin de comprobar si el uso de recursos múltiples (carteles, pegatinas, folletos, cuña radiofónica, aplicación informática, etc.) es congruente y reforzante. La forma de realizar este «pretest» puede ser técnicamente elaborada, mediante encuestas, o bien sencilla, en una discusión de grupo.
- **Instrucciones.** Los materiales deben venir acompañados de instrucciones para su uso, que especifiquen cómo usarlos, cuándo y con quién.

Es importante tener en cuenta además que los materiales de promoción de la salud deben cambiarse con periodicidad.

Estos recursos pueden ser elaborados con la ayuda de expertos, pero también por la propia comunidad, que, a través de murales, juegos, mensajería instantánea, etc., seguro que pondrá de manifiesto una gran riqueza creadora.

ACTIVIDADES

2. Elabora en grupo un cartel o un folleto sobre alguno de los ámbitos de aplicación de la promoción de la salud y haz una pequeña exposición en la clase con el material elaborado.

CLAVES Y CONSEJOS

A la hora de elegir unos determinados métodos y medios, es fundamental tener en cuenta cuál es el problema que hay que resolver y el grado en que son adecuados para el cambio que pretendemos.

Los recursos no deben ser utilizados aisladamente, sino para ayudar a conseguir la solución inteligente de un problema que previamente habremos determinado.

RECUERDA

Los materiales relacionados con la promoción de la salud que aparecen se agotan pronto. Los promotores de salud deben recibir la formación adecuada para usar bien lo que hay o para diseñar instrumentos propios.

WEB

En la actualidad, Internet es una eficiente herramienta para canalizar diferentes métodos y medios en la promoción de la salud. Por ejemplo, puedes informarte sobre el Plan Nacional sobre Drogas en:

www.pnsd.mssi.gob.es

IMPORTANTE

Las pruebas piloto darán idea de la eficacia de los materiales: ¿es atractivo el mensaje?, ¿se comprende?, ¿se acepta por los receptores?, ¿lo identifican con sus intereses?, ¿les persuade para cambiar de actitud o conducta?

EJEMPLO 1

Cine y salud

Amalia necesitó materiales para las actividades de promoción de la salud en la escuela que describimos en los casos prácticos de la unidad anterior.

El colectivo al que tenía que dirigirse era amplio y necesitaba recursos didácticos. Por suerte, no estaba sola y pudo compartir esta preocupación con su grupo de trabajo.

Juan, el coordinador médico del equipo, propuso utilizar el cine como un recurso más y organizar un cinefórum. Pero, además, le apetecía innovar. Aunque hay muchas películas que pueden prestarse a un buen debate sobre distintos temas de promoción de la salud, utilizaron los cortometrajes realizados por alumnos de secundaria de diferentes centros educativos y asociaciones de Aragón, con los que concursaron en el Festival de Cortometrajes y Spots de Cine y Salud.

Todos quedaron entusiasmados cuando se proyectaron en clase, pues la actividad resultó sencilla y el debate posterior muy participativo.

@ WEB

En la página web del Sistema de Asesoramiento y Recursos de Aragón (SARES) puedes encontrar ideas sobre el uso de las tecnologías de la información y la comunicación aplicadas a la promoción de la salud: Twitter, Facebook, Youtube, blogs, cortometrajes, fotografías, etc.:

http://cineysalud.com

EJEMPLO 2

Conocer los hábitos higiénicos escolares: cauce de participación comunitaria en salud

Amalia y su grupo de trabajo investigan sobre los hábitos higiénicos escolares. Veremos el desarrollo de tal actividad situándonos en un contexto de colaboración de un centro de salud con centros de educación primaria. En este caso, una encuesta se convierte en material educativo y en un recurso didáctico de gran magnitud.

Nos centraremos en la higiene bucodental y en alimentación. Participan profesionales del centro de salud, profesores de cinco colegios de su zona de influencia y padres. El periodo considerado es de un curso escolar (un año).

La iniciativa partió del centro de salud, pero pronto se comunicó y compartió con los centros educativos de la zona. Al final son siete profesionales del equipo de atención primaria y 35 profesores los que colaboran. Aunque la participación es voluntaria, este asunto se trata en las reuniones del equipo de atención primaria y en los claustros de profesores y consejos escolares, así como en la asociación de padres. La decisión final la ha tomado el consejo de salud de la zona, que se encuentra constituido.

Se diseñaron unas encuestas de manera participativa, durante los dos meses siguientes (octubre y noviembre). Los profesionales de la salud y la educación se reunían los jueves, a las seis de la tarde. Se sugerían posibles preguntas, se discutían y depuraban. Se hicieron pruebas piloto con la encuesta, sobre un pequeño grupo de escolares, para ver si comprendían las preguntas.

La encuesta estuvo lista a finales noviembre y, finalmente, tras una reunión con los padres de las aulas implicadas (con una media de asistencia por reunión de 65 personas), fue cumplimentada por un total de 724 niños.

Los profesores y los profesionales de la salud procesaron los datos e hicieron un informe y, tras las vacaciones de Navidad, lo presentaron a los padres de estos escolares, a la asociación de padres, al equipo de atención primaria, a los claustros, a los consejos escolares y al consejo de salud.

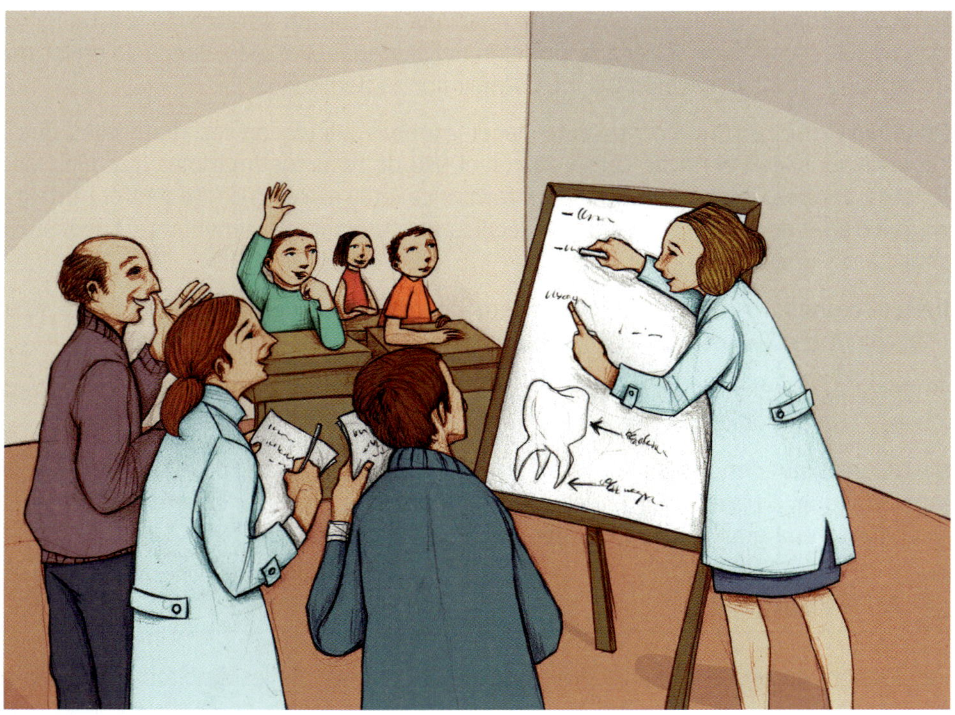

Fig. 14.1.

(Continúa)

EJEMPLO 2 (Continuación)

Los datos mostraban pequeños defectos susceptibles de mejora y se diseñó una programación de educación para la salud al respecto, con un total de nueve unidades didácticas a desarrollar con los escolares y de las que se ocuparían los propios profesores en sus aulas, transversalmente en sus propias materias. Estas unidades se diseñaron también de forma participativa, es decir, el grupo siguió reuniéndose muchos jueves a las seis de la tarde.

Recopilaron recursos materiales y las unidades didácticas se impartieron entre los meses de marzo y abril. Inmediatamente después se pasó la misma encuesta para poder discernir el posible efecto de las unidades didácticas sobre los hábitos. Ya se tenía constancia para entonces de que el proceso estaba resultando muy satisfactorio para todos los participantes, pues, aunque suponía trabajo, era muy enriquecedor en los planos profesional y personal.

Los resultados de esta segunda encuesta también se analizaron y se hicieron públicos en junio, se mostró una mejora significativa en la higiene bucodental (frecuencia del cepillado dental, conocimiento de la caries, autonomía del hábito, etc.) y resultados más discretos en alimentación (donde lo más significativo fue la mejora del desayuno y en el consumo de golosinas). También fueron interesantes las diferencias chico-chica y en función de la edad.

En conclusión, participaron muchas personas alrededor de esta encuesta sobre hábitos higiénicos escolares, que impulsó de manera colateral otros temas. Sirvió de base para el diseño de unidades didácticas. La inmensa mayoría extrajo una opinión muy positiva de todo el proceso y los participantes terminaron satisfechos. Los datos hablan de la eficacia de la promoción y la educación para la salud.

1. Centro escolar: ______
2. Curso: ______
3. Edad: ______
4. Sexo:
   - ☐ Hombre ☐ Mujer
5. ¿Tienes tu propio cepillo de dientes en casa?
   - ☐ Sí ☐ No ☐ NS/NC
6. ¿De qué color es?
7. ¿Cuándo te cepillas los dientes?
   - ☐ Nunca
   - ☐ Una vez a la semana
   - ☐ Una vez al día
   - ☐ Después de cada comida
   - ☐ No lo sé
8. ¿Cuándo fue la última vez que te cepillaste los dientes?
   - ☐ Hoy ☐ Nunca
   - ☐ Ayer ☐ No lo sé
   - ☐ Hace una semana
9. ¿Para qué sirve cepillarse los dientes? ______
10. ¿Te gusta cepillarte los dientes?
    - ☐ Sí ☐ No ☐ NS/NC
11. Normalmente me cepillo los dientes:
    - ☐ Cuando me lo mandan mis padres
    - ☐ Solo cuando me apetece
    - ☐ Por costumbre, casi sin darme cuenta
    - ☐ Cuando me acuerdo
    - ☐ NS/NC
12. En mi casa se cepillan los dientes todos los días:
    - ☐ Toda la familia
    - ☐ Solo algunos
    - ☐ Nadie
    - ☐ No lo sé
13. ¿Sabes lo que es la caries?
    - ☐ Sí ☐ No ☐ NS/NC
14. ¿Qué has tomado para desayunar? ______
15. ¿Qué has tomado en el recreo de media mañana? ______
16. ¿Qué comiste ayer a mediodía? ______
17. ¿Qué bebiste en la comida de ayer? ______
18. ¿Qué comida te gusta más? ______
19. ¿Qué comida te gusta menos? ______
20. ¿Qué has tomado para merendar a media tarde (hoy o ayer)? ______
21. ¿Qué cenaste ayer? ______
22. ¿Tomaste ayer golosinas?
    - ☐ Sí ☐ No ☐ NS/NC

ACTIVIDADES

3. Realiza un análisis de los ejemplos de folletos y material didáctico de promoción de la salud presentados en esta unidad y en la anterior:

a) Clasifícalos según se refieran a la protección de la salud, la prevención de la enfermedad o la promoción de la salud.

b) Haz un listado de los temas que tratan.

c) Averigua la población a la que se dirigen.

d) Cita las fuentes de las que proceden.

4. Realizad una encuesta parecida a la anterior, sobre ocio, tiempo libre y sustancias tóxicas. Tras dividir la clase en un par de grupos de unas 15 personas, simulad y seguid los pasos planteados en la situación del caso práctico. No hagáis demasiadas preguntas (no más de 30 por encuesta).

Podéis aplicar las encuestas, dirigidos por vuestro profesor y pidiendo los permisos oportunos. Aplicadlas, por ejemplo, a los alumnos de ESO cuando están en clase, con su profesor.

Cuando tengáis todos los datos, procesad los resultados en clase y elaborad un pequeño informe que contenga tablas y gráficos con toda la información.

3. La programación en promoción de la salud

RECUERDA

En educación para la salud, la programación es una actividad imprescindible.

Para hacer un programa de promoción o educación para la salud sobre tabaquismo, alimentación, seguridad vial o cualquier otra cuestión, es bueno que nos preguntemos primero en qué consiste programar.

Debemos hacernos esta pregunta aunque parezca obvia, ya que uno de los mayores defectos que se les encuentra a muchos de los programas de promoción de la salud es precisamente ese: que les falta una adecuada programación.

3.1. Características generales de la programación

Se programa en numerosas actividades cotidianas: cuando hacemos la compra de alimentos para varios días, cuando pensamos en lo que vamos a hacer este fin de semana o cuando planificamos nuestro tiempo para estudiar para el próximo examen.

Se trata de ahorrar esfuerzos y de aumentar la eficacia del programa, sopesando las dificultades que se suelen presentar en las situaciones reales de la vida y evitando caer en desmoralizaciones ante estas.

> La programación educativa es un proceso de reflexión orientado a explicar la intencionalidad pedagógica, las relaciones entre el individuo y la sociedad, la concepción de la educación y el modelo de comunicación en que se sustenta. Incluye un conjunto coherente de acciones y herramientas que, compartiendo los fines y objetivos, permiten modificar una situación.

La programación supone la exposición, generalmente por escrito (lo que entonces suele llamarse proyecto), de la distribución y el orden de las partes que constituirán un trabajo, adelantándonos, así, al futuro.

No existe un único modelo de programación educativa, entre otras cosas porque hay diferentes perspectivas en educación y, por ello, no es lo mismo una pedagogía por objetivos que una reflexión sobre la propia práctica. Sin embargo, en principio, los diferentes enfoques no tienen por qué afectar al esquema general y, a partir de ahí, podríamos señalar las diferencias.

El entusiasmo y el optimismo de las personas que programan una actividad son sin duda necesarios, pero claramente insuficientes: es preciso hacer, también, una programación inteligente.

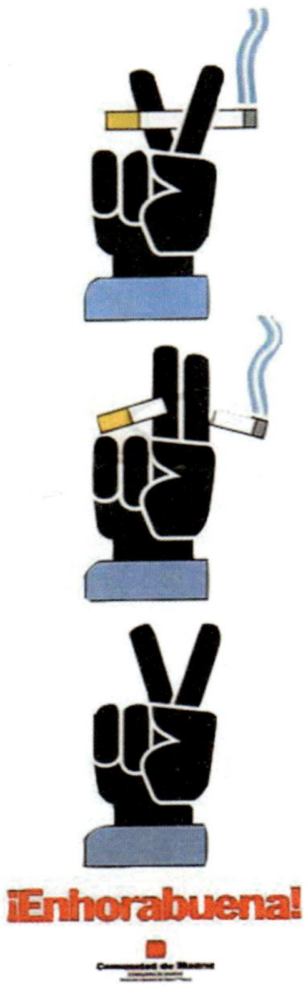

Fig. 14.2. Campaña en contra del tabaquismo.

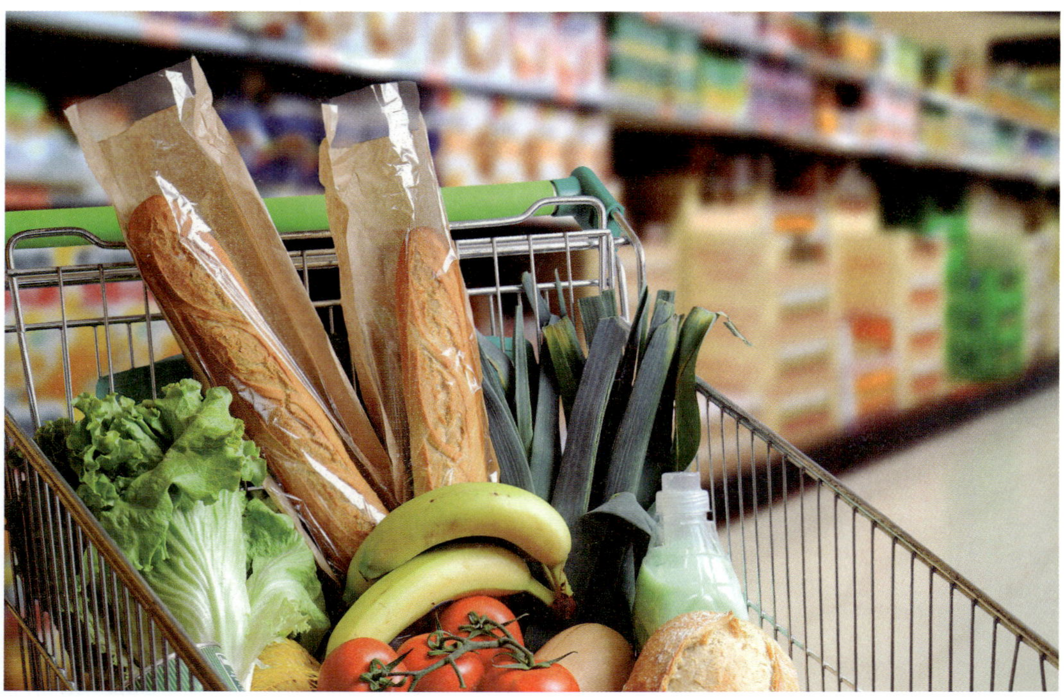

Fig. 14.3. La programación educativa está presente en todos los ámbitos de nuestra vida, incluidas actividades cotidianas como hacer la compra.

WEB

Puedes encontrar abundantes recursos didácticos en educación para la salud visitando las páginas web de las consejerías de sanidad de las comunidades autónomas.

3.2. Elementos de la programación

Suelen estar presentes los siguientes elementos:

Diagnóstico de la situación inicial	Supone conocer, antes de empezar a desarrollar la actividad, en qué consiste exactamente el problema a resolver y las características de salud de la población a la que nos vamos a dirigir, para orientar mejor nuestras actuaciones. Se trata de evitar hacer todo un programa para un problema que luego resulta ser irrelevante. En la redacción de un proyecto, el diagnóstico inicial puede constituir un epígrafe de justificación de este.
Fines	Es una descripción de propósitos y metas generales con cierto enfoque filosófico. Puede formularse como «la necesidad de fomentar un estilo de vida sano», «favorecer el desarrollo de ciudades saludables» o «conseguir salud para todos en el siglo XXI». En la redacción de un proyecto, también puede formar parte del epígrafe de justificación. Aunque su enunciado no pueda ser conseguido en su totalidad, supone la guía que nos sirve de directriz.
Objetivos	Debe estar claro que, para poder formular los objetivos del programa de promoción de la salud, debemos conocer el problema que pretendemos resolver. Sería deseable que estos objetivos fueran parte de una política general del sistema sanitario y, particularmente, de la atención primaria de salud, si estamos trabajando a ese nivel.
Actividades y estrategias de aprendizaje	Toda la programación está influida por la perspectiva teórica en que se mueve, pero quizá esta parte mostrará más claramente el modelo de partida. Hablamos aquí, por ejemplo, de estrategias, actividades o tareas, organización, coberturas, centros de interés o unidades, contenidos, técnicas, cronología, responsables y recursos materiales. En la redacción de un proyecto, pueden formar parte del diseño de este.
Ejecución	Aquí es donde van a tener lugar la mayoría de los acontecimientos en los escenarios reales, poniendo en práctica todo lo que hemos planificado. En la redacción de un proyecto, pueden desglosarse el plan de trabajo, la metodología, la duración, las fases previstas y el presupuesto económico.
Evaluación	Supone emitir un juicio basado en criterios y normas sobre una actividad que hayamos realizado o sobre un resultado que hemos obtenido. Es una manera de aprender de forma ordenada a partir de lo que hacemos, para mejorar en el futuro. Por medio de la evaluación, se intenta responder a la pregunta: ¿qué hemos conseguido con el programa de promoción de la salud?

Tabla 14.3. Características de los elementos de la programación.

ACTIVIDADES

5. Escribe un ejemplo para cada uno de los elementos de una programación: diagnóstico de la situación inicial, fines, objetivos, actividades, ejecución y evaluación. Con ellos, participarás en un torbellino de ideas entre toda la clase.

ABC VOCABULARIO

Estilo de vida: son los patrones de comportamiento identificables, determinados por la interacción entre las características personales, las sociales y las condiciones de vida socioeconómicas y ambientales de la persona.

CLAVES Y CONSEJOS

Conviene que quien desarrolle la actividad haya participado en su programación, con el fin de que se encuentre suficientemente identificado con ella y dotado de los recursos adecuados para poder responder a las dudas y dificultades, que seguramente surgirán.

RECUERDA

La evaluación de los programas de promoción de la salud es muy importante y, sin embargo, es algo que lamentablemente se realiza poco.

@ WEB

Para ver qué podemos esperar, razonablemente, de la evaluación en este campo, puedes consultar el informe **«La evidencia de la eficacia de la promoción de la salud»** en la página web:

www.msc.es

3.3. Tipos de programación

En esencia, existen dos formas principales de programación en promoción de la salud:

Programación en promoción de la salud
- Programación tecnológica: el experto o técnico procura persuadir al profano
- Programación participativa o crítica: se trabaja entre iguales y es necesariamente cooperativa

El rasgo diferenciador más importante entre ambas es el carácter participativo.

En las diferentes fases de la programación tecnológica, puede haber participación o no y, cuando existe, suele tener un carácter de recurso para la propia programación (estudio de necesidades sentidas, población diana, experimento o ensayo, etc.).

En la programación participativa de la promoción de la salud, en cambio, la participación comunitaria es un requisito esencial a lo largo de todas sus fases, y no tiene un carácter de recurso, sino emancipador.

Esta diferencia no tiene por qué afectar al esquema general o a los elementos de la programación. Pero sí que influye (y bastante) en la manera de abordar cada uno de dichos elementos.

A. La programación tecnológica de la promoción de la salud

Este punto de vista es el más habitual e influyente, al haber demostrado coherencia y eficacia en muchas disciplinas científicas, aunque en la actualidad resulta criticado para su uso en ciencias sociales.

> La programación tecnológica supone preparar una serie de actividades pensadas para ser desarrolladas en el futuro y, así, alcanzar unos objetivos preestablecidos que tienen que ser especificados lo más exactamente posible, incluso en términos de conducta.

No obstante, la programación es un proceso dinámico y flexible que se va transformando en su transcurso, de forma que el documento final puede no parecerse demasiado al inicial.

La Tabla 14.4 recoge las características de los elementos de programación contemplados desde una perspectiva técnica:

Diagnóstico inicial	Supone fundamentalmente el análisis de indicadores. Si se contempla la participación, esta suele ser considerada como recurso.
Fines	Son los que los expertos han determinado como socialmente deseables.
Objetivos	Desde un enfoque tecnológico, tienen un papel trascendental en la programación. Entre otras cosas, porque son indispensables para la evaluación posterior. Deben tener una expresión breve, precisa y medible, generalmente mediante verbos de acción que traducen conductas.
Actividades y estrategias de aprendizaje	Estarán muy influidas por la teoría y el modelo de partida. Por ejemplo, los premios y castigos o el uso del miedo para la prevención de los accidentes de tráfico son coherentes con el conductismo.
Ejecución	Requerirá, en todo caso, la participación de la gente, de una u otra forma. Ahora bien, muchas veces las personas que la van a recibir participan, sobre todo, en la medida en que los expertos han decidido que son población diana (a la que queremos llegar).
Evaluación	La realiza fundamentalmente el técnico (con datos objetivos procedentes de indicadores) y la participación de la gente es, como mucho, un recurso para ella.

Tabla 14.4. Los elementos de la programación y la programación tecnológica.

@ WEB

Consulta la página de promoción de la salud de la Organización Mundial de la Salud.

RECUERDA

En la práctica de la programación, llegado el momento, nos decantaremos por una perspectiva tecnológica o participativa dependiendo del problema que tengamos que resolver y de la manera de pensar de quien programa.

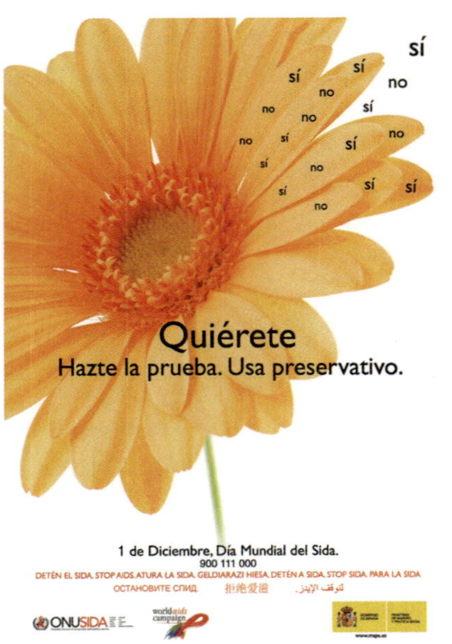
sí
no
Quiérete
Hazte la prueba. Usa preservativo.
1 de Diciembre, Día Mundial del Sida.
900 111 000

Fig. 14.4. Campaña de prevención del sida.

B. La programación participativa de la promoción de la salud

> La programación participativa supone el planteamiento de un problema en una colectividad relativamente reducida. Se convocan a todos los interesados. Tras la discusión, se llega a conclusiones a través del diálogo y el debate en común.

La programación participativa de la promoción de la salud favorece la toma de conciencia y comprensión de los problemas por parte de la comunidad. Además, establece un plan para su resolución, que es evaluado por los propios participantes, a través de los diseños y técnicas que se estimen procedentes.

Este tipo de programación supone un cambio de perspectiva respecto de los planteamientos anteriores, con diferencias esenciales en los puntos de vista más que en los esquemas.

Si en la programación tecnológica el principal hilo conductor son los objetivos, en la inspirada en los principios de la investigación-acción participativa el núcleo se encuentra en la propia participación, con un interés emancipador.

Conviene saber que este tipo de programación no aparece por generación espontánea, sino que, como sucede en otros enfoques, suele deberse a alguien con una especial preocupación por el tema que realiza una cierta planificación.

Estas son las características de los elementos de la programación participativa:

Diagnóstico inicial	Supone la reflexión participativa sobre lo que se va a poner en práctica. El problema lo formulan colectivamente todos los interesados. Conviene tener presente que los problemas de salud, en los grupos sociales, forman parte de una trama compleja a la que no puede darse una respuesta lineal.
Fines	Además de los socialmente deseables, los fines en la programación participativa de la promoción de la salud incluyen la propia emancipación y la transformación social.
Objetivos	No los marca un experto, sino que los establecen en un proceso conjunto todos los interesados a partir de una situación social concreta, con grupos reales y con sus contradicciones.
Actividades y estrategias de aprendizaje	Tienen lugar, frecuentemente, en comunidades reducidas, donde la interacción social tiene más posibilidades. Como estamos centrados en la participación, al principio conviene ser modestos y organizarse en grupos pequeños, con sugerencias simples, pautas temporales realistas y discusiones tolerantes, perseverando en la recopilación de datos, mentalizándose para luchar con procesos sociales lentos, compartiendo la responsabilidad y escribiendo y mostrando lo que se hace para legitimarlo ante expertos.
Ejecución	Supone acción social, en la que nuestras ideas individuales influyen en quienes nos rodean, que produce un cambio en nosotros mismos y en los demás. Aquí los profesionales entran en una fase de trabajo en la que las distancias se reducen y tiene lugar una auténtica transfusión de vida y conocimiento en la promoción de la salud.
Evaluación	Se trata de una reflexión participativa sobre lo que se ha puesto en práctica, a partir de la observación de cómo ha funcionado. El principal interés de la evaluación se ha desplazado desde los conocimientos y los comportamientos a la interacción de las personas y su realidad, para estudiar la conciencia social.

Tabla 14.5. Los elementos de la programación y la programación participativa.

! IMPORTANTE

La programación participativa es necesariamente cooperativa. En ella, se trabaja *con* la gente y no exclusivamente *para* la gente.

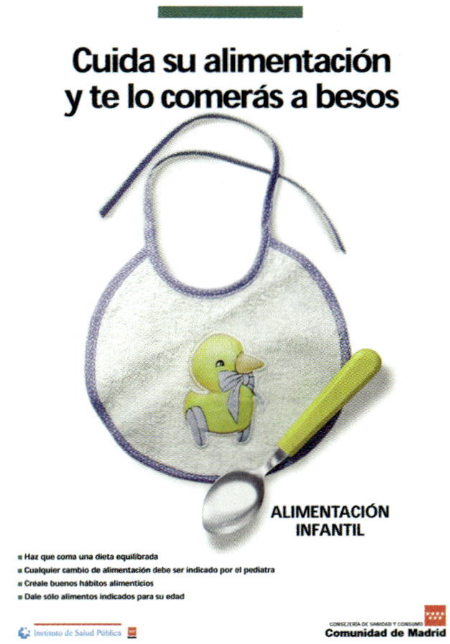
Cuida su alimentación
y te lo comerás a besos
ALIMENTACIÓN
INFANTIL
Haz que coma una dieta equilibrada
Cualquier cambio de alimentación debe ser indicado por el pediatra
Créale buenos hábitos alimenticios
Dale sólo alimentos indicados para su edad
Instituto de Salud Pública
CONSEJERÍA DE SANIDAD Y CONSUMO
Comunidad de Madrid

Fig. 14.5. Campaña de promoción de una alimentación infantil adecuada.

3.4. Las dificultades en la programación de la promoción y educación para la salud

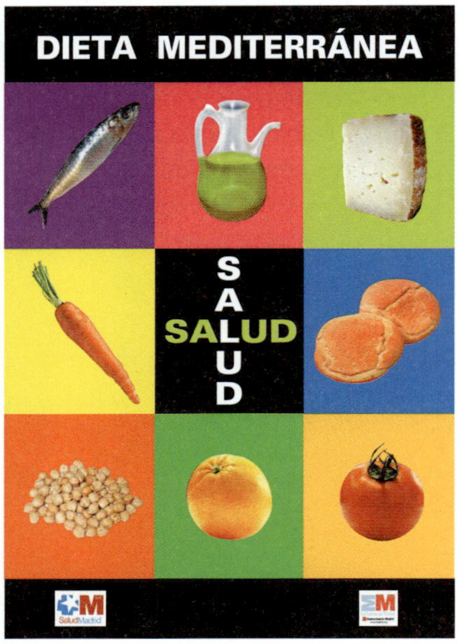

Fig. 14.6. Campaña en favor de una dieta equilibrada.

¿Es complejo programar la promoción y educación para la salud?

Existen dificultades para la puesta práctica de la programación y educación para la salud, derivadas de una cierta resistencia a asumir que la salud es el resultado de lo que se hace en otros muchos sectores.

Además, el sistema sanitario está centrado en lo biológico, en lo diagnóstico y en lo terapéutico, apartados en los que consume la mayoría de sus recursos.

Falta formación en los profesionales, que muchas veces ven la promoción de la salud como una tarea voluntarista y menor, esporádica, minoritaria, poco sistematizada, escasamente evaluada y carente de prestigio.

Por otra parte, la propia comunidad suele estar influida por estas mismas concepciones y se centra en la enfermedad y no en la salud, lo que dificulta su participación.

Así es que no queda más remedio que reconocer que hay una cierta distancia entre la importancia que en teoría se concede a la tarea de promoción de la salud y la práctica de esta (por ejemplo, en los centros de salud). Hace falta un estímulo organizativo concreto para las tareas promotoras de la salud, en un plano de igualdad con las asistenciales.

Cuando conseguimos iniciar las tareas, hay que considerar si vamos a trabajar sobre la enfermedad o sobre los factores de riesgo, en prevención o en promoción, así como los diferentes niveles (individual, de pequeños grupos o comunitario) y la gran variedad de actos que pueden estar implicados (tabaquismo, accidentes de tráfico, enfermedades de trasmisión sexual, salud mental, alimentación y un largo etcétera).

Así pues, ¿tan complicado es programar? La respuesta es que es complejo, pero no tanto. La complejidad deriva de la propia naturaleza humana. A las personas, desde el punto de vista individual o colectivo, no se nos puede programar como a los ordenadores. Entre otras cosas, nos perderíamos la aventura de la vida y haríamos «triunfadores» a nuestros hijos desde antes de nacer. O un «experto programador» determinaría de antemano la opción política que vamos a votar en el año 2025. Lo demás, lo que sí podemos y debemos hacer, ha quedado expuesto en las páginas anteriores.

RECUERDA

Hay que ser prudentes a la hora de enunciar un modelo general de cambio planificado en las conductas que sea capaz de adaptarse a cualquier circunstancia.

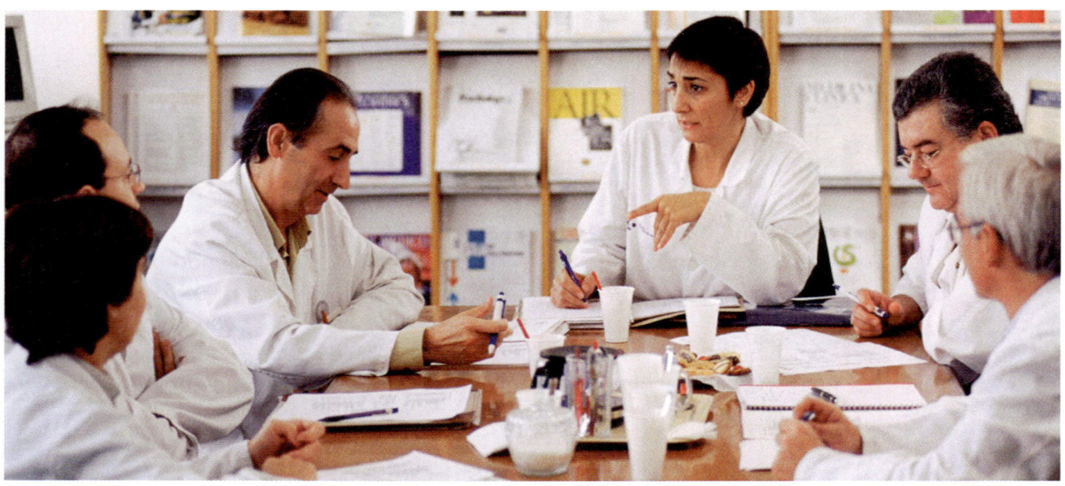

Fig. 14.7. La tarea de programar acciones que notifiquen ciertas conductas es compleja, en la medida en que se dirigen a personas.

ACTIVIDADES

6. Haced entre toda la clase un torbellino de ideas sobre ejemplos concretos de dificultades para el desarrollo de programas en promoción o educación para la salud. Piensa en lo cotidiano y utiliza tus propias palabras.

4. La memoria final

Al llevar a cabo un proyecto de promoción de la salud, nos enfrentamos a la tarea de escribir un informe final que contenga todo lo que hemos hecho.

Aunque hay que adaptarse a cada caso concreto, quizá sea suficiente una extensión de ocho o diez páginas, donde contemplemos una introducción, los materiales y métodos, los resultados, los comentarios y las conclusiones.

La primera página debe incluir el título (corto, ilustrativo y que contenga las palabras clave) y la identificación de los participantes (nombre y apellidos, centro de trabajo, cargo, titulación académica y dirección para correspondencia). También se harán constar las becas recibidas, los agradecimientos, si proceden, y la fecha. Tal vez sea necesario también un resumen, una relación de palabras clave y un índice si es más extensa.

1. Introducción

Aquí hay que abordar tres cuestiones que no informan del contenido del trabajo, sino de sus objetivos y pretensiones:

- Planteamiento del tema o problema: importancia general y situación en ese momento tal como la ven otros autores. Se acompañará de unas mínimas notas bibliográficas y se dejará ver, con delicadeza, cuál es nuestra propia opinión al respecto.
- Objetivos: no deben ser muchos, han de ser realistas, estar bien definidos y acotados y deben derivarse de manera lógica del planteamiento general del tema.
- Hipótesis de partida: si las hemos formulado, lo mencionaremos para contrastarlas.

2. Material y método

Debe constar cómo se ha llevado a cabo el proyecto y las estrategias que se han seguido para alcanzar los objetivos. Se habla del diseño del proyecto que hemos desarrollado, del ámbito y de los detalles de su ejecución, de las fases que ha tenido, de la población diana o participante, de las metodologías cuantitativas o cualitativas, etc.

Tenemos que especificar la procedencia de los datos y las técnicas utilizadas para conseguirlos, si han existido pruebas piloto y la fiabilidad y validez de estas con los métodos por los que se han calculado. Por último, describiremos los principales procedimientos utilizados para la explotación o el análisis de los datos, con las técnicas estadísticas fundamentales y los programas informáticos utilizados, en su caso.

3. Resultados

Se presentan los datos sobre los resultados del proyecto, sin interpretación alguna, ya que se trata de una simple descripción de estos. Se incluyen tablas y gráficos, numerados por orden de aparición en el texto. El apartado de resultados se apoya en los datos presentados en las tablas, pero los domina en generalidad y sin que sea una mera repetición de estas. Se seguirá una secuencia lógica, resumiendo los logros más importantes.

4. Comentarios o discusión

Se confrontan los resultados obtenidos por nosotros con los de otros autores.

Debe estar, por tanto, lleno de notas y citas bibliográficas. Hay dos formas de hacerlo. La primera, más sencilla, consiste en seguir el mismo orden de los datos que hemos presentado en resultados. La segunda, más difícil pero más correcta, es empezar comentando los datos que han resultado más interesantes.

Este apartado resulta de gran dificultad y requiere toda la perspicacia e inteligencia de quien redacta el informe. Se adelantarán nuevos objetivos para nuevos proyectos.

5. Conclusiones

Es lo que resulta incuestionable como resultado del desarrollo del proyecto. Es frecuente que exista una cierta correspondencia con los objetivos y las hipótesis formuladas.

Otros elementos pueden ser las citas, las notas, la bibliografía, las tablas, los gráficos y los anexos.

Tabla 14.6. Partes de una memoria o informe final.

CLAVES Y CONSEJOS

No te desconciertes ante los diferentes puntos de vista que se te habrán presentado para la puesta en práctica de la promoción de la salud, sobre la mejor manera de medirla, acerca de los métodos más eficaces y la mejor forma de demostrarlos. Busca tu propia coherencia y aprende para el futuro.

ACTIVIDADES

7. Escribe un ejemplo para cada uno de los elementos de una *memoria* o *informe final:* introducción, material y método, resultados, comentarios y conclusiones. Con ellos, participarás en un torbellino de ideas entre toda la clase.

SÍNTESIS Los ámbitos, los métodos y la programación en promoción de la salud

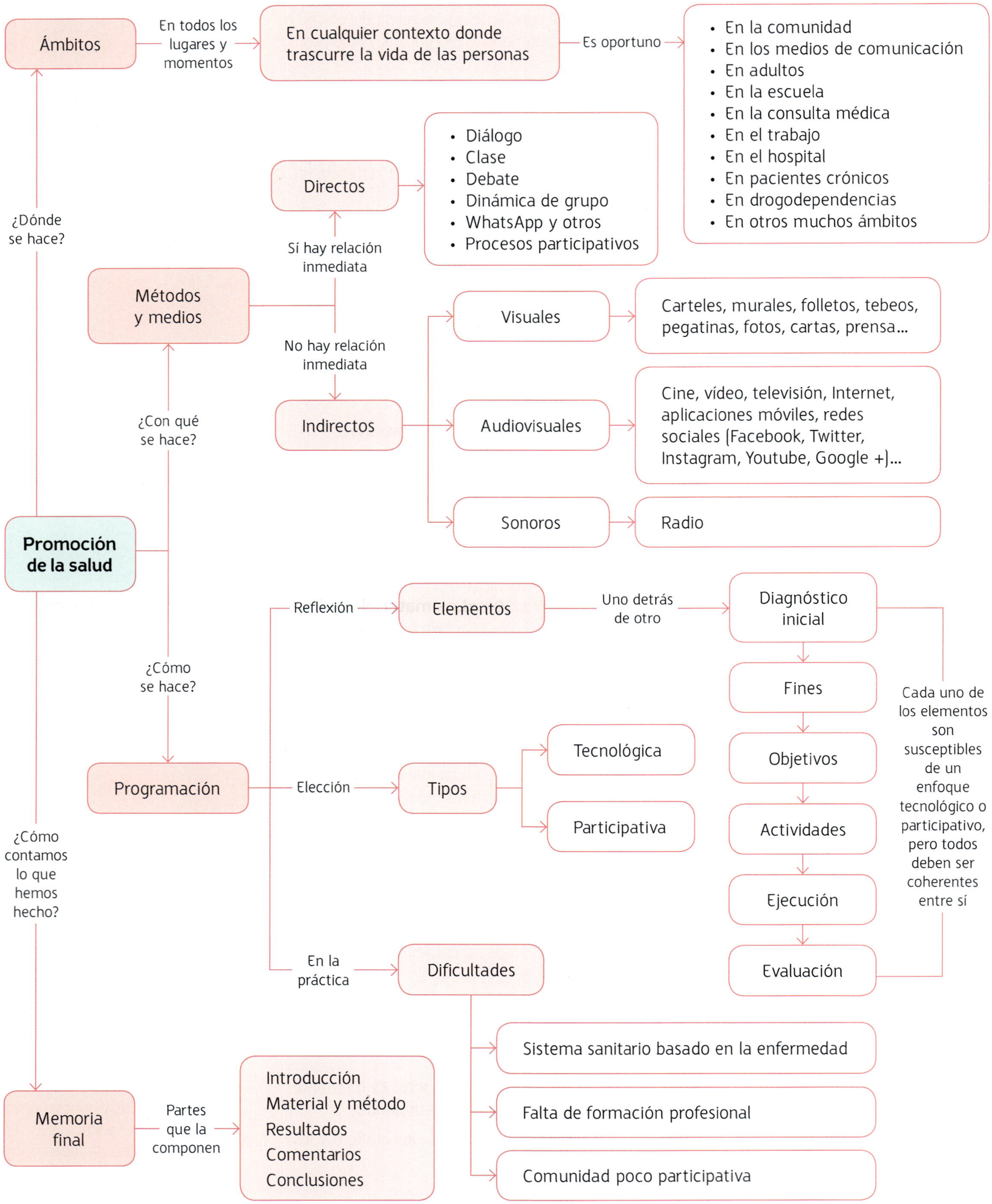

TEST DE REPASO

Nota: todas las actividades deben realizarse en un cuaderno aparte.

1. La promoción de la salud nos resulta útil en...

a) Recién nacidos.
b) Futbolistas.
c) La escuela.
d) Todas las anteriores son ciertas.

2. Vamos a utilizar una pegatina como recurso didáctico en un programa de higiene bucodental dirigido a escolares. ¿Dónde les aconsejarías que la pusiesen?

a) En su escritorio de casa.
b) En su mochila.
c) En el espejo del baño.
d) No tienen por qué ponerla en ningún sitio, es solo un regalo.

3. Uno de los siguientes medios no es útil en promoción de la salud. Señala cuál:

a) Televisión.
b) WhatsApp.
c) Prensa.
d) Todos los medios anteriores se pueden utilizar en promoción de la salud.

4. Una de las siguientes características nos llevaría a descartar un recurso didáctico en educación para la salud. Señala cuál:

a) Los receptores del programa han participado en la selección del recurso.
b) Presenta situaciones de la vida diaria.
c) El recurso es estupendo, pero no hay ejemplares suficientes.
d) Ha sido sometido a prueba.

5. Si hablamos de un «análisis de la situación de la salud de una zona concreta, se recoge información y se propone un plan de actuación para resolver los problemas detectados, todo ello con la participación de la comunidad», entonces nos estamos refiriendo a...

a) Una campaña electoral.
b) Un diagnóstico de salud participativo.
c) Algo poco realista.
d) Todas las anteriores son ciertas.

6. Uno de los siguientes no es un elemento que suele estar presente en una programación en educación para la salud.

a) Actividades.
b) Resultados.
c) Objetivos.
d) Bibliografía.

7. En relación con la programación, una de las siguientes afirmaciones es falsa.

a) Hay que ser prudentes al enunciar un cambio planificado en las conductas.
b) Hay que hacer una programación compleja, aunque el problema sea fácil.
c) Trabajar *con* la gente y no exclusivamente *para* la gente es propio de programaciones participativas.
d) La investigación-acción es un modelo participativo.

8. Desde la Unidad de Rehabilitación Cardíaca y Prevención Secundaria del hospital, se ha organizado una jornada de promoción de la actividad física para pacientes, familiares y allegados. Al respecto, es cierto que...

a) No debería mezclarse a los pacientes con los familiares y allegados.
b) La actividad física no es compatible con la rehabilitación cardíaca.
c) Es un gran acierto del hospital, ya que uno de los pilares básicos de la prevención de las enfermedades cardiovasculares lo constituye la promoción del hábito de vida activo.
d) El hospital no debe hacer promoción de la salud, ya que es mejor hacerla desde los centros de salud.

9. «Los materiales educativos han de formar parte integral del programa intencionado de educación sanitaria.» En relación con esta frase, es falso que los materiales educativos...

a) Son lo fundamental del programa, casi la totalidad de este.
b) No deben repartirse «sin ton ni son».
c) Hay que tener presente que son parte del programa.
d) No deben ser empleados aisladamente.

10. En cuanto a la programación, es falso que...

a) Es una forma de adelantarse al futuro.
b) Hay que ser naturales y es mejor no programar.
c) Ahorra esfuerzos y aumenta la eficacia.
d) Permite sopesar las dificultades que nos podemos encontrar.

11. Si hemos desarrollado todo un programa de promoción de salud para un problema que luego resultó ser irrelevante, habremos fallado en...

a) El diagnóstico de la situación inicial.
b) Los objetivos.
c) La ejecución.
d) La evaluación.

COMPRUEBA TU APRENDIZAJE

Nota: todas las actividades deben realizarse en un cuaderno aparte.

Enumerar los colectivos organizados de personas en los que pueden desarrollarse actividades de promoción de la salud.

1. Enumera diez ámbitos donde pueden desarrollarse actividades de promoción de la salud. Dentro de cada uno de ellos, procura concretar una población determinada.
2. Explica brevemente cuáles podrían ser los objetivos de un programa de promoción de la salud:

   a) En los primeros juegos infantiles.

   b) Cuando nos enamoramos.

   c) En el trabajo.

   d) En personas mayores.

Explicar los métodos y medios en educación para la salud.

3. Explica la frase siguiente: «Puede sentarse la premisa de que los materiales educativos son parte del programa de educación para la salud y deben responder a objetivos de aprendizaje previamente establecidos».
4. ¿Qué se entiende por un método bidireccional en educación para la salud? Pon algunos ejemplos.

Trabajar con supuestos prácticos de promoción de la salud, debidamente caracterizados, identificando las actividades a realizar.

5. Enumera los criterios de calidad de los materiales en educación para la salud.
6. Enumera las ventajas e inconvenientes de redactar un proyecto de educación para la salud antes de iniciar actividades en este campo.
7. Explica con el máximo detalle posible la siguiente frase: «Se programa en numerosas actividades cotidianas: cuando hacemos la compra de alimentos para varios días, cuando pensamos en lo que vamos a hacer este fin de semana o cuando nos planificamos nuestro tiempo para estudiar para el próximo examen».

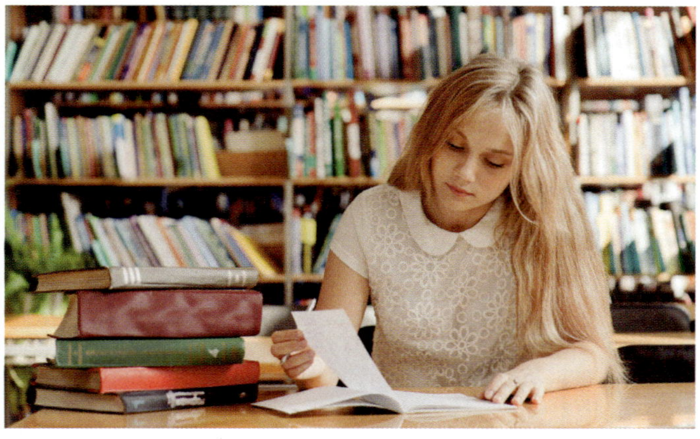

8. Nuestro centro de salud se ha puesto en contacto con el centro de educación de adultos de la zona y van a programar actividades de promoción de la salud. Haz una propuesta para esta programación desde una perspectiva participativa, identificando las actividades a realizar y los materiales de apoyo que utilizarás.
9. Vamos a desarrollar un programa de promoción de la salud dirigido a la mujer, a través de la relación entre el centro de salud y el centro de la mujer en su zona de influencia. Para la primera reunión, que tendrá lugar en su local, se han inscrito 35 mujeres. Ejemplifica la estrategia que seguirás en esa primera reunión.
10. Un grupo de profesores de los institutos de Educación Secundaria de la zona se ha dirigido al centro de salud para solicitar colaboración para la puesta en marcha de un programa de educación afectivo-sexual orientado a la prevención de embarazos no deseados. Haz un borrador de estrategias al respecto para presentarlo en la próxima reunión del equipo de atención primaria.

Seleccionar los materiales de apoyo en función del colectivo al que se dirigen, simulando y ejemplificando las estrategias de promoción de la salud.

11. Enumera las partes de que puede constar un proyecto de educación para la salud.
12. Señala las principales diferencias entre una programación tecnológica y otra participativa en educación para la salud.
13. Un grupo lleva trabajando en educación para la salud en la escuela durante los últimos cinco cursos. Está constituido por dos médicos del centro de salud, cuatro enfermeros, una trabajadora social y 35 profesores, procedentes de cinco centros educativos, aunque su composición en cada uno de los sectores suele variar algo en diferentes momentos. Vienen reuniéndose unas 25 veces al año y han desarrollado con éxito todos los cursos, proyectos sobre higiene bucodental, alimentación y ocio con escolares de los grupos en los que hay profesores participantes. Describe los logros que pueden alcanzar y los problemas que pueden surgir en un grupo de esta naturaleza.

Elaborar una memoria final.

14. Explica para qué sirve redactar una memoria o informe final.
15. Describe, a tu manera, qué es lo fundamental de una memoria o informe final.

Nota: todas las actividades deben realizarse en un cuaderno aparte.

Cómo redactar un proyecto de promoción o educación para la salud

Un proyecto suele tener los siguientes puntos:

1. **Título del proyecto.** Hay que reconocer que no es fácil poner títulos y se requiere una cierta práctica. Debe ser **corto,** pero al mismo tiempo debe contener las **palabras clave** que reflejen su contenido. Además, no debe ser demasiado pretencioso, para no defraudar al lector, pero tampoco tiene que ser insulso, con el fin de que estimule la lectura atenta del contenido.

2. **Identificación de los participantes.** Conviene identificar claramente a la **persona responsable** del proyecto, con su nombre y apellidos, centro de trabajo, cargo, titulación académica y dirección para correspondencia. También hay que identificar al **resto de autores.** Todo esto ayuda a dar transparencia a lo que queremos hacer y añade credibilidad al proyecto.

3. **Justificación del proyecto.** Se trata de responder a la pregunta: ¿por qué es interesante nuestro programa de promoción de la salud? Definiremos el **ámbito** y el **problema** que hemos elegido. Hay que describir los antecedentes y las circunstancias en las que se inscribe el proyecto y elaborar también un planteamiento general, hablando de la adecuación y oportunidad del programa de promoción de la salud que vamos a desarrollar. Seguramente, otras personas habrán realizado antes que nosotros un programa similar y es el momento de señalar brevemente sus aportaciones a partir de la bibliografía que habremos leído.

4. **Objetivos que pretende el proyecto.** Una vez planteado y justificado el problema (o tema) de promoción de la salud que vamos a desarrollar en nuestro programa, debemos concretar sus objetivos. No deben ser muchos y deben estar **bien acotados.** Además, conviene formular también hipótesis, ya que nos ayudarán en el desarrollo de todo el proyecto (aunque no es frecuente que se presenten en este tipo de programas y no lo haremos aquí).

5. **Diseño del proyecto.** Se trata de explicar el **marco teórico** en el que se inserta el trabajo y cómo se llevará a cabo para alcanzar los objetivos que nos hemos propuesto. Incluye el colectivo al que nos dirigimos, el programa de contenidos, las **actividades** y la **metodología** (tipos de estudio, universo y muestra, métodos e instrumentos de recolección de datos, procedimientos y análisis). Se especificarían aquí, si procede, las unidades didácticas, las etapas, los ciclos y los cursos. Si estuviésemos hablando de un proyecto de investigación (con el que tiene ciertos parecidos), diríamos que el diseño es la estrategia utilizada para comprobar las hipótesis.

6. **Plan de trabajo y metodología.** Este epígrafe forma parte del diseño del proyecto, pero suele presentarse por separado, como estamos haciendo aquí. Incluye la **planificación de actividades** y la **organización de los recursos** humanos y financieros (generalmente, se dedica un apartado específico a estos últimos, que es lo que nosotros haremos un poco más adelante).

7. **Duración y fases previstas.** Igual que en el apartado anterior, este epígrafe también forma parte del diseño del proyecto, pero suele presentarse separado. Es lo que se conoce también como cronología o **temporalización.** A veces no basta con enumerar las fases, sino que también es conveniente el cálculo de las horas estimadas para la realización del proyecto.

8. **Presupuesto económico.** Suele ser un requisito de los proyectos, dado que, entre otras cosas, muchas veces lo que estamos haciendo con ellos es solicitar dinero a quienes los presentamos. Las partidas presupuestarias varían dependiendo del tipo de proyecto, pero raramente suelen ser para material inventariable (un ordenador, fotocopiadora, etc.) y sí, más frecuentemente, para papel, material de oficina, material didáctico, etc., así como para gastos de personal (un informático que nos procese datos, un conferenciante que nos ilustre especialmente, etc.), o para actividades didácticas relacionadas con el programa (viaje a un determinado lugar, por ejemplo). Todos los gastos, de ser aprobados, han de justificarse documentalmente.

9. **Evaluación.** Se trata de la aportación de criterios y modelos para valorar los resultados. Pueden utilizarse metodologías cuantitativas o cualitativas, con diferentes tipos de datos e instrumentos de medida que hay que especificar lo mejor posible, ya que ello aumenta la credibilidad del programa.

10. **Bibliografía.** Es conveniente presentar un mínimo de bibliografía (libros, artículos, informes, etc.), que será la que hemos utilizado para justificar nuestro proyecto. Así se demuestra que hemos leído lo suficiente para definir el problema y plantear su solución.

Actividad final

Escribe en grupo un proyecto de promoción de la salud en la escuela. Imagina que, al igual que Amalia, lo vas a hacer desde un centro de salud. Define el problema y plantea los objetivos, la metodología, los recursos y la evaluación.